现代疾病中西医结合诊疗学

张道远等◎主编

吉林科学技术出版社

图书在版编目（CIP）数据

现代疾病中西医结合诊疗学 / 张道远等主编. -- 长
春：吉林科学技术出版社，2017.4
　ISBN 978-7-5578-2125-8

　Ⅰ．①现… Ⅱ．①张… Ⅲ．①中西医结合－诊疗
Ⅳ．①R4

　　中国版本图书馆CIP数据核字(2017)第079085号

现代疾病中西医结合诊疗学
XIANDAI JIBING ZHONGXIYI JIEHE ZHENLIAO XUE

主　　编　张道远等
出 版 人　李　梁
责任编辑　孟　波　潘竞翔
封面设计　长春创意广告图文制作有限责任公司
制　　版　长春创意广告图文制作有限责任公司
开　　本　787mm×1092mm　1/16
字　　数　720千字
印　　张　24
印　　数　1—1000册
版　　次　2017年4月第1版
印　　次　2018年3月第1版第2次印刷

出　　版　吉林科学技术出版社
发　　行　吉林科学技术出版社
地　　址　长春市人民大街4646号
邮　　编　130021
发行部电话/传真　0431-85635177　85651759　85651628
　　　　　　　　　　　　85652585　85635176
储运部电话　0431-86059116
编辑部电话　0431-86037565
网　　址　www.jlstp.net
印　　刷　永清县晔盛亚胶印有限公司

书　　号　ISBN 978-7-5578-2125-8
定　　价　78.00元

编 委 会

主　编：张道远　李福田　肖作珍　董建民　董洪魁　马鲁华

副主编：李克勤　高秀娟　陈惠军　梁红霞　任宪雷　张丽茹

编者所在单位：

张道远　山东省郓城县中医医院

李福田　山东省郓城县中医医院

肖作珍　山东省郓城县中医医院

董建民　山东省郓城县中医医院

董洪魁　山东省郓城县中医医院

马鲁华　山东省郓城县中医医院

李克勤　山东省郓城县中医医院

高秀娟　山东省郓城县中医医院

陈惠军　山东省郓城县中医医院

梁红霞　山东省郓城县潘渡镇卫生院

任宪雷　山东省郓城县中医医院

张丽茹　山东省郓城县中医医院

前　言

中医药学博大精深，历史悠久，其独特的理论体系和临床疗效为中华民族的繁衍昌盛及人类文明作出了巨大贡献；其辨证论治体系充分体现了中医认识人体健康与疾病的整体观，体现了重视人体自身功能调节以及对环境适应能力个体化治疗的科学内涵。中西医结合医学是我国医学发展规划的一个重要组成部分，长期以来经过广大医药科技人员的艰苦工作，一个具有中西医结合诊疗特色的学科体系已逐步显现。现代疾病中西医结合诊疗学在发展中医的探索过程中，积累了丰富的学术资源，展现了该学科发展的特色与优势，也对中医药学的学术发展产生了深远的影响。弘扬中医药事业，发挥我国的中西医结合优势，造福广大患者，是我们医务工作者应尽的职责。

为提高临床医师对现代疾病的诊断治疗水平，造福广大患者，我们编写了本书。本书编者均多年从事临床一线诊疗工作，有着丰富的临床经验，把目前诊疗的研究进展与编者的诊疗经验相结合，编写成册，供大家学习商榷，相互提高。

全书 70 余万字。内容新颖、翔实、言简意赅，可作为各级医务人员、医学院校教师、医学生、研究生和相关科研工作者的专业书籍和参考读物。

由于作者水平有限，难免有不当之处，敬请读者海涵并指正。《现代疾病中西医结合诊疗学》的出版得到了吉林科学出版社的鼎力支持，各位作者在百忙之中，及时完成各自的章节，使得拙作按时出版，在此表示衷心的感谢！

编委会
2017 年 4 月

目 录

第一章 甲状腺与乳腺疾病

第一节 甲状腺炎

甲状腺炎是以炎症为主要表现的甲状腺病。按发病多少依次分为：桥本甲状腺炎、亚急性甲状腺炎、无痛性甲状腺炎、感染性甲状腺炎及其他原因引起的甲状腺炎，最常见的是桥本甲状腺炎（又称慢性淋巴细胞性甲状腺炎）及亚急性甲状腺炎。

一、亚急性甲状腺炎

亚急性甲状腺炎，简称亚甲炎，又称急性非化脓性甲状腺炎、病毒性甲状腺炎、巨细胞甲状腺炎等，是甲状腺炎中比较常见的一种。

（一）病因

目前病因未明，但与病毒感染或病毒产生变态反应有关。

（二）病程

病程1～2周或数月。复发率高，整个腺体均可累及，有明显的碘代谢受抑制现象。

（三）发病年龄

一般在20～60岁，以中年发病率高，女性多于男性。

（四）表现

大多数患者起病较急，早期可有发热恶寒，咽痛等上呼吸道症状，伴有倦怠乏力，食欲减退，自汗盗汗，甲状腺部位肿，疼痛向颌下、耳后、颈部放射，吞咽、转头时疼痛加重，腺体压痛，坚硬。起病初期可出现轻度甲亢症状，如手抖、心慌、多汗、精神紧张等。少数患者可有头痛、耳鸣、听力减退，还可有恶心、呕吐、大多数女性患者伴有月经异常，经量稀少。在疾病恢复期伴有甲状腺功能减退的表现，如发音低沉、怕冷浮肿等。

（五）辨证分型

根据其表现，一般临床上多将其分为热毒壅盛型和肝郁化火型。

（1）热毒壅盛多起病急，高热寒战、头痛咽痛，颈部肿痛，肤色微红。舌红，苔薄黄，脉浮数。

（2）肝郁化火颈部肿胀疼痛，心悸，急躁易怒，多汗手颤，日苦口渴，大便秘结。舌红，苔黄或黄腻，脉弦数。

（六）治则

热毒壅盛型宜疏风清热，解毒消肿。肝郁化火型宜疏肝泄热化痰散结。

（七）方药

（1）热毒壅盛型：普济消毒饮加减。黄芩12g、黄连5g、板蓝根30g、连翘12g、牛莠子9g、玄参9g、桔梗6g、升麻6g、柴胡9g、僵蚕9g、夏枯草15g、贝母12g，随症加减：高热者，加石膏30g（先下）、知母9g、山栀9g，以加强清热；大便秘结者，加全瓜蒌15g、玄明粉3g，以清热通腑。

（2）肝郁化火型：龙胆泻肝汤加减。龙胆草6g、栀子9g、柴胡9g、黄芩9g、生地黄15g、赤芍15g、牡丹皮9g、泽泻12g、浙贝母15g、黄药子9g、夏枯草15g，随症加减：颈痛较甚者，加制乳香、制没药各6g，以行气活血，通络止痛；胸胁胀满、急躁易怒者，加川楝子9g、郁金9g，以加强疏肝理气；心悸、多汗、手颤明显者，加炒枣仁9g、麦冬12g、煅龙牡各30g、白芍15g，以滋养心肝，宁心熄风；五心烦热、渴饮盗汗者，加玄参12g、麦冬12g、黄柏9g、知母9g，以滋阴泻火。

（八）针灸疗法

1.毫针　大椎、风池、外关、合谷、气舍、太冲等穴，用泻法。

2.冷针冷灸法　选肾俞、肝俞、太冲、太溪、三阴交、内关、气舍等穴，用LRL-1型电子冷冻增热针灸治疗仪，以冷针温度-5～10℃施治。

（九）外治法

野菊花、鲜蒲公英适量，捣烂如泥敷肿痛处；或大黄12g、白矾12g、雄黄2g，共研末，醋调敷于肿痛处。

（十）食疗

（1）绿豆50g熬粥，加冰糖30g，常食。

（2）马兰头500g、香豆腐干100g均开水烫过切丁，加调料拌食。适用于亚急性甲状腺炎急性发病期。

（十一）注意事项

（1）本病在急性发病期用肾上腺素治疗可较快消除症状，但复发率高，因此，宜配合中医药的辨证施治。

（2）发病初应卧床休息，饮食清淡，高热者甲状腺区置冰袋，合并甲状腺功能亢进者，应避免精神刺激，进食富含营养的食物。

（3）平时慎防感冒，保持情绪稳定，以预防发病。

（十二）预防

（1）本病在急性发病期用肾上腺素治疗可较快消除症状，但复发率高，因此，宜配合中医药的辨证施治。

（2）发病初应卧床休息，饮食清淡，高热者甲状腺区置冰袋，合并甲状腺功能亢进者，应避免精神刺激，进食富含营养的食物。

（3）平时慎防感冒，保持情绪稳定，以预防发病。

（十三）并发症

严重者可出现胸骨后甲状腺肿，肿大的甲状腺部分或全部位于胸骨入口水平以下，由于肿大的甲状腺压迫周围器官，可引起呼吸困难、吞咽不适及上腔静脉压迫综合征，因而胸骨后甲状腺肿一经发现，应立即手术，甚至对无症状的患者，为了避免恶变，或发生出血而产生体积突然增大的并发症。

二、慢性淋巴细胞性甲状腺炎

慢性淋巴细胞性甲状腺炎，又称桥本病(Hashimoto disease)或桥本甲状腺炎、自身免疫性甲状腺炎。临床上较为常见，有发展为甲状腺功能减退的趋势。

（一）病因

目前认为本病病因与自身免疫有关。

（二）发病年龄

多见于中年妇女。

（三）表现

起病缓慢，发病时多有甲状腺肿大，质地硬韧，边界清楚，部分患者可有压迫症状。初期时常无特殊感觉，甲状腺功能可正常，少数患者早期可伴有短暂的甲亢表现，多数病例发现时以出现甲状腺功能低下。

患者常表现怕冷、浮肿、乏力、皮肤干燥、腹胀、便秘、月经不调、性欲减退等。

（四）病因病机

肝主疏泄，性喜条达。疏泄失常，肝郁气滞，气滞不能运行津液，津液凝聚成痰，痰气交阻颈前，瘿肿乃成；痰气搏结日久，气血运行受阻，气滞血瘀，痰瘀互结，病情日重。

（五）辨证分型

根据其表现，一般临床上多将其分为肝肾阴虚型、脾肾阳虚型、气虚痰凝型。

1.肝肾阴虚　见于合并甲亢患者，面红气粗，头晕目眩，口苦咽干，心悸心慌，五心烦热，汗出乏力，失眠多梦，甲状腺肿大。舌红，苔黄，脉弦数。

2.脾肾阳虚　面色㿠白，神疲嗜睡，畏寒肢冷，纳呆便溏，腰脊酸痛，男子阳痿，女子闭经，肢体水肿，甲状腺肿大，质地坚硬。舌淡胖，苔白腻，脉沉弱。

3.气虚痰凝　面色不华，神疲倦怠，纳呆便溏，体虚易感冒，甲状腺肿大，质地较硬。舌淡，苔薄白，脉细弱。

（六）治则

肝肾阴虚宜滋阴潜阳，软坚消瘿；脾肾阳虚宜温肾助阳，益气健脾，化气行水。

（七）方药

1.肝肾阴虚　杞菊地黄汤合生脉饮加减。方中生地黄、麦冬、五味子滋阴生津；炒枣仁、白菊花平肝潜阳；枸杞子、山药、萸肉滋补肝肾；党参、黄芪、甘草、茯苓益气健脾；生牡蛎软坚散结。

2.脾肾阳虚　四逆汤合五苓散加减。方中附子、桂枝、干姜温阳散寒；红参、黄芪、白术、甘草益气健脾；猪苓、茯苓、泽泻利水消肿；鸡内金健胃消食，涩精缩泉。肿块坚硬加黄药子、贝母、丹参；肿块坚硬且移动性减少，还可酌加露蜂房、山慈菇、半支莲等。

3.气虚痰凝　黄芪鳖甲汤加减。方中黄芪、党参、白术、茯苓、甘草益气健脾；当归、丹参、三棱、莪术活血破瘀；制半夏、陈皮、桔梗益肺化痰；鳖甲、牡蛎软坚消瘿；柴胡、香附疏肝理气。

（八）针灸

1.隔附子饼灸，取穴：①大椎、肾俞、命门；②膻中、中脘、关元。两组穴位交替使用，每次取穴五壮，每天1次，50次为1个疗程。

2.毫针刺

取穴：合谷、天突、廉泉、内关为主穴。

配穴：伴甲肿者，配水突、人迎或阿是穴；伴眼突者，配风池、内精明、太冲；伴月经紊乱者，配关元、三阴交；伴咽喉紧滞不利者，配丰隆、列缺；伴神志异常者，配印堂、百会、太阳；白细胞低于正常者，配隐白、足三里。

操作：医者可根据不同腧穴用毫针针刺 1.5～4.5cm，施捻转平补平泻手法，留针30min，每日或隔日1次，每次主穴必用，配穴可根据兼症不同而灵活取1～3穴。

（九）预防

在日常生活和工作中注意劳逸结合，保持心情愉快；加强体育锻炼，增强体质和抗病能力；患病后应做到及早诊断、及时治疗，以防止病变迁延不愈，避免甲减的发生。

（李克勤）

第二节　甲状腺毒症

《素问·调经论》曰："阴阳匀平，以充其形，九候若一，命曰平人。"《素问·生气通天论》曰："阴平阳秘，精神乃治，阴阳离决，精气乃绝。""平…""秘"是指平衡状态，"精神治"是指身心健康，指出健康最重要的是阴阳平衡。如果阴阳失衡，火旺或阴盛，阴虚或阳虚等，人体就会发病。甲状腺毒症基本病机正是阴阳失衡。最终阴阳离绝，精气将逐渐衰竭而亡。主要病机特点为火旺而气阴两虚。

一、病因病机

（1）起病即火旺，虚火为患，贯穿整个病程，其病因均为甲状腺激素分泌过多。临床初期即出现以全身发热、五心烦热、烦躁易怒、紧张忧虑、食欲亢进为主的表现。根据临床辨证，可以认为甲状腺激素过多，引起氧化过程加快，基础代谢率增高，出现高代谢综合征病症，就直接造成了火旺的病机。这种火并非外来实火，而是内生虚火。火属阳，虚火为患，则如《素问·阴阳调气大论》所说"阳盛则热"若持续火旺阳气亢盛，则发高热，出现危象。可见火旺病机往往贯穿病程始终。

（2）火盛伤阴耗气，导致气阴两虚，虚实夹杂，阴阳互根互用、对立制约。一旦阴阳偏盛偏衰，制约过强，阴阳互损，就导致新的阴阳失衡。该病火旺为患，火既能伤阴，又如《素问·阴阳应象大论》所说"壮火食气……壮火散气"，也能耗气，就导致气阴两虚，形成火旺和气阴两虚并存、虚实夹杂的病机。阴虚则无力制约阳火，则火热为害更盛，从而不断地破坏阴阳之间的平衡，最后阴阳亏耗，阴阳将要离绝而成危象，出现虚脱、嗜睡、谵妄、昏迷、休克。

二、辨证论治

（一）阴虚火旺

证候：形消体瘦，目干睛突，咽干口苦，心烦易怒，心悸气短，恶热多汗，多食易饥，手抖舌颤，寐少梦多，小便短赤，大便干结，舌质红绛，苔薄黄，脉弦细数。

治法：滋阴降火。

方药：沈氏滋阴降火汤加减，药用生地黄、熟地黄、天冬、麦冬、当归、白芍、鳖甲、夏枯草、昆布、山萸肉、甘草等。

针灸处方：臑会、气舍、间使、太冲、太溪等。

(二)气阴两虚

证候：神疲乏力，口干咽燥，气短汗多，五心烦热，或兼纳呆便溏，下肢浮肿，或兼指颤手抖，肌肉动。舌质红，脉细数，或见结代。

治法：益气养阴。

方药：生脉饮加味，药用：党参、麦冬、五味子、黄芪、白术、白芍、山药、酸枣仁、远志、昆布等。

针灸处方：合谷、天鼎、水突、关元、照海。

三、饮食保健

多吃菜花、卷心菜、西兰花、芦笋、海蜇、紫菜、淡菜、海参、鲍鱼、墨鱼、海带、甲鱼、赤豆、萝卜、荠菜、荸荠、香菇等。但此类食品性滞腻，易伤脾胃，食纳差和发热时要少吃。

(李克勤)

第三节　甲状腺功能亢进症

甲状腺功能亢进症(hyperthyroidism，简称甲亢)是由多种病因引起的甲状腺激素过量，进入血循环中，作用于全身的组织和器官，致机体出现高代谢和神经精神兴奋性增高症群为主要表现的临床综合征。甲状腺毒症(thyrotoxicosis)是其同义词，严格地说甲亢是指持续性甲状腺功能升高，而甲状腺毒症是指以甲状腺激素过多为特征的任何状态，包括过多的甲状腺激素的摄取和甲状腺炎。

甲状腺功能亢进症按病因不同，可分为许多类型，最常见的是毒性弥漫性甲状腺肿(Graves病)，其次是毒性多结节性甲状腺肿和毒性甲状腺腺瘤(Plummer病)，可单发或多发。还有其他一些少见类型甲亢，需注意鉴别，因病因不同其治疗措施和处理方法也各异。

甲亢的病因分类如下。

(1)Graves病：是甲亢最常见的病因。

(2)毒性多结节性甲状腺肿：主要见于中老年人。

(3)碘甲亢(Jod Basedow)地方性甲状腺肿区域性补碘后近1%可发生碘甲亢。

(4)功能自主性甲状腺腺瘤：少见。大多数甲状腺腺瘤不产生甲亢，仅见于呈"热结节"直径大于3cm腺瘤，部分这类患者发现存在TSH受体活性突变。

(5)垂体TSH瘤或TSH细胞增生：罕见。也可能是功能性垂体瘤的一部分，如肢端肥大症伴甲亢。

(6)垂体性甲状腺激素不敏感综合征：本综合征在分子水平观察中，显示 T_3 受体突变，T_3 不能抑制垂体 TSH 分泌(垂体性抵抗)。

(7)妇产科疾病和妊娠剧吐引起的甲亢：如葡萄胎或绒毛膜上皮癌分泌大量 HCG，当血清 HCG 浓度＞200U/ml(为正常妊娠孕妇峰值数倍)即可出现甲亢，HCG 具有兴奋甲状腺的活性，能与 TSH 受体结合。在妊娠剧吐时，HCG 分泌增加，也可出现甲亢。卵巢甲状腺肿和巨大转移性功能性滤泡甲状腺癌罕见。

(8)甲状腺炎所致甲亢，亚急性非化脓性甲状腺炎伴甲亢，亚急性放射性甲状腺炎，慢性淋巴细胞性甲状腺炎(桥本甲亢)。

(9)新生儿甲亢：通常患儿的母亲在既往或正在患有 Graves 病。

(10)医源性甲亢。

表 1-1　甲亢的病因

甲状腺激素产生过多
Graves 病
毒性多结节性甲状腺肿
自主性高功能甲状腺腺瘤(Plummer 病)
垂体 TSH 瘤
垂体性甲状腺激素不敏感
葡萄胎或绒毛膜上皮癌
妊娠剧吐
甲状腺受损所致甲状腺素渗出
亚急性非化脓性甲状腺炎伴甲亢
慢性淋巴细胞性甲状腺炎
其他
医源性
卵巢甲状腺肿
转移性甲状腺癌

Graves 病，又称毒性弥漫性甲状腺肿或 Von Basedow 病，是一种最常见的甲状腺疾病，也是一种伴甲状腺激素分泌增多的器官特异性自身免疫性疾病。它的发病是遗传和环境因素相互作用的结果，其临床表现特征为弥漫性甲状腺肿大和高代谢症候群，浸润性内分泌突眼及其他甲状腺之外的表现，可同时出现或单独存在而不伴高代谢症。

一、发病特点

Graves 病(GD)是一种任何年龄都可发生的常见病，男女皆可患病，但女性比男性更常见。男女之比 1∶4～6，国外报道 1∶7～10。多发年龄为 20～40 岁，儿童较少见。Graves 病的发病率不确定，有报道女性的发病率约 2.7%，男性的发病率约为女性的 1/10。在成人每年新发病率为 1/10 万～10/10 万。这种流行病学调查资料取决于检查方法和地域性。据估计女性每年的新发病例为 1/1000。1996 年全国普查食盐碘化后，各地碘缺乏病得到有效控制的同时发现甲亢的发病率也有增加的趋势。

二、病因学和发病机制

GD 的病因和发病机制尚未完全阐明。本病临床表现的多样性及不同的发病形式均提示非单一因素所致。随着基础科学，尤其是免疫学的发展，对 GD 的病因和发病机制有了更深的认识。现认为 GD 是一种器官特异性自身免疫性疾病，也是一个多基因疾病，其发病过程大多是具有特定遗传素质的个体，在环境因素作用下，造成免疫系统的功能紊乱而导致 GD。其发病机制简述如下。

(一)遗传因素

GD 与其他自身免疫性甲状腺疾病(AITD)，主要包括原发性甲状腺功能减退症、甲状腺相关性眼病、胫前黏液性水肿及产后甲状腺炎发生的家族性聚集十分明显，及单卵双胎共显率明显高于异卵双胎的现象，有学者曾对 107 例 GD 患者调查发现 17.76% 有家族史，有力地提示遗传因素是 GD 致病基础，在其发病和结局中发挥重要影响。目前，已了解到 GD 存在许多易感基因，主要的有以下几点。

(1)人类的白细胞抗原(HLA-Ⅱ抗原)基因。甲状腺 HLA 复合体在抗原提呈及 T 细胞识别抗原的过程中起关键作用。目前认为 HLA 的功能有：①参与对免疫应答的遗传控制；②约束免疫细胞间相互作用；③参与抗原处理；④参与免疫调节；⑤参与免疫组织分化。GD 是一种自身免疫疾病，有关它与 HLA 的关联研究较多。早年的研究已证实白种人 AITD 中，$HLA-DR_3$、DR_4、B_8、BW_3 与本病的易感有关。日本患者则以 $HLA-BW_{46}$、BW_{35}、CW_{11}、DR_4 为主，华人则以 DR_3、DRW_9 为主。新近有学者在白种人中研究证实 $HLA-DRB_1^*03$ 与 GD 密切相关，$HLA-DRB_1^*0301$ 和 $HLA-DQA^*0501$ 等位基因也是 GD 的易感基因。不同的人种 HLA 等位基因也存在变异性，而不同的 HLA 等位基因的多态性可能导致不同种类、不同水平的 HLA 分子表达，产生不同的 AITD 的表现形式。

(2)T 细胞受体(TCR)基因。TCR 包括两个结合链，每个都包含 V、D、J 区，TCR 的 HLA 识别位点 V、D、J 区的基因密码决定抗原的特异性。从 Graves 病患者甲状腺内 T 细胞表达的研究发现，hTCRV 区基因表达在甲状腺 T 细胞与外周血的细胞表达是不同的。

(3)促甲状腺素受体(TSHR)基因。TSHR 是 G 蛋白偶联受体家族一员，7 个跨膜片段分别与 3 个细胞内环和外环相连接。正常情况下，TSH 与 TSHR 细胞外区域相结合，激活 G 蛋白，使 GDP 转化为 GTP，后者可激活腺苷环化酶，cAMP 大量生成，导致 TSH 发挥一系列生物效应。由于 TSHR 基因突变，导致刺激性或阻断性两类不同的 TSHR 抗体产生。

(4)细胞毒性 T 淋巴细胞抗原-4(CTLA-4)基因。CTLA-4 与 CD28 在活化的 T 细胞上表达，抗原提呈细胞上与 B7 结合，可传递阳性信号给 T 细胞，以引起或扩大进一步反应，也可将阴性信号传递给 T 细胞，以降低 T 细胞或 B 细胞的反应，因此 CTLA-4 与 CD28 基因均可能与 GD 发病有关。然而，由 CTLA-4 基因多态性引致的危险性比 HLA 所致者小得多。目前已知的两个最主要的位点(HLA-DR 和 CTLA-4)也不能解释 GD 的发病。

(5)细胞因子及相关基因。①干扰素 γ(IFN-γ)在细胞因子介导的甲状腺自身免疫中起关键作用。有研究发现白种人 GD 患者 $IFN-γ^*5$ 出现频率显著增加而 $IFN-γ^*2$ 显著下降。②肿瘤坏死因子-β(TNF-β)基因，TNF 根据其来源和结构不同分为两种类型即

TNF-α 和 TNF-β，后者也称淋巴毒素，前者主要由单核巨噬细胞产生，后者主要由活化 T 细胞产生，TNF 与 IFN 一起可诱导主要组织相容性复合物(MHC)Ⅱ类基因，并可加强Ⅰ类基因在甲状腺细胞表面的表达，与 GD 的发病有关。③白细胞介素-1 受体拮抗剂(IL-1RN)基因。IL-1 对免疫细胞有多种效应，可诱导或加强黏附分子、细胞因子和补体的表达，并可刺激甲状腺组织及眼后成纤维细胞一些蛋白质的合成。研究证实 IL-1RN*2 在 GD 中明显增加，故其与 GD 发生存在相关。

(6)除上述几种基因外，还有许多染色体上的基因位点被证实与 GD 的遗传易感有关，由于自身免疫性疾病的复杂性，使易感基因的确定十分困难。

(二)自身免疫抗体

同自身免疫性甲状腺疾病一样，大量的文献报道在 Graves 病发病时发现一些其他自身免疫现象。甲状腺本身就是一个自身抗体合成的主要场所。甲状腺特异性抗体，主要来源于甲状腺内的淋巴细胞。在 Graves 病中，T 淋巴细胞对甲状腺内的抗原致敏，产生多种抗甲状腺细胞成分的抗体，如促甲状腺素受体抗体(TRAb)、甲状腺球蛋白抗体(TgAb)、甲状腺过氧化物酶抗体(TPO-Ab)、抗钠/碘同向转运抗体等。这些抗体多存在于 AITD 患者体内，是机体免疫功能紊乱的标志。

1. TRAb TRAb 是由 TSHR(促甲状腺激素受体)介导产生。TSHR 属甲状腺的正常组分，位于甲状腺滤泡上皮细胞膜上，是一种 G 蛋白偶联受体，为大分子糖蛋白。由于遗传和环境因素的作用引起 hTSHR 的变异，使其产生抗原性，导致自身反应性 T 细胞(Th)活化，促进 B 细胞、浆细胞功能，产生大量的 TRAb。1956 年，Adams 和 Purres 在 Graves 病甲状腺刺激活性的研究中发现了长效甲状腺刺激物(LATS)。LATS 存在于血清 IgG 片段，并可和 TSH 竞争结合位点，被称为促甲状腺素受体抗体(TSHRAb)。目前，已知 TRAb 是异质性的抗体，主要有三种：①甲状腺刺激性抗体(TSAb)，TSAb 与 TSH 受体结合后，主要通过刺激腺苷环化酶——cAMP 通路，刺激甲状腺滤泡的功能和生长。②甲状腺阻滞性抗体(TB-Ab)，其具有阻滞 TSH 或 TSAb 对甲状腺的兴奋作用，可引起甲状腺功能减退。③中和性自身抗体，部分 GD 患者可检出该抗体，其与 TSHR 结合既不激活 TSHR，也不阻滞 TSAb 对 TSHR 的激活作用，其可能与 GD 甲状腺外症状如突眼、胫前水肿有关。

TSAb 能模拟 TSH 生物效应引起细胞内的 cAMP 增加，导致甲状腺激素合成和释放增多，甲状腺球蛋白的合成增多以及细胞增殖。研究发现 TSAb 可激活磷脂酶 C/Ca^{2+} (PLC/Ca^{2+})途径，细胞内的肌醇三磷酸(IP3)与 Ca^{2+} 浓度增加，使碘的有机化、细胞中碘的外流及甲状腺球蛋白的合成增加，促进甲状腺素的合成。

有一小部分 GD 和甲减个体分别存在 TSAb 和 TBAb，GD 可演变成甲减，反之亦然，这可能与 TSAb 和 TBAb 之间的平衡有关。因此，TSAb 和 TBAb 之间的平衡在 AITD 的发病中占主要地位。

近来新的检测方法显示在初发未治及复发的 GD 患者 TRAb 的阳性率可达 95％以上，其在 GD 发病中起着关键作用。

2. TgAb 和 TmAb TgAb 和 TmAb 是机体针对甲状腺球蛋白(Tg)和甲状腺微粒体(Tm)即甲状腺过氧化物酶(TPO)两类特异性抗原而产生的自身抗体。

TgAb 具有酶活性，可以催化 Tg 水解，导致血及甲状腺中 Tg 减少。TPOAb 与 TPO 结合后可以抑制 TPO 酶活性，使甲状腺激素合成减少。TgAb 和 TPOAb 在正常人血清的阳性率为 1%～10%，在 HT 和 GD 等 AITD 中，TgAb 和 TPOAb 的阳性率多明显增高，几乎所有的 HT 和大部分特发性黏液性水肿患者 TPOAb 阳性，TgAb 的检出率在 70% 左右，而 GD 患者 TPOAb 和 TgAb 的阳性率分别为 80% 和 30%。这些抗体的存在反映甲状腺内具有淋巴细胞浸润和淋巴滤泡形成，是甲状腺细胞免疫性破坏的主要原因。TgAb 和 TPOAb 在 GD 致病中的机制可能是通过抗体依赖细胞介导的细胞毒性作用。但相对 HT 而言，其对 GD 的致病作用不重要。

3. 甲状腺生长免疫球蛋白(TGI)和甲状腺生长抑制免疫球蛋白(TGII) AI-TD 患者甲状腺功能与甲状腺肿大小并不平行，许多 GD 患者甲亢症状明显而甲状腺不肿大或仅轻度肿大，相反，某些患者甲状腺肿大显著而甲亢轻微。这与 TGⅠ或 TGⅡ的存在可能有密切关系。

4. 近年新发现的甲状腺自身抗体 ①抗钠/碘同向转运体(NIS)抗体：用免疫化学方法发现 84%GD 及 15%HT 存在抗 NIS 抗体，由于 NIS 在甲状腺摄碘过程中起关键作用，故 NIS 抗体在 AITD 中的致病作用正日益受到重视。②抗半乳糖(Gal)抗体：体外实验发现抗 Gal 抗体可模拟 TSH 的效应而促进甲状腺细胞 cAMP 的合成、吸碘率及细胞增殖增加。③抗 G_2s 抗体：有学者从眼肌表达中筛选到一种新基因，G_2s 抗体与 GD 并发甲状腺眼病相关，GD 眼病时间短于 3 年的患者中有 70% 的抗 G_2s 阳性，无甲状腺相关眼病的 GD 患者仅 36% 阳性。

5. 其他 甲状腺自身抗体还有第二胶质抗体、抗自身免疫性甲状腺疾病相关抗原(ATRA)抗体、抗 ID 蛋白抗体、抗热休克蛋白(HSP)抗体等，其性质及致病作用尚不明确，但上述由甲状腺内淋巴细胞产生的一组异质性免疫球蛋白，其与甲状腺疾病，尤其是 AITD 的发生、发展和转归是密切相关的。

(三)环境因素

感染、应激和性腺激素等的变化均可能激发 GD。在甲状腺内，除了一般的隐性抗原表达增加，T 细胞可被其他途径活化，不同的抗原、结构相似可导致特异性抗原交叉反应称分子仿des。细菌、病毒及人类蛋白的抗原相似性是很常见的，如呼吸道肠道病毒感染的大鼠发生自身免疫性多种内分泌疾病。已有发现 GD 患者血清中抗小肠结肠炎耶尔森菌抗体有较高的检出率，并证实耶尔森菌细胞膜表面存在与 TSH 结合的位点，耶尔森菌感染的患者血清和 GD 患者存在交叉反应，提示与 GD 发病可能有关。

在碘缺乏地区补充碘会产生 Jod-Basedow 现象和免疫学作用，加速 GD 的发生。神经精神创伤也是主要诱发因素。GD 在女性较男性多见，并且在青春期、妊娠及绝经期表现明显，表明性腺激素可能参与这种差异的发生。雌激素影响免疫系统，尤其是 B 细胞，妊娠期间，B/T 细胞功能降低，并对这种免疫抑制反弹可能导致产后甲状腺疾病的发生。

(四)Graves 眼眶病变及皮肤病变的病因

Graves 眼病(GO)是一种器官特异性自身免疫性疾病，发病机制不十分清楚，有一定的遗传易感性，自身反应 T 淋巴细胞对球后眼外肌和结缔组织的自身抗原，包括与甲状腺相关的共同抗原的识别启动自身免疫反应也可能参与 GO 的发生。研究发现 TSHR 也存在于球后组织，球后成纤维细胞中的一个亚型——前脂肪细胞性的成纤维细胞，在细胞因子的刺激下分化成为成熟的脂肪细胞，同时表达 TSHR。眼眶后及皮肤的成纤维细胞是免疫反应的靶细胞和效应细胞。GD 患者球后结缔组织中可检测到 TSHR 表达，GD 中的 TSHR

是甲状腺和眼眶组织的共同抗原，因此 TSHR 抗体可以看成是 GD 自身免疫的标志。有学者认为 TSHR 与其抗体结合后可分泌糖胺多糖。

最近研究表明有两种眼膜膜蛋白的抗原与 GO 的发生有关，一种分子量为 55Ku，即 G_2s 蛋白，另一种分子量为 64Ku，即黄素蛋白(Fp)。G_2s 在甲状腺和眼肌都有表达，抗 G_2s 抗体是 GO 的早期标志，而 Fp 在眼肌纤维损伤和线粒体破裂后产生，Fp 抗体是免疫介导的眼肌坏死的敏感指标。GO 患者球后组织存在 Tg，而且球后 Tg 也与抗甲状腺素抗体反应，但眼球内不存在 Tg——抗 Tg 复合物，表示球后免疫反应为细胞免疫介导。

T 淋巴细胞、黏附因子又可和细胞因子作用是 GD 的主要发病机制，它们互相作用，引起球后细胞自身免疫反应放大。

目前多数研究认为胫前黏液水肿与 GO 的致病机制相似，可能是由于某些交叉抗原存在于甲状腺、球后、皮肤成纤维细胞上。有报道，胫前黏液水肿患者 TSHR 抗体滴度显著增高。球后及局部皮肤病变部位的成纤维细胞和脂肪细胞既是抗体及 T 淋巴细胞攻击的目标，又是反应效应细胞。但 GD 患者的局部黏液性水肿何以多发生胫骨前尚不清楚。

（五）甲状腺肿

主要是由于甲状腺细胞肥大和细胞数目的增加，其中以细胞数目增加为主。甲状腺细胞增殖的调节可能与以下几种生化途径有关：①TSH 激活的腺苷酸环化酶系统。②cAMP 依赖性表皮生长因子，可能与蛋白质酪氨酸磷酸化有关。③磷脂酰肌醇——Ca^{2+} 系统。GD 自身抗体对甲状腺具有兴奋作用，TRAb 通过 TSAb 刺激甲状腺功能的同时也通过 cAMP 促进甲状腺细胞的增生。甲状腺生长免疫球蛋白(TGI)能够刺激甲状腺细胞的生长，其肿大程度与 TGI 活性的增强而加重。GD 患者自身抗体还可通过某些途径(如 cAMP)激活原癌基因 c-fos，c-fos 表达引起甲状腺腺体的肿大。研究发现自身免疫性甲状腺疾病细胞凋亡存在异常，GD 时甲状腺细胞 Fas 表达减弱，bcl-2 表达增强而阻止了凋亡发生，从而造成甲状腺滤泡上皮细胞增生肥大，推测 GD 患者中 TSAb 与 TSH 能够下调甲状腺细胞 Fas 表达，阻止细胞凋亡的发生。

三、病理改变

（一）甲状腺组织

在 Graves 病，甲状腺呈弥漫性、对称性肿大，质地柔软至韧，光镜下见滤泡上皮增生呈高柱状，有的呈乳头状增生，并有小滤泡上皮形成；滤泡腔内胶质稀薄，滤泡周边胶质出现许多大小不一的上皮细胞吸收空泡；间质血管丰富、充血、常伴有淋巴细胞浸润。电镜下可见滤泡上皮细胞浆内内质网丰富、扩张。高尔基体肥大，核糖体增多、分泌活跃。免疫荧光可见甲状腺滤泡基底膜上有 IgG 沉着。

（二）眼球后组织

有大量淋巴细胞、浆细胞浸润，纤维脂肪组织增生和黏液水肿(亲水性透明质酸及硫酸软骨素聚集导致水肿)；眼外肌肥厚肿胀；最后肌纤维退化，纹理丧失，组织纤维化。黏液性水肿外观常表现胫前或足背皮肤局限性水肿样增厚，呈斑块状或结节状。光镜下可见蛋白多糖沉积于网状真皮层，大量透明质酸引起水钠潴留，胶原纤维分散、断裂，并有淋巴细胞浸润。

（三）其他

除此之外，偶有胸腺和脾脏增大；甲状腺毒症可引起心脏增大；肝细胞可有变性、坏死、脂肪浸润或纤维化；骨骼脱钙。

四、临床表现

GD 是甲状腺毒症中最常见的一种，可发生于任何年龄，但以女性多见，其临床表现可是多样的，有些患者甲状腺毒症持续存在，另一些患者的病程则是反复的，其程度和间歇时间可变化不定。本病除高代谢症群、眼征及甲状腺肿大等典型表现外，还可表现有精神神经、运动、心血管、消化、生殖内分泌、皮肤毛发、肢端等各系统的临床症状和体征。

（一）甲状腺毒症表现

1. 代谢综合征　由于 T_3、T_4 分泌过多和交感神经兴奋增高，促进物质代谢，产热和散热增加。患者可出现发热、多汗、皮肤温暖湿润、易饿、食欲增加，但体重减轻，常有低热、疲乏无力。

2. 神经精神系统　大多表现易激动兴奋、精神紧张、多言好动、注意力涣散、失眠、多梦、早醒等睡眠障碍，可被误诊为"神经官能症"。极少数患者可出现躁狂、谵妄、幻觉、被害幻想等严重精神障碍。有学者认为甲状腺毒症可使有遗传背景或易感者出现精神症，尤其是性格内向（黏液质或抑郁质）的人。少数老年甲亢患者高代谢症不明显，而表现抑郁、精神淡漠、食欲缺乏、身体衰弱，甚至出现恶病质，称之为"淡漠型甲亢"，应予以重视。

3. 心血管系统　心动过速最常见，休息或睡眠状态下心率增加，可有心悸、胸闷、气短、动脉持续有力、脉搏不齐，重者可出现心房纤颤、心力衰竭。体检可见：①心尖搏动增强，第一心音亢进；②心动过速，静息状态下持续性心率增快，最常见是窦性心动过速、房性期前收缩、阵发性房性心动过速，还可发生阵发性或持久性心房纤颤或心房扑动，偶见房室传导阻滞；③心脏扩大，心尖部可听到舒张晚期或收缩早期杂音，呈吹风样；④脉压增大，收缩压增加，舒张压降低，脉压加大，可见水冲脉及毛细血管搏动；⑤二尖瓣脱垂较常见，特别是 GD 女性患者。

4. 消化系统　食欲亢进是甲亢的突出表现之一。常有善饥食亢、多食消瘦，由于胃肠蠕动加快，消化吸收不良而排便次数增多，大便质软。部分患者可出现食欲缺乏甚至恶病质，大多见于老年人。此外还可出现肝功异常，顽固性的呕吐、腹泻不常见。

5. 造血系统　红细胞多正常，但红细胞数量多增加，红细胞生成增加可由于甲状腺激素对骨髓的直接作用。3%GD 患者患有恶性贫血。白细胞计数偏低，因为中性粒细胞减少，淋巴细胞绝对计数正常或增加，因此淋巴细胞相对增加。血小板计数及凝血机制正常。10%的患者有脾大，胸腺和淋巴结增大，这些异常与自身免疫反应有关。

6. 内分泌代谢系统　过高 T_3、T_4 促进皮质醇激素的降解，同时生成的速率增加，故血浆皮质醇浓度正常。

幼年 GD 患者性成熟延迟，但生理发育多正常，骨骼生长加速。女性月经周期延长，月经量减少甚至停经，受孕率低，且易流产。月经失调的确切机制尚不清楚，可能是高甲状腺激素血症直接或间接作用于下丘脑-垂体，干扰卵巢功能，导致月经紊乱，而高甲状腺激素血症引起的营养不良、情绪激动也影响月经周期。GD 的男性患者有性功能障碍，血清 TT 正常，但 FT 下降。男性患者可有阳痿；少数出现乳房发育，与雄激素转化为雌激素增加有关。

基础代谢率增高，蛋白合成及分解加速，表现为负氮平衡，体重减轻、肌肉消瘦及轻度低蛋白血症。由于胰岛素的抵抗和降解增加可表现有糖耐量的异常。血浆的游离脂肪酸及甘油增加，胆固醇、三酰甘油轻度降低。

7. 肌肉、骨骼系统　大部分患者有肌无力及肌肉萎缩，四肢远端消瘦明显；严重者爬梯不能，患者不能由坐位或卧位站起，也无法行走。低钾性周期性瘫痪多见于青年男性患者，原因不明。

通常男性的发病晚于女性，男性的甲状腺功能亢进严重，但症状却较女性轻，男性更易发生肌病和眼病，老年患者眼病并不常见，而肌无力、消瘦和食欲缺乏更易发生。

（二）Graves 病的特殊

表现（表 2-2）

1. 甲状腺肿　大部分患者有甲状腺肿大，通常是正常的 2～3 倍，少数（3%）的患者甲状腺大小正常。老年患者有 20% 无甲状腺肿大，年龄越小的患者甲状腺肿大越为明显；自身抗体阳性也与有否甲状腺肿及其大小有关。甲状腺肿大可以是不对称的，质软、无压痛，久病者较韧，随吞咽上下活动。由于甲状腺血流丰富，重者可触及震颤，有时在甲状腺上下极可听到收缩期吹风样或连续性收缩期血管杂音，这种杂音不存在于其他甲状腺肿，是甲亢的重要体征；但需注意与颈动脉、静脉的血管杂音相区别。

2. 眼征　GD 患者中，有 25%～50% 伴有眼征，其中突眼为较重要的特异的体征之一，幸运的是只有少于 10% 的患者病情严重（复视、视神经病变、角膜病变）。GD 眼征分 2 型。

①甲状腺毒性眼病。即非浸润性突眼，又称良性突眼。是由于甲亢所致交感神经兴奋眼外肌及上睑肌引起。表现为上睑挛缩导致眼裂增大，目光圆睁炯炯有神，有如鱼眼，巩膜外露，患者向下看时上睑下降迟于眼球；向上看时，眼球上升迟于上睑（睑延迟及眼球延迟）。眼球运动是快速的痉挛性的，轻微闭合的眼睑可观察到震颤。此型眼征在 GD 治愈后大多可恢复。②甲状腺相关性眼病（TAO）。这是一种与 GD 密切相关的眼自身免疫性疾病，即浸润性突眼，又称恶性突眼。眼球突出明显，睡眠时眼睑不能闭合，眼肌麻痹引起向上凝视、聚合障碍及复视；怕光、见风流泪等角膜刺激症状，严重的可发生角膜干燥甚至溃疡、感染；球结膜充血水肿。突眼多为双侧，但可不对称，多与甲亢同时发生，但亦可在甲亢症状出现前或治疗后出现。

3. 其他表现　5%～10% 的患者发生皮肤病变，主要有皮肤和甲床色素沉着；具有特征性骨改变的指（趾）杵状变；胫前黏液性水肿，侵袭区皮肤隆起、增厚，外观呈橘皮样。偶尔皮肤损害可发展到面部、肘及手背部。

五、辅助检查

常规甲状腺功能血清学检查包括甲状腺激素，垂体激素和自身免疫指标检查。

（一）甲状腺激素测定

(1) 血清总三碘甲状腺原氨酸(TT_3)、总甲状腺素(TT_4)测定：血中 TT_3、TT_4 占总量的 99.5%，T_3 的 80%～90% 由 T_4 在外周组织脱碘转化而来，与甲状腺结合蛋白结合呈无活性状态，但血循环中 TT_3、TT_4 一般可代表甲状腺功能状态，其水平的升高提示甲亢。甲亢早期往往 T_3 上升较早较快，而 T_4 上升较缓，故测定 TT_3 较 TT_4 更为敏感；甲亢复发初期，T_3 可在 T_4 还没有上升时先高，因此，T_3 水平对治疗后甲亢有无复发亦有重要的参考意义，少数甲亢患者可仅有 T_3 或 T_4 升高，则分别称为 T_3 或 T_4 型甲亢。

(2) 血清游离甲状腺原氨酸(FT_3)、游离甲状腺激素(FT_4)测定：FT_3、FT_4 仅占血中总甲状腺激素的 0.05%。血中 T_3 与蛋白质的亲和力比 T_4 小得多，只有 T_4 结合含量的 3%，主要以 FT_3 形式存在。FT_3 的活性是 FT_4 的 3～5 倍。由于 FT_3、FT_4 不受甲状腺结合蛋白(TBG)的影响，更能真实反映甲状腺功能状态，其诊断甲亢价值优于 TT_3、TT_4。

(3) 血清反 T_3(rT_3)测定：rT_3 在血清中很低，97% 来自脱碘。不仅反映甲状腺分泌功能，也反映外周血甲状腺激素的代谢情况；rT_3 大多与 TBG 结合存在，几乎无生物活性；甲亢时 rT_3 升高，部分甲亢发病初期或复发早期仅有 rT_3 升高。

(4) 游离 T_3、T_4 指数(FT_3I，FT_4I)测定：由于这些方法只能间接反映血清中 TBG、T_3、T_4 含量，已被 FT_3、FT_4 所代替。

(二)血清促甲状腺激素测定

甲亢患者由于甲状腺激素分泌过多，反馈抑制 TSH 的分泌。故 TSH 值明显降低。高敏感测定技术能更早的发现甲亢，当超敏 TSH(uTSH)<0.5mU/L 提示甲亢。如甲亢患者 FT_3、FT_4 增高，但 TSH 正常或增加，应考虑自主的 TSH 分泌增加，多见于 TSH 垂体瘤。

(三)促甲状腺激素释放激素兴奋试验(TRH)

此项检查主要用于确诊疑似甲亢的患者，当 TRH 兴奋试验呈正常或过高反应可以排除甲亢，低反应或无反应可考虑甲亢；此外，还可以用于内分泌性突眼的诊断和甲亢疗效的预测。

(四)T_3抑制试验

主要用于鉴别甲状腺肿伴摄 ^{131}I 率增高是由甲亢抑或单纯性甲状腺肿所致，也曾用于长期抗甲状腺药物治疗后，预测停药后复发的可能性的参考，但在老年人及有心脏病者本试验不安全，因此以 TRH 兴奋试验取代抑制试验。

(五)甲状腺素结合球蛋白测定

甲状腺素是一种糖蛋白，由肝脏合成。甲状腺分泌的 T_3、T_4 入血后绝大部分与血清中的载体蛋白结合，其中 65% 与甲状腺球蛋白，25% 与甲状腺结合前蛋白(TBPA)，10% 与甲状腺结合白蛋白(TBA)结合。每分子 TBG 可结合 1 分子 T_3 或 T_4，但与 T_4 的结合力强，是 T_3 的 10 倍。因此，血中 TBG 的变化反映甲状腺功能状态。甲亢时 TBG 明显低于正常，甲低时 TBG 明显升高，病情好转后均可恢复正常。由于甲状腺激素结合蛋白主要受甲状腺激素浓度的影响，故临床上较少用。

(六)甲状腺自身抗体的测定

(1) 甲状腺球蛋白抗体(TG-Ab)和甲状腺过氧化物酶抗体(TPO-Ab)：这两个甲状腺自身抗体是甲状腺免疫损伤的标志。由于自身免疫性或其他原因造成甲状腺组织的破坏时，TG、TPO 大量释放入血循环，诱发机体产生相应的自身抗体。一般认为与甲状腺功能状态不相关。TG-Ab 和 TPO-Ab 浓度高者，尤其是 TPO-Ab，有利于桥本甲状腺炎的诊断。

（2）甲状腺刺激性抗体(TSAb)或甲状腺刺激免疫球蛋白(TSD 测定：TSAb 或 TSI 阳性有利于 Graves 病的诊断，可与其他原因的甲亢鉴别，但仅作为诊断的参考。第二代的 TSAb 检测方法的敏感性更高，未经治疗的 GD 患者血中阳性率可达 80％以上。

（七）基础代谢率(BMR)的测定

这类检查曾用于甲状腺疾病的诊断，甲亢时 BMR 大多数超过 15％以上，但此试验因缺乏敏感性和特异性，且不易试验，已不作常规使用。

（八）核医学检查

（1）甲状腺 ^{131}I 摄取率：甲亢时 24h 摄碘率显著高于正常值，或同时有高峰前移。由于地理、环境和食物中的碘含量及其他药物可影响测定结果。30 年前的 24h 正常人摄碘率的范围已不完全适用于现在。目前的血清甲状腺激素和 TSH 测定已替代此项检查，但当甲亢选择治疗时，^{131}I 摄碘率的测定是必要的。

（2）甲状腺放射性扫描：主要用于确定甲状腺大小或甲状腺结节性质分析，不能作为甲亢的诊断。

（九）超声检查

采用彩色多普勒超声检查可见甲亢患者的甲状腺弥漫性肿大，血流丰富和腺体内血流速度明显加快。

（十）实验室一般检查

（1）血常规：红细胞多正常，但红细胞数量多增加，3％的患者患有恶性贫血，少数患者有轻度低色素性贫血。不少甲亢患者白细胞总数降低，因为中性粒细胞减少，淋巴细胞绝对计数正常或增加，血小板计数正常。

（2）血糖：少数患者口服糖耐量不正常，表现为糖耐量低减(IGT)或糖尿病。

（3）血脂：血浆游离脂肪酸及甘油增加，血浆胆固醇水平降低。

（4）肝功能：可有肝功能损害。

（5）血电解质：少数患者可有血钙增加，血镁，血钾降低。

六、诊断

甲亢症状明显的患者的诊断不难。典型患者表现有心悸、脉快、怕热、多汗、食欲亢进，但体重减轻、乏力、情绪不稳定、易兴奋激动、突眼，当甲状腺肿大时，颈部可及震颤，血管杂音。但少数患者以某些症状为主或仅有一个临床症状出现，则很容易与其他疾病相混淆，对于这部分患者则有赖于实验室检查的结果。

七、鉴别诊断

（一）其他原因的甲状腺疾病

（1）单纯性甲状腺肿：单纯性甲状腺肿与甲亢易于鉴别，前者仅有甲状腺肿大，无甲状腺功能亢进症状，实验室鉴别不难区别。

（2）其他原因所致甲亢：无 Graves 病特征性眼病的患者出现甲状腺毒症时应考虑甲状腺毒症的其他原因，如结节性毒性甲状腺肿，甲状腺肿瘤，甲状腺炎所致甲亢，但可以病史询问，体格检查辅以实验室检查结果可以分辨。

（二）非甲状腺疾病

(1)神经官能症：神经官能症患者有许多症状与甲亢类似，如焦虑、心动过速、过分敏感、易兴奋失眠、体重减轻、乏力等，但缺乏甲状腺激素过多的其他表现。

(2)更年期综合征：更年期妇女带有情绪不稳定、焦虑失眠、阵发性出汗、血压波动以及月经不调等与甲亢相似的症状。

(3)嗜铬细胞瘤：本病由于间断或持续分泌儿茶酚胺，患者可表现有皮肤潮红、全身发热、出汗、心悸、体重减轻，因此应注意与甲亢鉴别。

(4)心血管疾病：少数患者(常为中老年人)以心脏血管征表现突出，因此，不能解释的心血管疾病或房颤的患者，应查找是否存在甲亢。

(5)药源性甲状腺毒症：因某种原因摄入含有 T_4 的制剂，如左甲状腺素或甲状腺片时，血清 T_4 增加。反之，如由三碘甲状腺原氨酸引起时，血清 T_4 低于正常。不管是哪种甲状腺激素制剂，血清甲状腺激素浓度均增加，但因外源性甲状腺激素抑制作用，血清甲状腺球蛋白低于正常。

(6)突眼：当突眼伴有甲状腺肿和甲状腺毒症时，易于识别。眼病也可见于甲状腺功能正常者，应注意鉴别。突眼也可见于某些全身疾病，如慢性阻塞性肺疾病、尿毒症；单侧或双侧眼病应排除其他原因，如眼球后肿瘤、假性眼瘤。

(7)慢性甲亢性肌病：突出表现为骨骼肌受累，通常发生于严重甲状腺毒症患者，表现为肌无力、肌萎缩，此时应与多发性肌炎、进行性肌萎缩、重症肌无力相鉴别。

八、治疗

任何疾病的理想治疗是病因治疗，但 Graves 病是自身免疫性疾病，其病因尚未完全明了，故现在的治疗仍然是针对其主要病理征象即高代谢状态、缓解甲亢复发为目的。常用的治疗方法包括抗甲状腺药物(ATD)、放射性碘和外科手术治疗。经过 60 余年的临床经验和现代的研究表明三种方法各有其优缺点。治疗的选择取决于患者的年龄、性别、甲亢的病因、病情的轻重、有无其他并发症或伴发病、医院的设备和技术条件，以及患者的意愿和医生的经验等多种因素。

(一)一般治疗

(1)充分休息，避免精神刺激，甲亢症状在未控制前应尽可能的减少体力活动，保证足够的休息，调整紧张情绪，对于精神紧张不安者适当给予镇静药，有利于症状的缓解和疗效的巩固。即使在症状缓解后也应注意劳逸结合，否则易复发。

(2)充分的营养，甲亢导致代谢率增高，机体消耗大，因此必需供给糖、蛋白质和维生素 A、维生素 B、维生素 C 及钙、磷，以补充因高代谢亢进而引起的消耗。避免进食含碘的药物及辛辣的食物，不宜饮酒、抽烟，少喝浓茶和咖啡。

(二)β-受体阻滞药

甲亢患者的血儿茶酚胺水平正常，但受体增加，故应用 β-受体阻滞药能在其受体处竞争对抗儿茶酚胺的作用，迅速减轻心动过速、心悸、眼睑挛缩、震颤、焦虑等症状。普萘洛尔还可作用于周围组织，抑制 5' 脱碘酶活性，使 T_4 不向 T_3 转化，而转化为无活性的 rT_3，降低血中的 T_3 水平。尽管 β-受体阻滞药能够改善负氮平衡，减慢心率和心排血量以及氧消耗，但在绝大多数患者中主要起辅助治疗作用，主要用于缓解甲亢症状，一般不作为甲亢的长期和单独用药。

（1）普萘洛尔(Propranolol)是最常用的，一般每次 10～20mg，6～8h/次，使心率控制在 70～80 次/min 即可，如服药后症状改善不明显者剂量可增至 40mg/次。国外通常开始的剂量为 80～160mg/d，最大剂量有达 360～480mg/d，可能与吸收系数的变异或清除加快有关。

（2）其他 β-受体阻滞药如美托洛尔(Metoprolol)、阿替洛尔(Atenolol)、比索洛尔(Bisoprolol)等均可选用。

β-受体阻滞药有较好的耐受性，副反应少，一般较安全。可能出现的副反应包括恶心、头痛、失眠和抑郁，罕见有皮疹、发热、粒细胞缺乏症。

患哮喘、慢性肺疾病和支气管痉挛、Ⅱ度以上的房室传导阻滞，充血性心衰的患者不宜使用普萘洛尔，属禁忌证。对于妊娠期的甲亢妇女是否应用普萘洛尔尚不明确，有学者认为应用普萘洛尔不引起严重的并发症。而另外的一些报道认为可引起胎儿官内发育不良(小婴儿)，产后心动过缓、低血糖、低 Apgar 评分。长期应用普萘洛尔的患者，尤其有严重的心肌缺血的患者，骤然停药，可发生不良反应，如心肌梗死，窦性心动过速，严重心绞痛，甚至死亡，应予重视。

（三）抗甲状腺药物

抗甲状腺药物(ATD)用于治疗甲亢已60余年历史，目前仍是治疗甲亢的的主要药物。在亚洲和欧洲的许多国家，通常首选药物治疗。它具有疗效肯定，方便经济，使用安全，不会引起永久性甲减等优点。但也有服药时间长，停药后复发率高，需要经常监测肝肾功能和血象等缺点。现就其主要的或使用最普遍的俩类抗甲状腺药物叙述如下。

抗甲状腺药物分为两类：①硫脲类，包括甲硫氧嘧啶(Methylthiouracil, MTU)和丙硫氧嘧啶(Propylthiouracil, PTU)，MTU 的毒性作用较大已少用。②咪唑类，包括甲巯咪唑(Methimazole Tapazole MMI，他巴唑)，卡比马唑(Carbimazole, CMZ 甲亢平)。甲亢平和甲巯嘧啶的区别在于前者的巯基唑环是乙酯基，甲亢平在肠道吸收后全部转为甲巯咪唑，因此，多选用后者。

1.作用机制　①抑制甲状腺过氧化物酶的活性和活性碘的形成；②抑制酪氨酸的碘化；③抑制二碘酪氨酸及单碘酪氨酸的偶联，阻止 T_3 和 T_4 的合成；④不直接影响甲状腺内碘的摄取或甲状腺素的释放，故对甲亢的控制作用较慢；⑤PTU 还可抑制 T_4 在周围组织中转变为 T_3，故在重症甲亢，甲亢危象时可作为首选；⑥免疫抑制作用，使血循环中的 TRAb 或 TSI 下降。组织学研究提示 ATD 治疗可引起甲状腺内浸润 T 淋巴细胞的数目减少。还有研究发现 ATD 具有的免疫抑制作用的分子机制为调控甲状腺细胞 FasL、Ⅱ型主要组织相容性复合体、细胞间黏附分子 1 等的表达和修饰，进而通过诱导甲状腺内浸润淋巴细胞的凋亡，抑制甲状腺自身抗原呈递途径，间接的发挥免疫抑制作用。新近研究发现 ATD 可作为活性氧清除剂，活性氧不仅可以参加细胞的生化代谢，还能介导转录因子的信号传导及转录因子的激活。总之，ATD 的免疫抑制作用还不十分清楚，有待进一步研究。

2.药代动力学　抗甲状腺药物是从肠道吸收，在血循环中PTU是与大分子蛋白结合，主要是白蛋白，而 MMI 是与小分子蛋白结合。由于这种结合的形式和特点，影响妊娠和哺乳期甲亢妇女的药物选择，因为 MMI 较 PTU 更容易通过胎盘和乳汁。血浆中 PTU 的半衰期大约 1h，而 MMI 为 4～6h，但此两种药物在甲状腺内的蓄积时间长，因此检测血中药物浓度于临床无帮助。MMI 在甲状腺内的药物浓度仅与每日服用的剂量有关，而与给药间期或最后一次服药时间无关。两药均在肝脏代谢，经肾脏排泄。在无肝肾疾病的情况下，一般不需改变剂量，否则药物剂量酌减。

3. 适应证 ①轻、中度甲状腺肿；②儿童和 20 岁以下青少年及老年甲亢患者；③甲亢伴有严重突眼者；④甲亢伴有心脏，血液系统疾病患者；⑤妊娠合并甲亢且症状较轻者；⑥手术治疗后复发又不适合于放射性碘治疗者；⑦即使拟采用手术或者放射性碘治疗甲亢患者，也应先用药物控制甲亢。

4. 禁忌证 ①对抗甲状腺药物有严重过敏反应或毒性反应者；②白细胞持续低于 $3.0×10^9$/L，且中性粒细胞低于 50%；③有严重肝肾疾病患者亦应慎用。

相对禁忌证哺乳期的甲亢患者，毒性结节性甲状腺肿，药物治疗后又复发 2 次以上者，难以长期坚持服药和随访者。

5. 抗甲状腺药物的选择 取决于地区和医生的习惯。虽然丙硫氧嘧啶有独特的抑制 T_4 脱碘转化成 T_3 的作用，而作为严重甲亢的首选药物。但实际上与甲巯咪唑之间的治疗效果差别不大。甲巯咪唑服药方便，可以每天一次给药；有文献报道当其剂量在 5～15mg/d 的使用范围内时副作用较少，毒副反应与剂量呈相关性，因此有一定可预测性；PTU 的副反应无剂量相关性。女性患者长期服用有可能发生狼疮样综合征（多血管炎）。

6. 药物的剂量和疗程 传统和常用的方法是长程疗法，总的用药时间以 1.5～2 年为宜，分为初始期，减量期，最终停药。

(1) 初始期：开始剂量应根据病情的严重程度而定。常用量为甲硫氧嘧啶或丙硫氧嘧啶 300～400mg/d，分 3～4 次口服；他巴唑或甲亢平 30～40mg/d，分 1～2 次顿服。但对某些病情较为严重的患者可酌情增大剂量。儿童和青少年药物的剂量，国外普遍认为 MMI<5mg/(kg·d)。因为药物副作用的出现存在剂量的依赖性，尤其是甲巯咪唑，因此临床上不应用量过大。临床研究显示，MMI 15mg1 次/d，30mg 1 次/d 和 10mg 3 次/d 的治疗效果相同，因甲状腺内的药物浓度仅与每日服用的剂量有关，而与服药的次数无关。对于大部分患者来说，给予 MMI 15～30mg/d 均可获得满意的疗效。当 MMI 40mg/d 或>40mg/d 时，虽增加甲状腺激素水平恢复正常的可能，而常有的副作用也相应增加。尽管 PTU 有独特的抑制周围组织脱碘转化为 T_3 的作用，由于其服药间隔时间短，用药量大而抵消了它的优点，因此与 MMI 之间并无太大差异。

抗甲状腺药物治疗后有效的治疗反应时间出现在用药后的一段时间，就 MMI 而言为 2～8 周。这是因为药物仅只是抑制甲状腺激素的合成，而不影响已合成储存在甲状腺内的激素的释放。储存在甲状腺腺体内的激素可供机体使用 50～120d，给予中等量抗甲状腺药物达 2 周，血清 T_4 水平稍下降，只有腺体内储存的激素消耗尽时症状才会明显缓解。疗效的反应通常与甲亢的程度、甲状腺的大小、激素的储存量、碘的摄入量有关。大多数患者代谢恢复正常，血清 T_3，T_4 下降到正常水平，在治疗后的 6～12 周。

一旦抗甲状腺药物治疗开始，最初半年内血清甲状腺激素水平应 4～6 周监测一次，通常 T_3 滞后于 T_4 恢复正常，而血清 TSH 在甲状腺功能恢复正常数周或数月，甚至出现甲状腺功能减退时仍处于抑制状态，因而在抗甲亢治疗的早期阶段血清 TSH 的评估价值有限。

先前有研究提出对甲亢患者实行大剂量短疗程(4～6 个月)，能增加甲亢的缓解率，但近年的研究未能证实这一情况，而随之是副反应增加，因此不主张大剂量短程疗法。

（2）减量期。当甲亢症状基本缓解，心率降至 80/min 左右，血清 T_3、T_4 水平降至正常或接近正常，TSH 增高，则逐渐减少抗甲状腺药物剂量，此期一般为 2～3 个月。减量的幅度和速度应视患者具体情况而定，减药不宜太快，要保持病情的相对稳定，并定期监测血清甲状腺激素水平。一般每隔 2～3 周减量 1 次，甲硫氧嘧啶或丙硫氧嘧啶每次减少 50～100mg，甲巯咪唑或甲亢平每次减少 5～10mg。待症状完全消失，体征明显好转后过渡到维持期。

（3）维持期：此期时间多为 12～24 个月，维持量通常为初始量的 1/2～1/3。一般为甲硫氧嘧啶或丙硫氧嘧啶 50～100mg/d，甲巯咪唑或甲亢平 5～10mg/d。用药半年后，再减量 1/2，继续用药半年左右即可停药。维持期间患者可每 3 个月随诊 1 次，监测血清甲状腺激素，血清甲状腺激素应保持在正常低水平。治疗中甲状腺缩小是一个良好的征兆，如腺体增大则可能是病情加重或抗甲状腺药物过量，应注意鉴别。

抗甲亢药物有两种给药方式，一种是只用抗甲状腺药物，逐渐调整剂量保持甲状腺功能正常，另一种是在应用抗甲状腺药物的同时或其后加用甲状腺激素，也就是所谓的阻断-替代治疗。提出阻断-替代治疗学者的理由：一是减少药物性甲减的发生率；二是提高甲亢治疗后的缓解率。利用外源性 T_4 对 TSH 分泌的抑制使 TSAb 产生减少，因为甲亢的发病与治疗后的复发均与 TSAb 有关。TSH 作为甲状腺刺激物，可以刺激甲状腺抗原物质及细胞因子的表达，包括 TSH 受体作为抗原成分，并诱发产生自身抗体，而 T_4 或者 TSH 则单独或共同影响 TSAb 的产生，另一些学者则发现两种给药方式的复发率没有不同。国内学者白耀的看法是：凡是患者治疗前甲状腺肿大明显或治疗中突眼进一步加剧，或服药后很短时间内（1 个月）内就发生甲状腺功能减低者，则在抗甲状腺药物的同时加用甲状腺制剂。

从开始服药到治疗结束的全过程中，除非有较严重反应而中止服药外，均应按时按规则服药。避免进食过多的含碘食物和药物；用药期间如有感染，精神刺激等应激反应情况时，应酌情增加药物的剂量。

（4）停药指征：长疗程抗甲状腺药物停药指征决定于临床症状与体征的缓解，血清甲状腺激素的水平恢复正常，下丘脑-垂体-甲状腺轴功能稳定，甲状腺免疫学功能基本正常，T_3 抑制试验和 TRH 兴奋试验恢复正常。

实际上至今没有可信的指标，为了 Graves 病达到持久缓解的目的，规定抗甲状腺药物使用剂量和治疗期限，以及治疗方法的选择，因为预测 Graves 病患者适用于何种治疗方案是困难的，一般认为甲状腺无肿大，或是轻度肿大的 Graves 病患者、对药物反应迅速者、患者顺应性好和 HLA-DQ4 阳性者；可以或应该长期使用抗甲状腺药物治疗，此类患者常伴有自发缓解，在这些患者中手术，放射性碘治疗发生甲状腺功能减低的机会高。另一方面如甲状腺大或甲状腺肿进行性增大、甲状腺肿伴持续性血管震颤、治疗期间 T_3 下降不满意、TSH 受体抗体持续性阳性，如可能测定血 HLA，HLA-CW 阳性者应早期采用甲状腺切除或放射性碘治疗。

7. 影响疗效和复发的因素　影响抗甲状腺药物疗程的重要原因之一为药物的剂量和疗程。国外有学者很早就发现维持期使用较大剂量的抗甲状腺药物可提高 Graves 病的长期缓解率，但其副作用也随之增加，因而仍主张先用较大剂量在短期内控制甲亢，然后逐渐减量至维持量继续治疗，疗程长短也与缓解率有关，6个月短程治疗的缓解率约为25%，1.5~2年的缓解率可达50%左右，但2年以上的疗程并不明显增加长期缓解率。治疗过程中的甲状腺大小也影响疗效，治疗中甲状腺逐渐缩小，且抗甲状腺药物的维持剂量小则缓解率高，否则缓解率低。有资料提示男性和小于40岁的患者抗甲状腺药物治疗预后差。治疗前的甲状腺激素生化改变严重、治疗中持续的高T_3/T_4比值、血清TSH低均提示预后不好。

影响复发的因素，40%~50%的患者停药后1年甲亢缓解而不会复发，确切的数字取决于治疗方案和地区碘摄入情况，30%~40%的患者10年后获长期缓解。所谓缓解即停用抗甲状腺药物半年或1年以上。一般来说，硫脲类药物治疗12~18个月后1年内为50%~70%复发，停药3年后复发者则明显减少。影响甲亢复发的因素有很多，除与抗甲状腺药物的剂量与疗程有关外，还与下列因素有关：临床症状的轻重、甲状腺肿大程度、治疗前后血清T_3和TSH受体水平以及HLA的类型等相关。由于甲亢药物治疗后复发率高，这些患者甲状腺功能状态的长期随访是必要的，当血清TSH低水平、T_3升高是病情复发的早期信号，尽管此时血清T_4水平是正常的。

8. 抗甲状腺药物的不良反应　根据一项对1 256例患者服用抗甲状腺药物回顾性研究结果统计，不良反应发生率为甲巯咪唑33%，卡比马唑61%，丙硫氧嘧啶6%，总不良反应的发生率14.3%。不良反应所致的临床过程常是良性过程。50%的症状可自行缓解或减量后消退，46.6%的患者需终止治疗。不良反应的发生多在治疗开始阶段，50%发生在治疗后第1个月，70%在3个月内，90%在6个月内。

(1)粒细胞缺少症：是抗甲状腺药物的主要不良反应，发生率为0.1%~0.5%，多为粒细胞减少，少数为粒细胞缺乏，血小板减少和全血细胞减少。开始治疗前应做全血细胞计数以确定与Graves病有关的白细胞减少。有少数患者在使用抗甲状腺药物治疗前，即有轻微的短暂的白细胞减少，不是必须停止治疗的指征，应严密观察，如白细胞计数，保持恒定或回到正常，则治疗继续，如粒细胞计数达1500或以下应立即停止ATD。粒细胞缺乏发生的潜伏期为23~60d，一项资料总结50例粒细胞缺乏患者，平均发生在用药后1.6±1个月期间，有2例患者发生在治疗第4个月。关于粒细胞减少的发生机制目前有过敏反应所致、药物中毒所致和药物所致免疫反应等解释。

由于白细胞减少多因过敏引起，发生迅速，在患者出现粒细胞缺乏症之前，常主诉有发热和咽痛，因此，在给予抗甲状腺药物时告知患者可能出现的不良反应极为重要。一旦发生粒细胞缺乏反应，应立即停药，并给予相应的处理，选用适当的抗生素，并用粒细胞集落刺激因子(G-CSF)，促进粒细胞恢复。

有学者认为在PTU和MMI之间存在50%的交叉反应，因此一旦发生严重的毒副反应，应停止使用ATD，而不主张替换使用。

总之，在甲亢药物初治的2个月内，每2周复查血常规是必要的。

(2)肝损害：抗甲状腺药物都可引起肝损害(约0.8%)。对抗甲亢药物性肝损害病例总结发现，肝功能损害的年龄主要集中于40~50岁，而粒细胞减少则无明显年龄分布趋势，可能这种年龄的人群常隐藏或伴有肝脏疾病。既往的临床经验认为MMI较PTU更易引发肝损害，但我们的调查显示PTU较MMI要多见。由于甲亢本身可致肝损害，因此应与药物性肝损害相鉴别。对原有肝脏疾病者，服药之前应行常规的肝功能检查。

（3）过敏反应：皮肤反应最常见，皮疹、瘙痒5.6%，脱发4.1%，停药后症状可消失。

（4）其他少见的不良反应，如关节痛、神经痛、味觉的异常（金属味）、药物诱导的狼疮样综合征和抗中性粒细胞胞浆抗体（ANCA）相关的血管炎（主要表现有发热、关节痛、肌肉痛、巩膜炎、肺出血、肾脏和皮肤损害等）。他巴唑类药物引起胰岛素自身免疫综合征（IAS），诱发低血糖，现认为含巯基的药物可与胰岛素分子中的双硫键（-S-S-）相互作用，使内源性胰岛素发生变构，从而触发IAS。

（四）其他药物

1. 碘及碘化物　大剂量的碘是非常有效的抗甲状腺药物，作用迅速而强大，用药后1～2d即可出现疗效，10～15d疗效达到高峰。碘对甲状腺的作用有抑制已合成的甲状腺激素的释放，这是碘对甲状腺最主要的作用，也是其迅速控制甲亢的主要药理作用；碘还可通过Wolff-Chaikoff效应抑制甲状腺激素的合成，但这种作用只是短暂的，应用3～4周后可发生'脱逸'现象，使甲亢症状加重，并影响抗甲状腺药物的疗效；可使功能亢进的甲状腺血液供应减少，腺体变小变硬，有利于手术治疗；碘尚可抑制由TSH刺激所产生的细胞生长和cAMP的生成；碘还可产生直接细胞毒作用影响甲状腺组织。

碘不能作为甲亢的决定性治疗而长期的使用，也不宜单独使用。其临床应用仅限于需快速取得临床疗效的情况，如甲状腺危象和甲状腺功能亢进症的手术前准备。

常用的碘剂有供口服的Lugol液（复方碘溶液）和饱和碘化钾溶液，供静脉滴注用的碘化钠。近年推荐使用胺碘苯丙酸（Ipodate），这是一种含碘造影剂，可在甲状腺外抑制T_4向T_3转化，其释出的碘化物可以减少甲状腺激素的释放。短期使用（不超过1个月）可以迅速有效的控制甲状腺毒症，且安全、不良反应少，用于紧急情况下的治疗，特别是手术前的准备。

还有一种胺碘苯丙酸钠（碘泊酸盐，Iopanoate）也用于临床，其不仅具有胺碘苯丙酸的作用特点，而且可以从血中快速的清除，撤药1周后甲状腺摄碘率正常，研究表明，使用此药治疗甲亢，不妨碍紧随其后改换^{131}I治疗。根据上述的原理，该药作为一种新型的碘剂治疗甲亢，既可长期使用，又可与其他的抗甲状腺药物联合应用，控制早期甲亢、甲亢危象等，其效果认为和PTU一样或优于PTU，治疗期间及治疗后未发现明显不良反应作用。

使用碘剂前应仔细询问有无碘过敏史。碘的不良反应作用少见，短期使用仅少数的患者发生不良反应，包括上呼吸道刺激症状、皮疹、药物热、结膜炎、腮腺炎、鼻炎、结节性动脉周围炎、血栓性血小板减少性紫癜、类白血病样嗜酸性粒细胞增多症等，停药后反应可消退。但应注意，使用碘剂可于用药后立即或几小时后发生急性反应，主要表现为血管神经性水肿，上呼吸道水肿及严重的喉头水肿，此时应立即停药，并用糖皮质激素等抗过敏及对症处理。

碘治疗可抑制甲状腺对放射性碘的摄取，从而影响应用放射性碘治疗或诊断。故至少应在停用碘剂治疗后4～6周，才可应用放射性碘进行治疗或诊断。

2. 锂　锂剂主要通过抑制甲状腺球蛋白的水解而抑制甲状腺激素的释放；还可抑制T_4在外周转化为T_3，因此可用于治疗甲亢。但与其他的药物相比，锂剂并无优点，并且还可导致多种甲状腺疾病如甲状腺肿、甲减、甲亢，还可诱发无痛性甲状腺炎，且易出现共济失调和嗜睡等，故临床上不作为常规的抗甲状腺药物使用，也极少单独用于治疗甲亢。

锂剂应用仅限于甲亢患者对硫脲类药物过敏或耐药、对碘剂过敏及某些伴有明显躁狂症的甲亢患者；此外有学者利用锂不影响甲状腺对 ^{131}I 的摄取及锂对碘的蓄积作用，以锂剂合并 ^{131}I 治疗，可提高 ^{131}I 疗效，还能改善甲亢的症状。有学者报道锂与硫脲类药物合用比单独应用硫脲类药物更能有效的控制甲亢症状，可作快速的术前准备，在 2 周左右即可使甲状腺激素水平正常。锂的毒副反应与甲亢的表现类似，故用药期间应每天检测血中锂水平，当血清中的锂高至 $1.5\sim2.0\text{mmol/L}$ 时，应立即减量停药。

3. 糖皮质激素　皮质激素对甲状腺的影响主要是抑制甲状腺对碘的摄取，加速碘的清除，抑制下丘脑中促甲状腺激素的合成和释放，减低脑垂体对 TRH 的反应，从而抑制甲状腺的功能。它还可直接作用于甲状腺，减少甲状腺激素的分泌，使血中的 T_3、T_4 水平下降，并可抑制 T_4 转化为 T_3，使 T_3 进一步的下降。实际上糖皮质激素还可以减少甲状腺自身抗体的产生。

目前，皮质激素主要用于治疗甲亢的恶性突眼及甲状腺危象，在硫脲类药物发生严重的白细胞减少和缺乏时也可应用，且采用短期疗法。因为长期应用皮质激素会产生很多的不良反应，因此临床上也未将其列入常规的药物治疗甲亢。

由于甲亢的病因多为自身免疫功能紊乱，因此，探索恢复免疫调节平衡来治疗自身免疫性疾病的方法是很有意义的。环孢霉素 A(cyclosporin A，CSA)是一种新型的特异的 T 细胞功能调节剂，对于伴有浸润性突眼的甲亢患者，不仅可控制其高代谢状态，更能有效的从病因上纠正或调节自身免疫失衡状态，是一种很有希望的药物。

(五)放射性碘治疗

是利用甲状腺组织具有浓聚碘的功能，给患者口服一定量的 ^{131}I 后，大部分的放射性碘聚集在甲状腺组织，当这些碘衰变时即释放出 β 射线和 γ 射线，破坏甲状腺的滤泡上皮细胞，而对周围组织的影响较小，从而达到治疗甲亢的目的。一般在治疗后 $3\sim4$ 周，出现明显疗效，甲状腺明显缩小、高代谢综合征逐渐消失，3 个月后大多数的患者甲状腺功能可恢复正常，只有少数患者在半年后才慢慢改善，少数患者无效可重复治疗或改用其他治疗方法。放射性碘治疗没有手术治疗的并发症，唯一的缺点是甲减的发生率较高。由于对放射性碘治疗是否会引起白血病、癌症等危险(尤其是少年儿童患者)上存在争议，故我国的放射性碘治疗的适用范围相对较严格。

1. 适应证　年龄在 30 岁以上，弥漫性甲状腺肿大伴有病情中度的甲亢患者；手术治疗后甲亢复发或存在手术禁忌或不愿手术者；对抗甲状腺药物过敏、长期治疗无效或停药后复发者；自主性高功能性甲状腺腺瘤；甲状腺功能亢进伴有恶性突眼者。

2. 禁忌证　妊娠及哺乳期的妇女；有严重或活动性心肝肾疾病或活动性肺结核者；重度甲亢或甲状腺过大有压迫者；重度浸润性突眼者；周围白细胞计数低于 $3.0\times10^9/\text{L}$ 或中性粒细胞计数低于 $1.5\times10^9/\text{L}$ 者；甲状腺危象；以往曾用大量碘而甲状腺不能摄碘者；甲亢伴近期心肌梗死者。

3. 相对禁忌证　年龄在 25 岁以下的成人及少年儿童；结节性甲状腺肿伴甲亢的患者；有效半衰期短(<3d)的甲亢患者；甲亢伴红细胞、血小板或白细胞过低(<$2.5\times10^9/\text{L}$)者；胸骨后甲状腺肿者；甲亢症状极其严重者。

4.给药方法及剂量　目前国内外多主张一次剂量给药，治疗的关键在于计算患者所需要的放射性碘的剂量。决定剂量时应依据患者的病情轻重、甲状腺摄碘率和有效半衰期、患者年龄、甲状腺有无结节、机体反应性、是否用过抗甲状腺药物治疗、是否做过甲状腺手术治疗以及甲状腺的大小等因素综合考虑。经第1次治疗后，如无明显的疗效，则3~6个月后可重复第2个疗程治疗。第2个疗程的给予剂量应较第1疗程增加30%~100%，如第1疗程有效，但又复发，则第2疗程的剂量应较第1疗程增加25%，如第1疗程有好转但未痊愈，则应在6~12个月后根据当时的临床情况、甲状腺大小及甲状腺摄碘率，按第1疗程的给予剂量计算方法重新推荐第2疗程的治疗给予剂量。放射性碘治疗的疗效出现较晚，因此，重复治疗最好尽量的向后延迟，如临床上其他治疗方法无效时，再考虑用第2疗程的放射性碘治疗。有些患者对放射性碘的敏感性较差，常需要两个以上的疗程治疗才能痊愈。其治疗剂量计算方法与第2疗程相同。

5.辅助治疗　辅助治疗的目的是减轻放射性甲状腺炎的症状，防止甲状腺危象的发生，并能改善放射性碘的治疗效果。

在治疗前给予硫脲类药物控制甲亢症状，而对于重度甲亢、老年甲亢，特别是有心血管并发症和其他相关疾病的患者，应先采用足够剂量的抗甲状腺药物短程治疗2~3个月，当甲状腺功能恢复正常后，停用丙硫氧嘧啶3~4d或他巴唑4~7d，再给予放射性碘治疗。甲亢特别严重者，给予^{131}I治疗3d后可重复使用硫脲类药物，应用2个月后停药，1个月后复查甲状腺功能，此时的甲状腺功能可反映出放射性治疗的效果。普萘洛尔在^{131}I治疗的任何时期均可应用。

对甲亢伴突眼的患者，轻度可不予特殊的处理，而严重突眼的患者，在给予^{131}I治疗后，T_4降低，突眼加重者，应立即给予T_4替代治疗，开始给50μg/d，以后增加到100μg/d，或给予皮质激素治疗，如泼尼松20~40mg/d，共1个月，以后逐渐减量，3个月后停药，或者同时用泼尼松及T_4替代治疗，此法尤其适用于特别严重的突眼患者。

6.注意事项　服^{131}I治疗前2~4周避免应用碘剂及一切含碘的药物；在治疗前应进行摄^{131}I率检查；服^{131}I前应空腹，服药2h后才可进食；服药2周内禁用碘剂、抗甲状腺药物，除外特别严重者可在3d后给予硫脲类药物；服药后患者应与家人隔离，尤其是儿童和妊娠妇女，患者应独睡一床，不与家人共用餐具和水杯；接受治疗的女性患者半年内不宜妊娠；定期复查及随访。

7.不良反应　放射性碘治疗的不良反应可分为早期毒性反应和晚期毒性反应。早期毒性反应有：甲亢病情加重，由于甲状腺滤泡上皮细胞破坏，滤泡内的甲状腺激素释放使得甲亢症状加重，常见于给^{131}I前未经硫脲类药物治疗的患者；甲状腺危象，主要见于重症甲亢，常见于有心脏合并症，服药前未经抗甲状腺药物治疗或用药时间过短，症状控制不满意的患者，一旦发生应立即抢救；放射性甲状腺炎，很少见，表现为甲状腺局部皮肤红肿疼痛，有压迫感，持续数周或数天后可减轻，不需要特别的处理，严重者可给予皮质激素对症处理；此外还有腮腺炎、全身反应及白细胞减少，多不需要特别治疗，可自行恢复。晚期毒性反应最常见的是甲状腺功能减退，根据病情给甲状腺激素替代治疗即可；对于放射性碘治疗是否会导致甲状腺癌、白血病的发生率增加，以及经过放射性碘治疗的患者的后代是否会受到影响，目前大多数的研究报告持否定态度。

（六）外科手术治疗

甲状腺次全切除术是治疗甲亢的一种常用而快速有效的方法，它能使 90％～95％的患者获得痊愈，治疗后其甲亢的复发率较抗甲状腺药物治疗低，甲减的发生率较放射性碘治疗低，并且随着手术学的进步，手术的并发症进一步减少，成功率增加，并且手术还能提供组织学诊断，对不能坚持服药的患者是一种较好的方法。

1. 适应证　继发性甲亢或高功能腺瘤；中度以上的原发性甲亢；腺体较大，伴有压迫症状，或胸骨后甲状腺肿等类型的甲亢；药物治疗或 ^{131}I 治疗后复发者；妊娠中期有上述指征者，也可考虑手术治疗；甲状腺肿疑有恶变者，如腺体内出现结节或迅速增大，颈部有淋巴结肿大、声音嘶哑及腺体疼痛等；拒绝或不适宜 ^{131}I 或抗甲状腺药物治疗者。

2. 禁忌证　儿童及青少年；症状较轻且甲状腺肿大不明显者；合并其他严重心、肝、肾疾病不能耐受手术者；60 岁以上的老年患者；甲亢手术后复发者；甲状腺抗体滴度高及细胞学检查有较多的淋巴细胞浸润者，术后甲减发生率高，不宜手术；合并有严重突眼的患者；妊娠早期及晚期，易导致流产或早产，不宜手术。

3. 术前准备　手术前准备极为重要，是防止术中、术后发生甲状腺危象，减低甲状腺血供，从而降低术中出血及并发症的发生。术前耐心解释，缓解患者的紧张焦虑情绪，对睡眠不佳者予镇静药及安眠药。补充营养及维生素，控制其他影响手术进行的疾病。药物准备是最主要环节，其目的是降低基础代谢率，减少甲状腺血供。常用的方法为硫脲类药物联合使用碘剂，多数学者主张先单独应用硫脲类药物 2～3 个月，待甲亢症状控制后再给予碘剂如复方碘溶液，每次 5 滴，每天 3 次，二者合用 7～10d 后即可手术。对碘剂过敏的患者可试用抗甲状腺药物加甲状腺激素的准备方法。此外，若患者对抗甲状腺药物有不良反应，或经传统的硫脲类药物加碘剂治疗不能缓解或患者由于其他原因要求缩短术前准备，紧急手术者，可试用普萘洛尔加碘剂的准备方法。近年来又探索出应用大剂量的地塞米松加碘剂及普萘洛尔的准备方法，同样有效。

4. 手术并发症　约有 50％以上的患者最终会出现甲状腺功能减退，其他的手术并发症有颈部出血、喉返神经损伤和甲状旁腺功能减退等，但在医疗条件好的医院，这些并发症极少见(＜1％)。

(七) 中医中药治疗

临床上对于服用抗甲状腺药物过敏，或因毒性反应而无法继续治疗者；对因体质、年龄等原因不宜手术者；对合并肝病者；对经用抗甲状腺药物治疗后，症状加重者；对甲亢术后疗效不巩固或复发者，均可考虑采用中医中药及针灸治疗。同时用中医中药配合抗甲状腺药物或放射性碘治疗可明显减少药物的不良反应，促进病情早日痊愈。

由于碘能使甲亢症状出现反跳，故目前多采用不含碘的中药，对甲亢的治疗也有一定的疗效。由于绝大多数的甲亢属于自身免疫性疾病，有学者采用某些提高机体免疫机制的中药配合抗甲状腺药物，对甲亢治疗也有一定的帮助。

祖国医学是一种深奥的有挖掘潜力的医学，有待广大的医学工作者不断的研究探索，找到更好的治疗方法。

(八) 介入栓塞治疗

介入栓塞治疗是近年来发展的一种新的治疗方法，在我国的部分地区已开展此种治疗。甲状腺的血流极为丰富，其中 70％以上的血供来自甲状腺上动脉。介入栓塞治疗的方法是在数字减影 X 线的电视之下，经股动脉将导管送入甲状腺上动脉，缓慢的注入造影剂相混合的栓塞剂——聚乙烯醇、明胶海绵或白及粉，至血流基本停止。一般甲状腺栓塞的面积可达 80%～90%，这与次全手术切除的甲状腺的量相似。介入栓塞疗法相对来说不良反应少，术后患者感颈前疼痛、发热、数天后可缓解。此种治疗方法适应证是甲状腺较大，栓塞后体积缩小便于控制甲亢症状及手术，以减少手术中出血量及手术并发症；对抗甲状腺药物疗效欠佳或过敏；也可用于甲状腺高度肿大时的手术治疗。而初发的甲亢，甲状腺肿大不明显，有出血倾向及有明显的大血管硬化者应列为禁忌证。在介入栓塞治疗过程中，如操作不慎可引起脑血管的栓塞，故当谨慎。此外，对介入栓塞疗法的远期疗效、栓塞剂种类及应用剂量问题，均有待研究解决。

(李克勤、梁红霞)

第四节　Graves 病中医证治规律

甲状腺功能亢进症(简称甲亢)是指体内甲状腺激素分泌过多所致的神经、心血管等系统兴奋性增高和代谢亢进为主要表现的一组疾病的总称，是内分泌系统的常见病，临床以弥漫性毒性甲状腺肿(Graves 病)最为常见，本文主要研究 Graves 病。中医并无甲亢这一病名，根据其临床症状常将其归属于"瘿病""瘿气""瘿瘤"等范畴。随着本病病情的发展，其辨证分型处于动态变化中，因此深入探讨 Graves 病不同时期的病机特点及证治规律，对指导临床辨证施治具有重要意义。

一、病因病机特点

(一) 初期

六郁为主、气郁为先 Graves 病的病因和发病机理现代医学认为与遗传、自身免疫及环境因素等相关。我国早在公元前 3 世纪就有关于瘿病的记载。《诸病源候论•瘿候》认为："诸山水黑土中，出泉流者，不可久居，常食令人作瘿病，动气增患。"可见当时的人们已经认识到瘿病与情志内伤和环境因素的关系，这与现代医学对该病的认识是一致的。Graves 病初期，多因长期恼怒忧思，久郁不解，或突受精神刺激，情志不遂，肝失疏泄，气机郁滞于颈前；或五志过极化火，灼津成痰，痰气壅结于颈前；或因气滞或痰气壅洁，深入血分，血液运行不畅，形成瘀血结于颈前而成瘿病。即在 Graves 病初期，气、血、湿、痰、食、火六郁均可壅滞于颈前而发为瘿病，而这其中又以气郁为最基本的病机。《难经•八难》提出"气者，人之根本也"，气郁不畅可变生诸证，如气郁影响血行可致血郁，影响津液输布可致湿郁、痰郁，影响脾胃受纳运化可致食郁，气郁不解又易生热化火，而这些由气郁为主引起的气、血、湿、痰、食、火六郁结聚于颈前所引发的疾病即为瘿病，可见 Graves 病初期病机可概括为六郁为主、气郁为先。

(二) 中期

邪实伤正、火旺阴伤为主 Graves 病中期，随着病情的不断发展病机常发生转化，肝气上扰，痰气郁结日久可化火，易致肝火旺盛；气滞或痰气郁结日久均可化火，并在此基础上病情深入，可形成瘀血之候，不同有形实邪相互夹杂，病情渐趋复杂；Graves

病病至中期多以火热为盛，日久若火热上炎则致心阴耗伤；若火热下劫则致肝肾阴亏，出现各种虚的病理变化，此即中期病机所谓的邪实伤正，以火旺阴伤为主。如《医学入门·瘿瘤》所述："七情不遂，则肝郁不达，郁久化火化风，证见性情急躁，眼珠突出，面颈升火，脉弦，震颤，肝火旺盛，灼伤胃阴"，讲的也正是这一病机变化。

（三）后期

虚实夹杂、阴伤气耗为主 Graves 病至后期迁延不愈者多有阴伤气耗之象，即《内经》"邪之所凑，其气必虚"之义。Graves 病后期，无论是疾病本身所致粒细胞减少、肝功能异常，或因服用抗甲药物产生的副作用，均为患者自身免疫方面缺陷或免疫功能异常。从中医学角度解释，即为机体正气亏虚、阳气不足。阴阳互根互用，阳损气耗及阴，可致脾肾两虚、水液不化、气机不行、血液停留，而更见气滞、痰凝、血瘀之象。此期患者多虚实夹杂，病程日久火盛阴伤耗气，即为病机中的虚象；而其兼夹各种气滞、痰凝、血瘀之症状，即为虚中所挟之实。如此反复，痰气、瘀血及火热之邪与阴液耗伤互为因果，阴虚则经脉枯涩、痰火愈炽，从而进一步耗伤阴液，形成恶性循环。葛爱华等对 100 例甲亢患者进行中西医结合疗效观察，认为 Graves 病后期以虚为主，虚中夹实，气阴两虚多见，痰阻水停瘀滞为次，也证实了上述观点。

二、随证施治

（一）初期

清肝泻火法：初期 Graves 病症见甲状腺弥漫性肿大，质或软或韧，胸闷心悸，心慌手抖，急躁易怒，失眠健忘，怕热多汗，消谷善饥，形体消瘦，体质量下降，舌质红，苔薄白或白腻，脉弦滑数。辨证属心肝火旺证，治则以清肝泻火、疏肝解郁、软坚散结为主，多用银花、连翘、生地、玄参、夏枯草、天花粉、黄连、皂角刺、浙贝母、麦冬、赤芍、生甘草等组成基本方。取银花、连翘清热泻火解毒；生地、玄参、麦冬滋阴清热，养心安神；赤芍活血化瘀；黄连清胃火；夏枯草、皂角刺、浙贝母疏肝化痰，软坚散结；诸药合用配合甘草以调诸药，共奏清热泻火、软坚散结之功。在此基础上，若肝郁气滞著者，加柴胡、香附、枳实疏肝理气；消谷善饥、胃火亢盛者，加石膏、黄芩清泻胃火；甲状腺肿大明显，伴结节、突眼或有舌质暗紫、脉弦涩等症状者，可重用皂角刺、浙贝母、夏枯草等散结消瘿之品或加用丹皮、川芎、广郁金等活血化瘀类中药。此期甲亢辨证多为心肝火旺证型，需清肝泻火以消瘿，然清热泻火药多为苦寒之品，苦寒易伤脾胃且易化燥伤阴，故组方中需配伍生地、麦冬等调补脾胃、滋阴润燥之品，且用药时间不宜过长。

（二）中期

滋阴降火法：甲亢中期症状变化不甚明显，可在上期症状基础上伴明显甲状腺肿大，挟有结节或囊肿、腺瘤，可有眼球突出、目胀多泪、腹胀便溏，女子可伴痛经血瘀块，月经周期紊乱，舌红苔少或苔花剥，脉弦细数，或在上述实证的基础上伴有失眠多梦、盗汗、腰膝酸软、五心烦热等虚热症状。辨证多由初期的心肝火旺证逐渐向痰瘀互结证或阴虚火旺证转变，治则以滋阴降火、活血化瘀、化痰散结为主，临床常用玄参、银花、连翘、生地、地骨皮、夜交藤、夏枯草、枳实、浙贝母、皂角刺等。此期由于患者多伴结节、突眼，或有兼夹腰膝酸软、五心烦热等阴虚症状，故在前方基础上重用地骨皮、生地、浙贝母等滋阴清热降火、软坚散结之品。若见目胀流泪、畏光羞明者，选谷精草、决明子、密蒙花、青葙子等清肝明目；咽喉不适、痰浊盛者可选用陈皮、半夏、生薏苡仁、苍术等健脾化痰；若伴结节、囊肿、腺瘤者可加炮山甲、地龙、莪术、白芥子、三七活血增强软坚散结之力；若症见腰膝酸软、五心烦热者则可加旱莲草、女贞子、肉苁蓉、怀牛膝、淮山药等增滋阴补肝肾之功。

（三）后期

益气养阴法：Graves 病至后期，心慌手抖、多食易饥、怕热多汗等症状多不明显，而可见头晕目眩、倦怠乏力、失眠多梦、腰膝酸软、纳呆、食欲不振、心悸气短，女子月经量少或月经后期，舌红苔少或无、脉细数无力等一系列气阴两虚症状，辨证多以气阴两虚证为主，治则用益气养阴、补脾益肾之法。常用基本方黄芩、连翘、生地、玄参、山萸肉、夏枯草、赤芍、麦冬、太子参、牡丹皮、丹参、生甘草等。此期患者由于病情严重、病程长或长期服用西医抗甲药物等多易出现肝损、药疹、粒细胞减少等症状。若伴肝损可加垂盆草、茵陈、五味子等以利湿退黄、保肝降酶；伴过敏性皮疹可加僵蚕、蝉衣等以抗过敏、祛风止痒；伴粒细胞减少可加黄芪、党参、当归、仙鹤草、山萸肉等补气血、益肝肾；伴失眠多梦可加合欢皮、夜交藤、酸枣仁等养心安神。Graves 病整个病程无论早中后三期均可见气滞、痰凝、血瘀等有形实邪，即《外科正宗·瘿瘤论》"夫人生瘿瘤之症，非阴阳正气结肿，乃五脏瘀血、浊气、痰滞而成。"故病程中均应配合使用化痰散结法治疗，临床辨证选用理气、化痰、散结、消瘀类中药如枳实、半夏、皂角刺等以达到最佳治疗效果。

三、典型病案

患者，王某，女，21 岁，2013 年 10 月 30 日初诊：患者 2 周前出现明显的心慌手抖，多食易饥，怕热多汗，近 1 个月体质量下降 4 kg，平素急躁易怒，LMP2013 年 10 月 23 日，时有痛经。症见心率 110 次/min，手抖，颈部肿大，面红，舌红苔薄黄脉弦数。甲功 TSH0.01u IU/ml，FT3 28.59 pmol/L，FT4 72.74pmol/L，TPOAb＞1300 U/ml，TRAb38.46 m IU/ml。西医诊断甲状腺机能亢进症、Graves 病，中医诊断瘿病（肝火旺盛证）。Rp：PTU 100 mg tid；中药处方：银花 10 g，连翘 10 g，生地 10 g，玄参 10 g，夏枯草 10g，天花粉 10 g，黄连 3 g，皂角刺 10 g，浙贝母 10 g，车前子(包煎)10 g，麦冬 10 g，赤芍 10 g。14 剂水煎服，每日 1 剂，2 周后复查甲功、肝功和血常规。2013 年 12 月 3 日二诊：复查甲功 TSH0.009u IU/ml，FT3 10.18 pmol/L，FT4 35.94 pmol/L，TRAb7.17 m IU/ml；肝功 ALP 140U/L；血常规(-)；症见心慌手抖好转，痰多，时有便溏，舌红苔薄黄脉弦数。给予 PTU 原量继服，药方上方加焦山楂 10g、炒麦芽 10 g、柴胡 10 g、香附 10 g、玄胡索 10 g，14 剂水煎服，每日 1 剂。2014 年 1 月 10 日三诊：复查甲功 TSH0.013u IU/ml，FT3 7.28 pmol/L，FT4 21.47 pmol/L，TRAb6.70 m IU/ml，肝功能、血常规(-)；症见心慌手抖不显，颈部不适减轻，舌红苔薄黄脉弦。给予 PTU 原量继服，12 月 3 日中药去玄胡索加苍术 6 g、厚朴 6 g、仙鹤草 10 g、茵陈 10 g、女贞子 10 g、益母草 10 g，14 剂水煎服，每日 1 剂。2014 年 2 月 28 日四诊：复查甲功 TSH0.541u IU/ml，TRAb4.38 m IU/ml，肝功、血常规(-)。心慌时作，多梦易惊，时感疲劳乏力，腰膝酸软，舌淡苔薄白脉沉细。辨证属气阴两虚证，调整 PTU 100mg，bid，方药：党参 10 g，白术 10 g，淮山 10 g，茯苓 10 g，半夏 10 g，陈皮 10 g，黄连 3 g，苍术 10 g，山萸肉 10 g，夏枯草 10 g，黄精 10 g，仙鹤草 10 g，砂仁(后下) 3 g，14 剂水煎服，每日 1 剂。2014 年 4 月 29 日五诊：复查甲功 TSH2.922u IU/ml，FT3 4.56 pmol/L，FT4 2.922 pmol/L，TRAb2.41m IU/ml，肝功、血常规(-)。患者时感神疲乏力，腰膝酸软，舌淡苔薄白脉沉细。给予调整 PTU 50 mg，bid，中药原方 14 剂继服。

本例患者符合本文所总结的 Graves 病证治规律，即随着病程的发展，病机初期多以六郁为主、气郁为先，中期邪实伤正以火旺阴伤为主，后期多虚实夹杂以阴伤气耗为主。证型由最初的肝火旺盛证逐渐向气阴两虚证转变，治法也由清肝泻火法逐渐变为益气养阴法。此案例所反映的证治规律符合临床各大医家所总结 Graves 病的辨治规律。本病治疗在西药治疗的基础上配合上述证治规律辨证施治，具有缩短疗程、减轻西药毒副作用、减少复发等优势。

总之，Graves 病的证治规律可总结为，初期以六郁为主、气郁为先，多为肝火旺盛证，治以清肝泻火法；中期邪实伤正、火旺阴伤为主，多为阴虚火旺证，治用滋阴降火法；后期虚实夹杂、阴伤气耗为主，辨证多为气阴两虚证，治疗多用益气养阴法；整个疾病过程中均贯穿有痰凝、血瘀、气滞等有形实邪，故应配合运用化痰散结法。此规律只是通过观察临床 200 例 Graves 病的总结，仅为一家之言，并非这一疾病标准的证治规律，并不适用于所有 Graves 病患者，具体临床辨证还需依据患者不同症状和体质选方用药，以求取得最佳治疗效果。

(李克勤)

第五节　甲状腺功能减退症

甲状腺功能减退症(简称甲减)，系由多种原因引起的体内甲状腺激素合成、分泌减少或生物效应不足所致的一组以机体代谢率降低为特征的全身性疾病，也是临床上常见的内分泌疾病。因发病年龄，病理生理改变及临床表现的不同，依据发病年龄的不同，本病可包括克汀病(又称呆小病 cretinism)、幼年甲减(juvenile hypothyroidism)及成人甲减(adult hypothyroidism)三种临床类型。成人型多见于中年女性，男女之比为 1:5。本病的病因以慢性淋巴细胞性甲状腺炎为多。特点是起病隐匿，病程缓慢，严重时，患者皮下组织出现非凹陷性水肿(即黏液性水肿 myxedema)，更为严重时，可出现黏液性水肿昏迷(myxedema coma)。

祖国医学认为本病当属"肤胀"、"虚劳"、"水肿"、"五迟"等病的范畴。患者呈阳虚气耗之象，多有非凹陷性水肿之症，主要临床表现有面色苍白或萎黄、神疲乏力，表情淡漠、形寒肢冷、少汗、毛发稀疏甚则脱落、浮肿、头晕耳鸣、嗜睡、纳呆腹胀，部分患者有贫血、性欲减退，女性闭经，男子阳痿、严重者出现危证黏液性水肿昏迷。

一、病因病机

本病多因禀赋薄弱，先天不足，或多孕多产，久病伤肾，肾气虚衰；或思虑伤脾，饮食不节，损伤脾胃，中气不足，脾失健运，气血生化之源不足；或外感邪气，耗伤中气，累及脾阳，则阳虚气耗；或病程迁延日久，累及心肾之阳，损及宗气及元气，阳气无以生阴，气耗难以化血，以致阴伤血亏，或饮停血瘀而起病。其病机主要是阳虚气耗，或伴阴伤血亏，饮停血瘀，常虚实夹杂，本虚标实。

肾为先天之本，主藏精，有温润五脏之功。甲减症起病缓慢，素体虚脉久病伤肾，致肾精亏损，肾气虚衰；脾为后天之本，生化气血之源，思虑损伤脾胃之气，不能化生气血，致使气血亏虚，病邪内侵，脾虚不能运化水湿，致水湿内停，发为浮肿；脾虚日久，迁延及肾，由于精、气、血的相互影响，呈现脾肾阳虚，故见倦怠乏力，少言懒语，表情呆滞，反应迟钝，畏寒少汗，纳呆腹胀，腰脊酸痛，性欲减退。阳虚阴耗，气血不足，故见面色无华，皮肤苍白多屑，毛发枯稀脱落；脾虚则停饮，气虚则瘀血，故见头晕重听，胸闷心悸，面肢浮肿，腹水，女性闭经等表现。

总之本病主要病机是肾阳亏虚，脏腑功能衰弱。脾为后天之本，脾气不足，则化源匮乏，五脏之精华失却充养。肾失所藏，肾虚阳衰，脾失温煦，脾阳更虚，运化失司，水湿内停，形成脾肾阳虚之证；肾虚水泛，水气凌心，出现心阳虚衰证，阳气不足，水谷精微不能禀阳气而化生气血，终至气血双亏，阴阳两虚。

二、辨证论治

（一）脾肾阳虚

证候：神疲乏力、嗜睡倦怠，记忆力减退，头晕目眩，耳鸣耳聋，腰膝酸软，畏寒肢冷，皮肤干燥脱屑，毛发干枯易落，纳减便秘，全身浮肿，男子阳痿，女子月经不调，舌淡体胖有齿痕，舌苔白腻，脉沉细或沉迟。

治法：健脾温肾。

方药：济生肾气汤合四君子汤加减。

（二）心肾阳虚

证候：心悸、心慌、胸闷憋痛，神倦嗜卧，形寒肢冷，舌淡嫩，苔白滑，脉沉迟或脉结代。

治法：温补心肾，化气利水。

方药：炙甘草汤合济生肾气丸加减。

（三）阳气衰竭

证候：此型常见黏液性水肿昏迷患者，表现为神昏肢厥，皮温下降，呼吸微弱，肌肉弛张无力，舌淡体肿，脉微欲绝。

治法：回阳救逆，益气扶阳。

方药：四逆汤加人参。

（四）阴阳两亏

证候：除具有脾肾阳虚证外，还兼有失眠多梦、遗精、盗汗、头晕耳鸣、神情呆钝等症状，舌体偏瘦，舌质嫩红，苔少，脉沉细、弱。

治法：补肾益精，滋阴潜阳。

方药：阴亏者左归饮加味，阳亏者右归饮加味。

三、针灸处方

治则：益气温阳，扶正培元。

多用任督足阳明经穴为主。选穴：大椎、命门、膻中、风池、丰隆、关元、天突。注意以下几个方面。

(1)对缺碘引起的甲状腺功能减退症在针灸同时，补充碘的摄入量。

(2)对较严重的甲状腺功能减退患者，针灸治疗的同时，配合用益气温肾助阳的中药或小剂量的甲状腺素口服。

(3)甲状腺功能减退患者皮肤修复功能较差，在施用温针灸或灸法治疗时，要防止烫伤。

四、按摩与气功

可采用一指禅推法、摩法在肾俞、命门穴及腰部治疗，然后用推、按、揉法按摩脊柱两旁，以期达到振奋肾阳、活血通络的作用。还可按摩足三里、关元、气海等穴以透热为度，温脾壮阳，气血双补。

对于本病的治疗可辅以气功调理，如练习放松功或内养功，以帮助疏通经络，活血通脉，平衡阴阳。

五、饮食保健

(一)食疗处方

1.桂心粥(《养老奉亲书》) 桂枝心 10g 研细末，粳米 50g，煮粥即食，早、晚各一碗。温阳补肾，宣通心脉。用于心肾阳虚型。

2.姜桔椒鱼羹(《食医心境》) 鲜鲫鱼 250g、胡椒粉 3g、生姜 20g、陈皮 10g、食盐适量。将生姜、陈皮、胡椒粉装入布袋，填入鱼腹，加水适量，用文火煨熟，加盐适量，即可食用。温中散寒，健脾养胃。用于脾胃阳虚。

3.羊藿酒 淫羊藿 100g、白酒 500 毫升，将淫羊藿浸泡于白酒中，密封，7d 后服用。每天空腹饮 10～20ml。温肾壮阳。用于肾阳虚损。

(二)生活调摄

(1)注意保暖，避免受凉。

(2)加强营养，忌食生冷，低盐少咸。

(李克勤)

第六节　甲状腺癌相关影响因素

甲状腺癌发病率约占全身恶性肿瘤的 1.7%，是最常见的内分泌恶性肿瘤。近年来，国内、外甲状腺癌发病率呈明显上升趋势，在实体恶性肿瘤中发病率增长最快。甲状腺癌发病率的显著增加，引起全社会的广泛关注。

一、甲状腺癌的流行现状

（一）发病趋势

根据国际肿瘤研究机构 IARC 报告，2008～2012 年全球发达与欠发达国家男性甲状腺癌发病率分别从 2.9/10 万、1.0/10 万上升为 3.6/10 万和 1.4/10 万；女性甲状腺癌发病率分别从 9.1/10 万、3.4/10 万上升为 11.1/10 万、4.7/10 万；发达国家甲状腺癌发病率明显高于欠发达国家，且女性甲状腺癌发病率约为男性的 3 倍。美国近30 年甲状腺癌的发病率上升了约 2 倍。

韩国仅 2011 年 1 年内就有近 4 万人被诊断患甲状腺癌，是过去几十年发病数的100 倍。根据中国肿瘤登记中心数据显示，2006 年中国甲状腺癌发病率排名在 10 名之后，2012 年已跃居至第 7 位，发病率为 8.76/10 万，其中以女性上升趋势较为显著，由 7.84/10 万（2006 年）上升为 13.58/10 万（2012 年）。上海 1981～2010 年，男性与女性甲状腺癌发病率分别从 0.83/10 万、2.45/10 万上升至 5.99/10 万、18.1/10 万，年均变化百分比分别为 7.71%、7.05%。北京甲状腺癌发病率从 1995 年的 1.55/10 万升至 2010 年的 9.90/10 万，增长了 5.39 倍；有专家甚至预测在中国未来 20 年内甲状腺癌的发病仍将继续上升。

（二）发病差异

1. 性别、年龄　总体而言，甲状腺癌发病率在一定年龄范围内随年龄的增长而升高。多个研究调查显示，女性发病率从 20 岁开始快速上升，发病高峰一般为 45～59 岁，之后逐年下降；男性发病率随着年龄的增长缓慢上升，75 岁以后下降；且各年龄段女性甲状腺癌发病率普遍明显高于男性，其发病增长速度也高于男性。

2. 病理类型　甲状腺癌不同病理类型中以乳头状甲状腺癌最常见，其次为滤泡状甲状腺癌，未分化甲状腺癌和甲状腺髓样癌仅占少部分，且乳头状甲状腺癌在全部甲状腺癌中所占比例有上升的趋势。国内、外学者调查均表明甲状腺癌发病率的上升主要归因于乳头状癌的增加，乳头状甲状腺癌约占 63.4%～80.0%；北京市城区近 6 年乳头状癌所占比例由 51.55% 升至 87.63%；天津市乳头状甲状腺癌所占比例由 11% 增加到69%。

3. 国家、地区　不同国家、地区甲状腺癌发病率有所差异。美国"监控、流行病学及终点事件登记（SEER）"系统显示，韩国、日本、菲律宾甲状腺癌发病率分别为 3.08/10万、6.12/10 万、9.32/10 万。同一国家不同地区甲状腺癌发病率也不同，我国肿瘤登记资料发现城市甲状腺癌发病率高于农村，其中发病率最高是大连市（10.82/10 万），最低是四川省盐亭县（0.13/10 万）。

二、甲状腺癌发病率升高的原因

探讨对于现今急剧新增的甲状腺癌患者，有病理学家认为他们其实一直存在。1947年，病理学家在尸检中就经常发现死者患有甲状腺癌，但甲状腺癌极少成为死因。芬兰尸检研究显示，隐匿性甲状腺癌患病率高达 35.6%，有学者在文中指出美国、日本、加拿大等国隐匿性甲状腺癌患病率为 6%～28%，可见隐匿性甲状腺癌非常常见；这些隐匿性癌几乎都是微小的"甲状腺乳头状癌"，许多人一生中症状并不明显，仅极少数患者发展为临床甲状腺癌，目前国际统一以 10 万分之几计算临床甲状腺癌发病率。国内、外多数学者认为甲状腺癌发病率明显上升主要归因于社会经济的发展、疾病的早期筛查以及医学诊断技术的提高，使得甲状腺偶发癌、隐匿性乳头状微小癌的发病被更多地发现。耶鲁大学研究发现，美国所有州的甲状腺癌发病率增加，其增加的发病率与内分泌/外科医生密度及使用颈部 B 超明显相关，因此，甲状腺癌高发是由于对一个"隐蔽性疾病的储库"增加了检查所致。韩国学者也发现韩国 1993～2011 年甲状腺癌发病率急剧上升近 15 倍，是由于过度早期筛查诊断所致，而期间甲状腺癌死亡率保持稳定。

三、甲状腺癌的相关危险因素

(一)辐射

迄今，辐射暴露是甲状腺癌公认的危险因素。儿童和青少年时期暴露于辐射会增加患甲状腺癌的风险，受辐射时年龄越小，患甲状腺癌的风险越大。据文献报道，切尔诺贝利核爆炸事故导致大量 ^{131}I 泄漏，受污染地区甲状腺癌发病激增，尤以儿童及青少年为主，这个时期的细胞分裂明显快于成人而使其对辐射暴露更为敏感；辐射暴露时年龄每增加 10 岁，其患甲状腺癌的相对危险度(RR)降低 56%。在广岛和长崎原子弹爆炸的幸存者中也出现年龄相关发病风险的类似情况。15 岁以下者甲状腺癌的发病风险及甲状腺结节类型可能与辐射的剂量相关。有研究表明辐射剂量在 10-20 Gy 以下时，甲状腺癌发病风险与射线接触剂量呈线性增长。观察日本 3087 例原子弹爆炸后的幸存者(受辐射时年龄均＜10 岁)发现，童年时暴露于原子弹辐射的幸存者对甲状腺结节的辐射效应在 62～66 年后依然存在，且结节类型与辐射剂量有关；1 Gy 的优势比值比：恶性肿瘤为 4.40，良性结节为 2.07，囊肿为 1.11。医学诊疗过程中的辐射暴露可能会引起甲状腺癌的发病增加。病例对照研究证实牙齿 X 线检查增大了甲状腺癌的患病风险 (OR＝2.1，95%CI：1.4-3.1)。Sinnott 等在文献中提到喉、头、颈部的 CT 扫描，甲状腺受到 15.2-52 m Gy 辐射当量，可能使暴露人群的甲状腺癌发病率上升到 39/10 万。与未接受放射治疗相比，接受放射治疗可增加第二原发甲状腺癌发病的危险。

(二)甲状腺结节

在随机人群中使用高分辨 B 超，结节检出率约为 19%～67%，其中恶性结节占所有结节的 5%～15%。

1.结节直径大小　不同研究表明甲状腺结节直径及其大小是甲状腺癌的风险预测因子。甲状腺结节直径与发病风险趋势变化有关，滤泡状甲状腺癌随着结节直径的增大，发病风险逐渐增加；而乳头状甲状腺癌随着结节直径的增大，发病风险逐渐降低。

2.结节微小钙化　微小钙化超声影像呈砂砾样，簇散分布在肿块内，直径＜2 mm；微小钙化是诊断甲状腺癌特异性指标，其对甲状腺癌诊断的特异性可高达 62.00%～95.39%，研究表明恶性结节微小钙化发生率明显高于良性结节，是甲状腺恶性结节的独立危险因素。

3.结节数目　甲状腺恶性结节多见于单发结节，而良性结节多见于多发结节。王红艳等研究显示，在恶性结节中，单发结节恶性发生率明显高于多发结节。这与其他文献结论一致。

（三）激素

1. 促甲状腺激素（TSH）水平　研究表明 TSH 水平高是分化型甲状腺癌的独立危险因素；不同研究 TSH 水平正常值参考范围略有不同，大致分布在 0.28～5.6 m IU/L 内，在正常血清 TSH 水平范围内，分化型甲状腺癌发病风险随着血清TSH水平升高而升高。分化型甲状腺癌的高危人群包括血清 TSH 水平高于正常和处于正常高值的甲状腺结节患者，应增加其随访频率。

2. 雌激素　流行病学研究显示，女性甲状腺癌的发病率明显高于男性，提示雌激素可能与甲状腺癌发生有关。进一步研究发现雌激素对甲状腺癌的影响主要通过受体 ER（分为两个亚基：ERα、ERβ）起作用，甲状腺癌的 ERα/ERβ 比例较正常甲状腺组织明显增加；雌激素激活 ERα 促进甲状腺癌细胞生长，而与 ERβ 结合后抑制甲状腺癌细胞生长；除雌激素自身外其代谢产物也可影响甲状腺癌细胞的增殖。刘玉琴等认为甲状腺癌是一种性激素相关的恶性肿瘤，随着体内雌激素水平的升高，越有利于甲状腺癌的发生。

（四）桥本甲状腺炎（HT）

桥本甲状腺炎又称慢性淋巴细胞性甲状腺炎，系自身免疫性疾病。许多手术病理结果发现二者关系较为密切。美国回顾性分析约翰霍普金斯医院百余年手术病理记录，发现在过去 20 年中，HT 与乳头状癌二者间的相关性显著增加，乳头状甲状腺癌合并 HT 发生率（7.7%）明显高于多结节性甲状腺肿合并 HT 发生率（2.5%），差异具有统计学意义（P<0.0001）。这与于亚静等的结论一致。一些基础研究也提示这两种疾病存在关联。Larson 等研究发现在 HT、乳头状甲状腺癌中均有磷酯酰肌醇 3-激酶（PI3K-Akt）通路分子表达，该通路与肿瘤形成相关，且这种表达在二者合并存在时高于单纯乳头状甲状腺癌，患病风险增加了 3 倍左右。HT 患者患者血清中多存在高滴度的 Tg Ab，高滴度 Tg Ab 患者其乳头状甲状腺癌的发病率较低滴度 Tg Ab 患者高。

（五）肥胖

近年来，许多流行病学调查证实肥胖与患甲状腺癌的风险增加有关。例如美国学者长期随访研究发现，男性腰围>102 cm、女性腰围>88 cm 与甲状腺癌发病风险增高相关；BMI≥30 kg/m2 者其甲状腺癌发病风险约是正常人的 2 倍；此外，18～35 岁男性，体重每增加≥10.0 kg 者，其甲状腺癌的发病风险高于体重增加<5 kg 者。另一项研究以年龄作为时间度量建立模型，根据教育程度、种族、婚姻状况等对比例风险模型进行调整，得到结论，BMI 与甲状腺癌的罹患风险在男性、女性中均呈正相关性。

（六）Tg Ab 与 Tg 水平

高水平的 Tg Ab 可作为分化型甲状腺癌的独立预测因素，血清 Tg Ab 水平越高，分化型甲状腺癌的发病风险也越高。于振乾等的研究结果显示，分化型甲状腺癌组 TgAb 阳性率为 23.6%，明显高于正常组的 12.6%，且随着 Tg Ab 水平的升高，分化型甲状腺癌的发病率也呈现相应上升趋势。其他学者研究也发现 Tg Ab 水平与甲状腺癌发病风险呈正相关。有些学者建议对血清 Tg Ab 长期持续高水平的患者，应怀疑恶变可能，需对其加强随访。目前就血清 Tg 的作用尚存在较大争议。单忠艳等认为血清 Tg 可作为诊断 PTC 的肿瘤标志物，但《甲状腺疾病诊治指南》中却指出其不能用来鉴别结节的性质。

（七）性别

国内、外学者研究表明，性别是甲状腺恶性结节的独立预测因子；男性患者中甲状腺癌所占比例明显高于女性患者，男性发生的甲状腺癌相比于女性患者，其肿瘤直径、颈部淋巴结转移率、甲状腺外侵袭率及肿瘤分期为III、IV期的比例均＞女性，这些特征上的差异使年龄＜55岁的女性甲状腺癌患者生存率高于男性患者。

（八）其他

研究显示，长期饮食结构不合理、工作压力和不良情绪等均是甲状腺癌的危险因素，这些因素直接或间接削弱免疫系统，降低机体对肿瘤的抵抗力而使肿瘤性状得以表达，另外有还有学者认为甲状腺癌的发生与基因突变、EB病毒感染有关。

四、碘摄入量与甲状腺癌

碘是合成甲状腺激素必不可少的微量元素，碘摄入量与甲状腺疾病间呈现"U"形曲线的关系，碘摄入量过低、过高都会影响甲状腺的形态及其功能。Zimmermann指出纠正碘缺乏可能使甲状腺癌的亚型转换为恶性程度较低的类型，还可减少人群甲状腺肿的发病，而甲状腺肿是甲状腺癌的主要危险因素，纠正碘缺乏可能间接降低甲状腺癌发病的风险。Zimmermann在另一文献中提到，碘缺乏是甲状腺癌的危险因素，特别是滤泡状甲状腺癌；可能是未分化甲状腺癌的危险因素。这一结论基于以下依据：①碘缺乏动物实验结果一致表明，碘缺乏增加了甲状腺癌的发生（主要是滤泡状甲状腺癌）；②可信的发病机制：缺碘对TSH的慢性刺激引发甲状腺癌；③对比加碘前后的数据，结果一致显示加碘减少了滤泡状和未分化甲状腺癌的发生；④尸解研究发现，微小癌的高比例与低碘摄入有关；⑤病例对照研究提示，总的碘摄入增加，降低了甲状腺癌的发病风险。Besic等研究发现食用碘盐中碘含量提高，而未分化癌的发病率却降低了。这些研究均表明碘缺乏与甲状腺癌发病密切相关。对于高碘是否会增加甲状腺癌发病的可能，目前结论不一。Liu等研究表明，高剂量碘可促进抗凋亡蛋白Bcl-xL表达，抑制促凋亡蛋白p21表达，从而促进甲癌细胞增殖。滕晓春等研究显示：黄骅（水源性高碘地区），自1993年即开始食用加碘食盐，1994～2004年期间共发现甲状腺癌23例，且全部为乳头状甲状腺癌，年均发病率高达19.37/10万人，提示在碘过量地区补碘可能对甲状腺癌发病起了一定促进作用。而有些学者却认为高碘摄入量对甲状腺有一定保护作用，主要影响乳头状癌的发生。细胞实验发现高浓度碘可抑制乳头状甲状腺癌B2-7细胞的增殖促进其凋亡。同时，Aceves等观察日本人偏爱富含碘的藻类食物，其消耗量约是西方国家的25倍，但其良、恶性乳腺癌和前列腺发病均低于西方人，提示高碘可能具有抗氧化及抗肿瘤细胞的作用。因此，目前尚未有足够明确的科学证据表明食盐加碘或者碘摄入过量与甲状腺癌的发生有直接关系。关于碘摄入量改变前后甲状腺癌发病率变化的人群研究，需严格控制混杂因素，谨慎解释其结果。因多数研究结果除受碘摄入量不同影响外，还受其他因素影响，如辐照量、肥胖、污染以及饮食习惯等。两者间关系还需更充分的流行病学及基础研究证实。总之，近年来甲状腺癌发病率上升已是不争的事实，导致其发病的危险因素很多，机制较为复杂，需要更广泛地开展流行病学调查研究，一方面积极地寻找病因，另一方面对人群进行相关健康教育，才能更好地预防和治疗甲状腺癌。

(肖作珍)

第七节　桥本甲状腺炎和甲状腺癌的关系

　　桥本甲状腺炎又被称为慢性淋巴细胞性甲状腺炎，临床表现多为无痛的弥漫性的甲状腺肿大，属于自身免疫性疾病，女性多发。桥本甲状腺炎和甲状腺癌患病率近年来均呈上升趋势，且桥本甲状腺炎合并甲状腺癌的患者逐年增多，两者是否存在相关性或因果关系引起了学者的广泛关注，且存在较大争议，多数学者认为桥本甲状腺炎患者患甲状腺癌的风险较高，甚至有学者主张对桥本甲状腺炎行手术治疗。

一、流行病学特征

　　早在 20 世纪 50 年代就有桥本甲状腺炎合并甲状腺癌的提出，但临床上较少见。近年来，桥本甲状腺炎及甲状腺癌患病率均呈上升趋势。有研究报道，目前甲状腺癌的患病率是过去几十年的 2 倍，甲状腺微小癌比例亦增长明显，可能与健康体检的意识增强及高分辨率超声普及有关。韩国庆北国立大学医院甲状腺癌中心(2000～2005 年)对行甲状腺手术的 675 例患者进行回顾性研究发现，其中甲状腺乳头状癌患者 269 例，甲状腺乳头状癌患者中伴发有桥本甲状腺炎占 21.6%(58/269)，非甲状腺乳头状癌患者中桥本甲状腺炎占 5.9%(2/34)；521 例无桥本甲状腺炎组甲状腺癌患病率为 29%(151/521)。对复旦大学附属肿瘤医院(2008～2010 年)6109 例行甲状腺手术的患者进行回顾性研究发现，653 例桥本甲状腺炎患者中，同时伴有甲状腺乳头状癌者占 58.3%(381/653)，而无桥本甲状腺炎的患者甲状腺乳头状癌患病率为 44.3%(2416/5456)。Pasquale 研究发现在长期随访的桥本甲状腺炎患者中，有 33 例发生了甲状腺癌，其中 30 例为甲状腺乳头状癌。有研究报道 78 例桥本甲状腺炎中有 12 例伴发甲状腺癌，其中 11 例为甲状腺乳头状癌。桥本甲状腺炎合并甲状腺乳头状癌的发病率明显高于合并甲状腺其他类型的肿瘤，提示桥本甲状腺炎可能与甲状腺乳头状癌间关系密切。但是国际报道中由于常漏诊桥本甲状腺炎中的微小癌、隐匿癌，或者是误诊癌症周围的局部性淋巴反应等因素，导致桥本甲状腺炎发病率中各研究搜集的数据存在较大的差异，会导致将一些误诊诊断为桥本甲状腺炎合并甲状腺癌，这些问题为当前的病理诊断以及治疗带来了很多的不便。

二、组织病理学特点

　　桥本甲状腺炎的临床主要病理表现为甲状腺组织内可见大量的淋巴细胞、浆细胞浸润、淋巴滤泡形成等病变表现，淋巴滤泡的上皮细胞增生，腔内无胶质呈小滤泡型并且有不同程度的纤维化会转化为嗜酸细胞。在桥本甲状腺炎合并甲状腺癌中，甲状腺乳头状癌最为多发常见，其组织病理学特点为癌细胞排列成乳头状或滤泡状，呈小灶状似"播种样"散布于桥本甲状腺炎病变中或纤维组织中，滤泡上皮细胞非典型增生移行为乳头状增生及乳头状癌细胞，在桥本甲状腺炎与癌组织之间存在移行区现象，并且病理检查可见癌细胞乳头轴心有淋巴细胞浸润,癌组织与桥本甲状腺炎病变混合存在。目前桥本甲状腺炎癌变的病理诊断尚无统一标准,目前暂将其病理检查总结为:桥本甲状腺炎合并甲状腺癌中,桥本甲状腺炎癌变的早期表现主要为淋巴增生,滤泡上皮细胞成脑回状排列,嗜酸性细胞结节的甲状腺滤泡拉长,细胞核扭曲,核浆比例增有核沟,细胞有一定程度的异型性。在桥本甲状腺炎和桥本甲状腺炎癌变中有残存的桥本甲状腺炎组织,其他部位也可见到异型增生的滤泡,因此,桥本甲状腺炎可能是发生甲状腺乳头状癌的高危因素之一。

三、甲状腺疾病和甲状腺癌的关系及发病机制

(一)自身免疫性甲状腺疾病和甲状腺癌的关系

自身免疫性甲状腺疾病(包括桥本甲状腺炎和Grave's病)和甲状腺癌(尤其是甲状腺乳头状癌)之间的关系很早就为学者们所关注。1955年由Dailey等首先提出甲状腺癌是由桥本甲状腺炎演变而来,其后大量学者的研究也印证了此观点,并进一步认为桥本甲状腺炎和甲状腺乳头状癌关系尤为密切,但两者之间的关系至今尚未研究清楚。对正常的甲状腺、桥本甲状腺炎、桥本甲状腺炎癌变组织学形态、甲状腺乳头状癌等病理研究得出:①甲状腺肿大及功能低下至少3年以上病史或3年前病理学诊断过桥本甲状腺炎,易患甲状腺乳头状癌;②如果病理同时具有桥本甲状腺炎和甲状腺癌的形态学特征,病理学表现以桥本甲状腺炎病变为主;③桥本甲状腺炎病变与甲状腺乳头状癌之间有非典型增生移行区;④抗甲状腺抗体血清免疫学检查(甲状腺微粒体、甲状腺球蛋白),检查结果为阳性。总之,桥本甲状腺炎为甲状腺癌的早期病变。桥本甲状腺炎与甲状腺癌两者存在共同的起始因素主要有:免疫因素、内分泌因素、放射因素、高碘因素等。目前研究表明,这些因素是桥本甲状腺炎和甲状腺癌相同的致病因素,与多种甲状腺疾病的发生、发展、转归密切相关,并在两者的转变过程中起重要作用。

(二)发病机制

桥本甲状腺炎由于自身免疫机制损伤,导致甲状腺激素的合成减少,从而负反馈地引起促甲状腺激素分泌增加,这可能是其与甲状腺癌相关的原因之一。

1. 桥本甲状腺炎为甲状腺乳头状癌的前期病变　研究病例发现所有甲状腺乳头状癌和部分桥本甲状腺炎中的不典型结节免疫组化均显示Ret/甲状腺乳头状癌蛋白阳性,因而认为桥本甲状腺炎中的不典型结节可能是甲状腺乳头状癌的癌前病变。通过荧光原位杂交和逆转录聚合酶链反应技术在桥本甲状腺炎中检测到Ret/甲状腺乳头状癌重排,认为桥本甲状腺炎与甲状腺乳头状癌的发生密切相关,可能与桥本甲状腺炎有关的炎症促进了Ret/甲状腺乳头状癌重排,导致发生甲状腺乳头状癌的危险性增高。但Ret在桥本甲状腺炎中的表达与在桥本甲状腺炎癌变中的表达差异,因此有学者认为Ret/甲状腺乳头状癌癌基因激活重排是甲状腺癌变过程的早期阶段特异性标志物。Ret/甲状腺乳头状癌表达的检测有助于桥本甲状腺炎癌变倾向的判断和甲状腺乳头状癌的早期诊断,Ret/甲状腺乳头癌基因激活重排是桥本甲状腺炎癌变的分子学基础。另外还有研究指出,人类的肿瘤发生中约有近10%的几率是由于BRAF基因突变造成的,而这一基因的90%以上的突变形式都是BRAF V600E。BRAF基因突变主要发生于甲状腺癌、结肠癌以及黑色素瘤中,该突变导致下游MEK-ERK信号通路持续激活,对肿瘤的生长增殖和侵袭转移

至关重要，是抗黑色素瘤等 V600E 突变肿瘤的有效作用靶标之一。2011 年，首个 BRAF V600E 靶向抑制剂威罗菲尼被批准上市，用于治疗 BRAF V600E 突变的晚期黑色素瘤患者，有效延长了患者总生存期，取得了突破性的进展，也是典型的基于基因诊断选择用药的靶向治疗药物。但是其耐药性的出现使得药物治疗效果受到限制，其耐药机制、新药物开发以及预防或延缓耐药的研究成为目前需要解决的关键问题。

2. 桥本甲状腺炎与甲状腺乳头状癌在起源上相似　运用免疫组化方法研究发现甲状腺乳头状癌和桥本甲状腺炎中外胚层干细胞的标记物 p63 均高表达，两者之间差异无统计学意义(P＞0.05)，因而认为桥本甲状腺炎与甲状腺乳头状癌在起源上可能有一定相似性。p63 阳性细胞是外胚层来源的细胞处于甲状腺内胚层环境中，激发了自身免疫反应，p63 的表达是甲状腺炎症的前驱表现，是一种转录的调节基因，在肿瘤形成的过程中高表达，并诱导免疫细胞表面物质的改变最终导致了桥本甲状腺炎的发生。

3. 细胞角蛋白 19 可作为甲状腺乳头状癌的癌前病变　细胞角蛋白 19 是一种低分子质量细胞角蛋白，主要表达于上皮细胞，有很高程度的组织特异性和分化特异性。研究发现，细胞角蛋白 19 在大多数良性甲状腺疾病中的表达是阴性、弱阳性或者局灶阳性，而所有甲状腺乳头状癌都表现为弥漫的细胞角蛋白 19 强阳性，因此认为，桥本甲状腺炎患者出现细胞角蛋白 19 不典型细胞可作为甲状腺乳头状癌的癌前病变。

4. 其他　有研究试图从分子学角度阐明桥本氏病与甲状腺癌之间的关系，运用免疫组化方法检测桥本甲状腺炎(伴有 Hurthle 细胞改变和甲状腺乳头状癌样核改变)、甲状腺乳头状癌和正常甲状腺组织中 galectin3、CITED1、CK19、HBMEl 和 fibronectin-1 的表达，研究表明：在甲状腺乳头状癌和桥本甲状腺炎中均有表达，在桥本甲状腺炎中只表达在有甲状腺乳头状癌样核改变的甲状腺细胞；在正常甲状腺组织中这些蛋白均不表达。另外还发现在癌灶位置这些蛋白均高表达，因而认为伴发甲状腺乳头状癌样核改变的桥本甲状腺炎可能是甲状腺乳头状癌的癌前病变。

(三)桥本甲状腺炎与甲状腺乳头状癌的共同病因

研究发现，桥本甲状腺炎与甲状腺癌两者存在共同的起始因素。

1. 免疫因素　桥本甲状腺炎为自身免疫性疾病，由于自身免疫系统的问题导致疾病，会引起较多的并发症和病情转变。

2. 内分泌因素　经血清学检测，桥本甲状腺炎患者血中存在促甲状腺激素水平升高。促甲状腺激素增高时甲状腺可出现上皮细胞增生、滤泡增生，可能是导致甲状腺癌发生的相关因素。

3. 放射因素　头颈部放射可引起桥本甲状腺炎发生，而部分甲状腺癌患者也曾有头颈部放疗史，放射可能会导致桥本甲状腺炎诱发甲状腺癌。

4. 高碘因素　目前研究表明，高碘是桥本甲状腺炎和甲状腺癌相同的致病因素，碘与多种甲状腺疾病的发生、发展与转归密切相关，并在甲状腺细胞的凋亡过程中起重要作用。甲状腺癌患者的检测中，高碘是重要因素之一，两者的联系和转换与高碘因素有密切联系。综上因素，因而推测临床上某些桥本甲状腺炎与甲状腺癌并发的现象可能是由于这些共同致病因素导致形成，当然还有其他不确定因素，有待于进一步研究。

总之，桥本甲状腺炎与甲状腺乳头状癌关系密切，癌基因突变、重排、细胞增殖和凋亡失衡、内分泌、免疫等机体自稳定系统调控失常等等各种因素的作用和联系导致桥本甲状腺炎与甲状腺癌之间有密切的联系。但其机理和规律以及预后的关联等诸多问题有待进一步研究调查，希望能够引起学者的重视和研究，以便为广大甲状腺癌患者的治疗带来福音。

(肖作珍、张道远)

第八节　甲状腺微小乳头状癌

甲状腺癌是最常见的内分泌恶性肿瘤，也是头颈、甲乳(甲状腺乳腺)外科常见病之一。近数年来，甲状腺癌在海内外发病率连年递增。据 2012 年统计，甲状腺癌发病率在我国女性恶性肿瘤中跃居第 3 位，列美国女性恶性肿瘤的第 5 位，而韩国甲状腺癌女性发病率更是居世界首位，达 89/10 万。

其中甲状腺乳头状癌(Papillary thyroid carcinoma，PTC)是甲状腺恶性肿瘤中分化较好的、存活率较高的、最常见的一种病理类型，占甲状腺癌的 80%～90%。甲状腺微小乳头状癌(Papillary thyroid microcarcinoma，PTMC)是乳头状癌的一个亚型。在国内 PTMC 占 PTC 新发病例中 38.2%。PTMC 临床无特殊症状，直径≤1.0cm，术前诊断单纯依靠临床医生触诊检查很难发现，多为术中或术后病理发现的"偶发癌"。据报道甲状腺非恶性肿瘤病变行手术切除的标本中 PTMC 检出率为 24.0%。PTMC 如何规范化的诊断及处理成为目前需要解决的棘手问题。

一、PTMC 的早期诊断体系

(一)超声检查(Ultrasonography, US)

对甲状腺肿瘤而言，超声是一种具有实时、动态、经济及安全性较高特点的检查方法。超声诊断 PTMC 在特异性、敏感性及准确性方面分别为 94.00%、91.00%、93.00%。US 图像一般表现为纵/横比≥1、形态多不规则、边缘毛糙的低回声实质性病灶，可伴微小钙化，周围及内部血流信号丰富。同时，US 可以帮助临床大夫弄清楚病灶的大小、部位，了解病灶与周围血管、组织间的解剖位置关系，可以很好的评估患者病情，从而制定越发完善的手术方案和选择合适的实施路线。

(二)细针穿刺细胞学检查(Fine needle aspiration biopsy, FNAB)

是评估甲状腺结节精确度及性价比最高的方法(与触诊相比，US 引导下 FNA 检查有个别无法确诊和假阴性细胞学结果发生率)，可减少了不必要的甲状腺手术例数。当前对直径≤10mm 怀疑为恶性的甲状腺结节，是否应该超声定位下行 FNA 的问题上尚存在一些争议。Moon 等推荐：US 提示＞5 mm 的甲状腺恶性结节，均应行 FNAB；对于＜5mm 可疑的恶性特征结节，应根据患者的危险因素，再结合影像学相关检查意见，有选择性的进行 FNAB。而依据美国甲状腺学会(American Thyroid Association，ATA)颁布的最新版《成人甲状腺结节与分化型甲状腺癌诊治指南(2015)》(以下简称《2015 版指南》)有所更新细化。指出：①US 检查对于直径不超过 10mm 的可疑恶性甲状腺结节，可行密切的超声随访，随访至大于 10mm 后再考虑 FNA 检查，除非出现外侵犯或发现可疑淋巴结情况；②若是 US 检查发现可疑淋巴结考虑来源于甲状腺癌转移者，建议对其行 FNA 检查及甲状腺球蛋白(thyroglobulin, Tg)检测(同样适用于＜10mm 的结节)。③当患者临床出现吞咽时结节固定不动、疼痛、音调改变、出现颈部可疑淋巴结、或儿童有放射照射史及甲状腺癌家族史，可适当减小穿刺结节大小界限(包括微小癌)。然则我国就诊复杂，许多患者体检或检查一旦发现自己患有甲状腺微小结节后，纵然无特殊不适感，心中仍会出现极度担忧，恐癌症迫切想明确结节良恶性，从而行 FNAB 检查。尤其甲状腺微小癌这类患者，如何精确筛查，指导手术方案，是医务工作者们迫切希望通过循证医学研究解决的疑难问题。

（三）基因检测

据 Ferraz 等研究报道，超声引导行 FNA，如果活检病理不能准确鉴别甲状腺结节性质者，可以行分子标志物水平检测，可使最终诊断结果的假阳性率下降 50%。在 PTC 中最常见的突变基因是 BRAF 基因，可在 40%～70% 的 PTC 中检测到，而其中 BRAF[V600E]是 PTC 中发现的最多的突变基因。很多前瞻性试验都看好外科手术前甲状腺肿块针吸活检行 BRAF 检测，认为它能带来益处，且 BRAF[V600E]基因阳性与 PTC 的符合率也超过了 99%。BRAF 突变虽然诊断 PTC 具有很高的特异性，但是灵敏度较一般，因此仅仅检测单个基因突变结果来诊断甲状腺癌仍然具有一定的局限性。《2015 版指南》提出联合检测基因突变和/或重组(BRAF、RAS、RET/PTC、PAX8/PPARγ)可进一步提高诊断敏感性。另外，基因检测对患者预后的判断也起着预示作用。目前，《2015 版指南》仅将 BRAF[V600E]基因突变与肿瘤大小、腺外侵犯等特征相结合纳入术后复发风险评估体系。TERT 启动子突变也是目前研究较为关注的与分化型甲状腺癌不良预后相关的一种分子标记物，如 TERT 启动子突变可作为分化型甲状腺癌相关死亡的独立风险因素(HR＝10.35)。尤其，当 TERT 启动子与 BRAF 突变两者共存时，甲状腺癌侵袭性和复发率明显较单一突变更高，患者无病生存曲线也急剧下降，具有显著的相关性。但是因为相关证据较少，《2015 版指南》暂时未将 TERT 启动子突变纳入复发风险评估体系，仍需国内外专家进一步研究论证。

二、PTMC 治疗新进展

（一）原发灶

目前对于 PTMC 原发灶的手术处理，规范的切除范围主要包括全/近全甲状腺切除术、甲状腺腺叶＋峡部切除术。《2015 版指南》中推荐对于甲状腺微小癌、无腺外侵犯、c N0 期的患者，若行手术治疗首选甲状腺腺叶＋峡部切除术，除非有明确的对侧需要切除指针。对于以上这条观点，国内指南和美国《2015 版指南》基本达成共识。2012 年我国自行制订的《甲状腺结节和分化型甲状腺癌诊治指南》中规定：局限于一侧腺叶内的分化型甲状腺癌(differentiated thyroid cancer, DTC)，单发，癌肿直径不超过 10mm，复发危险率低、没有头颈部放射史、没有颈部淋巴结转移和远处转移、对侧无结节的病例，推荐切除患侧甲状腺腺叶＋峡部组织。但是对于具有甲状腺癌高危因素，如癌细胞包膜外浸润的 PTMC 患者，建议行全/近全甲状腺切除术。也有学者认为，结合 BRAF 基因分子突变检测情况，对单侧 PTMC 手术范围也有指导作用，如果术前 BRAFV600E 突变是阳性结果的话，可推荐行全甲状腺切除术。由于担心甲状旁腺功能减退、喉返神经损伤等严重并发症，所以国内目前行全甲状腺切除术的总体比值仍相对不高，三级以下医院较为明显。而日本学者却是采取"相对保守"的态度，提出部分甲状腺微小癌无需任何治疗、观察即可的观点。

（二）转移灶

PTMC 区域淋巴结转移率可达 23.4%，基本见于中央区淋巴结转移（Ⅵ 区）。讨论 PTMC 中央区淋巴结如何处理，《2015 版指南》指出对 T1 或 T2 期、非浸润性、c N0 期的 PTC 患者以及大分部甲状腺滤泡癌患者，行甲状腺全切除术即可，不主张进行有意的预防性颈部淋巴结清扫。他们觉得预防性中央区淋巴结清扫不仅不会让此类患者的死亡率有所下降，反而增添喉返神经损伤及甲状旁腺切除风险的几率。并且西方欧美国家的患者术后很大部分都愿意接受 ¹³¹I 治疗，无疑在一定程度上也提高了治愈率。我国 2012 年制订的指南推荐：术中在保存甲状旁腺和保护喉返神经情况下，行患侧中央区淋巴结清扫术。主要基于以下考虑：①术前检查方面，微观的淋巴结转移想通过目前的影像学技术识别仍较为困难；②首次手术解剖清楚，若是术后患者发生中央区淋巴结转移而进行二次手术时，由于组织粘连和瘢痕增生厉害，淋巴结往往无法彻底清除，影响手术彻底性，而且将会加大喉返神经和甲状旁腺毁伤的概率；③中央区清扫不仅能明确疾病的分期，而且还能指导后期的治疗和随访，评估术后复发危险度以及判断预后情况具有重要价值。

国内尤其是大陆相当数量的 PTMC 患者术后对 ¹³¹I 治疗的意愿不高，怀有排斥心理，故可能会增添复发的几率。因此国内对中央区淋巴结清扫持"相对激进"的立场还是可以理解的。PTMC 颈侧淋巴结转移较少见，经活检证实为转移者（c N1b PTMC），应行治疗性侧颈区淋巴结清扫而非"摘草莓"方式，但需保留未受累的重要结构，国内外意见比较统一。根据《2015 版指南》推荐行治疗性侧颈区淋巴结清扫术前，需行 FNA 检查取得淋巴结转移阳性诊断。而国内指南对 PTMC 侧颈区淋巴结清扫手术指针较为放宽，建议根据术中中央淋巴结转移的个数和比例，原发灶位置、非中央区淋巴结探查情况有效地进行综合评估。对于呼吸道、消化道受侵犯的患者，指南推荐应行手术＋RAI＋/放疗；而对于已经有神经系统转移的患者，手术＋定位放疗是主要的治疗手段。

（三）新术式

1. 腔镜手术技术　微创内镜手术治疗甲状腺癌在临床上已广泛应用，取得的疗效较令人满意。该术式具有微创、美容的效果，受到众多医务工作者的垂青和中青年患者的青睐。目前我国内镜甲状腺切除多采用胸乳颈外入路手法，不适合行颈侧区淋巴结清扫，但无颈侧区淋巴结转移的 PTMC 患者是其最好的适应证；机器人辅助腔镜系统是融合了现代高尖科技的新一代腔镜手术系统，多采用腋窝联合乳晕入路，具有较好的可行性、安全性、根治性，是未来甲状腺癌手术值得提倡和推广的方法，但价格昂贵是目前限制其应用最主要的原因；经口入路行甲状腺切除术目前在国内外均有开展，体现了经人体自然腔道腔镜外科手术的一种新理念，然则甲状腺手术归为Ⅰ类清洁切口，经口入路法，是否会顺带切口感染等一系列合并症的发生以及如何更有效的术前术后切口护理仍须循证医学研究探讨，其实际应用价值尚需进一步探索与研究。

2. 超声引导下经皮消融手术　目前开展 US 引导下经皮消融治疗 PTMC 的探索是国际研究热点之一。Valcavi 等研究报道了经皮激光消融治疗 PTMC 的初步研究结果。

而国内 Liu 等也最新报道行超声引导下射频消融治疗 PTMC，术后根据病例随访，得出结论：消融可作为治疗 c N0 期 PTMC 的一种安全、有效的方法。但是消融治疗后是否存在癌组织残留及淋巴结微转移等问题，需要更大的随访数据。并且射频消融手术后是否需要促甲状腺激素抑制治疗等问题还需要大量的临床随访数据后经循证医学论证后才能知道。

(四)PTMC 术后 RAI 清甲治疗

放射性碘(Radioactive iodine，RAI)术后辅助治疗，有助于降低 PTMC 的复发率。但是，Kim 等对 704 例行全甲状腺切除的 PTMC 患者做了详细的回顾性分析，发现术后 RAI 清甲治疗并没有减低 PTMC 的复发率，仍有腺外侵犯及淋巴结转移可能。此外，RAI 治疗前需要停用甲状腺激素或肌注人重组促甲状腺激素一段时间，在生活上给患者带来了极大的不适。根据文献研究：RAI 治疗时为避免辐射他人，患者需要隔离，而隔离期间对患者心理也会造成一定的负面影响；RAI 治疗还可能对患者的唾液腺等分泌类腺体产生暂时或永久性毁损，有继发其他肿瘤可能的风险。考虑到以上因素，《2015 版指南》推荐对于中低危的 PTMC 患者，由 2009 年当时指南推荐剂量 30～100mCi 改为 30mCi 清甲剂量，因大剂量不能减少肿瘤复发率和肿瘤相关死亡率，故不建议采用。而如何把握 ^{131}I 治疗 PTMC 术后的患者最佳指征仍不明确，今后仍需要进一步的研究。

国内关于甲状腺癌随访周期的研究尚十分有限，新版 ATA 指南确实给出了很好的推荐等级，但是任何指南不能照抄照搬，我们需要懂得"扬弃"的辩证观点看待指南推荐意见，根据我国国情及就诊医疗现状，再结合国内自身临床实践研究，努力做到"准确评估病情，选择恰当治疗"是十分重要的。但是，不可否认，《2015 版指南》再次对海内外甲状腺癌规范化诊疗理念进行了重大更新，具有里程碑的意义。越发注重甲状腺癌超声影像定位-FNA 细胞病理-基因检测多层次的早期诊断体系，使基础医学研究与临床诊治两者相互联系、互相转化，丰富治疗手段，积极推进甲状腺癌规范诊疗理念，使之更加精细化，加快我国甲状腺癌个体精准化治疗的步伐。

(肖作珍、马鲁华)

第九节　甲状腺乳头状癌中央区淋巴结转移的危险因素

近年来，随着甲状腺超声检查在健康体检中的普及、超声仪器分辨率的提高，甲状腺结节的发病率在普通人群中上升至 67%。约 5% 的甲状腺结节患者为恶性结节，这其中约 85% 为甲状腺乳头状癌(papillary thyroid carcinoma，PTC)。PTC 患者病情进展缓慢，预后较好，却常伴淋巴结转移。颈部淋巴结通常依据美国耳鼻咽喉头颈外科基金学院及美国头颈外科学会的分区方法分为颈中央区(Ⅵ区)和颈侧区(Ⅰ～Ⅴ区)。临床上，对中央区未发现淋巴结转移的患者是否进行预防性清扫，争议尚存。中央区淋巴结转移的危险因素可为术者手术方式的选择提供一定的指导作用。

一、PTC 原发灶声像图特征

（一）内部回声

58.8%～82.6% PTC 在超声声像图上呈低回声，由于 PTC 细胞体积大，相互重叠，内含较少间质成分，有较好的透声性，超声声像图上不会形成强烈反射界面。当 PTC 内部出血坏死、间质纤维组织增生时，超声声像图则表现为不均匀回声。

（二）形态、边界

PTC 通常浸润性生长，包膜不完整，肿瘤前后径上的癌细胞处于分裂期，其他方向生长相对静止，有文献报道 7%～63%PTC 声像图上呈现边缘不规则，47.8%～77.4%PTC 与周围腺体组织分界不清，32.7%～83.6%PTC 前后径/横径大于 1。

（三）声晕

声晕是由于病灶周围黏液性变、水肿、小血管环绕等原因所致的低回声或无回声环，18.0%～61.1%PTC 晕环不完整、厚度≥ 2 mm 且不均匀。

（四）微小钙化

钙化以 1 mm 为界分为微小钙化及粗大钙化，另包括围绕结节的环形钙化。癌细胞钙化、坏死形成的砂砾体，在声像图上呈现微小钙化，是诊断 PTC 的特异性指标，可见于 40%～61% 的 PTC。

（五）血供

PTC 内血流分布较杂乱，血流阻力指数(resistance index，RI)偏高，RI＞0.7 为恶性肿瘤指征，这可能与肿瘤内血管缺少平滑肌、血管壁无弹性有关。Zhan 等根据淋巴结有无转移将 155 例患者分为 两组，研究发现，血流供应丰富、高阻血流、内含微小钙化合并粗大钙化的 PTC 更易发生淋巴结转移，PTC 内部回声、形态、边界、声晕等超声声像图特征 两组患者差异无统计学意义。Wu 等对 514 例病例研究表明，在单因素分析中，淋巴结是否容易转移与 PTC 内血流阻力高低有关，阻力高者易转移，与微小钙化等超声声像图特征无关。Kim 等则认为，内见微小钙化的甲状腺微小乳头状癌更易转移。

二、大小

肿瘤转移机制复杂，原因之一是由于癌细胞增殖导致肿瘤内部的压力增加，外层细胞受压向外扩散，脱离原发灶，穿过基底膜及细胞外基质进入淋巴系统。肺腺癌、乳腺癌等恶性肿瘤的大小均与淋巴结转移呈显著相关。多数研究证实肿瘤大于 1 cm 为中央区淋巴结发生转移的危险因素，也有研究以 2 cm 为界。Saaduddin 等对甲状腺微小乳头状癌的研究认为肿瘤大小与中央区淋巴结转移无关，而另有学者则认为，甲状腺微小乳头状癌大于 5 mm 时，易发生中央区淋巴结转移。

三、位置

甲状腺位于甲状软骨下方、气管两旁，分为左右两个侧叶，中间以峡部相连，由内外两层结缔组织被膜包裹，被膜之间含有丰富的淋巴管。单、双侧叶多灶性 PTC 为中央区淋巴结转移的危险因素，多灶性 PTC 患者颈中央区淋巴结转移率约 47.2%，单发性 PTC 患者中央区淋巴结转移率约 30.3%。甲状腺峡部恶性病变在 PTC 患者中发病率虽不足 10%，但易多灶且易浸润甲状腺被膜。相关研究发现甲状腺峡部中央区淋巴结转移率 35%，高于侧叶中央区淋巴结转移率 30%。Chai 等对前哨淋巴结研究证实，位于峡部以及腺叶上 1/3 的肿瘤易发生前哨淋巴结转移。此外，多数研究一致认为肿瘤位于腺叶上 1/3 为颈中央区淋巴结的危险因素，可能与甲状腺的淋巴引流有关；另有研究证实，靠近甲状腺被膜、浸润被膜或甲状腺外侵的 PTC 也易发生淋巴结转移。

四、桥本甲状腺炎

桥本甲状腺炎(Hashimoto's thyroiditis, HT)是一种自身免疫性疾病，由于自身抗体的损害，病变甲状腺组织被大量淋巴细胞、浆细胞和纤维化所取代，又称慢性淋巴细胞性甲状腺炎。近年来，HT 合并 PTC 的发病率日益增加，HT 合并 PTC 的发病率是其他良性甲状腺疾病合并 PTC 的 2.8 倍，且患者多为女性。HT 合并 PTC 的发病率为 0.5%～38.0%之间，这种差异的原因可能在于对甲状腺切除术 患者不同的选择，对 HT 定义的标准不同。Yoon 等对平均直径为(0.90±0.56)cm 的 PTC 研究表明，HT 为 PTC 的保护性因素，合并 HT 的 PTC 患者中央区淋巴结转移率低，与 Paulson 等、Kim 等的研究结果一致。HT 的炎性微环境中的免疫反应既可为 PTC 的诱因，又可对 PTC 的进展起抑制作用。而 Qu 等对甲状腺微小乳头状癌的研究发现，PTC 患者是否合并 HT 中央区淋巴结转移率差异并无统计学意义，可能与研究对象的不同有关。

五、其他

PTC 中央区淋巴结是否容易转移还与患者年龄、性别及颈侧区淋巴转移情况有关。年龄小于 45 岁、男性患者，中央区淋巴结转移率高，也许因为不同人群体内激素水平及代谢状况差异造成。颈侧区淋巴结转移与颈中央区淋巴结转移呈显著相关。PTC 颈部淋巴结转移多见于Ⅵ区，其次为Ⅲ区及Ⅳ区，仅颈侧区淋巴转移者少见。超声检查作为颈部淋巴结检查的首选方法，对颈侧区淋巴结的敏感性远高于中央区淋巴结，因此，超声检查发现仅有颈侧区淋巴结转移的 PTC 患者，需格外警惕其中央区淋巴结的转移情况。此外，另有学者对女性 PTC 患者的代谢特征进行研究，证实了女性 PTC 癌组织内色氨酸、尿嘧啶与鸟嘌呤核苷水平与颈部淋巴结转移呈正相关。

总之，当临床未发现淋巴结有转移的 PTC 患者有以下临床特征时，如年龄小于 45 岁、男性、癌灶内伴微小钙化、血流阻力高、大于 1 cm、多灶性、不合并 HT，建议对颈中央区淋巴结切除术予以高度重视。

(肖作珍、马鲁华)

第十节　乳腺导管原位癌微浸润研究

乳腺癌是威胁女性健康的第一位恶性肿瘤。随着筛查的开展、筛检技术的提高及人民健康意识的加强，导管原位癌(ductal carcinoma in situ, DCIS)和导管原位癌伴微浸润(ductal carcinoma in situ with microinvasion, DCIS-MI)的检出率显著增加。在新诊断的乳腺癌患者中，DCIS 占 20%～30%，DCIS-MI 占 5%～10%。研究显示 DCIS、

DCIS-MI 和浸润性导管癌(invasive ductal cancer，IDC)之间有着相同的基因表达，认为三者之间可能是一个连续的过程，DCIS-MI 是 DCIS 发展到 IDC 的一个过渡阶段。但是某些分子表达在三者之间阳性表达存在着差异。关于 DCIS-MI 的分子生物学特点及治疗方案选择已成为临床医生普遍关注的焦点。

一、关于定义

乳腺导管原位癌和浸润癌的定义有着明确的界定，但是微浸润癌的定义一直存在争议。美国癌症联合委员会(American Joint Committee on Cancer，AJCC) 2010 年版癌症分期指南中，将微浸润定义为癌细胞超过基底膜进入邻近组织，但没有病灶最大范围大于 0.1 cm，当存在多灶微浸润时，以长径最大者为测量标准，并不是把各病灶的最大径加以总和，其临床分期为 T1mic。并进一步说明当存在多个微浸润灶时只有最大的病灶可以用于对浸润癌的分类。

二、检查和诊断

乳腺B超、乳腺钼靶、空心针穿刺及肿块切除活检是诊断乳腺疾病的常用检查方法。韩思佳等认为 DCIS-MI 较单纯 DCIS 更易触及肿块。Yang 等研究表明 DCIS-MI 在影像学上更易发现肿块影，其中微钙化点伴肿块影占 DCIS-MI 的 65%；与 Leikola 等的研究结果相似。所以影像学表现为肿块影或微钙化伴肿块影时更易警惕是否有微浸润或浸润的存在。刘鹏等认为乳腺钼靶诊断 DCIS-MI 较乳腺彩超与病检结果的符合率更高，建议将乳腺彩超和乳腺钼靶结合以减少此类疾病的漏诊。近年来随着磁共振成像(magnetic resonance imaging，MRI)动态增强扫描技术、功能与代谢成像和分子影像的新进展，使得乳腺癌 MRI 的敏感性和特异性大为提高。Velden 等发现乳腺 MRI 诊断 DCIS-MI 的特异度为 83%，但 Lee 等研究表明 MRI 诊断 DCIS-MI 仍具有明显的低估性。空心针穿刺为乳腺癌患者提供术前组织学诊断依据，有利于临床医生为患者拟定合理的治疗方案。但由于空心针穿刺取材较少，容易漏诊且对疾病存在低估现象。Schueller 等报告 1352 例超声引导的空心针穿刺结果，其假阴性为 1.6%，组织学低估率为 31.4%，与 Mrsci 等结果相似。他们均提示空心针穿刺存在较高的假阴性率和低估率。因此，就现有资料而言，对 DCIS-MI 尚无特异性的检查方法。目前的检查均存在对病变高估或低估的可能，DCIS-MI 的诊断需依赖于整个肿块的切除活检。

三、免疫组化的差异

不同类型的乳腺癌分子分型存在差异，临床医生可根据肿瘤的分子分型选择个体化治疗方法。目前国内外关于 DCIS-MI 的 ER、PR、HER-2 的研究较多但是结论并不完全一致。有研究表明 ER(+)、PR(+)较 ER(-)、PR(-)无复发生存期较长，ER、PR 在 DCIS 和 DCIS-MI 中的表达高于 IDC。但 Okumura 等针对 52 例 DCIS 和 28 例 DCIS-MI 的研究却显示 ER、PR 的差异无统计学意义，结果同 Zhang 等的研究相似。HER-2 过表达被认为能够促进乳腺癌的侵袭和转移，它的过表达往往预示着不良的预后。Mori 等研究证实 HER-2 在 DCIS-MI 中的表达高于 DCIS，张良等的研究也显示 HER-2 在 DCIS、DCIS-MI 和 IDC 中的表达率是逐渐升高的；相反，Zhang 等的研究却支持 HER-2 在单纯 DCIS 的阳性率大于 DCIS-MI 和 IDC，与 Liu 等的研究结果相似。KI-67 是与细胞周期和增殖相关的基因蛋白，Ki-67 高表达提示肿瘤生长活跃，容易发生转移，有研究提示 ki-67 高表达往往和高核分级、p53（＋）、her-2 过表达等预后不良指标相关。Mori 等的研究发现 KI-67 在 DCIS-MI 中的表达高于 DCIS，与徐明等的研究结果相同。

四、治疗

(一)手术治疗

对于 DCIS-MI 的手术方式主要为保乳手术或乳房切除术。DCIS-MI 的原发灶的处理主要是确保手术切缘阴性。研究表明，在保证 DCIS-MI 患者肿瘤切缘阴性的条件下接受乳房切除术和乳房肿瘤切除术＋放疗的患者生存无差异。但是关于 DCIS-MI 患者是否需行腋窝淋巴结清扫是有争议的。

目前主要存在两方面的观点：

(1)由于腋淋巴结转移是影响预后的重要因素，伴淋巴结转移的患者肿瘤侵袭性较大；有学者认为 DCIS-MI 患者与 DCIS 患者相比具有更高的浸润能力，DCIS-MI 的预后虽然较 IDC 好但与 DCIS 相比它的总体生存率和无病生存率较低，且 DCIS-MI 有潜在转移风险，DCIS-MI 的淋巴结转移率为 0%～14%，大于 DCIS，所以他们更加倾向于对诊断 DCIS-MI 的患者应进行淋巴结活检，认为对 DCIS-MI 患者行淋巴结活检是有意义的。

(2)相反的有学者认为 DICS-MI 和 DCIS 有着相似的自然病程，局部或远处转移的风险较低，单纯诊断为 DCIS-MI 不应该作为扩大手术范围的依据，且 DCIS-MI 的预后较 IDC 好，DCIS-MI 患者不应行常规淋巴结清扫来确定分期。随着前哨淋巴结活检(sentinel lymph node biopsy, SLNB)技术的开展，对 DCIS-MI 患者治疗也有了一定的指示作用。SLNB 能反应腋窝淋巴结转移情况，可以指导分期和后续治疗，同时降低了腋窝淋巴结清扫术(Axillary lymph node dissection, ALND)的并发症。一项针对 528 例乳腺癌患者开展的对照试验提示 SLNB 的准确率可达 98.5%，且进行 SLNB 与行 ALND 的患者局部复发无明显差异。Zavagno 等对 69 例 DCIS-MI 患者行前哨淋巴结活检，发现 9.4% 的患者前哨淋巴结阳性，认为所有诊断为 DCIS-MI 的患者都应该进行前哨淋巴结活检，与 Ma 等观点一致。前哨淋巴结活检对 DCIS-MI 的患者的分期是有益的。目前更倾向于对 DCIS-MI 行乳房切除或肿块切除的同时以 SLNB 的结果为依据决定患者是否需要行腋窝淋巴结清扫。

(二)内分泌治疗及化疗

2015 年 NCCN 指南推荐 ER/PR(＋)的乳腺癌患者使用内分泌治疗 5 年。ER(＋)乳腺癌患者中辅助他莫昔芬治疗可减少 39% 复发率，减少 31% 死亡率；针对激素受体阳性的 DCIS-MI 患者建议予以辅助内分泌治疗。但针对微浸润癌患者是否使用辅助化疗目前观点尚不一致。有学者认为微浸润不应该作为更积极治疗的唯一标准。Isabelle 等主张将 DCIS-MI 分成 2 种类型：若病理显示仅为单一浸润性肿瘤细胞则为 I 型，该型生物学特性同 DCIS，治疗上应该与 DCIS 相同，不推荐使用全身化疗；若病理结果显示为成簇状的肿瘤细胞浸润则为 II 型，该型预后较差，需要更积极的治疗。Tara 等认为若病理提示伴粉刺型或核分级高，这些患者往往局部复发风险增加可考虑使用辅助化疗，与 Parikh 等观点相同。腋窝淋巴结转移也是乳腺癌化疗选择的重要因素，腋窝淋巴结转移的患者复发风险相对较高，针对这类患者辅助以蒽环类为基础的 6 周期化疗可降低 20%～30%的死亡率，推荐伴腋窝淋巴结转移的微浸润癌患者应辅以全身化疗。Reed 等也认为微浸润癌淋巴结活检为阳性时如激素受体为阳性则应予以内分泌治疗，若激素受体为阴性也应考虑予以全身辅助化疗，与 Thurlimann 等观点一致。Kuhar 等建议对肿块直径大、激素受体阴性和 HER-2 过表达的患者予以全身辅助化疗。同肿瘤核分级、激素受体水平、淋巴结转移情况一样，年龄也是化疗与否的决策因素，Joerger 等认为 50 岁以下的患者是接受化疗的影响因素之一；Pagani 等也认为绝经后的 ER（＋）乳腺癌患者并不能通过化疗来提高其无病生存率，不推荐对绝经后的 ER（＋）患者予以全身辅助化疗。

随着 21 基因检测的开展，越来越多的学者推荐使用 21 基因检测得到的复发评分 (recurrence score, RS) 系统来评估患者预后及指导术后治疗。21 基因由增殖相关基因 (Ki67、STK15、Survivin、Cyclin B1 和 MYBL2)、表皮生长因子受体相关基因 (GRB7、HER-2)、激素相关基因 (ER、Pg R、BCL2 和 SCUBE2)、浸润相关基因 (Stromelysin3 和 Cathepsin L2)、3 个未分类基因 (GSTM1、CD68 和 BAG1) 和 5 个参考基因 (B-actin、GAPDH、RPLPO、GUS 和 TFRC) 组成，通过检测 21 个基因的表达，将表达情况纳入评分公式得到 RS 评分。RS 评分预测乳腺癌的远处转移有具有不依赖于患者年龄、淋巴结转移情况的优点。Paik 等分析了 RS 评分和化疗的关系，显示辅助化疗与 RS 显著相关，RS≥31 者即高复发风险组的化疗获益较大；RS＜18 者即低复发风险组其辅助化疗获益就微乎其微。同样的 Gianni 等研究也提示对于低 RS 评分的患者实施化疗获益率很低，对 RS 低评分辅助化疗对降低复发风险无显著效果。所以，目前的临床对策是 DCIS-MI 患者可综合激素受体的表达、HER-2、淋巴结转移情况及 RS 评分结果来制定个体化的治疗方案。

（三）靶向治疗

HER-2 表达状态已经是影响临床医生对乳腺癌选择辅助治疗的重要因素。多数学者认为 HER-2 过表达 IDC 患者复发风险较高，应考虑予以靶向治疗，但 DCIS-MI 患者是否需要靶向治疗尚有争议。Curigliano 等认为 HER-2 过表达的高复发风险与激素受体状态无关，HER-2 过表达在浸润灶中的表达提示着预后不佳，无论浸润灶的大小，认为 DCIS-MI 当 HER-2 在微浸润灶中过表达时应考虑使用靶向治疗。但 Burstein 等考虑化疗联合靶向治疗的获益与风险，则认为 DCIS-MI 不应联合使用靶向治疗。国内外针对早期乳腺癌是否需要靶向治疗的研究较多，2015 年 SABCS 会议报道 HERA 研究 3 期临床试验结果显示不管在 T1a、T1b、T1c 亚组中 HER-2 阳性乳腺癌使用靶向治疗均可使患者获益，改善预后，提高总的生存率，但尚缺乏针对 DCIS-MI 这一具体类型的相关临床试验。

五、预后

de Mascarel 等对 722 例 DCIS、243 例 DCIS-MI 和 283 例 IDC 患者中位随访 7.3 年，分析 3 组患者的临床、病理特性和预后情况，结果提示 DCIS-MI 患者的病理类型、肿瘤细胞分级与 DCIS 相似，淋巴结转移情况及预后介于 DCIS 和 IDC 二者之间。Tara 等研究对 DCIS-MI、单纯的 DCIS 及不伴有淋巴结转移的浸润性癌做比较，DCIS-MI 的生存率位于其余 2 者之间。Sánchez-Muñoz 等针对 49 例 DICS-MI 中位随访 60 个月得出 DCIS-MI 的总生存率为 98%，无病生存率 (DFS) 为 94%。但是不同 DCIS-MI 患者的预后也存在一定差异，肿瘤核分级高、存在粉刺样坏死、伴淋巴结转移患者的复发风险增高，预后相对较差；Estévez 等研究提示患者年龄小于 50 岁者其预后相对较差，与 Joerger 等的结果相似。相同乳腺癌的分子生物学特点也与其预后有着密切的关系，Luminal A 型预后较 Luminal B 型好，Luminal 型预后较 Basel-like 型和 HER-2 过表达型好。我们推测 DCIS-MI 的预后也与分子分型有着密切的关系，目前国内外尚缺乏关于 DCIS-MI 具体分子亚型预后的相关研究。但激素受体阴性、Her-2 过表达、KI-67 高表达是影响 DCIS-MI 预后的重要因素。

总之，DCIS-MI 普遍被认为是介于 DCIS 和 IDC 之间的肿瘤，其可能是 DCIS 发展到 IDC 的过渡阶段，其生物学特性和预后也介于二者之间。术前对 DCIS-MI 尚无特异性的诊断方法。其手术方式主要有保乳手术或乳房切除术，且推荐使用前哨淋巴结活检来评估患者腋窝转移情况。推荐术后激素受体阳性的患者使用内分泌治疗 5 年，但是否行术后化疗、靶向治疗尚有争议，还需要更多的统一的、规范的临床研究以获得可靠的依据指导临床治疗。

(肖作珍)

第二章　呼吸疾病的研究进展

第一节　胸膜概述

　　胸腔由胸壁和膈围成，由于膈向上凸，故胸壁的范围大于实际上的胸腔范围。下位肋与肋弓跨越腹腔并保护上腹部器官，从功能上讲可视为腹壁的一部分，此处损伤可波及肝、脾、肾等腹内器官。胸腔被纵膈分为左、右两部分，容纳左肺、右肺和胸膜囊。胸膜是一薄层浆膜，可分为脏胸膜(肺胸膜)和壁胸膜两部分。脏胸膜被覆于肺的表面，与肺紧密结合而不能分离，并伸入肺叶间裂隙内。壁胸膜贴附于胸壁内面、膈上面和纵膈表面。脏、壁胸膜在肺根处相互连接移行。脏胸膜与壁胸膜之间，是一个封闭的浆膜囊腔隙即胸膜腔。

　　壁胸膜的动脉供应，因部位不同动脉来源亦不同。供给肋胸膜的动脉发自肋间动脉、胸廓内动脉的肋间支及最上肋间动脉。上部肋胸膜有时也可接受胸廓内动脉的外侧肋动脉供应。纵膈胸膜由胸廓内动脉发出的心包膈动脉、胸腺支和心包支，胸主动脉脏支、肋间动脉、膈下动脉、甲状颈干或肋颈干等动脉供给。肺韧带通常由膈下动脉供应。胸膜顶由甲状项干、肋颈干以及直接发自锁骨下动脉后壁的小支供给。膈胸膜的动脉则主要来自膈下动脉、肋间动脉及股膈动脉。动脉分布至壁胸膜有两种形态：①起源动脉直接进入胸膜；②从起源动脉的器官支延伸进入胸膜。直接支的口径粗大，在肋胸膜的椎旁区，腋中线上区和锁骨中线上区分布较多。静脉与动脉伴行。脏胸膜由支气管动脉和肺动脉的分支供给，静脉血汇入肺静脉。

　　胸膜的神经，肋胸膜与膈胸膜的周边部受肋间神经支配，膈胸膜的中央部与纵膈胸膜受膈神经支配，脏胸膜的神经支配和肺一样，受迷走神经和交感神经支配。

　　胸膜的淋巴管位于间皮深面的结缔组织中。脏胸膜和部分的淋巴回流不一，肋胸膜的淋巴管主要注入肋间淋巴结和胸骨旁淋巴结，但上位几个肋间隙除第 1 肋间隙外，注入腋淋巴结。胸膜顶及第 1 肋间隙的肋胸膜淋巴注入颈淋巴结，纵膈胸膜的淋巴汇入气管支气管与纵膈淋巴结。膈胸膜的淋巴注入膈淋巴结。

　　壁胸膜与脏胸膜所围成的封闭腔隙为胸膜腔。由于壁胸膜大部分与覆盖表面的脏胸膜密切贴近，因此胸膜腔是一个潜在性的狭窄腔隙。密闭的胸膜腔内为负压，通常只有少量浆液润滑胸膜的作用，以减少呼吸运动时的摩擦。胸膜腔的密闭性及其中的负压，对呼吸是必需的条件。维持胸膜腔负压的因素有：①胸膜腔必需是密闭的而且必需是空的；②胸膜表面要有吸收功能，以保持胸膜腔空；③胸壁具有坚固性，并能扩大与收缩；④胸壁与肺在呼吸运动中能正常活动；⑤肺需具有弹性回缩力；⑥气管、支气管、肺泡自由通畅。上述六个因素中的任何因素受到破坏，例如气道阻塞；胸壁或肺破损致胸膜腔不完整；胸壁或膈运动异常使胸腔容积增大或缩小；胸膜表面正常的吸收能力遭受破坏，胸膜腔内积聚过多液体或胸膜粘连，使胸膜腔容积减小，肺的弹性回缩力变化等，由此而引起压力关系的改变，都可影响呼吸。

胸膜和胸膜腔在临床上有着非常重要的作用，不仅直接保护了肺组织，而且降低肺和胸膜在呼吸运动中相互摩擦作用，减少呼吸功；保持胸内负压的正常分布，调节肺组织在扩张下所承受的应力；保持胸膜腔内液体不断交换等。

胸膜疾病是以胸膜与胸膜腔的解剖结构和生理功能异常为特征的一大系列疾病。在繁多的胸膜疾病中，可以简要地归纳为三类：①胸腔内含有液体为主要成份的疾病，即胸腔积液，以结核性胸膜炎、肺癌等转移性恶性肿瘤所致胸腔积液最为多见。诊断应首先确定胸腔积液的存在，分辨积液的性质（漏出液或渗出液），最后明确胸腔积液的病因；②胸腔内含有以气体为主的疾病，即气胸。由于肺组织破裂引起者称为自发性气胸，少数胸壁外伤导致的气胸称为创伤性气胸，属于外科急症；③胸膜腔内含有以固体为主的疾病，大多为胸膜腔内恶性肿瘤，常来自肺内或肺外脏器的转移瘤，或为少见的原发于胸膜的间皮细胞瘤。本章重点介绍胸腔积液、结核性胸膜炎、自发性气胸及胸膜间皮瘤。

(梁红霞)

第二节　胸腔积液

一、胸膜腔液体动力学

正常状态下，胸膜腔仅有微量液体（约 5～15 ml），在呼吸时减少胸膜间的摩擦。这些微量的胸腔积液并不是静止的，它不断产生也不断被吸收，并保持动态平衡。任何病理情况加速其产生或减少其吸收时，则可使胸膜腔内的液体增多，造成胸腔积液。

(一)无蛋白液体的交换

无蛋白液通过胸腔的多少及其流动方向，取决于横过它的静水压及胶体渗透压的大小，如图 1 所示：壁脏和脏层胸膜，其胶体渗透压均等于血浆胶体渗透压（3.3 kPa）减去胸膜腔胶体渗透压（0.8 kPa）即 2.5kPa。静水压在壁层与脏层胸膜并不相等，前者为体循环毛细血管压（2.9 kPa）减去胸膜腔压（-0.5 kPa），等于 3.4kPa。后者为肺循环毛细血管压（1.1 kPa）减去胸膜腔压，等于 1.6 kPa。因此 A、B 之差，在壁层胸膜方面等于 0.9 kPa，静水压大于胶体渗透压，故可使无蛋白液自壁层胸膜的毛细血管向胸膜腔流动。在脏层胸膜方面 A、B 之差为 0.9 kPa，胶体渗透压大于静水压，于是胸膜腔中的液体就向脏层胸膜流动，而被脏层胸膜的毛细血管吸收。由于这种压力差别，正常情况下，无蛋白液不断地从壁层胸膜面滤出，此滤出液的 80%～90% 又不断地通过脏层胸膜吸收，其余的 10%～20% 则通过浆膜下的淋巴管吸收。正常人 24 小时经过胸膜腔的无蛋白液约为 5000～10000 ml。

(二)蛋白质的交换

正常胸液中蛋白质含量低于 20g/L。这些蛋白质系由胸膜毛细血管漏进胸膜腔。如蛋白质积聚则胶体渗透压增加，形成了压力梯度，有利于液体自脏、壁层胸膜进入胸膜腔。直至蛋白质被稀释及/或胸膜腔压力增加到有利于恢复液体的动态平衡。由于血清蛋白浓度高于胸液的蛋白浓度，胸液中的蛋白将永远难以通过单纯的弥散去除，胸液也就将永远难以自动吸收了。因此针对这个问题有些学者探讨含蛋白质的漏出液吸收的途径。Coceptice 等将同位素标记蛋白注入猫的胸液中，结扎其胸导管及右侧胸腔淋巴管后，则见此种蛋白不再进入体循环。这证明胸液内蛋白质是经由淋巴管被吸收的。胸膜腔的淋巴引流非常重要，从胸膜毛细血管滤出的液体可以通过淋巴系统回到血管系统。此外，从胸膜毛细血管漏出的蛋白，完全通过淋巴系统加到血管系统。最近，Wang 发现淋巴内皮细胞和胸膜间皮细胞直接连续形成的开口，存在于兔和小白鼠的壁层胸膜。这些开口主要见于下纵隔的壁层胸膜，而未见于脏层胸膜。这些开口可能是蛋白、细胞和颗粒物质吸收的通道。24 小时胸膜腔的淋巴消除量平均为 250～500 ml，不到无蛋白液消除量的 10%。据研究估计，白蛋白通过胸膜腔的周转率，正常情况下超过 1 g/24 小时。

总之，无蛋白液不断地自壁层胸膜进入胸膜腔，又通过脏层胸膜离开胸膜腔。蛋白质可自两层胸膜的表面进入胸膜腔，而通过淋巴管吸收（75% 引流到右淋巴导管，25% 引流到胸导管）。虽然有关胸膜的滤过和再吸收机理尚不完全明了，但是胸膜腔液体的积聚，则被认为是滤过和再吸收过程的不平衡。当疾病导致毛细血管静水压增加，血浆胶体渗透压降低，毛细血管通透性增加，或淋巴回流受阻时，即可形成胸腔积液。

近年来实验研究，对胸腔积液形成机制有了新的认识，在正常情况下，胸液从壁层胸膜体循环毛细血管滤过进入间质，继而进入胸膜腔，胸液的回吸收是经过壁层胸膜上的淋巴管引流，而不是由脏层胸膜毛细血管吸收，故脏层不参予胸液引流。病理情况下，炎症、右心衰等导致胸液过滤率增加，当其超过胸膜淋巴管引流量时，即产生胸腔积液，为漏出液；当体循环毛细血管的蛋白渗出量增多时，即产生渗出液，此时胸水转运取决于静水压和胶体渗透压之间的压力梯度。

二、胸腔积液的病因

不仅胸膜本身的疾病可引起胸腔积液，邻近胸膜组织的任何疾病或器官异常都可产生胸腔积液。它们包括肺、膈肌、纵隔、心脏和胸壁以及肝脏和胰腺等。此外不邻近胸膜的器官，如甲状腺、卵巢或肾脏等疾病时，亦可产生胸腔积液。恶性肿瘤远距离转移至胸膜也可引起胸腔积液。胸腔积液通常可区分为渗出液与漏出液两大类。

（一）漏出液

1. 充血性心力衰竭　引起胸腔积液是由于肺毛细血管静水压增高所致，右侧多于左侧，严重时可为双侧性。

2. 肾病综合征　可引起全身性水肿和胸、腹及心包腔漏出液，主要与低蛋白血症有关。

3. 肝硬化　引起的胸水多在右侧，也有左侧或双侧者，主要为腹水经淋巴道或膈肌中的小孔进入胸膜腔所致，低蛋白血症是次要的。

4. 上腔静脉或奇静脉阻塞　若仅由于壁层胸膜毛细血管压升高，则产生漏出液，若上腔静脉阻塞是由于肿瘤压迫或肿瘤直接侵犯胸膜时，则产生渗出性胸液。

5.Meigs 综合征　为卵巢纤维瘤引起的多浆膜腔液，多为漏出液，或介于漏出液与渗出液之间，偶见血性胸液。产生积液的原因未明，于纤维瘤切除后，胸、腹、心包积液可自动消退。

（二）渗出液

渗出性胸腔积液是渗出性胸膜炎的主要表现，见于：

1.感染　结核、细菌、病毒、真菌、寄生虫等。

2.恶性肿瘤　如肺癌、乳腺癌、淋巴瘤以及其他部位的恶性肿瘤转移、胸膜原发肿瘤（间皮瘤）等。

3.结缔组织疾病　如类风湿关节炎、系统性红斑狼疮。

4.肺栓塞及 Dressler 综合征　后者是发生于急性心肌梗塞后数天至 6 周的一种自身免疫性心包炎、胸膜炎和肺炎。

5.消化系统疾病　胰腺炎、膈下脓肿、肝脓肿、食管破裂等。

6.其他　如尿毒症、某些药物过敏、淋巴管先天性异常、外伤、放射治疗后等。

三、临床表现

300 ml 以下胸腔积液时，本身无任何症状，500 ml 以上者可自感胸闷及活动后气喘，在胸液量增多压迫肺脏甚至心血管时症状加重，如急促、呼吸困难、胸闷、心悸。渗出性胸膜炎在初起时有与呼吸有关的胸痛，呈针刺样，随着液体的增加，两层胸膜分开，胸痛常减轻或消失。可有胸膜刺激引起的干咳和发热。

病初触诊或听诊可发现胸膜摩擦感或胸膜摩擦音，产生积液后，摩擦音（感）消失并有积液体征，如患侧胸部饱满，呼吸运动受限，叩诊呈浊音或实音，呼吸音减弱或消失，语音传导减弱，甚至气管、心脏向健侧移位。

多数病例可有引起胸腔积液的基础病表现，如结核、肺炎、肾病、心脏病、肝硬化以及结缔组织疾病如红斑狼疮等的症状和体征。

四、实验室及特殊检查

（一）胸部 X 线和 CT 检查

积液量小于 300 ml 时，X 线无阳性征象，或仅见肋膈角闭塞；量再增加，则在肺下野呈密度增高影，将肋骨、心缘和膈肌影遮盖，液影上缘呈自外上方向内下方的弧形曲线（Ellis 氏线）；大量积液时，一侧胸腔呈均匀一致性密度增高，并可有心脏及纵膈向健侧移位。包裹性积液的形态由所在部位决定，如叶间积液呈梭形或球形，靠侧胸部者呈 "D" 字形。肺底积液定位 X 片可仅见患侧膈肌抬高易误诊为膈肌或膈下病变，患侧卧位摄片可见液体流至侧胸壁部。一些病例在抽取胸液后再摄片，常可发现结核、肿瘤及肺炎病灶，对发现原发病有帮助，故应作 X 线拍片的动态观察。

胸部 CT 可发现 15 ml 以上的少量胸腔积液，胸液与后胸壁相邻，呈镰状水样低密度影，边界清楚，自外后向内前方向包绕肺组织。包裹性胸腔积液可见沿胸壁单发或多发向肺内突出的水样密度病灶，病变内缘光滑，与胸壁呈钝角相交。增强扫描时可见边缘线样增强的增厚胸膜。胸部 CT 在查明被胸液掩蔽的肺实质肿块以及侵及胸膜、胸壁情况具有更大价值。

（二）超声波检查

可准确判断有无胸液并估计积液量多少，对包裹性积液或少量积液可准确定位，有利于行胸腔穿刺抽液及胸膜活检。若超声波提示胸液内有多条分隔或非分隔带、胸膜增厚等，常提示胸液为渗出液。

（三）实验室检查

1. 肉眼观　漏出液一般为淡黄色液体。渗出液常呈草黄色，混浊度视细胞含量而定，如肺炎引起的胸液明显混浊；脓胸呈脓样。含蛋白较高的渗出液一般粘稠度较高，往往自行凝固。胆固醇含量高者呈缎子光彩（"洗带鱼水样"）。乳糜胸液为乳白色。血性胸液呈"洗肉水样"或"葡萄酒样"。血胸呈血液状。粪臭味则为厌氧菌感染性脓胸。粘稠血性液时可能为恶性胸膜间皮瘤。

2. 显微镜检查　胸液中含红细胞 $5.0 \times 10^9/L$ 以上就变为红色，此时血红蛋白含量约 $0.15\ g/L$。红细胞 $>0.1 \times 10^{12}/L$，肉眼可确认为血性胸液，常见于恶性肿瘤、结核、外伤或肺梗塞引起。血胸胸液抽出后不易凝固，其内白细胞与红细胞比例与血液相似，约为 1：500。漏出液白细胞计数常少于 $0.1 \times 10^9/L$，分类计数以淋巴细胞为主，并有少数间质细胞。渗出液白细胞计数常大于 $0.5 \times 10^9/L$，急性感染性疾病以嗜中性粒细胞为主，慢性则以淋巴细胞为主，化脓性胸液白细胞可增至 $10 \times 10^9/L$ 以上。

3. 生化检查　鉴别漏出液和渗出液以往采用胸液蛋白含量、比重和细胞数，但易造成错误。1972 年 Light 提出以下三项指标可作为区分界限，渗出液标准为：①胸液蛋白/血清蛋白 >0.5；②胸液 LDH/血清 LDH >0.6；③胸液 LDH $>$ 血清 LDH 正常上限的 2/3。

正常胸液含有少量蛋白，一般在 $0.14 \sim 0.34\ g/L$，平均为 $0.18\ g/L$。胸液中葡萄糖含量相当于血液中的葡萄糖含量，约 $3.34\ mmol/L$，结核性和其他炎症性胸液中的葡萄糖含量常低于血液中的含量，肿瘤性胸液葡萄糖含量也可降低，风湿性疾病引起的胸液葡萄含量最低，有时低于 $0.12\ mmol/L$。

一般胸液呈碱性，pH 接近 7.60，漏出液 pH 为 $7.40 \sim 7.50$，渗出液 pH 为 $7.35 \sim 7.45$。结核性胸液 pH 常 <7.30；pH <7.0 者多见于脓胸、结缔组织病；充血性心力衰竭引起的胸液 pH 为 7.40。

癌胚抗原（CEA）是一种糖蛋白，最初由结肠癌组织中提取，由于 CEA 分子量较大，在胸液中形成后不易进入血循环，同时 CEA 的破坏主要是在肝脏进行，故恶性胸液中 CEA 水平较血清升高更明显，对鉴别良、恶性积液具有价值。良性胸液其值不高，常小于 5 μg/L。恶性胸液多大于 10 μg/L，有的可高达 57 μg/L。据报道，胸液细胞学阴性者，有 20% 因胸液 CEA 增高而确诊为恶性胸液。在癌性胸液中，腺癌者 CEA 升高最显著，对于腺癌所致的恶性胸液其特异性高达 90%。

腺苷酸脱氨酶（ADA）晚近林隆司郎等根据确诊的结核性和癌性胸膜炎等患者的血清和胸液中 ADA 活性值的测定。结核性胸液中 ADA 的均值明显高于癌性胸腔积液，其均值约为癌性的 $4 \sim 5$ 倍。Ocana 等最近研究指出，结核性胸液 ADA 均值为 92.43 U/L，无一例低于 45 U/L，其他渗出液（癌性、肺炎后、SLE、RA 及原因不明者）其均值均 <20 U/L，而漏出液之均值为 2.29 U/L。本法对结核性胸液诊断具有较大价值，应列为胸液常规检查项目。

此外，尚有溶菌酶、β-微球蛋白、铁蛋白、前列腺素、γ-干扰素、染色体等多项检查，在判断胸液性质时均有一定意义，但都不是特异性指标。目前，趋向于对胸液进行多指标检查，可大大提高诊断的敏感性和特异性。

4. 细菌学　对于感染性胸膜炎，胸液革兰氏染色检查和细菌培养(包括需氧和厌氧培养)很重要。对原因不明的胸液，抗酸染色应作为常规，胸液浓缩检查可增加结核杆菌的检出率，有条件者可作结核杆菌培养。

5. 细胞学检查　脏层或壁层胸膜受肿瘤侵犯时，如支气管肺癌、乳腺癌、淋巴瘤以及其他转移性肿瘤，胸液中常可找到恶性肿瘤细胞，其检出率与送胸液量及送检次数有关，阳性率为 38%～52%。肺癌伴阻塞性肺炎引起的胸液及肿瘤压迫淋巴回流受阻引起的胸液，均找不到癌细胞。胸液中间皮细胞在结核性者很少超过 10%。如在胸液中找到 LE 细胞或类风湿细胞(reqocyte)对诊断系统性红斑狼疮和类风湿性关节炎有重要价值。

(四)胸膜活组织检查

1. 经皮穿刺胸膜活检　对诊断不明的渗出液患者应行胸膜活检。目前广泛采用 Cope 钝端钩针和改良的 Abrams 切割针。由于胸膜病灶并非都很广泛，活检又具有一定的盲目性，故有时胸膜活检不能取得满意的标本，多部位穿刺活检可提高阳性率。胸膜活检的阳性率为 40%～75%，结核性胸膜炎阳性率(65%)高于恶性肿瘤阳性率(57%)。

2. 胸腔镜检术　用于胸腔镜检术之胸腔镜为单管镜，以选用外径 7 mm，操作孔道 3 mm 的型号为宜。检查在局麻下进行，通过电视监视器可直接观察胸膜病变部位、范围、判断病变性质，并可在直视下钳取较大块活组织标本，对胸腔积液病因确诊率可达 90% 以上，是当前诊断胸膜疾病安全、准确、创伤较小的检查方法。国内部分医院采用支气管镜代胸腔镜进行检查，亦取得较高阳性结果。

五、诊断和鉴别诊断

胸腔积液的诊断应根据临床表现、影像学和实验室检查进行综合判断分析。

(1)病史和体征常可作为诊断的线索。

(2)进一步作胸部 X 线和/或超声波检查，以确定胸腔积液是否存在，明确积液部位以及估计积液量。

(3)进一步行胸腔穿刺抽液，也可同时作胸膜活检术。对抽出的胸液先作一般检查，区分是漏出液或渗出液，如是渗出液，应选择一些有关的试验作鉴别诊断，并力求从细菌学、细胞学和组织学作出诊断。

(4)如仍不能明确诊断可行胸腔镜检查以观察胸膜表面的炎症、出血、粘连和肿瘤等改变，并可取胸膜活组织进行病理学检查。

(5)如诊断仍不能明确，必要时可考虑行局部开胸术行胸膜活检。

引起渗出性胸腔积液的原因很多，但目前我国仍以结核性胸膜炎和癌性胸腔积液最为常见。

六、治疗原则

对于胸腔积液，首先应针对病因治疗。胸液较多者，可在病因治疗的基础上行胸腔穿刺抽液，恶性胸腔积液者应行胸膜粘连术等局部治疗。

(一)病因治疗

漏出液一般在原发病治疗或控制后可自行吸收。结核性渗出性胸膜炎应予抗结核治疗。对于恶性胸腔积液，应依据原发肿瘤类型、大小、范围和患者体质情况，给予全身化疗。

(二)胸腔抽液

胸膜腔积液量多时，应适当抽液。恶性胸液常积液量大，对肺和心血管的压迫症状明显，应多次抽液以缓解症状，但此时患者消耗大，胸液生长快，因此除抽液外，常需采用胸膜连粘术。结核性胸膜炎患者，应在全身抗结核药物治疗基础上抽液，必要时给予糖皮质激素治疗，此前大量、多次抽液是不合时宜的。

(三)胸膜粘连术

对于恶性胸腔积液，在行闭式引流排尽胸液后可注入药物，使之产生胸膜粘连而闭锁胸膜腔，以控制胸液再生长。应用的药物有：①抗癌药：氮芥(每次 10～20 mg)、丝裂霉素(每次 6～10 mg)、顺铂(每次 40～60 mg)等；②免疫活性药物：短小棒状杆菌菌苗(每次 10～14 mg)、白介素-2(IL-2)、肿瘤坏死因子(TNF)等；③硬化剂：无菌碘化滑石粉(每次 3～5g)、四环素(每次 1.0～1.25)等；④其他：榄香稀乳、卡介苗胞壁骨架(BCG-CWS)、深红诺卡菌(CWS)等。

(梁红霞)

第三节　肺炎链球菌溶血素

肺炎链球菌(Streptococcus pneumoniae, SP)是一种常定植在人体鼻咽部的 G+条件致病菌。SP 透过黏膜屏障体系，下行至肺部或进入血液，可引起细菌性肺炎、中耳炎、败血症、脑膜炎等多种疾病。据报道，全球每年约 1450 万人感染发生侵袭性肺炎链球菌病(Invasive pneumococcal disease, IPD)，其中儿童为易感高危人群。肺炎链球菌溶血素(Pneumolysin, PLY)是 SP 分泌的一种重要的溶细胞毒素。PLY 在增强病原菌侵袭力的同时，可活化补体经典途径，诱导巨噬细胞和单核细胞等产生细胞因子，激活机体免疫系统，这些特性使其成为蛋白疫苗和小分子药物研制的重要靶标。

一、肺炎链球菌溶血素的结构特性

PLY 是由 471 个氨基酸组成的分子量为 53 KDa 的一种多功能蛋白，是属于胆固醇依赖性细胞溶血素(Cholesterol dependent cytolysins, CDCs)的家族成员之一。PLY 由 4 个不对称或微卷曲的结构域组成，结构域 1 和 3 构成 PLY 的 N 端，其中结构域 1 带有负电荷，引导 PLY 单体分子与细胞膜进行结合；结构域 3 含有 β-折叠和 α-螺旋结构，参与 PLY 的构象变化。结构域 2 作为 PLY 的"颈部"，以单个甘氨酸连接结构域 1 和结构域 4。C 端的结构域 4 底部含有 3 个称为 L1，L2 和 L3 的环状结构(Loop)，另外还有一个富含色氨酸基序(Trp-rich loop)的十一氨基酸多肽序列(ECTGLAWEWWR)，这一基序是所有 CDCs 家族成员与膜上胆固醇结合的重要位点。但最近有研究指出，PLY 的晶体结构与 CDCs 家族其他成员存在差异，因结构域 2 和结构域 4 的交界面无氢键作用，故其在结构域 1-3 和结构域 4 之间无弯曲，因此它较其他家族成员更加瘦长。PLY 与膜胆固醇结合，形成由 34～50 个单体分子组成的寡聚化前孔复合物，随后前孔复合物发生构象变化，结构域 3 中的 2 个 α-螺旋束变为 2 个 β-发夹，结构域 2 中的 β-折叠转变为 α-螺旋，复合物结构高度减少 40 Å。结构域 2 的构象改变使结构域 3 更加接近细胞膜表面，促进 β-发夹插入细胞膜内，形成一个直径约为 25 nm 的 β-桶状跨膜孔。Farrand 等发现 L1 环状结构中的 Thr459 和 Leu460 是识别膜胆固醇的位点。随后 Taylor 等提出 PLY 不仅通过 L1 识别膜胆固醇，还可通过多个环状结构与胆固醇相互作用。另外有研究指出十一氨基酸多肽序列中的 Leu431 和 Trp433 对 PLY 与胆固醇结合具有重要作用。PLY 除了可以与膜胆固醇结合外，膜上的碳水化合物也是 PLY 的一种受体。Park 等指出 L3 和十一氨基酸多肽序列可以结合膜上的甘露糖。PLY 除了在结构上与其他 CDCs 家族成员不同，在分泌机制上也存在明显的差异。位于胞质内的 PLY 不能直接分泌至胞外，因为其 N 端缺乏典型的信号分泌前导序列。研究表明肺炎链球菌感染过程中 PLY 可能通过自溶素的自溶作用或者溶解性抗生素作用，或是由宿主介导的免疫应答引起细胞壁裂解，从而释放到胞外发挥其生理作用。此外，Price 等指出结构域 2 也参与了 PLY 的分泌过程。

二、肺炎链球菌溶血素的功能特性

（一）肺炎链球菌溶血素对细胞和组织的影响

肺炎链球菌感染初期主要定植在宿主呼吸道，PLY 通过作用于富含胆固醇的生物膜，打乱内皮细胞间紧密连接，并抑制支气管上皮纤毛的摆动，破坏机体呼吸道的机械屏障，促进肺炎链球菌对支气管上皮的粘附，减弱对下呼吸道粘液的清除，加速肺炎链球菌的感染。此外，PLY 损伤肺泡毛细血管上皮结构，引起肺泡水肿和出血，诱发肺炎链球菌肺炎，产生的肺水为细菌的生长繁殖提供营养物质，促进细菌从上皮渗入肺间隙，最终进入血液导致机体菌血症。因此，肺炎链球菌感染引起的肺炎是以上皮细胞高渗透性为特征的肺渗透性水肿。Lucas 等研究发现 PLY 能够促进钙离子流入，损伤微管网络组织或是调控血管内皮钙粘蛋白的表达，增加内皮单层的渗透性而引起渗透性水肿。另外也有研究显示 PLY 可上调血小板粘附因子 CD62P，活化血小板，引起机体急性肺损伤和心肌损伤。PLY 可通过多条途径诱导细胞焦亡、细胞凋亡和坏死性凋亡等死亡过程。首先，在肺炎链球菌感染小鼠巨噬细胞和小神经胶质细胞的研究中发现 PLY 可引起炎性小体组装和 caspase-1 活化诱导细胞焦亡(Pyroptosis)。其次，PLY 可通过线粒体途径影响细胞凋亡。包括由细胞色素 C 介导的经典凋亡途径和由凋亡诱导因子(Apoptosis inducing factor, AIF)介导的不依赖于 caspase 的细胞凋亡途径。另外，在内皮细胞中 PLY 还可通过死亡受体途径，激活丝裂原活化蛋白激酶(p38 mitogen activated protein kinase, p38 MAPK)信号转导通路，调控凋亡过程。Rai 等最近报道了 PLY 可引起胞浆蛋白泄露和细胞溶解，并促进钙离子的流入和激活不同细胞信号通路。由于胞浆内钙离子水平升高，激活电子传递链和 NADPH 氧化酶，使细胞内活性氧簇(ROS)的产生不受机体调控，直接导致 DNA 双链断裂，阻滞细胞周期，引起细胞凋亡。最后，Gilley 等报道了肺炎链球菌侵入心肌层后，通过 PLY 引起心肌损伤，激活坏死性凋亡途径(Necroptosis)。González-Juarbe 等提出成孔毒素(Pore-forming toxin, PFT)可诱导巨噬细胞依赖于

RIP1/3 途径的坏死性凋亡过程，提示 PLY 可能通过损坏细胞膜，破坏质膜上离子平衡，消耗 ATP，诱导细胞坏死性凋亡。研究发现，PLY 能作用于真核细胞的大量基因，调节其转录活性。在 THP-1 单核细胞系中，利用 c DNA 芯片技术已经证实 PLY 对细胞内 142 种基因有正向调节作用。PLY 诱导组蛋白 H3 的脱磷酸化，减弱组蛋白表观遗传调节作用，从而抑制感染早期免疫基因的转录活性。PLY 还可激活一系列信号传导通路。研究显示 PLY 诱导早期细胞膜去极化和质膜上微孔形成，引起钙离子流入，活化 rac GTP 酶和 rho GTP 酶，包括 rac-1 和 rho 相关激酶(Rho-associated kinase，ROCK)，从而诱导靶细胞肌动蛋白细胞骨架进行重排，引起细胞形态学的改变。

(二)肺炎链球菌溶血素与免疫系统

1.激活补体 研究表明，在缺少 PLY 特异性抗体的情况下，PLY 仍能通过经典途径激活补体。原因可能是 PLY 的结构域 4 与急性期反应蛋白(C-reaction protein，CRP)在序列上具有同源性，但 Rossjohn 等通过研究 PLY 的分子机制否定了这一观点，提出 PLY 激活补体的特性与其和 Ig G 的 Fc 区域具有功能同源性有关。尽管 PLY 能够激活补体，调节机体炎症应答，但也能够改变补体对入侵细菌的调理吞噬作用，引起肺炎链球菌感染。PLY 诱导机体 C3a 和 C5a 多肽的活化，激活补体系统。与此同时，分泌到胞外的 PLY 也能够使肺炎链球菌免受机体的补体调理作用，同时消耗 C3 补体分子，减弱补体沉积，降低机体内调理素水平，抑制吞噬细胞的吞噬作用和阻碍机体对细菌的清除。

2.促炎效应 在肺炎链球菌感染早期，病原菌侵入机体后，引起多种免疫细胞活化，从而诱导宿主产生免疫应答。Riana 等研究发现 PLY 诱导中性粒细胞中 IL-8 的合成与释放。另有研究指出 PLY 能促进中性粒细胞产生超氧化物，分泌弹性蛋白酶，诱导前列腺素 E2 与白三烯 B4 的产生。最近一项研究表明，PLY 刺激中性粒细胞释放中性粒细胞胞外捕获网(Neutrophil extracellular traps，NETs)。经证实 NETs 能够捕获病原体并限制其传播，同时提供高浓度的抗菌微环境来杀灭病原体。但是肺炎链球菌中荚膜多糖等毒力因子能够使病原菌免受 NETs 的作用，其结构中的高浓度组蛋白将会进一步引起肺泡上皮细胞和内皮细胞的损伤。肺炎链球菌感染中，PLY 除了可以诱导中性粒细胞产生炎性反应，还可通过 TLR4 作用于巨噬细胞。Shoma 等指出肺炎链球菌感染巨噬细胞模型中，PLY 可通过 TLR4，活化 caspase-1，诱导一系列促炎细胞因子的成熟与分泌，例如 IL-1α，IL-1β，IL-18 等，引起机体的免疫应答过程。Nguyen 等近来研究发现 PLY 与 TLR4 结合，活化 JNK/P38 信号通路，诱导转录激活因子 ATF3 表达上调，使其在核内与 c-Jun 相互作用，进一步诱导 TNFa，IL-1β，IFN-γ 的成熟与分泌，参与机体固有免疫应答过程。此外，TLR2 在 PLY 介导的肺部炎症致病机理中也扮演着重要的角色。与野生型小鼠相比，TLR2 敲除小鼠对 PLY 的应答能力减弱，表明 TLR2 也参与由 PLY 引起的炎症反应。但是研究发现 TLR2 介导的炎症效应出现时间滞后，提示 TLR2 可能参加机体的适应性免疫应答过程。近年来多项研究指出 PLY 与炎性小体的活化具有紧密联系。我们研究报道了在小鼠腹腔巨噬细胞感染模型中，肺炎链球菌野生型 D39 菌株能被 NLRP3 和 AIM2 受体分子识别，通过接头分子 ASC 募集 pro-caspase-1 组装炎性小体，活化 caspase-1，进而引起 IL-1β 和 IL-18 的成熟与分泌，诱导机体产生免疫应答；而 PLY 基因缺失菌株(Δply)感染巨噬细胞不能诱导炎性小体的活化及相应细胞因子的分泌。肺炎链球菌 D39 体内感染野生型小鼠和炎性小体关键分子 ASC 敲除小鼠(ASC-/-)，结果发现 ASC-/-小鼠被感染后的肺脏带菌数增加,死亡率升高,表明 PLY 参与诱导的炎性小体的活化对宿主抗肺炎链球菌感染起重要作用。小鼠肺炎链球菌角膜感染模型中,PLY 诱导中性粒细胞内钾离子的流出,激活 NLRP3 和 ASC 炎性小体,进一步活化 caspase-1,诱导 IL-1β 的加工和分泌。我们通过进一步研究发现了肺炎链球菌感染巨噬细胞中 PLY 诱导 AIM2 炎性小体活化的机理,AIM2 表达水平上调和 AIM2 炎性小体的组装受 I 型干扰素(Type I IFNs)的调控。与肺炎链球菌感染野生型小鼠相比,IFNAR1-/-小鼠被感染后 AIM2 表达受限,阻碍 AIM2 炎性小体的激活和 caspase-1 活化,下游 IL-18 的分泌水平显著降低。肺炎链球菌脑膜炎模型中,PLY 引起胞内 ATP 释放到胞外,活化溶酶体内的组织蛋白酶 B,进一步活化 NLRP3 炎性小体,诱导产生 IL-1β。但是,Lemon 等指出尽管 PLY 能够活化炎性小体,诱导 IL-1 家族的成熟与分泌,募集巨噬细胞和清除入侵的肺炎链球菌,诱导机体的固有免疫应答,但是研究结果显示 IL-1 细胞因子并没有参与机体的适应性免疫应答,其引起的炎症反应将促进细菌繁殖和传播。除了上述机制外,Das 等研究提出 PLY 作用于巨噬细胞后,胞内 p38 MAPK 发生磷酸化作用,诱导巨噬细胞移动抑制因子(Macrophage migration inhibitory factor,MIF)表达,促进鼻咽部巨噬细胞的聚集,及时清除定殖细菌,同时诱导机体产生 Ig G 抗体,介导机体的固有免疫应答和适应性免疫应答。此外,近来有研究发现 PLY 还可以通过促进肺炎链球菌生物膜的形成,介导机体的免疫应答。

三、肺炎链球菌溶血素相关疫苗

随着对 PLY 的结构和功能研究的不断深入,PLY 逐渐成为肺炎链球菌新型疫苗研究的热点。目前,已有研究报道 PLY 相关蛋白疫苗,例如将 PLY 的第 433 位色氨酸代替为苯丙氨酸,可获得毒力减弱的 Pd B 蛋白,但仍保留了一定的溶血活性,免疫小鼠后能够阻断 PLY 引起的肺纤维素化效应。Goulart 等研究指出肺炎链球菌表面蛋白(Psp A)和 Pd B 基因融合后制成的蛋白疫苗,能够提高疫苗的交叉免疫保护作用,诱导机体产生更为有效的免疫应答。Mann 等发现由胆碱结合蛋白 A(Cbp A)和 PLY 类毒素 L460D 组成的融合蛋白可作为重组疫苗的重要靶标,为宿主提供免疫保护。最近有两个 PLY 类毒素相关疫苗已经完成了一期阶段的评估。Kamtchoua 等研究表明肺炎 PLY 减毒衍生物(Ply D1)具有安全性和免疫原性,可产生中和性抗体 Ig G,是一种重要的候选蛋白疫苗。此外,由 GSK 研制的肺炎链球菌和流感嗜血杆菌三价疫苗 Pht D-d Ply-PD 已经进入一期安全性和免疫原性评估阶段,结果显示该疫苗能诱导 Th1 和 Th17 细胞免疫应答,可使成人对 PLY 产生免疫保护作用。另外,Liu 等研究表明第 146 位丙氨酸缺失的 ΔA146Ply 是一种良好的免疫佐剂,热休克蛋白 Dna J 和 ΔA146Ply 融合蛋白疫苗可诱导产生分泌性 Ig A 和 IL-17,增强对机体的交叉保护作用。

肺炎链球菌溶血素是肺炎链球菌的重要毒力因子,在肺炎链球菌感染进程中发挥着重要的作用。近年来对 PLY 致病机制的研究,为治疗 IPD 奠定了坚实的理论基础。PLY 可作用于多种免疫细胞,诱导机体产生免疫应答,若作为一种蛋白疫苗的靶标,将有效预防 SP 感染。PLY 对细胞膜上的肌动蛋白具有高亲和力,通过与结构域 3 相互作用可引起肌动蛋白磷酸化,提示 PLY 可作为肌动蛋白细胞骨架的重塑因子。PLY 还可诱导肺泡巨噬细胞内精氨酸酶 I 表达,抑制炎症细胞的聚集,使机体免受禽流感病毒感染。因此,深入研究 PLY 的致病机制也可以为其他疾病的治疗提供新的思路。

(梁红霞、李克勤)

第四节　社区获得性肺炎糖皮质激素辅助治疗

社区获得性肺炎(CAP)是一种常见的感染性疾病，是世界范围内导致死亡的重要原因之一。随着抗菌药物的诞生，CAP 患者的病死率曾有过大幅度下降，但此后其病死率却保持稳定，甚至增加。多数医院 CAP 患者死亡发生在气管分泌物及血流的细菌根除后，这意味着仅充分抗菌药物治疗不足以降低其病死率。对于严重的社区感染，患者机体过度炎症反应可能与其死亡密切相关。GCs 是最有效的抑制炎症反应的药物，其辅助治疗肺炎的争议较多，为梳理 GCs 对 CAP 的辅助治疗价值及应用方案，概述如下。

一、社区获得性肺炎的炎症反应

CAP 的炎症反应可能因不同微生物的固有特性而有所区别，但其临床结果受宿主控制病原体的免疫能力、局部和全身性炎症反应程度及嗜中性粒细胞的活性所影响。肺部感染时，患者局部及全身的促炎因子(IL-6、IL-8 等)及抗炎因子(IL-10、IL-4 等)水平升高，IL-6、IL-10 水平可因 CAP 严重性不同而不同；同时，嗜中性粒细胞活化产生及释放的活性氧和抗微生物肽颗粒在病原菌清除中发挥重要作用。有效和及时的抗炎症反应利于消除入侵呼吸道的病原体，然而未能控制的过度炎症和(或)嗜中性粒细胞活化可导致全身性炎症反应暴发和器官损伤。因此调节促炎与抗炎因子之间的平衡，成为宿主对抗感染反应的关键。

二、糖皮质激素可能抗炎作用

GCs 具有抑制免疫应答、抗炎、抗毒、抗休克及调节体液平衡等作用。在炎症反应中，GCs 可抑制各种炎症因子的产生、释放及受体表达，也可以直接抑制免疫细胞及炎症细胞(如单核细胞，中性粒细胞)功能，还可以增加血管加压剂如儿茶酚胺和血管紧张素 II 对血管平滑肌细胞的敏感性，激活内皮型一氧化氮合成酶来维持微血管灌注。另外，过度炎性反应时，一方面促炎因子激活下丘脑-垂体-肾上腺轴促进皮质醇合成增加，另一方面皮质醇代谢相关酶的表达及活性受抑制使皮质醇降解减少，反向调节炎症反应。然而，有研究提示，部分 SCAP 患者存在肾上腺功能障碍，导致皮质醇合成减少，此情况下 GCs 应用可补充组织中内源性皮质醇不足。

三、糖皮质激素治疗 CAP 的研究

国内外 CAP 诊疗指南并未推荐 GCs 常规应用于 CAP 患者，但越来越多的研究关注 GCs 在 CAP 患者(尤其 SCAP)中辅助治疗价值。那么基于上述 GCs 的药理作用，其在 CAP 中的应用能否使患者获益呢？

(一)重症社区获得性肺炎

近年，Sabry 等纳入 80 例入住 ICU 的 SCAP 患者的 RCT 研究显示，激素组（氢化可的松 12.5mg/h×7d，n＝40）与安慰剂组（n＝40）比较，激素组氧合指数、CRP 水平、胸部影像学评分、SOFA 评分改善更快（P＜0.05），机械辅助通气时间缩短（P＝0.002），并发症（多器官衰竭、感染性休克）较少，不良反应少见且无差异性，但两组病死率无差异性（P＝0.66）。Tagami 等的回顾性研究（n＝6925）发现低剂量 GCs（等效剂量甲泼尼龙 0.5～2.5mg/kg/d）可能会降低 SCAP 合并休克患者 28d 病死率（OR＝0.68；95%CI：0.60～0.77；P＝0.001），但不降低 SCAP 无休克患者 28d 病死率。另一项队列研究，纳入 111 例需要机械通气的 SCAP 患者，结果发现 GCs 应用与改善 SCAP 患者临床病程及病死率无相关性，反而激素组 ICU 入住时间及住院时间均比安慰剂组延长（15dvs 11d，P＝0.003；20dvs 14d，P＝0.023）。上述研究生理性或临床的观察指标不但各有侧重，甚至互相矛盾，同时也未考虑患者初始全身炎症反应的水平。近期发表在 JAMA 上的一项 RCT 研究表明在急性期使用甲泼尼龙（0.5mg/kg/12h×5d，n＝61）降低了治疗失败率（OR＝0.34，95%CI 0.14～0.87，P＝0.02），最突出改善在于影像学表现。两组之间的病死率及高血糖发生率无差异性。该研究重大特点是选取了高炎症反应（CRP＞150mg/L）的 SCAP 患者为研究对象，同时评价了 GCs 辅助治疗对临床及影像学治愈率的改善情况。但该研究持续时间过长，且符合入选标准 SCAP 患者中仅 57% 的患者 CRP＞150mg/L，其研究结果仅代表 SCAP 中很少一部分。另外，外源性激素补充对于本身 GCs 并不缺乏的患者可能无任何作用。Remmelts 等进一步将 CAP 患者按全身炎症反应及皮质醇水平进行分层，结果显示血清细胞因子高水平（IL-6，IL-8，单核细胞趋化蛋白-1）和皮质醇低水平患者中，地塞米松组（5mg/d×3d）病死率及 ICU 转入率比安慰剂组显著下降。这提示 GCs 辅助治疗可能使具有过度炎症反应或存在相对肾上腺功能不全的 CAP 患者受益，若两者重叠可能获益更大。

（二）普通社区获得性肺炎

上述关于 SCAP 研究多表示 GCs 联合抗菌药物治疗可能使并发感染性休克、存在过度炎症反应及肾上腺功能不全的 SCAP 患者获益，但其疗效性仍有争议。那么，关于 GCs 辅助治疗是否有益于普通 CAP 患者，目前也不明确。Snijders 等随机双盲研究中，纳入 213 例以轻中度 CAP 为主的患者，结果表明泼尼松组（40mg/d×7d，n＝104）和安慰剂组（n＝109）的主要研究终点治愈率无差异性（P＝0.38 和 P＝0.08）；次要指标如治疗失败率泼尼松组更常见。一项前瞻性研究发现 GCs 应用（甲泼尼龙，平均剂量 45mg/d×7d）并不降低 CAP 患者病死率（P＝0.43）及缩短临床状态稳定时间（P＝0.11），反而延长住院时间（P＜0.01），且长期应用 GCs（＞7d）与住院时间延长相关。Fernandez-Serrano 等开展的一项 RCT 研究，纳入具有呼吸衰竭（PO2/FiO2＜300）和肺部影像学实变的 CAP 患者，主要研究终点为需要机械通气比例，结果显示与安慰剂组相比，激素组退热与氧合指数改善更快，IL-6、IL-8 水平更低，临床症状稳定时间更短（5dvs 7d，P＝0.02），但两组需要机械通气比例、入住 ICU 时间、病死率无统计学意义。不容忽视的是本试验样本量小（45 例），难以赋予差异结果统计学意义，且排除标准过严，纳入研究的对象为普通病房且无机械通气及休克患者。近期一项双盲随机对照多中心临床研究（n＝785）发现泼尼松组（50mg/d×7d）达到临床稳定时间（主要研究终点）、总住院时间、静脉应用抗菌药物时间比安慰剂组分别缩短 1.4、1d 和 1d（P＜0.05）；肺炎相关并发症（如 ARDS、脓胸、插管后呼吸衰竭等）发生率比安慰剂组低，其高血糖发生率较安慰剂组高〔76（19%）vs

43(11%）；OR＝1.96；95%CI：1.31～2.93；P＝0.001]。该研究样本量较大，患者年龄也较大（平均年龄约 73 岁），与 Meijvis 等的研究结论相似：激素组高血糖发生率高，但不影响临床结果和延长住院时间。上述临床研究中 CAP 严重程度不一，且未按严重程度进行分层分析，但总体严重性较 SCAP 患者要轻，各研究侧重点也不同，前两项以临床治愈率为主要研究终点，发现 GCs 对 CAP 无效甚至有害；后两项研究表示部分生理性及临床指标改善，如氧合指数改善、临床症状稳定时间及住院总时间缩短，且高血糖发生不影响临床结果，但三项研究均未表示 GCs 降低 CAP 病死率。因研究对象特点及 GCs 的类型、剂量、疗程各不相同，不易比较各研究中激素的疗效。近期两项高质量荟萃分析为 GCs 在 CAP 中作用提供了新的线索：均表示 GCs 辅助治疗住院 CAP 患者可缩短达到临床稳定及住院总时间、降低 ARDS 发生风险、减少需要机械通气比例，不减低总人群病死率，但对于 SCAP 患者的病死率意见相反。

（三）糖皮质激素治疗方案

目前国内最新指南仅推荐对于 CAP 并发感染性休克患者可予以琥珀酸氢化可的松 200mg/d，休克纠正后应及时停药，应用一般≤7d，且证据级别较低（ⅡC）。综合近几年最新文献，部分 RCT 研究及荟萃分析表示 GCs 应用可能使 CAP 患者获益，但在这些支持激素有效的研究中 GCs 辅助治疗具体方案并不明确。GCs 的最佳剂量及疗程不明确。持续静脉输注、根据药代学特点给药有助于维持较高的血药浓度，Sabry 等给予短效的氢化可的松 12.5mg/h×7d、Torres 等给予中效的甲泼尼龙 0.5mg/kg/12h×5d 与 Meijvis 等长效地塞米松 5mg/d×4d，均能维持有效的血药浓度，并得出 GCs 有益的效果。目前大多数研究采用氢化可的松 200～300mg/d，地塞米松 5mg/d，泼尼松或甲泼尼龙 20～50mg/d 或 1mg/kg/d，GCs 应用时间 3～10d 不等，平均应用时间 5d，中位时间 7d。由上可知，GCs 剂量多为低中剂量，如等效剂量甲泼尼龙 40mg/d，其疗程 5～7d 可能比较合理。长期应用 GCs 可下调大多数类型细胞的 GCs 受体水平，其减停方案也值得关注。因长期应用 GCs（>7d）突然停药可能会引起炎症反弹（如 CRP 升高）。Fernandez-Ser-rano 等采用低中剂量 GCs 逐渐减停方案（共 9d），得出 GCs 的有益效果；而突然停用短期应用的 GCs（氢化可的松 7d、甲泼尼龙 5～7d 或地塞米松 3～4d，患者也未发现严重不良反应。

总之，越来越多的研究结果倾向于在某些特殊情况下，如 SCAP 并发感染性休克患者及炎症反应强烈、皮质醇低水平的 CAP 患者（尤其 SCAP），短期（如 5～7d）、低中剂量 GCs（如等效剂量泼尼松 40mg/d）辅助治疗可能获益，如缓解临床症状、缩短机械通气时间及住院时间、降低病死率等，其不良反应也常在可控的范围之内，如影响血糖。但由于 CAP 病原学差异、病情严重程度不同、患者人种差异和治疗药物的不同等原因，使得临床观察和研究的异质性较大。因此，有关 GCs 在 CAP 中应用价值的研究结论存在较多争议，甚至互相矛盾。另外，目前高质量文献数量有限，对于 CAP 患者抗感染同时辅以 GCs 应用需权衡利弊，慎重选择患者。未来仍需更严谨的全球范围的 RCT 研究，甚至临床大数据技术应用进一步探讨 GCs 辅助治疗 CAP 患者的合适人群、安全性、应用时机、合理剂量和疗程，以期制定个体化应用方案，改善 CAP 患者的预后。

（梁红霞、李克勤）

第三章 胃肠肿瘤外科的微创技术应用

微创外科是指以最小侵袭或损伤达到最佳外科疗效的一种新的外科技术。而胃肠道肿瘤微创外科治疗的内涵是在保证手术安全和肿瘤根治的前提下，以最小的侵袭或损伤达到最佳的外科治疗效果，同时保存脏器功能、提高生活质量。近 20 年来，以腹腔镜技术为代表的微创外科技术取得了迅猛的发展，相对于传统外科技术腹腔镜技术是一场革命性的进步。腹腔镜胃肠道手术由于具有创伤小、出血少、术后恢复快等优点，很快在世界各地医院普遍开展，从简单的良性疾病手术如胆囊切除手术、阑尾切除手术，到难度较大的肿瘤根治手术如胃癌根治术、胰十二指肠切除术。近 10 年来，以腹腔镜技术为基础的各种微创外科技术飞速发展，如单孔技术、经自然腔道手术、3D 腹腔镜技术、双镜联合技术、达芬奇机器人技术，但一些技术仍处于临床探索阶段。目前机器人手术在一些大的医疗中心逐渐开展，因其具有 3D 视野、操作灵活、放大倍数大等优点，使手术智能化、微创化、精准化的特性进一步突显。具有较大的发展空间和潜力。临床实践研究已经证明腹腔镜手术在结直肠癌、早期胃癌的根治性及安全性方面与传统外科手术相当，而术后并发症低于传统外科手术。进展期胃癌的腹腔镜根治手术初步的临床研究显示，手术切缘与清扫淋巴结数目方面与开腹手术相当，且腹腔镜手术术中出血量明显减少，术后恢复时间明显快于传统手术。腹腔镜技术用于进展期胃癌目前仍存在一些争议，大样本、多中心的临床随机对照研究正在进行，相信在不久将会有较好的结果。

一、腹腔镜技术为代表的微创外科发展历程

20 世纪 80 年代德国人 Mühe(1985 年)和法国人 Mouret(1987 年)分别成功完成腹腔镜胆囊切除术后，传统外科进入腹腔镜外科时代。1992 年 3D 腹腔镜进入临床；20 世纪 90 年代机器人技术进入临床；2001 年首例跨国远程机器人操作的腹腔镜胆囊切除术在法国和美国之间进行，开创了远程手术的新纪元。1991 年，美国 Jacobs 等进行了首例腹腔镜结肠切除术，同年日本 Kitano 等完成了首例腹腔镜远端胃癌 D1 根治术，1993 年上海瑞金医院郑民华等开展了国内第 1 例腹腔镜乙状结肠癌根治术，1993 年第二军医大学附属长海医院完成了中国内地首例腹腔镜胃大部切除术。由此，我国的腹腔镜胃肠外科手术与世界同步进入了快速发展时期。

二、消化内镜技术在早期胃癌治疗中应用及发展

1984 年，内镜下黏膜切除术技术被首次用于对早期胃癌局部病灶行全层黏膜组织切除，随后内镜下黏膜下剥离术(endoscopic submucosal dissection, ESD)技术诞生。经过 10 余年的飞速发展，内镜下黏膜切除术和 ESD 已经成为内镜下治疗早期胃癌及癌前病变的主要方式。内科外科化，外科微创化，当浆膜遇上黏膜，内、外科合作成为

必然。双镜联合技术也称为杂交手术的发展使胃癌治疗中微创、保功能的理念进一步得到应用，早期胃癌 ESD、前哨淋巴结染色以及外科医生在腹腔镜下行前哨淋巴结切除活检，通过局部切除加前哨淋巴结的切除，避免了大范围的胃切除及淋巴结清扫所带来的近期和远期并发症，提高了患者术后的生活质量。Jalaly 等发现早期胃癌病灶周围黏膜下注射显影剂后，前哨淋巴结检测的敏感性和特异性分别是 91.7% 和 100.0%，阳性的预测价值和阴性的预测价值分别是 100% 和 75%。目前，吲哚青绿荧光成像引导下的胃癌前哨淋巴结活检技术已经应用于临床。但相对于乳腺癌和黑色素瘤来说，由于胃癌淋巴结的转移存在多方向转移和跳跃式转移方式，前哨淋巴结检测在胃癌切除术中的价值还需要进一步的临床研究。

三、微创外科技术在胃癌手术中应用

1991 年，日本 Kitano 等完成了首例腹腔镜远端胃癌 D1 根治术。目前，腹腔镜在早期胃癌根治术中的疗效已获得了公认，其具有切口小、出血少和恢复快等优势。腹腔镜由于具有放大 5～6 倍的视野，使淋巴结清扫更准确。随机多中心的研究结果提示，在淋巴结清扫及远期生存率肿瘤学方面与开腹手术结果相当；且在指南中明确将腹腔镜技术应用于早期胃癌的临床实践中。针对进展期胃癌 D2 根治术大宗病例的随机临床对照研究正在日本腹腔镜外科研究组指导下展开，该研究包含了 T2～T3 期和 N0～N2 而无远处转移的病例。韩国腹腔镜胃肠外科研究组也已有相似的前瞻性多中心随机临床对照研究。国内李国新教授牵头的中国腹腔镜胃肠外科研究组就腹腔镜进展期胃癌根治手术的前瞻性临床对照研究也正在全国多个中心逐步开展，入组已经完成，相信不久将有结果。但对腹膜播散的担心使得选择手术适应证方面受到一定限制。如 T4a 期、浆膜侵犯面积大于 10 cm^2 或淋巴结融合成团等情况下消化道肿瘤不宜采用腹腔镜手术。随着腔镜技术的进步和腔镜设备、器械的改进，进展期胃癌的腹腔镜辅助 D2 根治术在我国各大医院已经普遍开展；但腹腔镜胃癌 D2 根治手术的技术要求高，应用存在 D2 淋巴结完整清扫、全腹腔镜下的消化道重建两大难题。与结直肠腹腔镜外科手术相比，胃癌的腹腔镜手术更有其特殊的困难，血管多、解剖层次复杂、D2 淋巴结清扫较为困难。作者结合自身多年腹腔镜胃癌根治手术经验，提出了从胰腺尾部胃网膜左血管淋巴结清扫开始，以胰腺上、下缘为中心，从左到右序贯的淋巴结清扫程序，使整个手术过程更流畅，不反复、重复，优化并简化了程序化的淋巴结清扫操作流程。以远端胃癌根治为例简要概括如下，第 1 步：从胰尾上缘脾区开始清扫胃网膜左血管淋巴结和胃网膜右血管淋巴结；第 2 步：助手左手向肝脏方向上提胃胰韧带，右手用吸引器压下胰腺上缘，显露胃左动、静脉及脾动脉区，清扫脾动脉近端淋巴结、胃左动脉淋巴结、腹腔干淋巴结和胃小弯淋巴结；第 3 步：清扫幽门下淋巴结和肠系膜上静脉淋巴结；第 4 步：助手左手顶起胃窦部后壁，右手用吸引器压下胰腺体部上缘，显露肝总动脉、门静脉、肝固有动脉，清扫肝总动脉前淋巴结、肝总动脉后淋巴结和肝十二指肠韧带内沿肝动脉淋巴结；第 5 步：清扫贲门右淋巴结。目前，海军总医院普通外科在腹腔镜下胃癌的淋巴结清扫技术包括脾门淋巴结清扫技术、门静脉周围肝总动脉后淋巴结清扫已经比较成熟，术中血管损伤的并发症大为减少。腹腔镜胃癌根治术包括完全腹腔镜胃癌根治术和腹腔镜辅助的胃癌根治术。完全腹腔镜手术与腹腔镜辅助下的胃癌根治手术比较，术

式切口更小、手术视野好、创伤小、术后患者恢复快。由于腔镜下缝合较为困难，胃壁与肠壁厚薄不一致，吻合时黏膜常常外翻，导致完全腹腔镜下消化道重建较为困难，而安全、合理的消化道重建对患者的生活质量和减少术后近期、远期的并发症非常重要。因此，多数胃肠外科医生为了安全起见愿意选择腹腔镜辅助手术，即淋巴结清扫及血管结扎在腹腔镜下进行，而消化道的重建通过腹壁的小切口在腹腔外完成。淋巴结清扫完成后常需要行 6～7 cm 辅助小切口进行消化道重建。当遇到肥胖患者、腹壁前后径宽或肋弓角小时，辅助"小"切口通常需要延长更大的切口以利于暴露。一些学者对完全腹腔镜下胃癌切除术后的消化道重建进行了一些探索，并已取得突破，如日本和韩国学者提出的完全腹腔镜下毕 I 式三角吻合。但我国胃癌 80% 为进展期患者，胃切除范围较大，多数需要行毕 II 式吻合消化道重建；张朝军等首创了完全腹腔镜下 β 形毕 II 式吻合技术，克服了完全腹腔镜下吻合困难、吻合时间长、吻合可靠性差的缺点。该吻合技术实施时间短，安全、简便，外科医生通过直线切割吻合器轻松完成胃肠吻合；同时，通过肚脐的 2～3 cm 的小孔取出胃癌样本，而通过肚脐小孔很容易在腹腔外行输入端与输出端的布朗式吻合，以减少毕 II 式吻合后胆汁反流性胃炎的发生率。在老年女性患者，还可以通过阴道后穹隆取出胃癌切除样本。近年来，完全腹腔镜下的各种吻合技术包括远端胃切除残胃空肠 Un-cut Roux-en-Y 吻合技术、全胃切除食管空肠侧侧吻合技术、近端胃切除双通道消化道重建技术逐渐被越来越多的医生掌握，完全腹腔镜下胃癌根治手术得到了较快的发展，可以预见完全腹腔镜技术必将是未来胃癌手术的发展方向。

四、微创外科技术在结直肠外科手术中的应用

腹腔镜具有放大作用，使细小血管、神经的解剖更清晰，有利于盆腔自主神经丛的保护，手术时间短，手术视野好，系膜和筋膜间隙解剖层次的辨认更为清晰，淋巴结清扫更彻底。腹腔镜下结肠癌的全结肠系膜切除术、腹腔镜直肠癌的全直肠系膜切除术、腹腔镜中低位直肠癌经肛全直肠系膜切除术、腹腔镜下拖出式直肠外翻技术不断发展，能实现超低位的保肛手术。超声刀的使用，沿着解剖平面和筋膜间隙进行手术，能实现"无血"手术，术中肠道干扰小，术后胃肠功能恢复快，腹壁切口小，疼痛轻，患者能早期进食和下床活动，明显缩短平均住院日。

五、胃肠肿瘤外科中微创外科技术的发展

相对于传统的外科开腹手术，由于腹腔镜的放大作用，使术者对系膜、筋膜间隙解剖层次更清晰，对血管的走向、解剖的变异认识更深刻，术中能进入正确的解剖层次进行淋巴结的清扫和血管的结扎，从而减少了术中的出血量和血管、神经损伤的机会，对肿瘤能达到精准的手术切除，同时又降低了术后并发症，促进了患者术后的快速康复。但腹腔镜胃癌手术操作难度大，技术要求高，学习时间长。由于达芬奇机器人手术系统具有除颤、放大 10 倍、3D 视野及操作灵活的优点，因而在实施胃周组织分离、精准彻底的淋巴结清扫方面相对于传统的腹腔镜手术具有独特的技术优势。因此，在国内外一些大的普通外科微创治疗中心机器人手术已经逐渐开展，但目前机器人系统仍存在一些缺陷需进一步改进。首先手术机器人系统自身的主要缺陷有：触觉反馈功能缺失；整套设备体积过于庞大；系统技术复杂，使用过程中可能发生各种程序和机械故障；术前

准备及术中更换器械操作耗时较长；达芬奇手术机器人系统的购置及使用成本都很昂贵。由于机器人系统存在上述缺陷，因此有研究认为对于腹腔镜技术比较成熟的胃肠外科医生而言，目前机器人技术并不占有较大的优势。机器人技术还处于发展成长期，需进一步向小型化、无创化、智能化和远程化方向发展。各种微创技术不断发展的同时，与腹腔镜手术相关的各种设备、器械也不断发展和革新。①高清腹腔镜摄像系统和显示系统的研发，使手术操作更精确。同时，结合各种血管、淋巴管及肿瘤边缘的荧光显影技术的应用，对肿瘤与血管的关系、肿瘤侵犯的边缘更清楚，结合术前及术中的 3D 成像打印技术，从而达到真正的精准肿瘤外科切除，既能完整切除肿瘤侵犯的部位，又能有效地保护脏器的功能。目前，吲哚青绿荧光显影技术已经应用在肝脏肿瘤切除上，包括与良性肿块的鉴别和肿瘤边缘的确定，但目前仅限于表浅部位的肿瘤，而且假阳性率高达 40%～50%。②超声刀的应用推动了腹腔镜技术为代表的胃肠微创外科技术的发展，而随着止血器械能量平台的不断创新，使能凝固处理的血管管径更大，手术出血更少，安全性更高。同时，各种腔镜下血管阻断钳和阻断夹的应用，使腹腔镜下意外血管损伤时的止血变得更加从容安全，减少腔镜下血管损伤时中转开腹手术的发生率。总之，当前各种微创新技术的不断涌现，最终可能因集成创新而导致一场新的微创外科技术革命。

(肖作珍、马鲁华)

第四章 肝胆肿瘤

第一节 肝细胞癌伴门静脉癌栓的发生机制

肝细胞癌(hepatocellular carcinoma, HCC),以下简称肝癌,是临床上最常见的恶性肿瘤之一,其发病率及死亡率分别居全球恶性肿瘤疾病的第5位和第2位。经过多年的研究和探索,肝癌患者的预后有了一定的改善,但近年来,肝癌患者的总体生存率提高不明显,因为肝癌患者起病隐匿、进展迅速,70%~80%的患者初诊时已处于中晚期,肿瘤侵犯门静脉并形成门静脉癌栓(portal vein tumor thrombus, PVTT)发生率高。PVTT可以导致肝癌患者肝内癌细胞的扩散、肝功能恶化甚至肝衰竭、门静脉压力升高引起顽固腹水及消化道出血等。若不进行干预,预后较差,中位生存时间仅为2.7~4.0个月,远低于不伴有PVTT的肝癌患者。PVTT并非中晚期肝癌所独有,很多小肝癌患者也伴有PVTT,导致手术切除后出现早期复发转移的现象。所以说,PVTT被认为是影响肝癌患者预后的重要因素。因此,深入研究PVTT的发生机制,寻找有效的干预治疗措施,将有助于改善此类患者的预后。近年来,众多学者对PVTT的发生机制进行了一系列探索性研究。

一、来源于门静脉癌栓的人肝癌细胞系的建立

可供体外研究的细胞系对于肿瘤理论和应用研究上具有十分重要的价值。不同组织来源的细胞,其生物特性和适用性不尽相同。虽然一系列肝癌细胞系的建立,为研究肝癌的发病机理、寻找合适的治疗方法等提供了理想的模型,但是鲜有报道来源于PVTT的细胞系,所以建立来源于门静脉癌栓的细胞系显得尤为重要。Wang等利用人肝癌门静脉癌栓新鲜组织块进行原代培养得到门静脉癌栓来源的肝癌细胞系CSQT-1;并进一步利用门静脉癌栓原位移植模型,将成瘤后的裸鼠肝脏肿瘤进行细胞原代培养,建立肝癌细胞系,命名为门静脉癌栓来源的肝癌细胞系CSQT-2。CSQT-1和CSQT-2具有人肝癌组织的特性,均能稳定生长,具有无限生长的能力,同时因取材于门静脉癌栓而和其他肝癌细胞系又有诸多不同。CSQT-1及CSQT-2两株肝癌细胞系是体外研究肝癌门静脉癌栓形成及防治的良好模型,为进一步研究PVTT的形成机制提供了实验工具。

二、PVTT形成的分子生物学基础

(一)micro RNAs与PVTT的形成

微小RNAs (micro RNAs, mi RNAs)是一类短小的(常为17~25 nt)单链非编码内源性RNA,能通过对靶m RNA降解或者抑制蛋白质翻译从而在基因的转录后调控中扮演重

要角色。随着对mi RNA研究的深入,人们发现,mi RNA也在肿瘤的增殖、分化、侵袭转移、治疗反应中扮演了重要角色。Zhou等通过mi RNA测序发现了22种可能与肝癌转移相关的mi RNAs,其中,mi R-28-5p的低表达被证实与肿瘤的转移、复发、预后密切相关。进一步探究发现,白介素-34(interleukin-34,IL-34)是mi R-28-5p重要作用靶点,通过调控肿瘤相关巨噬细胞(tumor-associated macrophages,TAMs)来发挥作用,并提出了mi R-28-5p-IL-34-macrophage的反馈通路。Liu等通过比较肝癌原发灶及门静脉癌栓的mi RNA表达谱发现,mi R-135a等10个mi RNAs在PVTT中的表达水平高于原发灶至少1.5倍;mi R-433等5个mi RNAs在PVTT中的表达水平低于原发灶至少1.5倍。这表明,这些mi RNAs可能在PVTT的形成中发挥作用。进一步研究发现,抑制CSQT-2中mi R-135a的表达可以显著抑制其侵袭能力,这也在裸鼠原位种植实验中得到证实。此外还发现,mi R-135a可能是通过上游的转录基因FOXM1和下游的靶向肿瘤抑制基因MTSS1发挥作用的,最终建立了FOXM1-mi R-135a-MTSS1通路。Yang等的研究更揭示了一个HBV(hepatitis B virus)感染导致PVTT形成的调控通路。他们发现,HBV在肝组织内的持续感染以及上调的TGF-β活性可以抑制mi R-34a的表达水平,减弱mi R-34a对其靶基因CCL22的抑制,上调的CCL22可以招募调节性T细胞(regulatory T cells,Treg)形成一个免疫抑制微环境,促进肿瘤细胞的免疫逃逸,定植于肝内门静脉系统形成PVTT。迄今为止,最完整的解释PVTT如何形成的通路是HBV-TGF-β-mi RNA-34a-CCL22-Treg-PVTT通路。

(二)lnc RNAs与PVTT的形成

长链非编码RNAs(long noncoding RNAs,lnc RNAs)是长度大于200个核苷酸的非编码RNA。在细胞内,lnc RNAs可以调节基因转录和m RNA的合成;同时,也能影响RNA的稳定性和mi RNAs在细胞质内的活性。最新研究表明,lnc RNAs在剂量补偿效应、表观遗传调控、细胞周期调控和细胞分化调控等众多生命活动中发挥重要作用。例如,lnc RNAs、ANRIL(antisense non-coding RNA in the INK4 locus)和HOTAIR(HOX transcript antisense RNA)通过促进染色体复合物的生成来促进肿瘤的生长和转移等。Yuan等发现了能被转化因子诱导的lnc RNA即lnc RNA-ATB(TGF-β-induced lnc RNA),lnc RNA-ATB通过调节TGF-β、mi R-200家族和E盒结合锌指蛋白(zinc finger E-box binding homeobox,ZEB)来影响肿瘤早期至晚期的各个过程。lnc RNA-ATB的发现也为临床提供了治疗的新靶点,可以通过抑制lnc RNA-ATB的转录来抑制其发挥作用,也可以通过阻断与其密切相关的TGF-β通路达到治疗的效果。另一项研究发现了肿瘤相关的lnc RNA-DANCR,其在HCC的表达明显升高,进一步的体内外实验表明,DANCR的高表达,明显地增强了HCC的干性,促进了肿瘤的生成以及转移。DANCR与CTNNB1(colorectal cancer risk associated with β1-catenin)相互结合阻断了mi R214、mi R-320a和mi R-199a,揭示了一个涉及lnc RNAs、m RNAs、mi RNAs的肿瘤发生的独特机制。此外,Chang等发现的lnc RNA GAS5(growth arrest-specific 5)通过调控波形蛋白(vimentin)来影响肝癌细胞的增殖和侵犯。低表达的GAS5与PVTT的发生密切相关,也为临床提供了新的、潜在的治疗靶点。

(三)蛋白质与PVTT的形成

通过对正常个体及病理个体间的蛋白质组比较分析,找到某些疾病特异性的蛋白质分子，它们可成为新药物设计的分子靶点，或者也会为疾病的早期诊断提供分子标志。近年来，随着高通量技术的进步，使得我们可以更全面、更系统地去寻找与肝癌相关的蛋白。例如，Ding 等比较 MHCC97H 细胞系和 MNCC97L 细胞系的蛋白质表达差异时，发现转移能力更强的 MHCC97H 细胞中角蛋白 19(cytokeratin 19，CK19)的表达明显上调，进一步研究发现，在肿瘤组织中 CK19 表达高的患者转移和复发的可能性更高。Liotta 等提出的肿瘤细胞浸润转移的三步骤假说已经得到广泛认可，PVTT 的发生更是涉及肿瘤细胞之间、肿瘤-基质细胞之间的黏附力、趋化、细胞外基的降解等一系列的过程。

1. 黏附分子与 PVTT 的形成　在癌细胞脱离原发灶、移动并附着远处器官等癌浸润转移过程中，细胞黏附分子和细胞黏附力发挥着重要作用。肿瘤细胞间黏附力减弱，有利于肿瘤细胞脱离原发瘤；而肿瘤细胞与基质细胞、内皮细胞黏附能力增强，有助于肿瘤细胞在局部停留、着床并形成转移灶。如上皮型钙黏蛋白(E-cadherin，E-CD)是同种细胞间的主要黏附分子。研究发现，LI-钙黏蛋白(liver intestine cadherin，LI-cadherin)的表达水平却与肝癌的侵袭性呈正相关，即高表达 LI-cadherin 的肝癌组织中肿瘤细胞更易脱落，微血管侵犯比例明显增加。血清中细胞间黏附分子 I 型(intercellular adhesion molecule-1，ICAM-1)也被认为与肝癌的转移密切相关。Liu 等研究发现，与 ICAM-1 低表达的细胞相比，高表达 ICAM-1 的细胞具有更强的致瘤能力。进一步研究还发现，抑制 ICAM-1 的表达可以降低肿瘤的发生率和转移率，可见 ICAM-1 的表达与 PVTT 的发生也具有密切的联系，但具体作用机制尚不清楚。

2. 趋化因子与 PVTT 的形成　趋化因子可以趋化肿瘤细胞，并可调节金属蛋白酶及黏附分子表达增加肿瘤细胞侵袭性，已经证实趋化因子及其受体在决定乳腺癌器官选择性转移中起着非常重要的作用。Li 等发现，CXCR4 的表达在 PVTT 组织中明显高于在肝癌组织中的表达，临床病理结果发现其表达水平与肝癌的侵犯、有无癌栓及有无肝内或淋巴结转移有关。而在动物体内特异性的阻断、降低 CXCR4 可以减少癌栓的形成。因此，由趋化因子及其受体介导的肝癌细胞的定向迁移可能可以解释肝癌细胞易于侵犯门静脉的原因。

3. 基质降解与 PVTT 的形成　肿瘤的侵袭与转移另一个必须条件是破坏细胞外基质(extracellular matrix，ECM)，而降解的基质蛋白对肿瘤细胞的生长增殖有帮助。其中基质金属蛋白(matrix metalloproteinase，MMP)能降解基底膜和基质，最终肿瘤细胞沿基底膜缺损和基质空隙向周围生长。MMP-9 和 MMP-2 在肝癌伴有 PVTT 者中含量显著高于无 PVTT 者。而当 MMP-2 和 MMP-9 在肝癌组织的表达高于癌旁肝组织时，癌栓发生率明显升高；相反地，当在肝癌组织的表达低于癌旁肝组织时，癌栓发生率均为 0。这说明，MMPs 可能在 PVTT 形成中起重要作用。尿激酶型纤溶酶原激活系统(urokinase type plasminogen activator system，u-PA)能够水解无活性的纤溶酶原而转变成有活性的纤溶酶，后者能降解 ECM 蛋白。在许多肿瘤中，都有 u-PA 及相应调节分子的高表达，并且与肿瘤的预后、复发、转移密切相关。

4. 代谢改变与 PVTT 的形成　代谢组学由于具有能将基因和蛋白质水平的微小变化在代谢物水平放大和代谢物的种类远少于基因和蛋白质的数目等众多优点，已经成为系统生物学研究的重要组成部分。研究发现，癌症细胞更倾向于利用糖酵解途径产生能量，同时产生更多的乳酸，从而更利于肿瘤的发生、发展。

葡萄糖-6-磷酸脱氢酶（glucose-6-phosphate dehydrogenase，G6PD）参与的磷酸戊糖途径(pentose phosphate pathway，PPP)是控制产生戊糖和NADPH的关键因素，成为了近年来研究的热点。Hong等研究发现了抑癌基因PTEN，通过Tcl1/hn RNPK来调控肝癌组织中G6PD的表达，进而影响肿瘤的代谢重构和生物合成，并且还发现了高表达的G6PD会影响患者使用索拉非尼的疗效，这对于PVTT患者的治疗具有重要的指导意义。G6PD的活性也被证明可促进血管生成，提高肿瘤细胞的增殖和侵袭。在体外敲除G6PD可降低血管内皮细胞增殖，迁移和磷酸化的VEGF受体，而G6PD过表达却显示出促血管生成的表型。由此可见，对于代谢相关基因的研究可能成为解释PVTT发生机制的新突破点。

5.肿瘤微环境与PVTT的形成　肿瘤细胞与癌周基质之间的动态变化涉及肿瘤发生、侵袭、转移的各个过程，肿瘤相关巨噬细胞(tumor associated macrophages，TAMs)和T细胞，能通过促进上皮细胞转化、增加蛋白酶水解活性、调节免疫力的方式来促进肿瘤的侵袭、转移以及新生血管的生成。其中，巨噬细胞几乎存在于所有的组织中，并在维持肿瘤细胞和基质细胞之间的稳态方面发挥着重要的作用。大量的研究表明，TAMs能通过损害细胞毒素PD-1+CD8$^+$T细胞免疫应答来推动肝癌的进展。此外，库普弗细胞(Kupffer cells)作为肝独特的巨噬细胞，能产生大量的骨桥蛋白；雄激素受体相关的巨噬细胞，能够通过调控肿瘤坏死因子(tumor necrosis factor，TNF)来影响肝脏的损伤修复，还会引起p38的激活进而促进HCC的转移。研究发现，HCC的转移与癌旁巨噬细胞集落刺激因子(macrophage colony stimulating factor，M-CSF)的表达密切相关，即高表达M-CSF的患者，预后较差，肝内肝外转移发生率高。因此，针对巨噬细胞的药物(例如唑来膦酸)可以消耗肿瘤附近的巨噬细胞，与索拉非尼联用，能明显改善患者的预后。免疫细胞的不平衡是肿瘤进程中的一个重要的调节器。在肝癌伴转移的患者中发现，Th1辅助T细胞相关的促炎性细胞因子如肿瘤坏死因子(tumor necrosis factor，TNF)、干扰素(interferon，IFN)和IL-1的表达明显低于不伴转移的患者，说明增强Th1免疫应答，可能抑制肿瘤的复发。CD4$^+$CD25$^+$Fox P3T细胞已被证实在肝癌肿瘤细胞中高表达，该类T细胞能损害细胞毒性CD8$^+$T的增殖、活化、脱粒以及产生颗粒酶A、颗粒酶B和穿孔蛋白的能力。与此结论类似的，Gao等研究发现，调节T细胞与肝癌细胞的侵袭性、瘤内淋巴管形成有关；细胞毒T细胞可以作为预测肝癌预后的重要指标；针对Treg和效应T细胞的免疫疗法治疗可能成为减少复发延长PVTT患者生存期的有效手段。

6.肿瘤干细胞与PVTT的形成　肿瘤干细胞(cancer stem cell，CSC)因有很强的转移潜能，也有学者将其称为转移型的肿瘤干细胞。其与转移的关系的研究热点集中在以下几点。原发瘤中的CSC通过与微环境的相互作用，影响干性因子或通路的变化，从而促进侵袭和转移特性的获得；而在转移灶形成的过程中，CSC自身的代谢变化与微环境的共同作用，又调节了干细胞的自我更新和定居。肝癌中，有研究称，CD44$^+$的肝癌干细胞与CD14$^+$的TAM共培养后，TAM产生的IL-6会促进这群肝癌干细胞的扩张和成瘤能力。而当CSC发生播散进入血液循环时，就有可能成为CTC的组成部分。这意味着，循环肿瘤细胞中能成功地产生转移灶的组分，可能是CSC或是已具有CSC特性的细胞。例如，肝癌中也发现，Ep CAM+CTC(circulating tumor cell)具有干细胞特性，部分Ep CAM

$^+$CTC 有 CD133$^+$或者 ABCG2$^+$的表达。而这也暗示着，CSC 可能是 CTC 的主要功能细胞，或是只有具有或获得 CSC 特性的细胞才能在转移的过程中存活下来。Guo 等更是发现了能影响 CSC 性能和促进 PVTT 发生的 ICAM-1 相关 lnc RNA（ICAM-1 related，ICR）。因此，肿瘤干细胞的研究可能为我们解释 PVTT 的形成提供新的方向。

PVTT 是导致 HCC 肝内复发转移和影响患者生存的最重要因素，该类患者的治疗是临床的一大难点。有关 PVTT 的临床研究较多，而基础研究较少，其发生发展的具体机制尚不清楚，临床治疗的效果并不理想。因此，深入了解 PVTT 的发生机制，寻找可靠的早期诊断的标志物以及有效的治疗靶点，才能更大程度上使患者受益。PVTT 的发生是多因素、多环节参与的复杂过程，是机体、微环境与癌细胞三者互动的结果，此外，Guo 等发现的一种新型的门静脉癌栓（distinct portal vein tumor thrombi，d PVTT）为研究提供了新的思路，也更加表明了癌栓的发展是多样、复杂的。研究者们需要更加宽广的研究视野，才能更加接近 PVTT 形成的真正情况，从而改善患者的总体疗效。

（肖作珍）

第二节　胆囊癌综合治疗

胆囊癌是最常见的胆道系统恶性肿瘤。我国胆囊癌约占同期胆道疾病的 1.53%。不同国家地区及不同种族的胆囊癌发病率有所不同。目前我国尚无详细的发病率统计。美国报道的胆囊癌发病率约为 2.5/10 万。胆囊癌起病隐匿，难以早期诊断，且恶性程度较高，易发生早期转移。多数患者在疾病发现时已属晚期，故预后极差。目前国内对于胆囊癌研究的重视程度相对不足；另一方面，胆囊癌患患者数较少，也给大样本的临床研究带来一定困难。因此，无论国内还是国外，胆囊癌相关研究的进展缓慢。但通过医务工作者的不懈努力，对胆囊癌发生、转移机制的研究不断发展，包含手术治疗、化疗、放疗的综合治疗已取得一定成效。

一、胆囊癌的手术治疗

外科手术是治愈胆囊癌及获得长期生存的唯一方法。手术治疗肿瘤，实现瘤体的 R0 切除是每位外科医师的最终追求，对于胆囊癌也不例外。因此，能否实现 R0 切除是评价胆囊癌患者预后的关键因素。

（一）胆囊癌临床分期的意义

胆囊癌临床分期在预后评估及治疗方式的选择上起重要作用，手术治疗就是在肿瘤分期的指导下进行。胆囊癌的分期方式有很多种，其中 AJCC 分期具有较高的临床价值，被国内学者普遍接受和应用。很多学者认为腹腔镜探查对胆囊癌临床分期判断有着重要意义。对于无法通过术前影像学检查明确肿瘤分期或怀疑有肿瘤转移者，应行腹腔镜探查，可避免不必要的手术探查，对后续治疗方案的选择也有重要意义。

（二）胆囊癌手术治疗的方法

随着相关临床研究的不断完善，近年来对于早期胆囊癌手术方式已逐步达成共识，而进展期胆囊癌在切除范围的选择上尚存争议。Tis 及 T1a 期胆囊癌患者在单纯胆囊切除术后，如胆囊管切缘阴性，往往无需进一步手术治疗。对于疾病进展至 T1b 及 T2 期的患者，因其隐匿性淋巴结转移率高(T1b：15%～25%，T2：50%)，且 10%～20% 的患者已存在肝脏侵犯，越来越多倾向于行标准胆囊癌根治术、胆囊切除、胆囊床楔型肝切除 2 cm、肝十二指肠韧带骨骼化清扫。对于 T3/T4 期患者，应根据肿瘤浸润情况施行胆囊癌根治术甚至扩大根治术。术式包括浸润部分的肝段乃至半肝切除，胰十二指肠切除，扩大淋巴结清扫，右上腹脏器联合切除，包括部分肝脏、胰十二指肠、右肾、右半结肠和右侧膈肌等。但如已出现肝脏多发转移、肝十二指肠韧带全部浸润或主动脉腔静脉旁等远处淋巴结转移，由于不能行 R0 切除，手术为患者带来的生存获益很低，应避免手术。除此之外，皆应积极行手术治疗，实现 R0 切除。由于扩大性根治手术创伤大、术后并发症多，术前应仔细评估，必要时术中可进行主动脉旁淋巴结冷冻病理检查。如发现阳性转移，则应放弃手术，选择放疗及化疗等其他方法。

(三) 意外胆囊癌

由于胆囊癌早期无特异性临床症状，往往难以发现及诊断，故约 30% 的胆囊癌由胆囊良性疾病术中或术后意外发现。其意外发现的概率各地报道不同，在 0.2%～1.0%。因此，术前应明确患者是否有胆囊癌高危因素，完善相关检查，避免漏诊。在良性疾病胆囊切除术中，也应尽量避免反复牵拉撕扯胆囊，以防胆汁流入腹腔，防止意外胆囊癌的腹腔污染扩散。胆囊标本应放入标本袋完整取出。如术中切除标本存在黏膜改变或胆囊壁增厚，疑为胆囊癌者，应及时行术中冷冻病理检查来排除。如术后发现胆囊癌，属 Tis 及 T1a 期，且术中无胆汁漏出及切缘阴性，无需再次手术。肿瘤 T1b 期及以上的患者，则需再次行探查清扫以提高患者的生存期。

(四) 腹腔镜技术与胆囊癌根治术

近年来，由于腹腔镜技术的发展，越来越多的临床研究表明，胆囊癌已不再是腹腔镜手术的禁忌。对于 T1 及 T2 期患者，腹腔镜下行胆囊癌根治术并不影响患者的生存预后，且术后并发症少。但腹腔镜下的胆囊癌根治术仍存在很多难点和争议，并依赖外科医师的相关经验。在腹腔镜手术中，应尽量减少胆汁流入腹腔的可能。标本取出，应使用标本袋，必要时扩大穿刺切口以减少标本与切口创面的接触。过去认为，手术后应对戳孔进行切除，以减少切口的种植转移。有对照研究显示，如在术中无胆汁漏出，是否进行戳孔切除与发生切口种植转移及患者预后无相关性，并无戳孔切除的必要。对于进展期胆囊癌，由于手术可能涉及多个脏器，腹腔镜下难以达到根治目的，并不适合行腹腔镜手术。

二、胆囊癌的化疗

由于胆囊癌难以早期诊断，且恶性程度高，疾病发现时多已晚期，失去手术根治的机会。因此，化疗对于胆囊癌的治疗有重要作用。化疗分为全身化疗及局部介入化疗。与其他消化系统肿瘤相比，胆囊癌缺乏敏感有效的化疗药物，相关的大型多中心临床研究也不够完善。

(一) 胆囊癌的局部介入化疗

目前，胆囊癌介入化疗的临床研究开展较少，尚未就治疗方案达成共识。目前普遍以吉西他滨及氟尿嘧啶(5-FU)联合铂类的方案为主,通过经肝动脉对瘤血管灌注化疗并栓塞以达到局部化疗的目的。介入化疗主要用于失去手术机会的晚期胆囊癌患者。此外,胆囊癌晚期肝转移的患者,通过经肝动脉插管化疗栓塞术可得到很好的治疗效果。

(二)胆囊癌的全身化疗

胆囊癌的全身化疗有多种方案,目前获得较多认可的标准治疗方法是以吉西他滨为基础联合铂类药物的方案。Valle 等的一项三期临床研究证实,吉西他滨联合顺铂的疗效优于吉西他滨单药治疗,适用于晚期或转移性胆道恶性肿瘤。另外,以 5-FU 为主的化疗方案也被证实对胆囊癌有良好的疗效。其中,CEF 方案(顺铂+表柔比星+5-FU)有相对较好的治疗效果,且联合用药可降低药物用量,在保证疗效的同时,大大减少不良反应的发生。由于实体肿瘤中叶酸含量不足,在 CEF 方案中加入亚叶酸(leucovorin,LV),可进一步增加 5-FU 的治疗效果。体内和体外研究发现,生长抑素(somatostatin,SST)可诱导阻滞细胞周期于 S 期,并通过影响多种相关蛋白质的表达,大大提高胆囊癌细胞对多柔比星的化疗敏感性。基于以上研究结果,有学者联合全国 31 家临床中心,对于(顺铂+表柔比星+5-FU+LV)联合应用 SST 治疗晚期胆囊癌的新化疗方案行大型多中心随机对照试验。工作正有序发展,随访数据逐步整理分析中。鉴于目前国际上关于胆囊癌化疗的大型随机对照试验相对较少,此研究可对胆囊癌化疗方案的完善作出一定贡献。

三、胆囊癌的放射治疗

胆囊癌的放射治疗主要包括术中放疗、术后外照射放疗及近距离腔内治疗。研究表明,相比于单独化疗,进展期胆囊癌术后患者接受化疗联合放疗预后更好。对于早期胆囊癌,是否在术后进行辅助性放疗仍存在一定争议。更多学者认为,只要手术切除范围足够,术后辅助性放疗并不能为患者带来生存获益。这与早期胆囊癌单纯胆囊切除后,术后不需再次手术治疗相一致。尽管已有多篇报道证实,术后放疗能延长患者的平均生存时间,但大多为单中心研究,且病例较少。由于缺少大样本的临床试验数据,其具体适用指征和放疗方式的选择等仍未解决。

四、胆囊癌的靶向治疗

随着对胆囊癌相关研究的不断深入,对其发生、发展、侵袭和转移的机制有了更多的了解,这也有利于胆囊癌靶向治疗药物的研究。目前,胆囊癌分子靶向治疗大多针对表皮生长因子受体(epidermal growth factor receptor,EGFR)信号通路。一类是通过单克隆抗体竞争抑制 EGFR 与相关配体结合。另一类为酪氨酸激酶抑制剂,包括吉非替尼、埃罗替尼等,通过与 ATP 竞争结合酪氨酸激酶来抑制其功能。目前,已有很多临床试验证实靶向治疗药物对胆囊癌的治疗效果。此外,Li 等通过对 57 例胆囊癌组织及癌旁正常组织行全外显子测序,发现其中 36.8%的样本存在 Erb B 基因信号通路(EGFR、Erb B2、Erb B3、Erb B4 及其相关下游基因)的突变。多因素分析结果表明,Erb B 相关通路突变与不良预后显著相关,提示此通路及其下游基因的突变在胆囊癌的发生发展中起重要作用。这可能对胆囊癌的靶向治疗有参考意义。

五、胆囊癌的免疫治疗及中药治疗

目前，在临床应用较多的胆囊癌免疫治疗主要采用注射细胞因子、干扰素、胸腺肽等，以提高机体的免疫力，是对其他治疗方法的辅助。以树突状细胞为基础的胆囊癌免疫疗法，在初期曾倍受追捧，但随着临床试验的开展，发现由于肿瘤的免疫耐受等多方面原因，该疗法并未给患者带来预期的生存获益。近年来，以免疫细胞体外培养为基础的治疗方法正在逐步完善，可能为胆囊癌的治疗提供帮助。中医对恶性肿瘤的治疗有很长历史，由于其很多治疗方法无法得到现代科学的论证，不能成为肿瘤治疗的主流手段。但中医经过几千年的积累沉淀，通过其整体观念、辨证施治的医疗理念，根据患者的体质、症状等进行个体化治疗，用扶正祛邪的方法提高免疫力、调整全身情况，对胆囊癌的治疗会有一定参考意义。

总之，以手术为中心，结合化疗、放疗等多种方法的综合治疗是胆囊癌治疗的重要手段。但随着相关研究的不断进行，靶向治疗、免疫治疗、传统中医治疗等仍有可能为胆囊癌的治疗提供帮助，延长患者的生存时间，改善预后。

(肖作珍)

第三节　肝内胆管癌的外科治疗

一、肝内胆管癌(ICC)

是原发性肝癌的一种，其发病率仅次于肝细胞癌(HCC)，起源于肝内胆管上皮细胞，如肝内胆管的细小分支或者邻近肝内胆管分叉处的较大分支。ICC 的发生比例低于病灶位于上三分之一胆管或者包括肝总管分叉处(Klatskin 癌)在内三分之二胆管的胆管癌。从形态学上，ICC 可分为三种亚型，即肿块型、管周浸润型和管内型，每种亚型生长方式不同且具有不同的影像学特点。尽管其较为少见，由于早期发现与诊疗技术的不完备，ICC 确诊时常为晚期。

二、流行病学

在美国，根据国家癌病署的"监测、流行病学与最终结果"计划资料显示，每年有35660 患者被诊断为原发性肝癌或 ICC4，其中 ICC 的比例约为 15％，发病率为每100000 人 0.95 例。据报道，在世界范围内，如欧洲、北美、亚洲、日本、澳洲，ICC发病率在近 20 年显著增长，其中泰国的发生率最高，达到每 100000 人 96 例。尽管发病率的升高与疾病分类的变化与早期诊断技术的改善相关，但早期、小病灶或无法辨别分期的肝内胆管细胞癌比例的增高也是其发病率升高的独立因素 5，进而证明 ICC 的发病率确实呈增长趋势，并与新发现的危险因素如肝炎病毒、非病毒性慢性肝病和代谢性疾病相关。在 ICC 的三个亚型中，肿块型最常见，其比例超过 85％。与其他胆管癌相似处在于 ICC 发病与年龄正相关，大多数患者的年龄集中在 55～75 岁之间，男性略多于女性。

三、肿瘤分期

通常情况下，肿瘤分期的一系列检查起始于腹部与盆腔 CT 扫描。远端转移、区域外结节受累或周围重要组织结构浸润不明显时，可通过 PET 检测全身肿瘤的转移情况。过去 ICC 与 HCC 均称为原发性肝癌，而在最新的 AJCC/UICC 分期系统单独分析评价 ICC 的预测因素，其中肿瘤大小不再作为预后因素，而病灶数量、血管浸润、肝内转移、周围组织侵袭则是影响 ICC 肿瘤分期重要因素。然而，部分学者认为该系统需要增加预后分类的准确性，例如肿瘤大小、癌细胞分化等影响预后的因素应增添至现有的 AJCC 标准中。

四、外科治疗

目前，手术切除是公认唯一对 ICC 疗效较好的治疗方式。但与肝胆系统其他恶性肿瘤相比，ICC 可切除性与根治性切除率均较低，只有少部分患者可手术切除病灶，术后远期疗效不佳。高侵袭性与相对晚期的肿瘤是成功切除病灶的重要障碍，并对手术方式以及实现根治性(RO)切除的可能性形成重大挑战。

（一）腹腔镜切除

腹腔镜切除并非 ICC 的常规使用术式，目前不建议进行无必要的腹腔镜手术，且腹腔镜切除前需排除小的腹膜种植病灶。研究发现约 36% 的 ICC 患者经腹腔镜发现腹膜与肝内转移而无法手术切除病灶。部分学者建议具有高危肿瘤转移表现的患者，如结节异常、多发结节或者血清 CA19-9 升高等表现，可常规行腹腔镜诊断检查。然而，腹腔镜切除在外科治疗中的地位仍需进一步研究。

（二）术前门静脉栓塞

门静脉栓塞(PVE)常用于增加肝功能有限患者接受肝切除术的安全性和达到切缘组织学阴性的几率。PVE 目的是在可能出现术后剩余肝功能不足的患者中诱发肝叶的增生肥大。术前 PVE 可增加患者剩余肝体积，达到病灶切除后切缘阴性。对于肝门部胆管癌，PVE 的安全性与有效性仍处于争论中。

（三）手术切除

排除禁忌证后，通常行 ICC 根治性肝切除术以期达到 RO 切除。最近一项多中心研究发现，584 位 ICC 患者行肝脏切除术，其总体 RO 切除率为 9.7%（95%CI，6.1%～13.4%），而单一、低分化、小病灶、无血管及周围管道浸润、无淋巴结转移患者 RO 切除率到达 25.8%。即使在挑选出的低年龄、早期肿瘤患者中，RO 切除率也未超过 30%。与肝门部胆管癌及远端胆管癌相比，虽然 ICC 常发生微血管浸润，但其更易达到 RO 切除。因此，更多的患者需要更广泛的肝切除术如半肝切除或者更大范围的肝切除术（>5个肝段的切除）以及肝外胆道的切除与重建（超过 70% 行半肝切除术或更大范围切除术，超过 20% 需胆道切除与重建）。上述方法的危险性更大，因广泛的肝切除已被证实为严重术后并发症的独立危险因素(OR，6.2；95%CI，2.11～19.62)。此外，对局限性晚期肿瘤与巨大肿瘤患者实施 RO 切除的难度较大。根据分期标准，无法切除的 ICC 定义为出现肝内或远处转移、大血管浸润或广泛淋巴结转移后的肿瘤。

（四）切除术后的结果

接受 R0 切除的 ICC 患者的长期结果因人而异，预后依赖于肿瘤的位置和原发病灶的程度、手术切缘状态、淋巴结状态和手术并发症的发生率。公认的术后预后因子有：切除的完整性、肿瘤数目、血管侵犯和淋巴结转移的存在。在过去的几年中一些作者已报道，生存率随时间有所提高。然而，这些改变可能归功于非手术治疗疗效的提高或更仔细的手术患者选择。术后并发症被认为是长期预后不佳的独立预测因子(危险比[HR]=1.64；95%CI，1.30~2.08)，并且并发症愈严重，预后就会越差。ICC 治疗的结果取决于疾病的分期(尤其是有无淋巴结受累和血管侵犯)和手术切缘的状态，而非肿瘤大小。术后 5 年的总体生存率一般高达 40%，在阴性边缘(R0 切除)和无淋巴结受累的患者预后更好，其中 5 年生存率可高达 63%。术后切缘阳性(R1)的患者相比 R0 切除的患者复发风险更高(HR，1.61；95%CI，1.15~2.27)且总体生存期(OS)更短 (1.54；1.12~2.11)。一项纳入 163 例接受根治性手术患者的法国研究将患者生存率根据 AJCC 系统第 7 版进行分期分层，结果纳入研究全部患者 5 年总体生存率为 32%，Ⅰ期 (T1N0)患者为 62%，Ⅱ期 (T2N0)患者为 14%，Ⅲ期患者为 27%(T3N0，T1~3，N1)。R0 切除后，局部复发是 ICC 最常见的复发形式。其他形式包括肝内、淋巴结或肝外远处(腹腔内)的复发或转移。一项研究利用国际数据库，对 563 例接受 ICC 根治性切除的患者进行为期 19 个月(中位数)的随访，发现切除后复发率为 71%，常见的首次复发依次为仅在肝内(59.8%)，仅在肝外(14.5%)，或同时存在于肝内和肝外(25.7%)。该研究证明，复发的危险因素包括切缘组织学阳性和淋巴结受累，ICC 的复发与预后较差有关，且这些接受不同方式治疗的患者中，以复发时间为起点的中位生存期为 11.1 个月，复发后接受肿瘤切除术的患者中位生存期为 26.7 个月。

（五）肝移植

肝移植(LT)由于标准适应证的缺乏和极具争议的临床试验结果，LT 并不推荐作为 ICC 的常规治疗方式。事实上，由于长期生存情况不理想和复发率较高，许多中心在 ICC 患者中已不再施行 LT。研究表明，未接受抗肿瘤化疗 ICC 患者接受 LT 治疗后 3 年生存率为 50%~65%。同时，接受全身辅助或新辅助治疗的患者则取得了更高的长期生存率。LT 常见的不良预后因素包括神经周围侵袭，多灶性肿瘤，浸润性的肿瘤生长方式、淋巴管侵袭和 PSC 等等。最近的研究发现，某些 ICC 患者，尤其是体积小的单发肿瘤患者，能够在 LT 后获得更长期的存活，然而该研究纳入的接受 LT 的患者数量较为有限，可能影响其结果可信性。总之，LT 并非完全无效，但其有限的适应证和颇具争议的成本效益可能会限制它在 ICC 治疗中的作用。

（六）局部治疗

以肝动脉为基础的治疗，包括肝动脉灌注(hepatic arterial infusion，HAI)，肝动脉化疗栓塞(transarterial chemoembolization，TACE)，药物洗脱珠 TACE(DEB-TACE)和放射性钇栓塞(Yttrium-90 radioembolization)等，是用于治疗晚期 ICC 可能有益的治疗选择。荟萃分析已发现，在不能接受手术切除的 ICC 患者中，HAI 与 Y-90 和 TACE 相比具有最佳的生存结果(中位 OS 22.8 个月，95%CI，9.8~35.8 个月)和对治疗的反应 (56.9%，95%CI，41.0%~72.8%)。TACE 是一种最早应用于 HCC 的治疗手段，用于单独治疗和手术辅助治疗，可能对一些晚期 ICC 患者有益。一项对 273 名患者的回顾性研究发现，淋巴结阳性或切缘阳性的 ICC 患者中，TACE 可在无复发生存率方面媲美手术切除的疗效。另一项对接受 R0 切除的 114 例 HCC 患者的中国研究发现，辅助性 TACE 能够改善这些具有不良预后因素(TNM 分期中肿瘤直径≥5 cm)的患者的生存情况，但在无不良预后因素的患者中则未发现显著改变。有明确的证据表明，与支持疗法相比，TACE 治疗能够为晚期 ICC 患者带来更好的生存获益。运用特定药物洗脱珠的 DEB-TACE 被认为相比常规 TACE 具有更高的肿瘤内局部药物浓度，同时具有较少的全身性副作用。其他研究还报道了 DEB-TACE 与 TACE 或全身化疗相比，具有更好的潜在生存获益。射频消融(Radiofrequency ablation, RFA)和微波消融(microwave ablation, MWA)均可作为局部治疗方案以延长无法手术的 ICC 患者的生存期。一般建议用于体积较小的肿瘤和无肝外转移的局部病灶的局部控制。一项纳入七项观察性研究共 84 例患者的荟萃分析结果表明，无法手术的 ICC 患者接受射频消融治疗后，合并后的 1 年、3 年和 5 年生存率分别为 82%(95%CI，72%～90%)、47%(28%～65%)和 24%(11%～40%)。同时，当设备允许时，MWA 可能是另一种可行的选择。一项纳入 26 例接受 MWA 结合 TACE 治疗患者的中国队列研究报告其完全消融率为 92.3%，中位 PFS 和 OS 分别为 6.2 和 19.5 个月。然而，由于缺乏前瞻性的随机临床试验，射频治疗在无法能切除的 ICC 患者中的确切作用仍有待明确。总之，ICC 是仅次于 HCC 最常见的肝恶性肿瘤，其发病率日益增加，且具有包括环境和代谢方面在内的多种危险因素。手术切除在某些患者中可能是唯一的治愈性治疗。局部治疗可作为肝切除后的辅助性治疗，或为无法手术切除的 ICC 患者提供生存获益。

(肖作珍)

第五章　胰腺癌

第一节　胰腺癌外科治疗现状

胰腺癌的发病率呈逐年升高态势，在欧美国家中其病死率在所有肿瘤中位居第四，患者总体 5 年生存率徘徊于 5%左右，数十年来无显著改善。手术切除虽有根治可能，但由于疾病早期缺乏特异临床表现，患者就诊时多因肿瘤局部进展或远位转移等原因，仅有 20%左右的胰腺癌患者有切除可能；即使得以手术切除，患者中位生存期亦不足 2 年，仍多死于肿瘤复发或转移。由于临床表现隐匿、早期诊断率困难、手术切除率低、肿瘤进展迅速、对传统放化疗敏感性差等临床病理特点，胰腺癌在所有消化道肿瘤中预后最差。近年来在多学科综合治疗模式(MDT)及循证、精准的理念指导下，围绕胰腺癌的新辅助治疗、辅助治疗、手术指征、术式选择、切除范围等问题，不断有新观点、新技术涌现，有些已达成共识，更多仍存在争议，体现出对疾病本质的曲折认知过程。

一、胰腺癌治疗模式的转变

胰腺癌的传统治疗理念是"surgery first"，突出学科特色，治疗前往往难以完成整体计划，在治疗过程中随意性较强，难以为患者提供全方位的诊疗策略。MDT 淡化学科特色，以患者及疾病为中心，通过多学科的会诊及协作为每位患者制定最合理的治疗方案，避免治疗不足及过度，使患者临床受益最大化，是目前提高胰腺癌整体治疗效果的有效手段。由诊断开始，即应有包括外科、影像科、肿瘤科、消化科、放疗等多学科的参与，并贯穿患者诊治的始终。MDT 模式在胰腺癌领域的开展与实践，使治疗手段的选择更加"个体化"，针对"适宜的"患者，实施"适宜的"治疗，既要避免治疗"不足"，更要避免治疗"过度"。虽然 MDT 在国内已有较为普遍的开展，但规范性有待提高。有些 MDT 流于形式，有些仅针对晚期患者开展，早期及术前患者开展 MDT 不足。外科医生尤应意识到，MDT 团队中的核心是患者，而非任何一个学科，手术切除仅是多学科综合治疗中的一个环节。

二、"可能切除的"胰腺癌与新辅助治疗

胰腺癌传统分类为可切除(respectable)及不可切除(unresectable)。所谓不可切除，除指合并远处转移之患者外，更多为局部进展期即合并或可疑合并周围血管浸润，如胰头癌累及肠系膜上血管、肝总动脉或腹腔动脉干等。随着对胰头癌临床及生物学行为认识的深入，发现传统意义上部分"不可切除的"的胰腺癌患者，可以切除甚或可能 R0 切除，进而改善患者预后，M. D. Anderson 肿瘤中心(MDACC)由此提出"borderline resectable pancreatic cancer"的理念，提倡对这一类胰头癌患者专门进行临床研究。国内文献将其译为"临界可切除"、"边缘可切除"、"潜在可切除"等，近年多统一为"可能切除"。

目前对可能切除的胰腺癌的定义，来自包括 MDACC、美国肝胆胰学会（American Hepato-Pancreato-Biliary Association）、NCCN 等专业机构或学术团体，内涵基本一致，均基于胰腺 CT 等影像学检查，核心标准是肿瘤是否合并血管浸润及受累血管是否可切除重建，其中以 NCCN 标准应用最为广泛。

（一）NCCN 指南对可能切除胰腺癌的定义

①无远处转移；②肠系膜上静脉/门静脉局限受累，狭窄、扭曲或闭塞，但其远近端正常，可切除重建；③肿瘤包裹胃十二指肠动脉或肝动脉局限性包裹，但未浸润至腹腔动脉干；④肿瘤紧贴肠系膜上动脉，但未超过 180°。肿瘤包绕胃十二指肠动脉或局限累及肝总动脉，如后者可切除重建，视为可能切除。无论是胰头癌或胰体尾癌，肠系膜上动脉受累如＞180°，则视为不可切除。对于胰头癌，任何范围的腹腔动脉干受累均视为不可切除；对于胰体尾癌，腹腔干受累如＞180°，亦为不可切除。

（二）可能切除的胰腺癌的治疗策略

对于可能切除的胰腺癌患者，直接手术探查还是先行新辅助治疗，存在争议，主要问题是血管受累及联合血管切除后能否做到 R0 切除。血管受累及联合血管切除，可导致阳性切缘的因素及可能性较"可切除"的胰头癌更多更大，如血管受累及切除范围、重建难度及方式等，此外血管受累者原发肿瘤体积多较大，伴有淋巴结转移的机会较多，因此对"可能切除的"的胰腺癌的另一种解读是此类肿瘤极易有切缘阳性。可见，对"可能切除"的胰腺癌行手术治疗，技术层面不是主要问题，关键是如何提高 R0 切除率。尝试通过术前化放疗以增加 R0 切除率进而改善预后，为新辅助治疗的理论基础。

（三）新辅助治疗的意义与优势

①减小瘤体或使肿瘤降期，增加阴性切缘的几率；②新辅助治疗期间评估肿瘤的生物学行为，如出现远处转移或肿瘤局部进展，则不选择手术治疗，此部分患者即使直接手术，因生物学行为恶劣，亦难以获益；③术后患者如有手术合并症，相当长时间内不能实施化疗，而术前患者多有较好的药物耐受性；④手术可使术野内解剖结构改变，破坏血管供应，局部氧浓度下降，影响到术后放化疗的敏感性，使效力下降，而术前进行可避免上述不足；⑤及早控制潜在的微转移灶。尽管目前所有共识与指南性文献均提倡对可能切除的胰腺癌开展新辅助治疗，但对其效果与意义评价仍缺乏高质量的临床研究来佐证，不同中心间新辅助治疗的方案也多有差异，所有结论均建立在单中心回顾性研究的基础上，循证等级不高；对可能切除胰腺癌的定义把握即入组标准，不同术者间亦存在差异。尽管有缺陷，新辅助治疗体现出胰腺癌治疗模式的方向性转变，值得提倡与探索。目前迫切需要解决的问题是：开展前瞻性大样本量的多中心研究，客观评价新辅助治疗及不同治疗方案对可能切除胰腺癌预后的改善作用；开展基础研究，筛选出可能从新辅助治疗中获益的患者亚群；目前对可能切除的胰腺癌的定义以影像及解剖学为基础，需要建立基于治疗敏感性的生物学定义，以更加精准地筛选患者并提高治疗效果。

三、胰腺癌行胰十二指肠切除术的淋巴清扫范围

淋巴清扫范围涉及手术具体问题，数十年来逐步由单中心回顾性研究过渡到多中心前瞻性研究，经历了从"缩小"到"扩大"，又从"扩大"到"标准"的认知过程，目前虽形成有一定共识，但仍然存在很大争议。尽管目前指南或共识性文献建议行标准范围的淋巴清扫，但何为"标准"，临床实践中术者的接受与认知程度差异较大，表现为对指南或共识的依从性不高，往往以个人经验或主观性判断为主导，经常以源于个案的成功或失败的经验作为判断取舍的标准。导致这种现状的原因是前述研究存在样本量、可比性等方面的不足，循证等级有限；其次是胰腺癌治疗效果差，即使得以手术切除，患者仍多于短期内死于复发或转移，术者出于提高根治性的目的，勇于实践和探索，以求最大限度地改善患者预后。

(一)最少淋巴结清扫数量

在提倡行标准范围淋巴清扫的大背景下，避免盲目及无益扩大切除的同时还需保障必要的根治性，因此还面临最少淋巴结清扫数量的问题，因为一定数量的淋巴结有助于准确的N分期及提高根治性，如何定义最少的淋巴结清扫数量，也是近年来的热点问题。基于大样本量的回顾性研究，目前共识为应至少清扫 15 枚以上的淋巴结。前述前瞻性研究中标准范围清扫的的平均淋巴结数量在13～17枚之间，因此定义最少数量为15枚，具有循证依据及合理性。

美国 AJCC(American Joint Committee on Cancer)胰腺癌分期将区域淋巴结有否转移分别定义为N0 及 N1，Valsangkar 等分别回顾美国 SEER 数据库 14907 例胰腺癌患者及哈佛大学 3496 例 胰腺癌的资料，两组研究发现淋巴结清扫数目越多，N1 分期所占比例越高，相应N0 期患者比例越低；而对于N0 期患者，淋巴结清扫数目越多，患者预后越好。以上数据说明一定数量的淋巴结对于患者准确分期的重要性，此外，病理科标准化的检测也是保障标本中淋巴结检出数量的重要基础。

(二)胰十二指肠切除标准范围的淋巴清扫

胰十二指肠切除标准范围的淋巴清扫包括：幽门上及下淋巴结(LN5、LN6)，肝总动脉前方淋巴结(LN8a)，肝十二指肠韧带淋巴结(肝总管、胆总管及胆囊管淋巴结，LN12b1、12b2、12c)，胰十二指肠背侧上缘及下缘淋巴结(LN13a-b)，肠系膜上动脉右侧淋巴结(LN14a-b)，胰十二指肠腹侧上缘及下缘淋巴结(LN17a-b)。完整切除钩突，肠系膜上动脉右侧 180°做到骨骼化。上述淋巴结与标本整块切除。不建议常规清扫肝动脉后方(LN8p)及腹主动脉旁(LN16b1)淋巴结，不建议清扫腹腔动脉干(LN9)、胃左动脉(LN7)及脾动脉周围(LN11)淋巴结，不建议全周清扫肠系膜上动脉周围淋巴结(LN14d-c)。

2014 年，中华医学会外科学分会胰腺外科学组发表了"胰腺癌诊治指南(2014)"，有关淋巴清扫范围的阐述基本与国际接轨，通过在国内多个城市的宣讲，在提倡规范化淋巴清扫范围的同时，也体现了该领域的现状、争议及进展。是否常规行 16 组或亚组的淋巴清扫，在既往关于此问题的讨论中最具争议。前述前瞻性研究提示，包括部分或全部 16 组淋巴结在内的扩大清扫未能改善患者预后，16 组淋巴结为第三站淋巴结，其转移应等同于远处转移，故对合并有 16 组淋巴结转移的患者，应放弃切除手术。但也有不同意见，胰头特别是钩突部淋巴引流的具体路径仍不明确，简单认为 16 组淋巴结为第三站淋巴结而放弃切除或清扫，未免过于武断，对于钩突部肿瘤其可能为第二站淋巴结；16b1组淋巴结在探查与切除平面之内，易于清扫。因此多有学者认为即使 16 组淋巴结有转移，只要未形成融合性转移，在原发灶可切除的情形下，仍可选择行切除手术。

（三）阳性淋巴结数目对患者预后评价的意义

Strobel 等回顾性研究海德堡大学 811 例胰头癌行胰十二指肠切除患者的资料，淋巴结清扫中位数值为 24 枚，多因素分析发现阳性淋巴结数目是患者预后的独立风险因素，只检出有 1 枚转移性淋巴结的患者预后与 N0 患者预后近似；转移性性淋巴结数目为 2～3 枚时，患者术后中位生存期为 26.1 个月，4～7 枚时为 21.9 个月，≥8 枚时为 18.3 个月，之间有极显著性差异；16 组淋巴结有转移的患者，预后与 8 枚以上转移性淋巴结患者近似。上述研究提示应对 N1 即区域淋巴结有转移的患者按转移数目分层研究，因其对预后的影响存在显著性差异。当然，上述结论是以一定基数的淋巴结清扫数量为基础的。

拟定中的 AJCC 分期第 8 版拟将胰腺癌区域淋巴结转移分为 3 种情况：N0，无淋巴结转移；N1，1～3 枚转移性淋巴结；N2，≥4 枚转移性淋巴结，其间患者预后有显著性差异。

四、胰十二指肠切除术后胰瘘

随着手术技术及围术期处理的进步，胰十二指肠手术切除率及安全性均有较大提高，围术期病死率已降至<3%，但并发症发生率仍高达 30%～60%，在该术式的诸多并发症中以胰瘘最常见，其是导致后续其他并发症(如胃排空延迟、感染、出血)发生甚至死亡的主要原因。如何在切除标本后进行安全可靠的胰腺与消化道的重建，避免发生胰瘘，数十年来此问题在困扰术者的同时，也不断促进对重建术式的改良。胰瘘问题既往更多是标准问题。2005 年，国际胰瘘研究小组(International Study Groupof Pancreatic Fistula，ISGPF)发布了术后胰瘘的诊断标准及分级，即手术 3 d 后任何流量的腹腔引流物淀粉酶测定值高于血清值>3 倍者，即可诊断为胰瘘，并根据严重程度量化分为 A、B、C 3 级。

其中，A 级胰瘘多为生化检测意义层面，无特别临床意义；C 级最严重，多继发感染、出血，须行介入治疗甚至再次手术干预，病死率可高达 35%～40%；而 B 级则介于两者之间。2010 年，中华医学会外科学分会胰腺外科学组发布了《胰腺术后外科常见并发症预防及治疗的专家共识(2010)》。上述两个指南性文献的发表，规范了胰瘘的定义标准，为学术交流、临床研究及术式评价提供了基础。

胰瘘问题目前更多是吻合质量问题。胰瘘发生的危险因素可概括为患者因素、术中因素、术者因素等。患者因素包括年龄、性别、黄疸、胰腺质地、胰管直径、原发疾病类型等；术中因素包括术中出血量、重建方式等；术者因素包括术者经验及对某一重建术式的熟悉程度等。在上述危险因素中，较公认的客观指标是胰腺质地及胰管直径，即合并慢性胰腺炎者胰瘘发生的风险较低。目前，重建方式对胰瘘的影响存在争议，主要原因是难以排除术者经验即技术性因素对胰瘘发生的影响。胰瘘的相关临床研究中，前两类指标属客观指标，便于量化统计，研究结论也多以其为基础，而技术性因素则主观性较强，难以量化评估，往往被忽略。此种模式下的研究多为单中心回顾性研究，结论说服力较低，也导致不断涌现的各种改良术式间结果不一，难有结论性的一致意见。可见，关于胰瘘的临床研究具有一定复杂性，影响因素众多，但最重要的技术性因素对胰瘘的影响不可或缺，否则难以客观评价某一术式的优势及不足。吻合方式的选择属形式范畴，吻合细节及吻合质量属内容范畴。内容决定形式，在同时有多种选择、难辨优劣的情况下，更应注重吻合细节及吻合质量。

综上，胰腺癌的临床研究进展虽多，但突破较少，热点很多，但亮点很少，提高胰腺癌的诊治水平仍任重道远。在治疗策略层面，改善胰腺癌患者预后的根本出路，有赖于早期诊断、外科手术、敏感的化疗及靶向药物的联合应用。未来的研究方向应更多注重于肿瘤生物学行为的相关研究，在基础与临床之间不断转化，并相应采取个体化的诊治措施与方案选择。

(张道远、肖作珍)

第二节　胰腺癌中西医结合治疗

胰腺癌早期症状隐匿，缺乏特异性表现，特别是胰体尾部的肿瘤，确诊时大多已处于晚期，可手术者仅占不到 20%，而根治性手术后 5 年生存率也仅不到 25%，且对传统的治疗如放化疗不敏感，而免疫、内分泌治疗疗效又尚不确切，故该病 5 年生存率不到 5%，所以是预后最差的肿瘤之一。近年来，中医药治疗在中晚期胰腺癌中发挥的独特的优势，可以减轻放化疗的毒副作用，改善患者生活质量，延长生存期，中西医结合在胰腺癌的综合治疗中有较好的疗效，值得关注。

一、中医对胰腺癌的认识

古代中医并无胰腺癌这一确切的疾病名称，根据历代文献记载，中医的"伏梁"、"积聚"、"癥瘕"、"黄疸"则与胰腺癌的临床表现相类似。《伤寒论》里的"结胸"、"膈痛"、"心痛"之类疾病的论述与胰腺癌的腹部包块、腹痛、黄疸、腹水、消瘦及恶液质相似，都可能包括胰腺癌的病变。其他如《难经·五十六难》谓："心之积名曰伏梁，起脐上，大如臂，上至心下，久不愈。"《素问·腹中论》中记载："病有少腹盛，上下左右皆有根，此为何病……病名曰伏梁……裹大脓血，居肠胃之外。"《圣济总录》中谓："积气在腹中，久不瘥，牢固推之不移，有瘕也……按之其状如杯盘牢结，久不已，令人瘦而腹大……至死不治。"《外台秘要》描述："心腹积聚，日久癥瘕，块大如杯碗，黄疸，宿食朝起呕吐，支满上气，时时腹痛，心下坚结，上来抢心，傍攻两胁，彻背连胸。"《灵枢·百病始生》中记载"其着于膂筋在肠后者，饥则积见，饱则积不见，按之不得"。

二、病因病机

历代医家认为，胰腺癌的病因病机主要分为内、外两个方面，内因包括七情失调，肝气郁结，气机不畅，以及寒温失调、饮食不节，脾胃受损，生湿化热。外因为湿热毒邪侵袭机体，内、外因互结共同，积聚成块，发为胰腺癌。不同的医家对胰腺癌的病因病机又有不同的观点。孙桂枝认为胰腺癌本质上属于"脾胃病"范畴，为脾胃损伤，癌毒侵犯所致，脾胃亏虚，加之癌毒阻滞气血，凝结为痰，气血、痰瘀积聚而为肿瘤。邱佳信认为脾虚是胰腺癌的根本病机，尽管有毒热、湿阻、痰凝、气滞、血瘀等表现，但都以脾虚为主，在此基础上发展而来。顾缨认为胰腺癌与肝脾二脏失调关系最密切，并且中焦脾虚是最根本的原因。刘鲁明认为胰腺癌的临床表现均与湿热毒邪相关，湿热毒邪内蕴是本病首要病机和发病的内在条件。

三、辨证论治

对于胰腺癌的中医分型论治至今尚无统一的标准，大致可分为热毒蕴结型、肝胆湿热型、脾虚湿阻型、肝阴亏虚型，分别选用大柴胡汤、茵陈蒿汤、陈夏六君子汤、一贯煎合二至丸等加减。周维顺将胰腺癌分为湿热阻遏、气滞血瘀、肝郁蕴热和气阴亏虚 4 型。湿热阻遏型，治以健脾利湿，化浊解毒，方用茵陈五苓散加减；气滞血瘀型，治以行气化瘀，软坚散结，方用膈下逐瘀汤加减；肝郁蕴热型，治以疏肝解郁，清热解毒，方用柴胡疏肝散加减；气阴亏虚型，治以益气养阴，扶正抗癌，方用八珍汤合生脉散加减。刘嘉湘将胰腺癌分为 3 型：肝郁气滞型，治以解郁理气，疏肝散结，方用柴胡疏肝散加减；湿热内蕴型，治以清胆利湿，活血消结，方用龙胆泻肝汤加减；肝肾阴虚型，治以养血柔肝，滋补肾阴，方用一贯煎合大补阴丸加减。朴炳奎认为胰腺癌可分为湿热毒邪型、瘀积气滞型、脾虚湿阻型、正虚邪实型 4 型，分别选用黄连解毒汤合茵陈蒿汤加减、莪术散（香附、当归、莪术、玄胡索、赤芍、枳壳、熟地等为主）加减、香砂六君子汤合排气饮（人参、白术、茯苓、半夏、陈皮、木香、砂仁、藿香、枳壳、泽泻等组成）加减以及参麦散、沙参麦冬汤加减。吴良村根据中医辨证论治原则，将胰腺癌分为 4 型：气滞血瘀型，治以活血祛瘀，行气止痛，方用膈下逐瘀汤加减；肝胃郁热型，治以清热利湿，行气退黄，方用茵陈蒿汤合柴胡疏肝散加减；脾虚湿阻型，治以健脾益气，行气化滞，方用异功散加减；气阴两虚型，治以益气养阴，生津润燥，方用在生脉饮和沙参麦冬汤基础上化裁而成的验方"安体优"，该方主要由北沙参、麦冬、玉竹、太子参、白花蛇舌草、陈皮、鸡内金等组成。刘合心临床治疗 30 例胰腺癌病例，总结后将其分为 2 型：湿热毒盛和脾虚痰瘀阻，分别治以清热解毒、活血化瘀和健脾利湿。方以"青一方"为主（大青叶、白花蛇舌草、半枝莲、蒲公英、桃仁、红花、丹参、郁金、白术、云苓、薏苡仁），并随症加减。经随访，生存 1～2 年者 18 例，生存 3 年以上者 7 例，生存 5 年以上者 5 例。

四、中西医结合治疗

在临床实践中，大量文献表明中医药与西医疗法结合治疗胰腺癌，不仅能减轻手术、放化疗等的毒副反应，还能在一定程度上提高疗效。如王桐等对 15 例晚期胰腺癌患者进行不同方式的胆肠内引流术，术后早期用大承气汤及大柴胡汤加减，后期以十全大补汤、生脉散等加减，术后均无并发症出现，其中 13 例平均存活时间达 11.1 个月。李荣等将 105 例胰头癌患者按治疗方法分为 3 组，A 组为手术＋术中后区域化疗＋术后中药治疗，B 组为手术＋术中后区域化疗，C 组为单纯手术组，中药选用山甲龙葵汤加减（穿山甲、龙葵、川楝子、香附、郁金、丹参、夏枯草、陈皮等为主组成），各组 1 年、3 年、5 年生存率分别为 71.4%、53.2%、14.2%，比较 A 与 B 组，B 与 C 组，其

1 年、3 年、5 年生存率差异均有统计学意义，表明中药联合根治性手术及术中后区域化疗能延长患者的生存期。黄超将 40 例未接受过化疗的进展期胰腺癌患者，至少接收 2 周期康莱特注射液联合吉西他滨化疗，发现总疾病控制率为 67.5%，疼痛缓解率达 88.6%，骨髓抑制率 37.5%，无化疗相关死亡，表明康莱特注射液联合吉西他滨可提高进展期胰腺癌的疾病控制率，缓解症状，改善患者生活质量，减少化疗药物不良反应。姜玉华等将 37 例局部晚期胰腺癌患者分为治疗组（化疗＋中药）和对照组（单纯化疗），化疗方案均为健择＋顺铂，治疗组化疗期间及化疗后均予中药清热理气，健脾化湿，化痰散结（方由白花蛇舌草、浙贝母、穿山甲、牡蛎、黄芩、柴胡、川楝子、白术、枳实、猪苓、茯苓、三棱、莪术、党参、黄芪、炙甘草组成，并随症加减），比较两组的临床获益率和远期疗效，治疗组均大于对照组，有统计学意义。表明中药联合化疗不仅可显著提高局部晚期胰腺癌患者的临床获益率，还能延长生存期。龙群将 60 例中晚期胰腺癌患者随机分成 两组，分别予以清胰化积为主的中药及吉西他滨＋奥沙利铂＋顺铂＋5-氟尿嘧啶方案化疗，观察生存时间及进展时间，发现两组疗效相近，但中药组生活质量明显优于化疗组，并且不良反应较轻。表明对于晚期胰腺癌患者，长期中药治疗可稳定病灶，减轻副反应，改善患者生存质量，延长生存期。刘秀芳等将 106 例中晚期胰腺癌患者分成两组，A 组予三维适形放疗联合吉西他滨化疗，B 组在 A 组基础上加益气活血中药（由黄芪、太子参、茯苓、白术、丹参、赤芍、三棱、鸡血藤、茜草、甘草组成），观察两组不良反应、生活质量、近期有效率及 1、2 年生存率，发现 B 组在以上几方面均显著优于 A 组，表明益气活血中药能减轻放、化疗的毒副反应，改善临床症状，提高生存率。康晓黎等对中药（康艾注射液）联合靶中靶放疗的 42 例局部晚期不可手术的胰腺癌患者进行回顾性分析，结果显示，原发灶 CR28.6%，PR47.6%，总有效率 76.2%。全组中位生存时间和 1 年总生存率分别为 14.8 个月和 51.7%，放疗末总临床获益者 31 例，主要为腹痛缓解 23 例，表明康艾注射液联合靶中靶放疗，不良反应低，临床获益高，加同步化疗联合乌梅丸可提高生存率。朱晓燕等通过清热化积方（白花蛇舌草、半枝莲、米仁等＋六神曲、麦芽、大枣）联合 HAI/TACE 治疗 70 例中晚期胰腺癌患者的 II 期临床研究，发现清热化积方能降低胰腺癌患者 CA199 水平，缓解疼痛症状，改善生活质量，延长生存期。孙钰等分别采用榄香烯注射液和化疗灌注治疗胰腺癌各 11 例，无论是临床收益率、生存期还是毒副作用，榄香烯组均明显优于化疗组，且有统计学意义。李增灿等对 35 例胰腺癌患者行超声引导下局部注射乙醇顺铂溶液，并予"胰宝康泰胶囊"（以白术、黄芪、三棱、莪术等为主要成分）辅助治疗，其半年、1 年、2 年生存率及中位生存期分别为 85.2%、68.6%、51.4%、10.3 个月，临床疗效优于单纯手术者。

五、实验研究

关健等研究胰腺癌细胞株的 Survivin、Bcl-2 和 P53 蛋白的表达情况，顺铂、中药得力生对胰腺癌细胞株增殖和凋亡的作用，化疗药物及中药对胰腺癌细胞的联合作用，以及蛋白的表达对上述作用的影响，结果表明 Survivin，p53 的表达可能调节胰腺癌细胞对细胞毒药物的敏感性，顺铂和得力生均能诱导细胞凋亡，且两者具有协同效应。蔡琼等将薏苡仁油作用于人胰腺癌 Bx PC-3 细胞，通过 MTT 法和 ELISA 法研究其抗肿瘤机制，结果显示薏苡仁油对 Bx PC-3 细胞的增殖具有明显的抑制作用，呈浓度依赖性，并且对 IL-18 的蛋白表达水平具有一定的上调作用，从而发挥其抗肿瘤作用。张兴荣等用三氧化二砷与胰腺癌细胞株 SW-8902 共培养，实验结果表明三氧化二砷通过上调 Fas 及 Fas-L 的表达来诱导肿瘤细胞的凋亡。许青等用不同浓度的羟基喜树碱处理人胰腺癌细胞株 SW1990 后，用 MTT 法检测细胞增值情况，用 Annevix V 早期凋亡检测试剂盒、流式细胞仪、bcl-2 免疫细胞化学标记等检测细胞凋亡情况，结果显示羟基喜树碱可能通过诱导细胞凋亡来抑制 SW1990 细胞株的增殖。侯俊明等建立胰腺癌裸鼠移植瘤模型，观察电穿孔结合苦参素对胰腺癌细胞凋亡的影响，结果发现电穿孔结合苦参素能抑制胰腺癌细胞增殖，显著提高凋亡率。

总之，中医药作为综合治疗的重要手段之一，其在胰腺癌的临床治疗中已凸显出显著的疗效，尤其对于中晚期胰腺癌患者，中医药治疗更是占据巨大优势。但仍存在一定的问题，例如，胰腺癌的中医病因病机及辨证分型尚无统一定论；验方、经方的疗效尚需经大量的实践检验，目前已有的临床研究样本量不足，尚需大样本研究；中医药治疗胰腺癌的现代医学机制尚未明确等。因胰腺癌发病率日益增高，其发病隐匿，进展迅速，加之对传统的放化疗敏感性差，分子靶向及内分泌治疗效果尚需肯定，因此中医药在胰腺癌的综合治疗中将发挥越来越重要的作用。其作用不仅在于减轻放化疗及手术的不良反应，以及晚期病例的姑息治疗，未来的发展方向将更多地着眼于从天然中草药中提取活性抗癌成分，按中药配伍原则，多靶点调节机体免疫功能，从而诱导胰腺癌细胞分化和凋亡，相信这将会成为未来的研究热点之一。

（任宪雷）

第六章　肾脏疾病

第一节　微小病变肾病

微小病变肾病(MCD)约占儿童原发性肾病综合征的75%，占8岁以下儿童肾病综合征的70%～80%。在成人中也不少见，占16岁以上原发性肾病综合征患者的15%～20%。该病有家庭聚集倾向。形态学特点是光镜下肾小球基本正常，或无明显改变，而近端。肾小管上皮细胞脂肪变性；免疫荧光检查通常为阴性；超微结构特点显示肾小球脏层上皮细胞足突融合；临床以单纯性肾病综合征为突出表现。

一、病因

微小病变肾病可分为原发性和继发性微小病变肾病。引起继发性微小病变肾病的因素常为药物(青霉胺、氨苄西林、非甾体类消炎药等)、金属、过敏(花粉、牛奶、蜜蜂叮咬等)、恶性肿瘤(霍奇金病、非霍奇金病、胸腺瘤、间皮瘤、结肠癌、前列腺癌、支气管癌、肾脏大嗜酸粒细胞瘤、胚胎细胞瘤、甲状腺瘤等)、感染及皮肤病(疱疹样皮炎、肢骨纹状肥大、接触性皮炎)等。近年来有微小病变肾病继发于黄甲病、重症肌无力、囊虫病的报道。继发性微小病变肾病常在原发病得到有效控制后治愈或缓解。原发性微小病变肾病是指病因不明的微小病变肾病，尽管许多学者对其进行了广泛而深入的研究，但其发病机制至今仍未阐明。

二、发病机制

发病机制不完全清楚，可能与致病因素导致肾小球滤过结构较多阴离子丢失，静电屏障作用减退，使相对分子质量较小，带阴电荷的清蛋白从尿中大量丢失有关。但不能排除免疫、遗传等因素的影响。

（一）肾小球基膜电荷（离子）屏障

微小病变肾病时，肾小球上皮细胞阴离子涎酸蛋白显著降低，肾小球基膜上负电荷减少，清蛋白通透性增加，导致蛋白尿。肾小球基膜电荷状态主要取决于硫酸类肝素蛋白多糖，活性氧自由基，特别是氢氧自由基对硫酸类肝素具有解聚作用，从而导致肾小球基膜对清蛋白通透性增强。血管内皮细胞源性一氧化氮(NO)在pH低于5的环境下形成的HNO_2也参与硫酸类肝素的降解，说明在微小病变肾病患者体内可能存在不同的硫酸类肝素降解机制。

（二）T细胞免疫异常

1.T淋巴细胞亚群变化　微小病变肾病活动期总T细胞($CD3^+T$细胞)和$CD8^+T$细胞

数量升高，导致 CD4 与 CD8 比例下降。研究发现患者体内存在 $CD8^+T$ 细胞增加，提示 $CD8^+T$ 细胞可能是参与微小病变肾病发病机制的主要细胞。

2.细胞因子变化

(1)血管通透因子(VPF)：血管通透因子能导致肾小球脏层上皮细胞足突融合和阴离子位点减少、含硫化合物代谢异常，并引发一过性蛋白尿。促进肾小球脏层上皮细胞分泌血管通透因子的始动机制尚待进一步研究。

(2)肾小球通透因子(GPF)：肾小球通透因子分子量为 60～160kD，是源于外周血中单核巨噬细胞的一种细胞因子。将活动期微小病变肾病患者外周血中单核巨噬细胞培养上清液注入大鼠体内，可诱导微小病变肾病动物模型，说明微小病变肾病患者外周血中单核巨噬细胞可分泌肾小球通透因子，导致肾小球基膜通透性增加，从而导致大量蛋白尿的产生。但血清 GPF 水平与微小病变肾病缓解和复发无明显关系。

(3)白细胞介素：微小病变肾病活动期外周血单个核细胞 IL-8mRNA 表达增加，血清 IL-8 水平升高。IL-8 可以影响基膜上硫酸类肝素代谢，进而影响基膜通透性，其作用可被抗 IL-8 抗体阻断。但微小病变肾病是一种非炎症性肾小球损伤，而主要参与炎症过程的 IL-8 是如何引起这一损伤的机制尚需进一步研究。

(三)体液免疫异常

部分患者常有前驱感染，25%患者血清 IgE 升高。发作期血清 IgG 降低、IgM 升高。IgG 的下降是由于尿中丢失 IgG 和 CD4 淋巴细胞调节功能发生改变，导致 B 细胞的产生和成熟障碍所致。复发期间，血浆 IgG 和 IgA 下降，IgM 高升，而缓解期这些变化恢复正常。MCD 缓解后，IgG 可持续维持低水平数年。

(四)免疫遗传因素

有学者发现应用自发性胸腺瘤及肾病综合征的大鼠切除胸腺瘤后，肾病综合征依然发病，提示本病发生不仅有 T 淋巴细胞及其因子的作用，还与遗传有关。

三、病理改变

(一)光镜

光镜下肾小球无明显病变或呈微小改变。偶见上皮细胞肿胀、空泡样变性及轻度系膜细胞增生、基质增宽。肾小管上皮细胞常有大量脂质空泡。系膜基质增加者往往有肾上腺糖皮质激素依赖或抵抗倾向。有些病例在上述的基本病变基础上可合并局灶性节段性或全球性肾小球硬化，连续性肾组织活检可显示转化为局灶性节段性肾小球硬化或 IgM 肾病。

(二)免疫荧光

免疫荧光既无免疫球蛋白亦无补体沉积是本病特征之一。少数患者可见系膜扩张，偶见微量免疫球蛋白及补体 C3 成分沉积。临床上表现为激素依赖的微小病变肾病(MCD)患者，肾小球系膜区可见 IgM 或 IgA 沉积。

(三)电镜

电镜检查显示广泛肾小球毛细血管上皮细胞足突融合、消失和裂孔闭塞，常为微小病变肾病唯一特异性阳性所见。与正常人相比，微小病变肾病肾小球基膜变薄。部分病例可有上皮细胞空泡变性，其游离面微绒毛常变形，肾小球系膜区及副系膜区也偶见细小电子致密沉积物。

（四）病理分类

实际上微小病变肾病并非单一病理类型，国际儿科肾脏病研究组（ISKDC）将微小病变肾病分为几种亚类，包括：①无异常（NIL）；②局灶性肾小球闭塞（FGO），表现为局灶性肾小球硬化，不伴肾小管萎缩；③轻度系膜增厚（MMT），系膜基质轻度增加，无系膜细胞增生；④局灶性肾小管改变（FTC），可见小管萎缩不伴肾小管硬化、肾小管扩张伴上皮细胞扁平和肾小管管型；⑤轻度系膜细胞增多（MMH），呈节段性或弥漫性，肾小球毛细血管管腔开放。

（五）病理转型

微小病变肾病患者肾脏病理改变并非一成不变，在病程中可出现病理转型。MCD可转化为局灶节段性肾小球硬化（FSGS）、系膜增生病变或IgM肾病，而系膜增生病变也可发展为FSGS或两者重叠。也有报道系膜增生性病变及FSGS可转变为微小病变或正常结构。在上述病理类型的转化中，为数最多的是微小病变演变为FSGS。

四、临床症状

微小病变肾病为儿童原发性肾病综合征最常见的病理类型。多见于2~3岁儿童，3岁为发病高峰。12个月以下婴儿少见，6个月以下婴儿罕见。随年龄增大，发病率逐渐减少。男性患儿多见，男女之比为2~2.5:1。成人在任何年龄均可发病，无性别差异。

大部分患者无任何诱因突然起病，少数患者可有前驱上呼吸道病毒感染史，与蛋白尿发生的间隔期很短。最常见症状为水肿，尿中泡沫增多，多无血尿，高血压少见，13%~30%成人可出现中度以上高血压，随肾病综合征缓解血压下降。可并发感染、急性肾衰竭和静脉血栓形成等并发症。

五、实验室检查

（一）尿液检查

尿蛋白定性多为＋＋＋至＋＋＋＋，24小时尿蛋白定量一般>3.5g，尿沉渣可见脂肪体、透明管型及颗粒管型，以及较多肾小管上皮细胞，如不注意鉴别易误认为白细胞。微小病变肾病的患者一般无血尿，约20%有暂时1生镜下血尿。

（二）血液检查

血清总蛋白质降低，清蛋白常<25g/L，严重时可<10g/L，α2球蛋白增高，清蛋白与球蛋白比值倒置。血清胆固醇明显增高，甘油三酯、VLDL及LDL增高，HDL正常或有时降低，血沉增快。纤维蛋白溶解酶原和抗凝血酶Ⅲ水平下降，提示患者有血栓形成倾向。补体C3、C4水平通常升高或在正常范围内；Ciq水平偶可下降。IgG水平在发作期可明显下降，IgE或IgM水平可升高。并发急性肾衰竭时，血肌酐和尿素氮可增高。

（三）其他辅助检查

B型超声检查肾脏可正常或轻度增大。

六、诊断与鉴别诊断

（一）诊断

临床存在大量蛋白尿、低清蛋白血症、高胆固醇血症及水肿等特征，幼儿及青少年骤然起病时应考虑本病可能。对于糖皮质激素呈快速（数周内）反应者更提示微小病变肾病的可能性。但尚需与其他表现为肾病综合征的肾小球疾病相鉴别。确诊需取肾组织活检做病理诊断。

（二）鉴别诊断

1. 先天性疾病

（1）先天性肾病综合征（芬兰型）：为一种常染色体隐性遗传性疾病，自出生第 1 天就呈大量蛋白尿及严重肾病综合征。发病可能与肾小球基膜结构蛋白的缺陷伴硫酸类肝素减少有关。鉴别主要靠临床及家族史，组织形态学上无法与微小病变肾病鉴别。

（2）弥漫性系膜硬化：弥漫性系膜硬化为一种婴儿期起病的肾病综合征，病情进展迅速，短期内发展为终末期肾衰竭。本病早期呈肾脏纤维增生、系膜基质增宽、上皮细胞肥大；后期呈基膜增厚、系膜区硬化呈束带状。此病可伴男性假两性畸形，称为 Drash 综合征，并有发生 Wilm 肾肿瘤的倾向。

（3）先天性梅毒：可于新生儿期发生肾病综合征，病史及血清学检查有利于鉴别。

2. 肿瘤性疾病

（1）霍奇金病及霍奇金病淋巴瘤：已有数组报道肾病综合征于此类疾病中呈较高的发病率。一般肾病综合征与淋巴瘤平行发展，经治疗后两方面均缓解。

（2）胸腺瘤：可能与 T 细胞功能紊乱产生淋巴因子影响基底膜通透性有关。

（3）其他恶性肿瘤：其他恶性肿瘤，如结肠癌、支气管小细胞肺癌、间皮瘤及前列腺癌等，亦可并发微小病变肾病，部分患者微小病变肾病可能为肿瘤的首发表现。

3. 其他肾小球疾病

（1）局灶节段性肾小球硬化：约 30% 患者表现为肾病综合征，可发生于任何年龄，66% 患者伴镜下血尿，约 20% 对激素治疗有反应。

（2）系膜增生性肾炎：亦可表现为肾病综合征，多见于儿童及青年人。常伴镜下血尿，2/3 患者有轻度高血压，少数患者有暂时性轻度氮质血症。

（3）膜性肾病：70%～80% 患者表现为肾病综合征。特发性膜性肾病在小儿少见，多发生于 30～60 岁，男女之比为 3∶1。30% 有镜下血尿，偶有肉眼血尿，10% 有高血压，少数有肾功能减退。对激素及免疫抑制剂反应不佳，部分病例可自然缓解。

4. 膜增生性肾炎　膜增生性肾炎 50%～60% 的患者表现为肾病综合征。多见于学龄儿童及青年人，男女之比约为 1∶1，常伴镜下血尿，15%～20% 有肉眼血尿，20%～30% 血压升高，31% 肾功能减退，68% 血清 C3 下降。对激素及免疫抑制剂治疗疗效欠佳。

七、治疗

（一）一般治疗

1. 休息与活动　发作期应以卧床休息为主。卧床可增加肾血流量，有利于利尿，并减少对外界的接触以防止交叉感染。

2. 饮食治疗　应进食易消化、清淡饮食。饮食应富含蛋白质及各种维生素，但如出现暂时性氮质血症，需对蛋白质的摄入量稍加限制。

3. 利尿药的使用　患者于激素治疗 7～10 日后常可出现利尿作用，一般不用利尿药。

但在水肿较重或有腹水、胸腔积液而影响呼吸或严重的下肢、阴囊或阴唇水肿可用利尿药以减轻症状。一般可给予噻嗪类利尿药，如双氢克尿噻 25～50mg，每日 2～3 次。效果不好时可加用保钾利尿药，如安体舒通、氨氯吡咪或氨苯蝶啶等。血容量不足者可先给予扩容药物，如右旋糖酐和人血白蛋白，再给予呋塞米。

（二）肾上腺糖皮质激素

一般首选中效肾上腺糖皮质激素制剂，如泼尼松或泼尼松龙口服，适用于减量时隔日疗法。甲基泼尼松龙多用于静脉冲击疗法。地塞米松不良反应明显，不推荐常规使用。根据对激素治疗的反应，可将患者分为下列几种临床类型：①首始治疗有效，无复发者，患者仅经过 1 个疗程激素治疗，肾病综合征就持续性完全缓解（尿蛋白和水肿消失）；②首始治疗有效，而不常复发者，激素能诱导缓解，且缓解后头 6 个月内，复发少于 2 次；③首始治疗有效，但常复发者，激素能诱导缓解，且缓解后头 6 个月内有 2 次或 2 次以上的复发；④继发性治疗无效者，患者初始对激素治疗有效，但其后变为无效；⑤首始治疗无效而迟发性有效者，在初始时对激素治疗无效，但疗程完成之后出现缓解；⑥一直无效者，任何时候用激素治疗均不缓解；⑦自发性缓解型，未经治疗而自发缓解；⑧激素依赖型，对激素治疗敏感，但停用激素治疗后即复发或当激素减量时复发。第④、⑤、⑥为激素抵抗型。肾上腺糖皮质激素治疗方案如下：

1. 初治患者　对于初治患者，可采用标准治疗方案，即口服泼尼松 1mg/（kg·d），最大剂量以不超过 60mg/d 为宜，维持 8～12 周后，每 2～3 周减去原来剂量的 10%，至 30mg/d 时维持 1～2 个月，然后每 2～3 周减去 2.5mg，总疗程为 1～1.5 年，该方案又称为"双平台"疗法。

2. 复发患者　93% 微小病变肾病患者对激素敏感，但 30%～40% 患者频繁复发。对于频繁复发患者泼尼松撤药速度要慢，同时可加用细胞毒性药物，如氮芥、环磷酰胺、苯丁酸氮芥等。

3. 激素耐药　对于此类患者可采用免疫抑制剂等其他方法进行治疗。

（三）细胞毒药物

细胞毒药物对微小病变肾病的作用机制尚不清楚，细胞毒药物与肾上腺糖皮质激素联合应用时可延长缓解期。常用的有氮芥、环磷酰胺、苯丁酸氮芥、环孢素 A 和霉酚酸酯等，但使用时应注意这类药物的不良反应。

（四）抗凝溶栓治疗

临床上常用制剂和抗凝溶栓方法有：①肝素或低分子肝素皮下或静脉用药；②尿激酶每日 1～2 万 u 以 0.9% 氯化钠注射液 100ml 稀释后静脉滴注，连用 7～14 日，以后每月连用 7 日，持续 6 个月；③丹参注射液静脉滴注；④抗血小板凝聚药，如潘生丁等。在抗凝溶栓治疗过程中要注意观察有无出血现象。

（五）其他

目前已有学者将血管紧张素转换酶抑制剂（ACEI）和血管紧张素Ⅱ受体 1 阻滞药（ARB）合用可降低蛋白尿。

（梁红霞）

第二节　局灶节段性肾小球硬化症

局灶节段性肾小球硬化症(focal segmental glomemlosclerosis, FSGS)是一组多种病因所致、发病机制复杂的临床征候群。受累肾小球呈局灶分布(≤50%肾小球)，受累肾小球内出现散在节段性分布的毛细血管袢(≤50%)塌陷闭塞，代之以无细胞结构的基质样物质及透明样物质增生，而未累及的节段光镜下相对正常，而且肾小球病变以节段硬化为其主要病理特征。临床上主要表现为大量蛋白尿、血尿、高血压和不同程度肾功能损害。FSGS 不是一个独立性疾病，而是一组具有共同病理改变特征的综合征，它既可以是原发性肾小球肾炎中一个特殊类型(即特发性 FSGS)，也可以是其他多种疾病，如糖原累积症、获得性免疫缺陷病毒(HIV)感染、高血压以及其他一些病理类型肾小球肾炎等疾病发展到一定阶段后的共同形态学改变。

一、病因与病因分类

原发性 FSGS 病因不明。导致继发性 FSGS 病因包括：①肾小球疾病，如肾小球微小病变、膜性肾病、毛细血管内增生性肾小球肾炎、膜增生性肾小球肾炎、IgA 肾病、紫癜性肾炎、狼疮性肾炎、多血管炎性肾小球损伤、亚急性细菌性心内膜炎和局灶性肾小球肾炎等；②肾小管间质性病变，如慢性间质性肾炎、反流性肾病、肾小管坏死等；③先天遗传性肾脏疾病，如 Alport 综合征、甲-髌综合征、多囊肾、家族性 FSGS 等；④代谢性疾病，如脂蛋白肾病、糖尿病肾病、糖原储积症、肾脏淀粉样变、轻链蛋白沉积症等；⑤病毒感染和毒物，如 HIV 感染、丙型肝炎病毒感染、滥用静脉注射海洛因或其他毒物；⑥其他，如寡巨肾单位肾病、肾脏发育不良、先天性青紫性心脏病、病态肥胖症、镰状细胞病、高血压、肾移植慢性排斥反应、肾移植后 FSGS 复发等。

二、发病机制

(一)免疫学机制

原发性 FSGS 肾小球内多数无免疫球蛋白或仅少量 IgM、C3 沉积，但多有单核细胞或单核巨噬细胞浸润，故通常认为体液免疫作用不大，而细胞免疫介导免疫损伤则为 FSGS 重要发病机制。FSGS 早期出现单核细胞或单核巨噬细胞浸润，且单核巨噬细胞多而泡沫细胞少，后期则泡沫细胞多于单核细胞或单核巨噬细胞，大致与 FSGS 病变程度相一致。间质内淋巴细胞数与血肌酐密切相关。这些均提示细胞免疫可能与 FSGS 发病有关。

(二)肾脏血流动力学改变

单侧肾切除、5/6 肾切除动物模型、肾单位缺乏等均可出现 FSGS，提示肾脏血流动力学异常改变可能与 FSGS 发病有关。各种原因导致肾单位减少时，残余肾单位出现代偿性肥大，肥大肾小球出现高灌注、高跨膜压、高滤过，导致肾小球固有细胞损害和功能紊乱，并与浸润的淋巴细胞、单核巨噬细胞、血小板一起释放许多细胞因子、生长因子及内皮舒张因子，刺激系膜细胞或基质生成。此外，渗透压改变可使纤粘蛋白、层连蛋白漏出，使肾小球内易形成微血栓、微动脉瘤，系膜区扩张、硬化，促进 FSGS 发生。

应用 ACEI 降低肾小球内压后，FSGS 发展减慢，蛋白尿减轻，进一步支持肾脏血流动力学异常改变参与 FSGS 发病机制。

（三）高脂血症和脂质过氧化物

增加食物中脂肪成分可使受试动物发生肾小球硬化，其病变程度与血脂升高程度一致；肥胖患者可出现 FSGS 及非硬化性肾小球肥大；降脂治疗可减轻肾小球硬化程度及延缓肾功能进展速度；抗氧化剂维生素可延缓 FSGS 动物模型肾小球硬化进展程度，均提示高脂血症和脂质过氧化物可能与 FSGS 发病有关。高脂血症导致肾脏损伤的机制不完全清楚，可能与肾小球内压力增高、单核细胞或单核巨噬细胞和中性粒细胞浸润以及泡沫细胞的形成有关。最近认为 ox-LDL 与肾脏损伤关系更为密切。

（四）肾小球固有细胞损伤

足细胞是肾小球机械屏障和电荷屏障的关键成分之一。目前认为，原发性及继发性足细胞损伤是 FSGS 发生、发展的关键。在 FSGS 大鼠模型中，足细胞失去正常的类脂网状结构及收缩作用，足突变平、融合甚至消失。此时肾小球基膜(GBM)失去足突的反向弹力作用，GBM 可突出伸至 Bowman 囊，与之粘连，始动 FSGS。一般认为足细胞再生能力较差，因而足细胞损伤后的早期改变是代偿性胞体增大，同时表达 CDK-157 和 IP57 减少，出现退行性变，变得扁平，滤过液进入胞体下空间，足细胞胞浆隆起呈丘状，称为假细胞。代偿性胞体增大，但与肥大的毛细血管腔扩大不成比例，因而从 GBM 上剥离，导致 GBM 裸露。同时，损伤足细胞可与壁层上皮细胞发生粘连，最终在袢粘连区出现透明样变，形成节段性硬化。研究表明，足细胞黏附表型改变，如分泌整合素 α3 显著减少，可能与足细胞从 GBM 分离及脱落有关。在人类 FSGS 中，足细胞损伤机制尚不明。肾小球上皮细胞表面具有肾小球上皮蛋白-1(GLEPP-1)，这是一种酪氨酸磷酸酯酶受体，MCD 的通透因子仅使 GLEPP-I 减少，而 FSGS 患者的通透性因子可使 GLEPP-1 消失。此外，存在于肾小球上皮细胞瘤蛋白(WT-1)、podocalyxin、synaptopodin 等，在 MCD 和膜性肾病患者，并无太多变化，而 HIV 所致塌陷型 FSGS、经典型 FSGS 则明显减少。损伤和剥脱的肾小球上皮细胞可转分化为巨噬细胞，并产生 TGF-β 等多种促纤维化和硬化的细胞因子。肾小球内皮细胞损伤和增生可导致微血栓形成，并继而出现局部细胞因子、生长因子和炎症因子增多。系膜细胞损伤和增生可导致肾小球血流动力学改变，细胞外基质(ECM)增多。

（五）循环通透性因子

许多研究证实，血浆中一种分子量为 50kD、高度糖基化、疏水性蛋白质或蛋白肽可能与 FSGS 发病有关，此种蛋白目前称为循环通透性因子。近年来研究还发现循环中高浓度瘦素可激活肾小球内瘦素受体，促进肾小管上皮细胞和肾小球毛细血管内皮细胞 TGF-β1 表达，而且可促进这些细胞增生，促发 FSGS。此外，临床发现肥胖患者容易发生 FSGS，如肥胖相关性 FSGS，也提示瘦素也可能与 FSGS 发病有关。

（六）细胞因子

在 5/6 肾切除大鼠模型中，肾小球硬化同时 TGF43 表达增高，并伴巨噬细胞浸润；FSGS 硬化肾小球内 TGF-β1mRNA 和蛋白质高度表达，采用抗 TGF-β(抗 TGF-β1 中和抗体和修饰蛋白聚糖)治疗，可减少 ECM 沉积；利用脂质体将 TGF-β1cDNA 经肾动脉导入正常鼠一侧肾脏，肾小球 TGF-β1 蛋白表达增加，ECM 大量积聚伴系膜细胞中度增生，于1周内发生肾小球硬化，而对侧肾小球无病变，提示TGF-β1参与FsGS发病机制。TGF-β1通过Smad信号途径，刺激Ⅰ型、Ⅲ型、Ⅳ型胶原，纤维连接蛋白(FN)、层黏蛋白和蛋白聚糖等ECM成分合成，诱导整合素mRNA和蛋白表达，促进细胞与基质粘连和基质沉积，还可通过抑制纤溶酶和基质金属蛋白酶(MMP)表达，促进Ⅰ型纤溶酶原激活物抑制因子(Pal-1)和组织金属蛋白酶抑制剂(TIMP)产生和活化，从而使ECM降解减少而合成增加积聚。其他一些细胞因子和生长因子，如IL-1、PDGF、PAF等，通过自分泌、旁分泌等机制，导致肾小球ECM合成和降解失衡，也可能参与FsGS发病机制。

（七）种族和遗传因素

FSGS发生存在种族差异，是南非和非裔美国人肾病综合征最常见的病理类型，可能与种族易感性有关。有学者对19个家族性FSGS的45次肾活检研究，证实为常染色体显性遗传，其致病基因定位于19q13上，ACTN4基因编码α-辅肌动蛋白-4。研究表明ACTN4突变与迟发家族型FSGS发病有关，呈常染色体显性遗传。ACTN4基因的第465个核苷酸出现C→T易位突变。体外实验证实，突变型ACTN4比野生型ACTN4编码的α-辅肌动蛋白-4与纤维型肌动蛋白结合能力更强。提示ACTN4突变使肾小球足细胞的肌动蛋白调节异常改变，导致肾小球滤过屏障通透性升高，此为患者发病的重要原因。其他一些基因，如NPHS1、NPHS2、CD2AP、1q25-31、11q21-22的等也与家族性FSGS有关。血管紧张素转换酶(ACE)基因插入/缺失(I/D)失活可影响ACE在循环及细胞内的合成，其中DD型较Ⅱ型、ID型更易在FSGS早期出现激素拮抗型肾病综合征表现。

（八）其他

HIV、Parvovirus B19、丙型肝炎病毒(HCV)感染也可能与FSGS发病有关。最近有报道，目前美国新发ESRD的病因中HIV相关性FSGS占30%。HIV感染导致FSGS的机制尚不清楚，可能与HIV直接感染肾实质细胞和HIV相关蛋白的肾脏毒性有关。FSGS肾小球PAI-1mRNA表达明显增加，与蛋白尿水平正相关，但t-PA表达无明显异常，提示凝血纤溶异常可能与FSGS发病有关。

三、病理改变

FSGS特征性表现为肾小球硬化性病变仅累及部分(局灶)肾小球，或受累的肾小球只有部分祥(节段)发生病变。根据FSGS病变性质的不均一性和不同组织病变类型在临床症状、对治疗反应及预后上的差异，近来主张把特发性FSGS依据其组织形态学改变特点分为5种类型：经典型FSGS(classic variant)、脐部型FSGS、细胞型FSGS(cellular variant)、顶部型FSGS(tip variant)和塌陷型FSGS(collapsing variant)。

（一）经典型 FSGS

1. 光镜检查 光镜下可见肾小球节段细胞外基质增加，肾小球祥腔狭小、固缩，呈现节段性硬化。疾病早期多累及髓旁肾小球，节段性病变位于近血管极或周边祥，或两者同时出现，其中周边祥节段硬化以儿童型FSGS较常见，节段病变常与囊壁粘连。节段硬化处毛细血管祥腔、入球动脉及内皮下见透明变性，透明变性物质中常含大小不等的脂性空泡，HE染色嗜伊红，Masson三色嗜复红，六胺银染色不嗜银。肾小球基膜(GBM)扭曲或塌陷。内皮细胞可出现泡沫变性。足细胞增生肥大不明显，有时硬化病变处脏层上皮细胞增生肿胀形成"细胞帽"(cellular cap)。足细胞从硬化病变处剥离，剥离的足细胞与硬化病变间存在 PAS 弱阳性和 Masson 三色淡蓝色的新形成的基质样物质。硬化性病变累及整个肾小球时出现球性硬化。病变早期，未受累的肾小球及未硬化的节段袢可出现轻度系膜细胞增生和系膜基质增加。

肾小管-间质性病变常与硬化性病变同时存在，并与肾小球病变的程度相一致。早期节段硬化肾小球周围可见肾小管萎缩和间质纤维化，呈片状分布。疾病后期小管-间质性病变随之由灶性分布发展为多灶性弥漫性分布。局灶性硬化肾小球相应肾小管局灶性萎缩、管腔扩张，肾小管基膜增厚，间质出现灶状纤维化。

2. 免疫学检查　典型者在肾小球局灶硬化节段可见 C3、C1q 和 IgM 沉积，呈不规则颗粒状、团块状或结节状，IgG 沉积较少，与光镜下所见的节段性玻璃样变性一致。与微小病变性肾病相似，少部分 FSGS 患者非硬化肾小球的系膜区可有少量 IgM 沉积，C3 沉积更少见，IgA 和 IgG 沉积罕见。此种分布特点分对于 FSGS 诊断，特别是与微小病变肾病鉴别具有特殊价值。

3. 电镜检查　节段硬化处肾小球的基膜扭曲、塌陷或分层。GBM 内皮下增宽，可见低密度电子致密物成沉积。可见足突细胞胞浆内大量吞噬串泡、脂肪滴，次级溶酶体增多，线粒体和内质网肿胀。足细胞肥大，胞浆节段微绒毛化。虽然 FSGS 光镜下病变呈节段性分布，但电镜下足突融合往往呈弥漫性改变，足突融合程度轻重不一。足突融合区裂孔隔膜消失，细胞骨架微丝与 GBM 平行。硬化区和非硬化区足细胞易自基膜脱落，较陈旧的硬化病变处，基膜与足细胞之间可有基底膜样物质隔离。近端肾小管上皮胞浆常见吞噬空泡、脂肪滴和蛋白吸收滴(IgA、IgG、清蛋白阳性)。

(二)脐部型 FSGS

脐部型 FSGS，又称肾门部 FSGS(hilar FSGS)，指近血管极处袢出现节段硬化和透明变性。肾小球常见肥大和粘连，与病变相连的入球动脉常见透明变性。足细胞肥大和增生较其他类型少见。脐部病变非特异性，如同时伴肾小球肥大，提示继发代偿性改变。免疫荧光和超微结构改变与经典型 FSGS 相类似。

(三)细胞型 FSGS

1. 光镜检查　脐部和周边部肾小球可出现节段性毛细血管袢内细胞增生，致毛细血管袢腔塌陷、闭塞。毛细血管袢内增生的细胞包括内皮细胞、泡沫细胞、浸润的白细胞(单核巨噬细胞、巨噬细胞、淋巴细胞和中性粒细胞)。常见足细胞的增生、肥大、圆胖状，细胞间连接不紧密，胞浆内含蛋白吸收滴呈空泡变性。这些足细胞与囊壁无粘连，但常与壁层上皮细胞连续，因而形成所谓"假新月体"。节段病变处可见透明样物质、纤维索和核碎裂，无 GBM 断裂。

2. 免疫学检查　在免疫荧光方法检查下 IgM、C3 呈局灶节段性分布于硬化区。

3. 电镜检查　电镜下可见广泛足突融合，并与临床大量蛋白尿程度相关。毛细血管袢内增生的细胞可见泡沫细胞和单核巨噬细胞，GBM 完整，无断裂。

(四)顶部型 FSGS

1. 光镜检查　顶部型 FSGS 光镜下的特征是肾小管尿极部位肾小球节段硬化，因而病变主要在肾门的对侧。由于病变部位毛细血管袢内皮细胞肿胀、泡沫细胞堆积和胶原样物质增加，可导致肾小球毛细血管塌陷和闭塞。顶端病变型 FSGS 患者透明变性不如经典型 FSGS 常见。节段性硬化病变附近脏层上皮细胞肥大，肥大脏层上皮细胞内可见透明空泡和透明小滴。部分患者病变部位细胞数较少，主要成分为胶原成分，可导致近端肾小管起始部位附近的肾小球囊粘连。局部病变可突入近曲肾小管 s1 段。近曲肾小管萎缩，细胞肿胀或空泡化。约 40％的患者伴肾小管微囊样扩张，内见疏松的蛋白管型。病情进展则延伸至血管极，出现球性硬化。顶端病变型多为 FSGS 的早期病变，预后一般较好。

2. 免疫学检查　在免疫荧光方法下检查 IgM、C3 呈节段或球性分布，脏层上皮细胞和肾小管上皮细胞蛋白吸收滴内 IgG、IgA 阳性。

3. 电镜检查　可见肾小球的基膜扭曲、无或轻度 GBM 增厚，足细胞肥大，足突广泛融合，节段足细胞剥离，胞浆内富含细胞器及空泡，粗面内质网增多。GBM 无电子致密物沉积，偶尔系膜旁区可见电子致密物，内皮细胞内无管网状包涵体，凭此可与人类免疫缺陷病毒相关性肾病(HIVAN)——FSGS 鉴别。

（五）塌陷型 FSGS

HIV 肾病的主要病理改变，可能与静脉药物滥用有关，也可能为原发性改变。肾移植患者也可出现此类病变。特征是局灶节段性或球形毛细血管塌陷，毛细血管腔闭塞。毛细血管塌陷部位的肾小球脏层上皮细胞常常肥大，内可见明显脂肪滴。部分患者由于脏层上皮细胞增生，可出现假新月体形成。毛细血管壁内可见泡沫细胞，毛细血管袢与 Bowman 囊粘连，但球囊粘连程度较轻。相对肾小球硬化程度而言，塌陷型 FSGS 患者肾小管间质损伤比经典型 FSGS 严重。肾小管上皮细胞内常见大吸收滴、大量蛋白管型，肾小管管腔局限性扩张呈微囊状。一部分塌陷型患者的形态学改变与 HIVAN 相类似，但血清 HIV 检测阴性。这类患者大多对治疗几乎无反应，肾功能可迅速恶化，预后普遍不好。有学者认为导致这一现象的主要原因是此类患者可能存在基因缺陷。

四、临床症状

FSGS 已经成为原发性肾病综合征的主要原因之一。各个年龄阶段均可发病，但以儿童和青少年多见，平均发病年龄为 21 岁。男性多于女性，男女之比为 2：1。部分有家族聚集现象。黑人患者原发性 FSGS 及 HIVAN-FSGS 的发病率均明显升高。

原发性 FSGS 的显著特征是有不同程度的蛋白尿，10％～30％患者蛋白尿＜3g/24h，约 60％患者有大量蛋白尿或表现为肾病综合征。约半数以上 FSGS 患者有血尿，甚至表现为肉眼血尿。FSGS 患者肉眼血尿发生率明显高于微小病变性肾病。约 1/3 患者起病初期即可表现为不同程度肾功能不全。1/3 患者可出现高血压。应注意儿童和成人患者临床症状可各不相同，如儿童患者蛋白尿突出，而成人患者高血压常见。

大量研究发现，FSGS 患者的临床症状与其病理类型相关。大多数经典型 FSGS 患者蛋白尿发生比较隐匿，其预后取决于血清肌酐水平和蛋白尿程度。表现为肾病范围蛋白尿的特发性 FSGS 患者预后差，至终末期肾脏疾病的时间为 6～8 年，非肾病范围蛋白尿患者 10 年存活率约 80％，重度蛋白尿(＞10g/24h)3 年即可进入 ESRD。对激素治疗敏感性约 33％。与经典型 FSGS 比较，细胞型 FSGS 起病较急，病程较短且蛋白尿程度严重，肾病综合征常见，与微小病变肾病相似。细胞型 FSGS 多处于节段硬化早期，可转为经典型 FSGS，对激素治疗敏感。塌陷型 FSGS 患者可出现蛋白尿、低清蛋白血症，可表现为肾病综合征，同时伴不同程度肾功能损害。与经典型 FSGS 和顶端病变型比较，患者临床症状更为突出，患者病情发展速度也较快，多在数天内出现蛋白尿、浮肿和低蛋白血症，对激素治疗不敏感。发病后平均肾脏存活时间约 13 个月，而经典型 FSGS 肾脏存活时间为 62.5 个月。此外，塌陷型 FSGS 患者在发病前数周可有明显肾外表现，如腹泻、上呼吸道感染、肺炎样症状等，这些可能与病毒或其他感染有关，不过只有不足 20% 患者在发病时有发热、不适、食欲缺乏等全身性表现。顶端病变型 FSGS 多见于老年白人患者，蛋白尿明显，短时间内出现浮肿和低蛋白血症。病情高峰期容易发生可逆性急性肾衰竭，对激素治疗敏感性约 80%。也可转为经典型 FSGS。

FSGS 患者常伴有明显的低蛋白血症。塌陷型 FSGS 和顶端病变型 FSGS 患者血浆清蛋白常明显降低，血脂明显升高，其中以血浆胆固醇升高最为明显。FSGS 患者血补体水平多在正常范围，20%～30% 患者循环免疫复合物阳性。HIV 感染所致 FSGS 患者，HIV 相关检测阳性。

五、诊断与鉴别诊断

（一）诊断

如患者有大量蛋白尿、短期内出现浮肿、低蛋白血症、血脂升高及不同程度肾功能损害，应考虑有 FSSG 可能。特别是 HIV 感染者，一旦出现蛋白尿、血尿、浮肿、高血压和肾功能损害，应高度考虑 FSGS。由于病变呈局灶节段性分布，如取材不当，可能不能发现肾小球硬化，如肾小管萎缩、间质纤维化突出但肾小球病变较轻，部分肾小球体积明显增大，或临床上肾病综合征对激素治疗反应差，且有明显血尿、高血压和肾功能损害者，也应考虑 FSCs，需重复活检以免误诊。

（二）鉴别诊断

原发性和继发性 FSGS 确诊的唯一手段是肾组织活检，只有排除继发性 FSGS 后才能诊断原发性 FSGS。原发性 FSGS 应与下述疾病鉴别：

1. 微小病变肾病　FSGS 与微小病变肾病的临床症状相似，非硬化肾小球的病理形态改变也与微小病变肾病相似，故部分病理改变不典型的 FSGS 容易误诊为微小病变肾病。即使未能发现节段性硬化的肾小球，如肾组织活检标本出现肾小球肥大、灶状的肾小管萎缩和肾间质纤维化、免疫病理出现系膜区的 IgM 沉积、电镜检查发现肾小球上皮细胞增生及严重的空泡变性、临床出现高血压及肾功能受损等情况时，应考虑 FSGS。肾皮质肾髓质交界区肾小球早期即可受到累及，肾组织活检标本应包括肾皮髓质交界区，这样可发现部分早期 FSGS 病例，并可与微小病变肾病鉴别。

2. 原发性 FSGS 与继发性 FSGS 的鉴别　后者有明确的致成 FSGS 的原因，而且免疫病理与光镜检查也有明确的发现，如局灶节段性增生硬化型 IgA 肾病。尽管临床和光镜表现与原发性 FSGS 相似，但免疫荧光检查显示肾小球系膜区的高强度的 lgA 沉积。

六、治疗

（一）一般治疗

1. 水肿控制　对水肿的控制，首先应限制钠盐摄入量，同时限制水分摄入。使用利尿药以减轻水肿。对于部分患者血浆蛋白水平极低者，可输注血浆或人血白蛋白扩张血容量后使用袢利尿药，效果较好，但不主张常规使用。对于严重水肿且伴有心力衰竭、高血压、水中毒，或需使用激素冲击治疗致水肿加重而利尿治疗效果欠佳者，可临时透析脱水以减轻症状。

2. 营养治疗 对 FSGS 伴肾功不全者宜限制蛋白摄入量，一般为 0.6~0.8g/(kg·d)。不过采用低蛋白饮食时，部分患者容易出现营养不良，因而主张加用 α 一酮酸制剂(开同)治疗。一般患者每天热量摄入量应保证在 35kcal/(kg·d) 以上，应注意补充足够微量元素及维生素。应采用低脂、低胆固醇饮食，每天脂肪摄入量不超过 50~70g。

3. 鱼油 动物实验发现，使用鱼油可使 FSGS 动物模型的蛋白尿、高脂血症及肾小管间质损害程度明显降低，但并不能预防 FSGS 发生。

(二)免疫抑制剂物的治疗

1. 肾上腺糖皮质激素 根据临床观察，判断 FSGS 患者激素是否有效，以激素使用 16 周后尿蛋白为标准。成人 FSGS 患者使用口服激素治疗后的平均缓解时间为 3~4 个月，但大多数患者获得完全缓解时间在激素使用 5~9 个月后，提示延长激素治疗时间可增加蛋白尿缓解率。目前对于儿童和成人原发性 FSGS 患者多主张采用 6 个月激素疗法。

成人初治原发性 FSGS 患者，使用泼尼松的初始剂量一般为 1mg/d，最大剂量一般不超过 60mg/d 为宜，持续时间 2~3 个月后开始逐渐减量，可每 4 周减量 5~10mg，疗程不少于 6 个月。采用口服激素治疗过程中，部分激素敏感患者可出现复发。对于此类患者，激素的使用方法与复发性微小病变肾病相似。延长激素使用时间，再次使用激素均可诱导缓解。按上述治疗，持续 4 个月后尿蛋白无明显减少者，应考虑为激素抵抗性 FSGS。

FSGS 患者在使用激素治疗过程中，感染是一个严重并发症，包括细菌、病毒、结核等感染，因而应注意预防和控制感染。

2. 细胞毒性药物 目前对于 FSGS 患者不主张加用细胞毒性药物，但对于 FSGS 患者使用激素有禁忌证或效果欠佳者可试用细胞毒性药物。常用于治疗 FSGS 的细胞毒性药物包括烷化剂(CTX、苯丁酸氮芥)、硫唑嘌呤、长春新碱和氮芥等。

3. 环孢素(CsA) 环孢素近年亦用于治疗 FSGS，对激素有效的 FSGS 者对 CsA 反应佳，且通常在治疗第 1 个月内得以缓解。成人不超过 5mg/(kg·d)，血药浓度保持在 150~200ng/ml(谷值)。如患者肾病综合征缓解，尿检蛋白转阴性，可在 CsA 治疗 6~12 周后减量，每月减量 25%，减量至 1mg/(kg·d) 维持治疗。CsA 具有一定的肝、肾不良反应，与激素一样，仅部分患者有效，停药后仍有相当部分患者复发，且费用昂贵，因而临床并不作为首选药物。

4. 霉酚酸酯(MMF) 霉酚酸酯为一种新型免疫抑制剂物，对抗体产生具有较强抑制作用，可抑制免疫细胞表面分子合成，抑制细胞毒 T 细胞产生，故对体液免疫和细胞免疫均具有较强的调节作用。一般 MMF 诱导剂量为 1~1.5g/d，持续治疗 3 个月后减量、至 0.5g/d 后维持治疗 6~12 个月。虽然 MMF 可减少蛋白尿，改善肾功能，不良反应较小等优点，但 MMF 费用昂贵，且疗效不肯定，仅适用于激素、环孢素 A、细胞毒药物治疗效果欠佳者。

5. FK506 FKS06 是一种用于抗排异反应的新型免疫抑制剂物，其生物学效应与 CsA 相似，而不良反应较少。FK506 可能为一种可用于 FSGS 治疗有前途的药物。与 CsA 相似，停药后容易复发。另一个主要不良反应为肾脏损害，多数患者用药后可出现血清肌肝水平升高，但停药后可下降甚至恢复到正常水平。

（三）血管紧张素转换酶抑制剂（ACEI）和（或）血管紧张素Ⅱ受体拮抗剂（ARB）

ACEI可降低肾小球内压，改善肾小球血流动力学异常及基膜通透性，因而具有减少蛋白尿作用。此外，ACEI通过非血流动力学机制而延缓肾小球疾病的进展。ARB可能为免疫抑制剂抵抗FSGS患者的一种可替代治疗措施。

（四）非甾体类消炎药

非特异性抗炎药可抑制前列腺素的合成、加重浮肿、高钾血症、过敏间质性肾炎和肾毒性等不良反应，因而限制了它在FSGS中的临床运用。近年来，已有高选择性的环氧化酶（COX-2）抑制剂问世，其临床疗效有待于进一步研究。

（五）降脂治疗

对于肾病综合征患者仅饮食控制不能充分控制血脂，多需采用药物才能纠正患者的脂质代谢紊乱。HMG-CoA还原酶抑制剂不仅具有纠正脂代谢紊乱作用，还可直接作用于肾小球系膜细胞，抑制肾小球系膜细胞增殖，减少炎症介质和生长因子合成和释放，对肾脏具有保护作用，因而是肾病综合征患者首选降脂药。常用药物有辛伐他汀5～10mg/d，普伐他汀20～40mg/d，氟伐他汀20～40mg/d，洛伐他汀20～80mg/d，cerivastatin0.1～0.3mg/d，可任选其中一种他汀类药物夜间顿服。常见不良反应肝功能损害、皮肤瘙痒、胃肠道反应，不宜与苯氧乙酸类降脂药和免疫抑制剂物（如CTX、CsA和雷公藤多苷）合用，以免引起横纹肌溶解症。

（六）抗凝治疗

肾病综合征存在高凝状态，容易出现血栓栓塞性并发症。可将普通肝素100mg溶于5%葡萄糖氯化钠注射液500ml中持续静脉滴注，每日1次；或普通肝素5000U皮下注射，每日2次，2周为1疗程。也可使用低分子肝素0.4ml皮下注射，每日1～2次，2～4周为1疗程。临床发现潘生丁单用或与华法林、小剂量阿司匹林、肝素等合用治疗膜性肾病、IgA肾病、局灶节段性肾小球硬化，可减轻蛋白尿，延缓肾功能进展。噻氯匹定为纤维蛋白原受体拮抗剂，具有抗凝及抗血小板聚集、降低血液黏滞度、改善微循环作用，也可有效减轻肾病综合征患者蛋白尿，效果优于双嘧达莫而不良反应较少。一般每次0.25～0.5g，每日2次。临床也可采用尿激酶治疗。

（七）血浆置换或血浆吸附

血浆吸附疗法近年来逐渐受到重视。研究提示血浆置换或血浆吸附可用于其他传统治疗无效的部分患者，但缺乏大样本长期前瞻对照性研究。

（八）其他

最近有学者在动物实验中证实，IL-10可减少蛋白尿，肾小球TGF-β表达减少，肾小球硬化程度减轻，因而能预防FSGS进展，提示IL-10基因治疗可能具有一定前景。Decofin属于蛋白多糖，通过核心蛋白与TGF-β结合，中和TGF-β生物活性，延缓FSGS进展。

（九）中医中药

常用的中成药有肾炎康复片、保肾康、黄葵胶囊、肾康宁片等。也可采用中医辩证分型进行治疗。

七、预后

蛋白尿是 FSGS 患者的重要预后因素，蛋白尿程度与肾存活时间密切相关。非肾病综合征范围蛋白尿者 10 年后肾存活率超过 80%，24 小时尿蛋白＞10g 者多在 3 年内进展为 ESRDo 患者预后与病理类型有关，顶端病变型 FSGS 预后较好，经典型次之，塌陷型 FSGS 预后最差。此外，系膜明显增生、激素治疗反应差、反复复发及肾功能恶化速度较快者预后也较差。不过，FSGS 患者预后与患者发病年龄、性别、是否伴有血尿无明显关系，高血压以及种族差异是否影响患者预后尚不清楚。

(梁红霞、李克勤)

第七章　嵌压性神经病

嵌压性神经病又称周围神经嵌压(entrapment)或压迫(compression)综合征，指周围神经受周围组织如瘢痕、粘连，特别是骨突、骨性纤维管增生、肿物等压迫而出现的一组神经、血管功能异常改变的症候群，其主要临床表现是局部的麻痛、无力、并逐渐出现肌肉萎缩等。周围神经纤维受压迫后发生退行性变，并继发非细菌性及免疫性炎症，多发于肢体，上肢多于下肢。嵌压性神经病是神经内科和手外科常见疾病。

自1854年Sir James Paget最早描述了周围神经嵌压综合征——腕管综合征以来，至今已有140年历史。在这漫长的岁月中。通过许多学者在临床、解剖等各方面的不懈探索，对其病因、解剖基础、临床表现、诊断及治疗等方面取得了较完善的、一致的学术论点。1861年Guyon指出尺神经在腕部被嵌压的可能性。1908年Jay Remey Hunt首先报道了尺神经在腕部卡压的病例。1878年Panas报道了肘管综合征。1918年Adson提出将尺神经松解后前置到肌肉内治疗肘管综合征取得了良好效果，此治疗方法一直沿用至今。1932年Wartenberg报道了前臂桡神经感觉支嵌压征，后人称其为Wartenberg病。1968年Spinner在尸体解剖中发现桡神经深支(即骨间后神经)在前臂行径中经过一个纤维弓的下方。由于此纤维组织弓状物在1905年为Frohse首先描述，故称此弓为Frohse弓。1972年Koles和Mandsley报道了桡管综合征。1986年Dellon报道了32例桡神经浅支嵌压的病例，引起临床医生的广泛注意。

随着学科的不断发展及肌电图等检查手段的广泛应用，上述众多学者们的努力，对过去被诊断为软组织扭伤、软组织劳损、炎性变等疾病，其中一部分已被鉴别诊断为神经或细小的神经分支嵌压征。

(一)周围神经嵌压征的特点

周围神经嵌压征的共同特点有4个方面：①被嵌压神经支配区感觉异常，如疼痛、麻木、感觉过敏和不适，时轻时重，有逐渐加重趋势，严重时出现感觉缺失；②不少患者有夜间疼痛或加剧的情况；③仔细检查时可发现在嵌压处能找到压痛点、条索状压痛块或Tinels征叩击最敏感区；④该神经所支配的肌力减退，肌肉萎缩。

(二)慢性周围神经嵌压

关于慢性神经嵌压伤,Mackinnon(1984)、O'Brien(1987)观察了它的3个基本变化：①反复短暂的缺血；②血-神经屏障改变；③华勒变性。病变过程中无髓纤维最先发生变性，有髓纤维次之，但无髓纤维再生亦早。神经束周边的纤维首先开始变性，继之整个神经束和神经干的神经纤维出现广泛的华勒变性，周围结缔组织亦随之增生。在临床上，早期的轻度神经嵌压几乎无症状，如对肢体非刺激性试验造成局部神经缺血，如腕管综合征的屈腕试验，才能诱发症状。到中度损伤时患者有神经感觉区的疼痛、发麻、感觉异常，嵌压部Tinel征阳性，但症状和体征仍可时重时轻，但随着运动和感觉纤维的逐渐减少，而出现肌肉萎缩和感觉障碍以及两点辨别觉的异常。到了晚期，神经再生亦停止，Tinel 征也可表现为阴性。

第一节　胸廓出口综合征

胸廓出口综合征(thoracic outlet syndrome，TOS)是指臂丛神经及锁骨下动、静脉在肋锁间隙、斜角肌三角、胸小肌等包围的胸廓出口周围，由于各种不同的解剖变异因素，造成不同程度受压而产生的神经激惹及上肢缺血、瘀血、水肿等一系列症候群。

一、病因与分类

TOS 的病理基础是胸廓出口处骨性组织和软组织的解剖变异，因此，将 TOS 按病因分为两大类：骨性因素和软组织因素。其中，骨性卡压约占 30%，包括第 7 颈椎横突过长、颈肋、第 1 肋骨变异、第 1 肋骨及锁骨骨折后骨痂形成，造成臂丛神经及锁骨下血管受压。软组织因素主要包括先天性异常纤维束带或韧带形成、前斜角肌、中斜角肌、锁骨下肌、胸小肌的先天性或后天性改变。颈肋占患者总数的 5%～9%，颈肋及其纤维带或软骨可使臂丛与锁骨下动脉所通过的前斜角肌后方间隙变小，或将通过其上方的臂丛抬高。由于颈肋或其纤维束隙穿过此间隙，臂丛下干及锁骨下动脉可因受到颈肋或纤维束带及前斜肌的异常压迫而引起症状。有颈肋者并不都会出现症状，仅有约半数出现症状。有的患者虽无颈肋存在，但因前斜角肌肥大或因中斜角肌下端形成向前延伸的扩张部，使第 1 肋骨上移，前斜角肌的间隙变小，造成臂丛和锁骨下动脉受压。根据本综合征发生的具体原因，又将 TOS 分为以下 5 类：①颈肋综合征；②前斜角肌综合征；③肋锁综合征；④第 1 肋骨综合征；⑤过度外展综合征。颈肋与前斜角肌综合征最为常见。根据压迫结构的不同将 TOS 分为神经型及血管型。其中，神经型 TOS 约占发患者数的 90%，又将其分为真正的神经型 TOS 和非特异性的 TOS。前者有典型的临床症状、体征、放射学证据和肌电图改变，但只占少数。大多数病例(85%)属于后者，只有一些主观症状而无其他客观证据。

在 TOS 的发病过程中，颈肩部及上肢的外伤是一个重要的诱发因素，Sanders 报道，86% 的 TOS 患者有颈肩部外伤史。另外颈肩部的长期姿势不正确、颈肩部的肌肉失衡、巨乳、肥胖等也是造成 TOS 不可忽视的因素。

二、临床表现

(一)常见症状

TOS 的临床表现各异，多见于中年以上的妇女，以右侧多见，亦可为双侧，可能是右手多提重物，肩关节牵引加速了症状的发生。症状主要是臂丛和锁骨下动脉受压而表现出的，可单独存在也可同时存在。

1. 神经受压表现　自觉患侧颈肩部酸痛无力或有刺痛、烧灼感和麻木感。疼痛沿 C8～T1 神经支配区分布，麻木则分布于尺神经支配区。前臂内侧皮神经区麻木是 TOS 的一个重要特征。此外，常出现骨间肌、小鱼际肌瘫痪，并有不同程度的肌萎缩，少数病例有大鱼际或前臂肌力减退。大部分病例前斜角肌紧张试验阳性，检查方法为：头转向健侧，颈部过伸，同时将患臂向下牵拉，患肢麻痛加重并向远侧放射即为阳性。

2. 血管受压表现　可出现上肢缺血、瘀血、水肿，但一般无患肢严重循环障碍，仅部分病例自觉患手发凉。当高举两手时患手变白，温度下降，桡动脉搏动变弱或摸不到，两手放下时明显充血。

3. 交感神经的表现　血管运动变化包括手及前臂怕冷、苍白、紫红等。情绪不稳时症状加重。慢性 TOS 患者表现为皮肤发亮、指甲增厚、毛发消失、手及手指肿胀，这些表现多在桡侧。

4. 局部表现　患侧锁骨上窝饱满，大部分患者可触及前斜角肌紧张肥厚，有颈肋者可触及骨性隆起，并有局部压痛和向患肢放射痛，可有肩臂部运动障碍、头颈部不适及上胸壁疼痛。

（二）物理检查

1. 肩外展试验（Wright test）　患者取坐位，检查者扪及患者腕部桡动脉，慢慢使前臂旋后，外展 90～100°，屈肘 90°，桡动脉搏动消失或减弱为阳性。该项检查阳性率很高，但存在一定的假阳性。

2. 斜角肌挤压试验（Adson 试验）　患者取坐位，检查者扪及其腕部桡动脉，肩外展 30°，略后伸，并令患者头颈后伸，逐渐转向患侧，桡动脉搏动如减弱或消失为阳性，该项检查阳性率很低，但常常有诊断价值。

3. 锁骨上叩击试验（Moslege 试验）　令患者头偏向健侧，叩击患侧颈部，出现手指发麻或触电样感觉为阳性。

4. 锁骨上压迫试验　检查者用同侧手扪患者的腕部桡动脉，用对侧拇指压迫患者锁骨上，桡动脉搏动消失。90％的正常人，在压迫锁骨上时，桡动脉搏动亦消失。但是如果压迫点距锁骨上缘 2～3cm，桡动脉搏动亦消失，说明锁骨上动脉抬高明显，较有诊断价值。

5. Roose 试验　为活动的 Wright 试验，让患者双上肢放在肩外展试验的位置上用力握拳，再完全松开，每秒钟 1 次，45s 内就不能坚持者为阳性。

6. 肋锁挤压试验　患者取站正位，双上肢伸直后伸，脚跟抬起，桡动脉搏动消失，明显减弱为阳性。

三、辅助检查

（一）X 线检查

有颈肋者可显示颈肋。对神经型 TOS，特别是非特异性 TOS 的辅助诊断目前尚无客观的诊断指标。颈肋、第 7 颈椎横突过长及第 1 肋的 X 线、CT 等改变并不常见。

（二）神经电生理的检查

包括神经传导速率、F 波及体感诱发电位。但对 TOS 的诊断并无特异性，对有临床症状或临床上诊断为 TOS 的患者，该检查的阳性结果只能证实诊断，阴性结果却不能排除诊断。

（三）斜角肌阻滞试验

是将 0.5％布比卡因注入前斜角肌的不同部位。如果症状得到临时改善（一般为数小时、数天甚至数周）可证实诊断。

（四）彩色多普勒血管超声

进行桡动脉检查，可作为 TOS 桡动脉受压的简单、确切、无创的诊断手段，为 TOS 提供新的诊断思路，提高 TOS 的早期诊断率。

（五）血管造影

对本征的临床诊断及治疗有一定实际意义。逆行性股动脉血管造影在各种激发试验位置下，可发现锁骨下动脉受压并能提供锁骨下动脉受压的确切解剖位置，为手术彻底减压提供了确切的依据。但血管造影通常并不能排除此征的诊断。有学者认为，对一些疑难的、难以单纯从临床上诊断的病例选择性地做动脉造影，发现血管受压能起到诊断和鉴别诊断的作用，对确定诊断可提供确切的依据，尤其在合并动脉瘤、栓塞时尤宜做选择性的动脉造影。

总之，现阶段虽然新的检查方法不断出现，但对 TOS 的诊断主要还是依靠医生对该病的认识程度、详细的病史、全面的物理检查，得出综合性的判断。

四、诊断标准

手及上肢酸痛、麻木、乏力及肌萎缩，合并下述情况之一者：①前臂内侧皮神经有明显的感觉障碍；②臂丛神经下干的运动、感觉障碍；③锁骨下动脉或静脉受压征象；④颈椎平片可见颈肋或第 7 颈椎横突过长；⑤特殊试验阳性者；⑥肌电图检查尺神经锁骨段传导速度减慢者。

五、鉴别诊断

（一）颈椎间盘突出症和颈椎病

因 TOS 造成了臂丛的嵌压，而出现相应的神经受压的表现，如患侧颈肩部酸痛、麻木，无力及肌萎缩，大部分病例前斜角肌紧张试验阳性等。这些表现在临床上常常与颈椎间盘突出或神经根型的颈椎病相混淆，因后者同样可出现神经根受压表现而出现相类似的症状。主要的鉴别要点为：①年龄与性别。颈椎病多见于 40 岁以上的男性，本病多见于中年以上的女性。②颈椎病疼痛多以颈肩部为主，本病以手部麻痛为主。③颈椎病很少有大鱼际肌萎缩，没有血管受压体征。④颈椎间盘突出与颈椎病在颈椎棘突或棘旁常有压痛，压颈试验阳性。⑤颈椎病及颈椎间盘突出 X 线片显示颈椎间隙变窄、骨刺形成、生理曲度消失等退行性改变。MRI 或 CT 表现为颈椎间盘突出、椎管狭窄或后纵韧带骨化等，以此可进行鉴别。

（二）脊髓空洞症

①本病年龄在 20～30 岁，男性多见，男女之比为 3∶1；②感觉障碍呈分离现象（痛觉消失，触觉存在）明显；③后期空洞扩大而损害前角细胞时可出现肌萎缩及腱反射消失（本病运动障碍往往较感觉障碍先出现，因运动纤维的周径大，易受压）；④上肢虽有自主神经功能紊乱，但无血管受压体征。MRI 对鉴别该症具有重要价值。

（三）肘管及腕尺管综合征

①前臂内侧皮神经支配区无感觉障碍；②尺侧腕屈肌常受累；③尺神经传导速度减慢部位完全不同；④无血管受压症状与体征。

六、治疗

(一)保守治疗

对于没有显著神经受压的客观体征也无血管受压而引起指端缺血或肢体明显肿胀的 TOS 患者,都应首选保守治疗。保守治疗的目标是增加胸廓出口处的空间,恢复颈肩部肌肉的平衡,逐渐消除对神经血管的压迫。可分 3 个步骤:首先,通过体态的训练,纠正患者的不良姿势,避免长时间伏案工作,用橡皮带悬吊上肢,抬高肩关节,睡眠时调节好枕头的高度,颈部可用软项圈加以保护;第二,通过各种手法放松斜角肌、肩部及胸部的肌肉,增加锁骨和第 1 肋骨的活动范围;第三,进行生理性功能锻炼,以增加斜角肌和肩胛带肌的力量、正常的活动范围和长度。通过以上治疗,大约 60%患者的症状可以完全缓解,90%的患者颈肩胛区不适可改善。局部痛点封闭注射,湿、热敷和经皮电刺激,非类固醇类药物治疗,可用于临时性镇痛和解痉,消除肌肉及筋膜的疼痛扳机点,增加患者对锻炼的依从性,而不能作为主要的治疗手段。若在疾病的早期阶段,保守治疗可使症状得到迅速改善。Nakatsucki 等在对 86 例保守治疗的 TOS 患者的调查中发现,肢体远端症状消失或改善的约占 80%,而近端症状减轻者仅 65%,其原因尚不清楚。保守治疗虽然是一种行之有效的方法,但需要做出周密的计划,遵守循序渐进的原则,避免负荷过重,造成协同肌的损伤,导致新的肌肉失衡。症状改善后,注意保护性措施,预防症状的再复发。

1.理疗法 疼痛症状明显的患者,选用超短波治疗,电极板放置在臂丛神经部,对置法,无热量,每次 15min,每日 1 次。还可加用音频或干扰电治疗,电极板放置在缺盆、天宗两穴,耐受量,每次 20min,每日 1 次,10 次为 1 个疗程,必要时隔 3～5d 进行下 1 个疗程。低能量氦氖激光照射患侧风池、扶突、天鼎、缺盆、合谷等穴,每穴 6～8min,每日 1 次,8～10 次为 1 个疗程。

2.局部封闭治疗 1%利多卡因注射液 10 ml＋维生素 B_1 注射液 100mg＋维生素 B_{12} 注射液 500μg＋山莨菪碱(654-2)注射液 5mg＋地塞米松注射液 5mg 臂丛神经鞘内注射。必要时隔 2～3d 重复 1 次,可连用 3 次。

3.针灸 根据病症选用风池、肩井、天宗、肩三针、手五里、曲池、手三里、外关透内关、合谷、列缺、阳池等,进行针刺治疗。每次选 3～5 个穴位。疼痛症状重时多留针或加灸。且可用氦氖激光做穴位照射。当肌肉萎缩或瘫痪时选择萎缩肌肉部位的穴位做电针治疗,每日 1 次,每次 30min,10 次为 1 个疗程,隔 3～5d 进行下 1 个疗程。

4.推拿

(1)点穴镇痛手法:重点对手三里、风池、扶突、天鼎、缺盆、肩井、天宗穴进行点穴,每穴 1～2min,重复 2～3 次。

(2)弹拨松筋手法:对下颈椎横突部、患侧斜角肌部、腋窝部(极泉穴)的血管神经束进行弹拨松解,使患肢出现向远端的放射麻痛感,对触摸到的挛缩组织进行手法弹拨松解。

(3)活节牵伸手法:①头颈部的活节牵伸手法。术者一手掌托住患者下颌,令患者枕部靠在术者身上进行牵伸,另一手点按患者患侧颈椎横突部和缺盆穴,然后提捏双侧风池穴做牵伸手法,并做颈部的伸屈、旋转、侧向活节动作。②颈肩部的活节牵伸手法。

术者一手托住患者下颌，令患者枕部靠在术者身上进行牵伸，使患者面部侧向健侧，另一手将患肢做外展后伸、上举外展等活节动作，并提拿肩井穴等，使胸廓出口部组织得到松解。

(4)向心按摩手法：将患肢上举，自手指向上臂及肩颈部做向心按摩，重复3～5次，最后用震颤手法进一步疏通气血，改善肢体血液循环，使水肿消退，肢温升高。

5.药物治疗　如应用维生素 B_1、维生素 B_6、地巴唑等神经营养药物进行辅助治疗。

(二)手术治疗

TOS 在外科手术治疗中存在着很大的争议。由于采取的手术方法不同，患者的选择不同，其手术治愈率各家报道也不尽一致。自 Murphy 和 Adson 分别报道了第 1 肋骨切除及前斜角肌切除治疗 TOS 以来，手术方式几经改变，但都存在不同的缺点。

1.手术指征

(1)凡患肢及颈部不适影响工作、生活者，患者亦有要求，可给予手术治疗。

(2)患肢肌力下降，有肌肉萎缩或上肢有运动障碍者。

(3)手部感觉明显减退，针刺痛觉明显减退，甚至丧失者。

(4)出现血管(动脉或静脉)压迫体征者。

(5)X 线有骨性异常者。

(6)Adson 试验阳性者。

(7)经保守治疗 3 个月无效者。

2.手术方法

(1)前、中、小斜角肌切断术：适用于无骨性压迫因素的全部胸廓出口综合征患者，将前、中、小斜角肌切断后，臂丛神经下方、上方及两侧的压力全部减弱，甚至消除。因此，各型胸廓出口综合征患者均可用这一手术方法，该法也是治疗胸廓出口综合征用得最多的手术方法。做颈根部 7～8cm 横切口，即可完成手术。斜角肌过分肥大者可将之切除部分。伴有颈肩背痛，或 C5 受压的患者，应同时切断前、中斜角肌在 C5、C6 旁的起点。

(2)颈肋切除术：如颈椎 X 线片上有颈肋者，常常可见前、中、小斜角肌的止点或有部分止点附着其上，将前、中、小斜角肌切断后，切除颈肋。

(3)第 7 颈椎横突切除术：如 X 线片见有第 7 颈椎横突长于第 1 胸椎横突，应将之切除部分。近年来，有学者发现过长的第 7 颈椎横突产生胸廓出口综合征的原因是附着在横突后下方的腱性部分，特别是小斜角肌的肌起点随着横突的向外延伸而外移，从臂丛神经的后下方对臂丛神经产生压迫。骨性本身对神经并无影响。切断肌肉起始部游离第 7 颈椎横突已消除了对神经的压迫。过长的第 7 颈椎横突本身并不直接压迫神经，而切除后难免要产生创面渗血，造成术后对神经根的刺激。因此，对术中未发现臂丛神经被过长的 C7 横突顶压时，可不予切除之。

(4)第 1 肋切除术：因切除第 1 肋前，均应先切断前、中斜角肌的止点，然后在骨膜下切除第 1 肋。因此，对无明显骨性压迫及无明显斜角肌异常和无异常束带压迫臂丛神经者可采用该法。Roose 很早就开始经腋路切除第 1 肋治疗胸廓出口综合征，且该法至今仍在临床上选用。这是因为切除了第 1 肋，前、中、小斜角肌均失去了止点，自下而上的对臂丛神经压力完全解除，效果较好。经颈部横切口，亦可切除第 1 肋，但颈部的瘢痕常不被女性患者接受。

Roose 在 1966 年介绍的经腋路行第 1 肋骨切除治疗 TOS，取得了较好的近期效果，在国外被广泛采用。但远期仍存在着较高的复发率。经腋路切除第 1 肋骨可清楚地暴露臂丛神经下干和 C8、T1 神经根，使其得到良好的保护，过长的第 7 颈椎横突也可方便地切除。经锁骨上斜角肌切除术适用于上干型 C5、C6、C7 神经根受压的患者，尤其对第 1 肋骨切除术后复发的患者更为适用。近年来，人们倾向于采用腋部及锁骨上联合切口，彻底切除前斜角肌、部分中斜角肌及第 1 肋骨，彻底松解胸廓出口处，使治愈率提高到 90% 以上，并且显著降低了术后复发率。但也有学者认为造成神经压迫的斜角肌连在第 1 肋骨上，经腋路行第 1 肋骨切除即可达到目的，无须联合切口。对于血管型 TOS，切除第 1 肋骨也属必要。

此外，发生栓塞或动脉血管瘤形成时，可行取栓术或动脉旁路术。对有灼性神经痛者，可联合交感神经切断术。为防止术后瘢痕形成，神经、血管的粘连，术后当天就应开始进行颈肩部的活动，每 3～4h 1 次，至少要坚持 6 个月。为提高手术疗效，手术时应做到臂丛神经、血管彻底减压，包括以下几点：

(1)第 1 肋的前后端切除应充分，切除长度前端到肋软骨，后端到达肋骨颈部。

(2)前、中斜角肌必须完全切断，必要时给予部分切除。

(3)去除臂丛神经外压迫因素后，必要时做臂丛神经鞘膜切开及神经干外膜切开减压。

(4)完全切除颈肋及过长的横突。

(5)切断全部缚压或在臂丛和锁骨下动脉周围的异常韧带和纤维结构。

(6)必要时切除第 2 肋。

(7)必要时切断胸小肌。

3. 手术并发症

(1)臂丛神经损伤：在做颈部切口、切断中斜角肌时，术中需要将臂丛神经拉向内侧，如用力不当可能损伤臂丛神经上干，使术后肩外展、屈肘功能障碍。

(2)气胸：在切断下干下方的束带时很容易使胸腔顶部胸膜破裂。特别是切断 Sibson 筋膜时，更容易将皱叠的胸膜剪破，如术中发现胸膜剪破应将之修补，并立即抽气，如漏气较多，或怀疑损伤了脏层胸膜，应做胸腔引流。

(3)乳糜漏及淋巴积液：左侧胸廓出口综合征有并发乳糜漏的可能，造成乳糜液聚集在伤口内。不一定要直接损伤胸导管，损伤开口于胸导管的小淋巴管，也可能造成乳糜积液。

(4)血肿：胸廓出口综合征术后如并发血肿危害很大，是造成症状复发甚至加重的主要原因，因伤口内血肿总是包绕被解剖的神经根干部，一旦机化将对整个臂丛神经产生新的压迫，症状可能比术前还要严重。颈部手术，外科医师都很注意止血，问题往往不在关闭伤口前，而在关闭伤口时，因外科医师在关闭伤口前均会一遍遍检查伤口的每个角落、仔细止血，但在关闭伤口时常常不那么细致，颈部血管丰富，缝针不小心穿透血管，特别是缝脂肪垫的最后几针，里边刺破血管出血还不知道。因此，在缝合颈部脂肪垫时不要大块缝合，也不要缝得太密。要看清每一个进针和出针。应常规放置引流条。

(张道远、李福田)

第二节　腕管综合征

腕管综合征(carpal tunnel syndrome, CTS)是最常见的一种嵌压性神经病，主要为各种原因致腕管内压力增高，正中神经在腕管内受卡压而产生其相应支配的神经功能障碍的综合征。

一、腕管的解剖特点

腕管位于掌根部，是由腕骨沟和腕横韧带共同组成的一个骨性纤维性隧道样结构。腕骨沟是由于腕骨掌面窄、背面宽而形成的向掌侧的凹陷。其桡、尺及背侧均为腕骨以及覆盖在腕管上的韧带，其掌侧为腕横韧带(TCL)。共有9条肌腱(指深浅屈肌腱各4条、拇长屈肌腱1条)和1条神经即正中神经及其伴行血管在腕管内通过。正中神经位置最浅，在肌腱和腕横韧带之间，腕管内肌腱由尺侧和桡侧滑膜囊包绕。一方面，腕管内的结构排列紧密，空隙极为有限；另一方面，构成腕管的组织较为坚韧，缺乏弹性。这样的特殊解剖结构使得正中神经容易受损。

二、病因及病理机制

腕管是由腕骨和腕横韧带共同围成的骨性纤维性隧道，该管道容量相对固定，在正常情况下腕管被肌腱和正中神经填满，因此，任何造成腕管容量减少和内容物体积增加的原因，均可导致正中神经受压。

1.急性腕管综合征多由腕骨骨折脱位、腕部极度屈曲位固定时及创伤引起的腕管内急性出血、血友病性出血、注射损伤、烧伤和化脓性感染等原因引起腕管内压力急骤升高造成的。

外源性神经压力达$2.67\sim4kPa(20\sim30mmHg)$时，外膜静脉血流缓慢，当压力达$8\sim10.67kPa(60\sim80mmHg)$时神经内血流完全停止。虽然6h缺血后，神经内血流可以恢复，但缺血达8h以上时可出现无灌流现象。缺血时间进一步延长，神经内血流不可恢复，出现不可逆性神经功能障碍。

2.慢性腕管综合征的病因不明，但仍有一些因素与其有关，如妊娠、糖尿病、长期血透、甲状腺功能减退、类风湿关节炎、酒精中毒、痛风、肥胖及心理社会因素、工作性质等。

慢性腕管综合征可分为早期、中期或进展期。早期一般症状较轻，呈间歇性，持续时间相对较短(＜1年)。典型的症状常于夜间或活动时出现。无正中神经病理形态改变。中期，麻木和感觉障碍持续存在，尽管运动神经潜伏期延长，但无大鱼际肌萎缩或仅见轻度萎缩。正中神经出现外膜和束膜水肿。此期神经病变是可逆的，减压后可以恢复正常。进展期腕管综合征可见运动和感觉减弱，肌电图出现纤颤电位。病理变化为内膜水肿、神经内纤维化、部分脱髓鞘变和轴突退行性变。此期部分为不可逆损害。

各期病理生理机制相同，与神经受压程度和持续时间也相关。正常人腕管内平均内压为0.33kPa(2.5mmHg)，可随腕部伸屈升高。最大压力值为4.27kPa(32mmHg)以下，为平均毛细血管充盈压。腕管综合征患者腕管内压接近或超过毛细血管充盈压，当腕管屈伸时压力还会升高。

压力升高早期，神经外膜静脉血流减慢，压力进一步升高，静脉受阻，出现外膜静脉瘀滞、充血和静脉血流减慢。短期、低度神经受压[4kPa(30mmHg)、2h内]，可导致外膜水肿。中期和进展期腕管综合征中也可见持续的低压状况，病理表现为内膜水肿，神经内压升高。这一病理变化的原因是渗出和水肿被束膜阻隔，使内膜出现肿胀。内膜肿胀可通过轴突离子的变化影响神经功能。

除了外膜、束膜和内膜血流因腕管组织间压力增高引起外，直接的神经受力也可影响轴浆运输。试验研究显示，持续2.67kPa(20mmHg)的压力即可导致正向快速轴浆运输的减少。压力轻度增高4kPa(30mmHg)可使正向慢速轴浆运输减慢。相似的压力也可引起轴浆逆向运转的变化。随着压力水平的增高以及持续时间的延长，轴突功能障碍逐渐加重，当压力达到26.67kPa(200mmHg)时，功能完全丧失。这一影响除神经灌流减少外，可能还包括其他因素的影响。

腕管压力长期增高影响神经内血流和轴浆运输，导致永久性病理变化。局部相对的缺血和蛋白漏出促进纤维细胞的活化和增生。最终外膜和内膜瘢痕化。这些病变是神经不可逆变化的基础。

三、临床表现

本病好发于40岁以上者，女性多于男性，双侧可同时受累，优势手更易受累且程度较重。主要表现为腕横韧带以下的正中神经被压迫的感觉、运动障碍。根据症状的发展常分为4期或4型。①早期或轻度：表现为间歇性麻木或麻刺感，两点分辨觉正常，无肌萎缩和肌力减退，肌电图中腕上诱发电位潜伏期延长1～2ms；②中期或中度：有持久性麻木和感觉异常，运动功能轻微障碍，肌电图中腕上诱发电位潜伏期延长较多；③晚期或重度：有感觉和运动功能显著减退，大鱼际肌萎缩；④急性期或急性受压型：具有特征性的症状为拇指、示指、中指麻木和疼痛，开始为间歇性，渐呈持续性、进展性，常在夜间或清晨及劳累时症状加重，以至于患者常有"麻醒"或"痛醒"的主诉。而甩手、局部按摩或上肢悬垂床边时症状缓解。典型的体征为桡侧3个半指感觉减退。

物理检查：物理检查对腕管综合征的诊断具有重要价值。物理检查包括两点辨别觉(two point discrimination)、单丝检查、大鱼际肌力检查、抓握力检查、腕部触觉检查以及诱发试验、神经叩击试验、Phalen试验和止血带试验。

检查方法：

(1)两点辨别觉：用钝头分规纵向检查(>6mm为阳性)。阳性率为22%～67%不等，可作为评价腕管综合征的一项指标。

(2)单丝检查：用单丝垂直触压皮肤，检查中患者视野应离开检查手。该项检查灵敏度、特异度均较高。

(3)振感检查：用256频率音叉击打坚硬物后，用音叉的尖端置于检查指指尖，并双手同指对照，观察感觉变化。

(4) Phalen 试验：双前臂垂直，双手尽量屈曲，持续 60s 手部正中神经支配区出现麻木和感觉障碍为阳性。30s 出现阳性表明病变较重。该检查灵敏度为 75%～88%，特异性为 47%，与单丝检查合用灵敏度增加，特异性增至 86%。

(5) 止血带试验：将血压表置于腕部，充气使气压达 20kPa(150mmHg)，持续 30s，出现麻木为阳性。该检查灵敏度、特异度较高。

(6) 腕部叩击试验：腕部正中神经部叩击，灵敏度为 67%。

四、辅助检查

电生理检查是目前临床上用于诊断 CTS 最为常用的辅助检查方法。它对于 CTS 的诊断、鉴别诊断、手术适应证的确定以及治疗效果的评价均有重要价值。①正中神经末端运动潜伏时(DML)：显示腕部正中神经至拇短展肌末端运动潜伏期延长；②正中神经感觉传导速度(SCV)：显示拇指、示指或中指至腕段感觉传导速度减慢，有时伴波幅下降；③尺神经运动及感觉检查，当疑为 CTS 时，对尺神经行 DML 及 SCV 两项检查，因尺神经不入腕管，CTS 时以上两项检查结果均正常。早期或轻度 CTS 患者常规检测可无异常，尤其当 CTS 与尺神经病变或隐匿的周围神经病变合并存在时，需要进行更敏感的检测方法，如掌刺激记录技术及微移动技术。此外，高频超声、磁共振(MRI)从影像学角度对CTS 的诊断起辅助作用。

五、鉴别诊断

典型的 CTS 根据特征性症状、体征及电生理检查诊断并不困难。而症状不典型时需要与以下疾病进行鉴别：

(一)颈椎病

颈椎病为中老年人多见的疾病，神经根型颈椎病的临床表现易与周围神经嵌压的症状相混淆，C5，6，C6，7 神经根受压会出现手部桡侧的麻木、疼痛及感觉减退，但通常不出现鱼际肌萎缩，也不会出现夜间麻醒史，可伴有颈部不适，查体可发现颈椎棘突或椎旁压痛。部分混合型颈椎病患者还可出现其他类型颈椎病的表现，如颈型颈椎病可出现颈后部、上背部、肩胛部等的疼痛，为持续性酸痛或隐痛，可有阵发性加剧；而脊髓型颈椎病可出现下腰部软弱无力、下肢沉重感，逐渐发展成下肢无力、活动不灵，可伴有上升性麻木和感觉异常。

(二)旋前圆肌综合征(pronator teres syndrome, PTS 或 pronator syndrome)

是在前臂的正中神经主干由于各种因素作用受到嵌压，表现为正中神经主干受损后运动及感觉障碍的一种综合征。表现为上臂远端、前臂近端掌侧及腕部的不适或疼痛，前臂的旋转活动、提或抬放重物可以诱发疼痛，手掌部及桡侧三指伴麻木或感觉异常。鱼际肌可有萎缩，手指不灵活。通常无夜间麻醒史，肌电图检查有助于两者的鉴别。

(三)糖尿病的神经损伤

糖尿病出现神经损伤常常表现为多发性周围神经病。分布为手、足部的手套、袜套样的感觉减退，主要是神经末梢的损伤所致，运动方面的损伤不明显，生化检查可发现血糖升高。

(四)大鱼际肌支嵌压综合征

大鱼际肌支又称正中神经返支，在腕横韧带远端 0.2~0.6cm 处，由正中神经干或其外侧股的桡侧发出，此处多由掌腱膜的外侧所覆盖。它支配拇短展肌、拇短屈肌等。大鱼际肌支嵌压后拇指屈伸及内收功能正常，但外展无力，拇指对掌、对指功能受限，大鱼际肌萎缩。双手桡侧半刺痛，但无感觉障碍。肌电图检测返支卡压时，正中神经感觉诱发电位的潜伏期或传导正常。而腕管综合征感觉诱发电位表现异常，潜伏期延长或电位降低。

（五）胸廓出口综合征

典型的胸廓出口综合征与 CTS 较易鉴别，可根据病史、临床表现以及特殊检查进行鉴别诊断。对特殊类型的胸廓出口综合征与 CTS 鉴别较为困难，应进行综合检查、分析，进行诊断。由于胸廓出口综合征常诱发腕管综合征，应引起足够的重视。

（六）其他

还应与正中神经肿瘤、肩手综合征等相鉴别。

六、治疗

（一）保守治疗

适用于症状轻、病程短或全身情况不允许手术者或不愿接受手术者。

但单纯保守治疗疗效往往不确定，临床上已很少单独应用保守治疗，往往将其与手术治疗结合应用。

1. 首先治疗原发病　对造成腕管综合征的病因进行治疗。如对糖尿病的控制，甲状腺功能减退的治疗，痛风、类风湿疾病的控制，感染性疾病的治疗，减少相关的工业制剂的接触等。对动力性腕管综合征应减少诱发动作的活动次数，并对患者的工作习惯及所用工具进行分析，找出致病因素，加以改进。

2. 全身用药和夹板固定治疗　将腕关节固定在功能位 3 周，而后仅在夜间继续固定 3 周，同时给予口服的非甾体类解热镇痛药（水杨酸类制剂、对乙酰氨基酚）、神经营养药（维生素 B_1、维生素 B_6、地巴唑等）治疗。维生素 B_6 作为综合治疗的一个组成部分起一定的作用，但单独使用，即使是大剂量使用，其治疗效果仍不明确。不同的作者对维生素 B_6 的治疗效果的报道各不相同，甚至相反。

3. 局部封闭结合夹板治疗　一般认为，保守治疗局部封闭的疗程为 1~2 个疗程，每周 1 次局部封闭，4~6 次为 1 个疗程。用地塞米松等类固醇（甾体）类药物+1%利多卡因或 0.5%布比卡因进行局部封闭治疗。封闭时，在腕横纹处与环指轴线相交处或掌长肌的尺侧进针，向桡侧呈 45°穿入腕横韧带。如患者突感麻木或有过电感，考虑针头刺中正中神经，则针应向尺侧略偏。虽然直接针刺正中神经或向内注药所引起的损伤是暂时的、可逆的，但还是应避免直接戳刺或向正中神经内注射药物。局部封闭后 24~48h 内，症状可加重，尔后减轻。Kaplan 的研究认为，保守治疗效果的好坏与以下 5 种因素有关：①年龄≥50 岁；②病程≥10 个月；③持续性的麻木；④Phalen 试验 30s 内出现阳性；⑤腕管综合征伴有狭窄性腱鞘炎。5 种因素均为阴性，经局部封闭治疗的 2/3 患者可治愈；有 1 种因素为阳性，40.4%的患者可缓解症状；有 2 种因素为阳性，缓解率为 16.7%；有 3 种因素为阳性，缓解率为 6.8%；4 或 5 种因素阳性，则局部封闭治疗不能缓解。对局部封闭的反应的效果越好，以后手术治疗的效果也越好。

在局部封闭的同时可辅以夹板治疗。夹板治疗可使腕部在夜间保持中立位。避免患者夜间屈曲腕关节加重对正中神经的卡压，同时改善手部的静脉回流，减少腕管内滑膜的水肿，从而减少对正中神经的卡压，缓解症状。

4.康复治疗　康复治疗作为一种无创、无明显副作用的保守治疗方式于近年来被较多的应用于临床。Bakhtiary 等采用低剂量激光治疗 45 例轻中度 CTS 患者，治疗 4 周后随访患者症状明显好转，同时作者也证实超声波是治疗 CTS 的更为有效的方法。Ebenbichler 等通过真假超声波疗法研究发现相对长期(＞7 周)的超声波治疗使主观症状明显改善，但电生理结果前后对比无明显差异。孟舒静等将 48 例早期轻中度患者随机分组，治疗组采用超短波及中频电治疗，对照组予腕管封闭治疗，治疗 20d 后临床疗效优良率治疗组明显高于对照组。Colbert 等对 60 例轻中度 CTS 患者随机分组采用钕磁铁及安慰剂疗法，12 周后随访发现治疗组症状较对照组明显改善，从而认为静磁场疗法也是一种安全、可行的治疗方法。综合以上研究结果，目前普遍认为低剂量激光、超声波、超短波及中频电、磁疗等物理治疗均对于 CTS 有一定疗效，尤其以超声波治疗效果显著。综合康复治疗虽被证明有明确的临床疗效，但有关的随机大样本量对照研究仍显不足，且治疗前后多缺乏电生理或影像学检查对比论证。

5.中医药治疗　腕管综合征属中医"痹症"范畴，可采用针灸、推拿、中药熏洗等方式治疗，以达到温通经络、活血化瘀、祛风除湿的疗效。黄兴土应用手法推拿治疗 48 例 CTS 患者，总有效率达 91.7%。潘建安通过电针刺十宣、大陵、劳宫穴治疗，总有效率 96.5%。刘金杰等将治疗组予补阳还五汤熏洗，对照组予局部封闭治疗(曲安奈德＋利多卡因)，结果提示熏洗组总有效率 87.8%，封闭组 62.1%。Michalsen 等试验也表明中医拔火罐治疗对于缓解症状及减轻疼痛可能有效，但机制尚不明确。总体而言，所有研究均证明中医药治疗对于腕管综合征有一定疗效，但仍需严格对于治疗前后的电生理变化及组织形态学改变进行进一步的研究以证实中医药治疗的科学有效性。

(二)手术治疗

手术是治疗 CTS 的重要方式，其疗效是肯定的。临床约 30%～40% 的 CTS 患者需进行手术治疗，指征主要有：骨折、脱位或占位性病变造成的正中神经卡压；大鱼际肌萎缩、正中神经分布区有明显感觉减退、电生理检查属重度；保守治疗无效。甚至有国外学者认为，手术治疗总体疗效优于保守治疗，且所需费用无明显差异，故一旦确诊，无论疾病程度分级均应行手术治疗。但此种说法还有待进一步的研究证实。在手术方式上，传统的腕管切开松解减压术(open carpal tunnel release，OCTR)疗效肯定，目前多采用 2～3cm 的小切口，切开腕横韧带，将皮肤至正中神经之间所有覆盖组织一并切开，探查腕管有无解剖异常或占位性病变，倘若发现神经鞘增厚则同时切除神经外膜。该手术的远期并 发症主要有瘢痕压痛、握力下降，支柱疼痛等。不少随机对照研究及综述均报道 OCTR 手术的成功率约为 70%～95%，而小切口的 OCTR 在术后功能恢复时间、支柱疼痛、复发率方面均有显著优越性。随内镜技术及手术器械的发展，内镜下腕管松解减压术(endoscopic carpaltunnel release，ECTR)近年受到广泛应用，可采用单切口或双切口等多种术式。术后最常见的并发症主要有尺神经、正中神经支配区感觉异常，掌浅弓损伤，腕横韧带离断不全等。陈宏等对 76 例患者采用 ECTR 治疗，经 2～18 个月随访优良率达 92.94%。目前大部分研究认为，ECTR 相较于传统的 OCTR 手术具有一定优势，主要由于前一手术方式腕横韧带在腕管内被横断，保留了正中神经表面的覆盖组织，从而使术后恢复期缩短、近期复发率下降；但远期疗效及并发症发生率对比两者无明显统计学差异。极个别研究指出，小切口 OCTR 与 ECTR 术两者在术后近期功能恢复上也不存在显著差异，但这一结论尚需要更多的大样本量研究来证实。

（三）小结

腕管综合征作为一种常见病近年来有逐渐高发趋势。随着对于疾病认识的完善与提高，在诊断方面，除典型的临床症状与体征，电生理检查仍然是辅助诊断的金标准，其诊断的敏感性与特异性均好。但受制于操作人员技术水平，其结果可存在较大差异且对于基层医院而言设备昂贵技术要求高，部分地区无法展开。另外由于无法显示受压神经及其周围组织的具体情况，在病因诊断及指导治疗方式选择上，电生理检查略显逊色。MRI 检查近年逐渐在临床开展起来，尤其用以诊断部分无明显临床症状或是其他诊断方法结果存在争议的 CTS 患者。MRI 技术对于软组织的分辨力上佳，可全面的对于神经形态、周边肌肉血管组织充分显影，结合信号强度比较与 DTI 纤维追踪技术使得临床医师对于病变神经的整体改变以及疾病的分期有一准确判断，当可为患者选择更为合适的治疗方式，同时对于预后了解可有所帮助。然其缺点在于设备及检查费用昂贵，操作复杂且费时，无法作为疾病的首选诊断方法。超声检查当属目前临床上最为值得推广的检查方式，同 MRI 类似，作为影像学诊断方法超声检查可反应受压神经及周边组织情况，弥补了电生理的不足，且以其无创、省时、操作简便、价格低廉获患者接受易于大力开展。目前超声检查定量检测指标中公认豌豆骨水平 CSA 的值诊断价值最大，除此以外未来希望可通过大样本量的研究统一超声检查的诊断标准，并且可进一步利用超声检测指标区别疾病的分期分级。在治疗方面，对于轻中度 CTS 患者，保守治疗即可取得理想效果，是否应选择手术治疗争议较多。保守治疗方法有诸多选择，据现有研究，疗效最佳的应为局部封闭治疗与综合康复治疗，其次为腕部固定治疗，中医药治疗疗效尚可、但机制仍不甚明确，口服药物疗效不佳甚至部分无效。从无创经济的角度而言，腕部固定配合综合康复治疗当为较佳选择，但究竟治疗前后受损神经有无在组织形态学、病理学及电生理上得到明确改善，缺乏相关研究支持，未来或值得着重探讨。大部分研究均认同对于中重度 CTS 患者手术治疗应首选，因其临床症状缓解快，并发症少，且在去除病因方面具有极高临床价值。在手术方式上，内镜下手术近年逐步成为一种趋势，它相较传统手术术后功能恢复期缩短、近期复发率下降，但两者远期疗效及并发症发生率无差异。随着传统手术切口改进，有个别研究认为小切口的传统手术在术后近期功能恢复上与内镜手术也不存在显著差异，究竟应选择何种手术方式还需要进一步研究证实其对于功能恢复的影响。

（张道远）

第三节　嵌压性尺神经病

尺神经在上肢走行过程中可因肌肉肿瘤、肌腱囊肿、尺神经周围结缔组织增生肥厚束缚及肱骨内上髁增生肥大等综合因素造成尺神经嵌压。尺神经可在其从腋部到手部的行程上的任何一个位置受到嵌压,但由于局部解剖的关系,尺神经最易在肘部和腕部受到嵌压。

一、肘管综合征

尺神经病变最常继发于肘部的慢性损伤。1957年,Osborne确定了尺神经嵌压的概念。1958年,Feindel和Seratford将肘部尺神经区命名为"肘管"。自此,肘管综合征(cubital tunnel syndrome)成为临床上常见疾病之一。

(一)应用解剖

肘管是由尺侧腕屈肌肱骨头、尺骨鹰嘴头之间的纤维性筋膜组织(弓状韧带)和尺神经沟围成的骨性纤维性鞘管所组成。其前壁为内上髁,外侧壁为肘关节内侧的尺肱韧带,内侧壁是尺侧腕屈肌两头间的纤维性筋膜组织(弓状韧带)。尺神经经肘管自上臂内侧下行至前臂屈侧,在尺神经沟内其位置表浅,可触及。生理情况下,肘管的大小随肘关节的屈伸而不同。屈肘时,由于鹰嘴和内上髁的距离变宽,肘管后内侧筋膜组织被拉紧,同时外侧的尺肱韧带向内侧凸出,肘管容积变小,尺神经受压。

(二)病因

肘管综合征发生的原因:虽然肘管的各种结构和形态异常均可使尺神经受到卡压,但临床较常见的原因有以下几种。①肘外翻:这是最常见原因。幼时肱骨髁上骨折或肱骨外髁骨骺损伤,均可发生肘外翻畸形。此时尺神经被推向内侧使张力增高,肘关节屈曲时张力更高,如此在肘管内反复摩擦、牵拉、压迫,即可产生尺神经慢性创伤性炎症或变性。黄家基等认为,尺神经位于肱骨内上髁后的尺神经沟内,由于肘外翻,肘关节的伸屈,尺神经常受到牵拉、压迫,出现充血、水肿、瘢痕形成,久之导致尺神经的损害。②尺神经半脱位:此类是因先天性尺神经沟较浅或肘管顶部的筋膜、韧带结构松弛,在屈肘时尺神经易滑出尺神经沟外失去了肘管的保护,这种反复滑移使尺神经受到摩擦和碰撞而损伤。Rayan的调查报告14.0%的正常人有肘部尺神经半脱位。彭峰等解剖研究证实引起肘部尺神经半脱位的原因是尺神经沟浅(其中最浅1例仅为4.1mm)和肘部三角韧带松弛,绝大多数尺神经半脱位是先天性的。王克来等收治的3例尺神经损伤患儿均否认有肘部疾病和外伤史,体格检查肘部无畸形,提携角正常,术中测尺神经沟深度分别为3.5、3.1、4.0mm,肘三角韧带松弛,支持尺神经半脱位是先天性的观点。③肱骨外上髁骨折:如骨折块向下移位,即可压迫尺神经。刘自贵报道16例因肱骨髁上骨折复位固定后致尺神经麻痹,认为骨折移位大,软组织损伤重,牵引患肢复位时造成尺神经牵拉伤,或骨折端挫伤。④创伤性骨化:肘关节是创伤性骨化性肌炎最易发生之处,如肘外伤后这种异位骨化发生在尺神经沟附近,也是一种压迫尺神经的原因。⑤肘部骨关节病变:导致滑膜增厚、肘管内增生骨赘、异位骨化块、游离体等导致管腔狭窄,压迫尺神经。有报道肱骨内上髁增生肥大及滑车内唇边缘骨赘形成是肘管综合征的常见病因。贾志荣等手术证实因骨质增生,游离体压迫尺神经者5肢(5/22)。⑥病理因素:肘管内肿瘤管腔内占位压迫尺神经,为少见原因,文献报道甚少。国内外仅有个例报道囊肿、血管瘤所致肘管综合征。⑦尺神经变异:尺神经完全位于肘前方者,非常罕见。杨勇等曾报道1例双肘前位尺神经畸形并麻痹,认为肘部前位尺神经更容易受肘管近端的内侧肌间隔和肘管远端的尺侧屈腕肌两头之间的卡压和扭曲。

(三)临床表现

1.症状　常见于中年男性，体力劳动者多见。本病可以是单侧或双侧发生，起病可急可缓。出现手尺侧及尺侧一个半手指感觉异常、减退或消失，环指、小指麻木不适和刺痛感。可伴有肘、前臂及手内侧疼痛，可向小指和环指放射。随着病程延长，逐渐出现手部精细动作不灵活、肌肉萎缩、无力、抓不紧东西，屈肘时尤为明显，常出现夜间疼痛。

2.体征　①肌肉萎缩、肌力减退。病程长或受压较重者可有不同程度的手内在肌萎缩或有爪形手畸形。亦可发生尺侧腕屈肌和小指指深屈肌肌力减弱，肌萎缩，握、捏力减弱。②小指外展位不能内收(Wartenberg 征)。③Froment 征，即拇指和示指间夹纸试验阳性(夹不住)。④患者手指外展肌力弱。⑤抗阻力屈曲远指关节，尺神经支配的屈指深肌肌力减弱。⑥屈肘时加重或出现麻木或刺痛感。⑦叩击肘部尺神经可出现向小指放射的麻刺感 Tinels 征。此试验可作为尺神经嵌卡压症的定位检查。⑧尺神经严重受压时可出现动态和静态两点辨别觉异常，此时常有手内在肌萎缩。振动觉在尺神经受压的最早期增强，随病情发展而减弱。⑨肘部骨折外伤者可能有肘外翻。

Dellon 根据肘管病变的程度不同将肘管综合征分为：

轻度

感觉：间歇性感觉异常；振动感增强。

运动：感觉肌力减退，动作不协调。

试验：肘部屈曲试验和 Tinels 征可以是阳性。

中度

感觉：间歇性感觉异常；振动感正常或减弱。

运动：可测定捏力和抓握力减弱。

试验：屈肘试验和 Tinels 征阳性；指夹捏力可异常。

重度

感觉：持续性感觉异常；振动感觉减弱；两点辨别觉异常(静止＞6mm，运动＞4mm)。

运动：可测定捏力和抓握力减弱，肌萎缩。

试验：屈肘试验和 Tinels 征阳性；指夹捏异常。

Mackinnon 于 1988 年推荐以下分类。①轻度：间歇性感觉异常，震动觉增高；运动自觉衰弱乏力、笨拙或失去协调性；屈肘试验或/和 Tinel 氏征阳性。②中度：间歇性感觉异常，震动觉正常或增高；运动衰弱程度较明显，并可测出有夹、握力减弱；屈肘试验或/和 Tinel 氏征阳性。③重度：感觉异常持续存在，震动觉减弱，两点辨别觉异常；可测出的夹、握力减弱及肌萎缩；屈肘试验或/和 Tinel 氏征阳性、指交叉异常。该分类方法对于肘管综合征的治疗及判断其预后有指导意义。

张高孟等结合临床将肘管综合征分为以下几类。①轻度：患肢有感觉障碍，手内在肌萎缩(-)或(＋)。②中度：有感觉障碍，手内在肌萎缩(＋＋)。③重度：有感觉障碍，手内在肌萎缩(＋＋＋)或(＋＋＋＋)。

(四)辅助检查

电生理检查：诊断肘部尺神经嵌压症的电生理改变包括：①尺神经支配诸肌可出现

失神经支配的自发电活动，肌肉收缩时动作电位数量、振幅减小，可有多相电位。②经肘尺神经传导速度减慢，正常值 47.5～67.5m/s，平均 54.5m/s。若减慢超过 33%即有诊断意义。经肘尺神经传导速度减慢是最有价值的诊断依据。电生理检查能准确地定位压的水平，判断神经受损的严重程度，对排除 TOS 和腕尺管综合征等疾病也有很大的价值。但在早期神经受压的患者，可有增强。③体感诱发电位(SEP)丧失，这是较敏感的指标。

（五）鉴别诊断

1.颈椎病　神经根型颈椎病较多见，为椎间孔狭窄、颈神经根受压所致。早期出现睡醒后手臂部和肩部的活动不适、酸麻和钝痛，可因变动头颈位置或用力而加剧，可出现剧烈的根痛或麻木，休息后症状可减轻。急性损伤后发病者常有典型的刀割样疼痛，随咳嗽、喷嚏、屏气和用力等增加腹压而加剧；慢性病例多为钝痛。可因受累颈椎部位不同而出现不同的临床表现，当病变在 C7～T1 椎间隙损害 C8 神经根，疼痛放射至前臂尺侧和 4 或 5 指。有时病变位于 C5、6 椎间隙，却出现尺神经刺激症状，这可能是由于反射性前斜角肌痉挛，使臂丛下束受压所致，这时疼痛的放射部位不一定与颈椎病变部位相符，感觉异常可表现为麻木感、针刺感、冷、热及肿胀感，慢性病例可有上肢及手肌无力和萎缩。以上情况易于与肘管综合征相混淆。但颈椎病在检查时可发现颈部疼痛、僵硬，向某一方向活动受限，颈部活动可使疼痛加重。上肢腱反射可减弱或消失，颈部X 片有助于鉴别。

2.胸廓出口综合征　胸廓出口综合征是在胸廓出口周围、臂丛和锁骨下血管遭受压迫而引起的综合征。其临床表现不仅有手和前臂尺侧的感觉改变、手内肌肌力减退、尺侧半手部感觉异常，可同时有血管受压的表现：当高举两手时患手变白、温度下降、桡动脉变弱或摸不到，两手放下时明显充血。Adson 试验有助于鉴别。Adson 试验是查明血管是否受压的一种检查方法。其法如下：患者取端坐位，两手置于膝上，头转向健侧，下颌抬起，颈后伸。嘱患者深吸气后屏住呼吸，此时桡动脉减弱或消失，恢复正常体位时桡动脉搏动亦恢复，为阳性。此外，胸廓，出口综合征还常常有局部表现：患侧锁骨上窝饱满，大部分患者可触及前斜角肌紧张肥厚，有颈肋者可触及骨性隆起，并有局部压痛和向患肢的放射痛。

3.Guyon 管尺神经嵌压　即尺神经在腕部的受压，因尺神经手背支已发出，所以手背的感觉正常，Tinel 征在 Guyon 管处可为阳性。爪形手畸形较肘部尺神经嵌压更明显，屈腕试验可为阳性，而屈肘试验一般为阴性。

4.双卡综合征　肘部尺神经嵌压合并 Guyon 管尺神经嵌压时称为双卡综合征，诊断常易混淆。电生理检查有助于相互的鉴别诊断。

5.其他　还应注意与腕管综合征、肺尖肿瘤、运动神经元性疾病等相鉴别。

（六）治疗

1.保守治疗　对于早期轻度受压的患者，多采用非手术治疗。主要是保持肘关节在伸直位，以减轻尺神经受压；工作中尽量不屈曲肘关节，最好用伸直位石膏固定、夹板固定。常用神经营养药物、非甾体抗炎药、中药熏洗、手法理筋及理疗等治疗。周静综合运用中药内服、针灸配合分筋理筋手法等方法治疗肘管综合征 39 例，总优良率达89.7%。

2.手术治疗　对肘部尺神经嵌压进行手术的指征和应采用的方法至今仍有争议。一般认为，对保守治疗无效、症状进行性加重的患者和存在肌萎的患者应及早行手术治疗。具体的手术方法有：占位性病变切除、单纯肘管切开减压、肱骨内上髁切除术、尺神经前置术和显微神经松解术等。

(1)单纯肘管切开减压：Farguhar Buzzard(1922 年)最早提出该方法。在术中仅切开肘管，尺神经不前置。通过解除肘管支持带对尺神经的压迫作用而进行治疗。优点是最简单而创伤最小，对尺神经血供的破坏也最小，因而并发症最少。缺点是复发率较高，术后可发生尺神经半脱位等并发症，因此，其适应证较窄。其禁忌证是术前有尺神经半脱位和由肘外翻畸形、肘关节骨性关节炎、类风湿关节炎、关节滑膜炎等导致的神经嵌压。Gellman 等近年来对此手术方法做了改进，可避免术后尺神经半脱位的发生。

(2)肱骨内上髁切除术：King 和 Morgan 在 1950 年首创了该术式。方法是切除肱骨内上髁和邻近的髁上嵴，将旋前圆肌屈肌起点缝合到邻近的软组织上。优点是减压效果来自于内上髁的切除，而对神经的解剖和处理较少，对神经血供的损伤也较小。和尺神经前置术相比较，手术较为简单，可直接消除压迫神经的机械因素，神经不需要广泛游离，损伤肌支的机会少。术后尺神经可发生自发性前置。缺点是减压效果不彻底，尺神经仍留在骨表面，有再度损伤的可能，因而有一定的复发率，术后可发生创伤性关节炎和局部血肿等并发症。

(3)尺神经前置术：有 3 种术式。共同的优点是减压彻底，将尺神经移至肘关节的前方后，完全解除了屈肘时对尺神经的压迫和牵拉作用。缺点是对尺神经的操作多，游离较广泛，损伤较大，可能会损伤尺神经到尺侧腕屈肌的肌支，并可能影响尺神经的血供。适应证是存在骨性异常、神经周围瘢痕、尺神经半脱位、肘管内的病理性改变(如肘关节骨性关节炎、类风湿关节炎、关节滑膜炎等)的患者。术后固定时间较长。3 种术式如下。

1)皮下前置术(Curtis, 1898 年)：方法是将尺神经移到旋前圆肌屈肌的浅面，用一个筋膜瓣固定尺神经的位置以防止移位。优点是避免了切开旋前圆肌屈肌，对旋前圆肌屈肌肌力的影响小，恢复较快。缺点是如果术中筋膜瓣固定不当，可导致症状的复发。较瘦的患者不适宜，因为位置表浅容易损伤。

2)肌内前置术(Adson, 1918 年)：方法是将旋前圆肌屈肌部分切开，将尺神经置于肌内形成的管道中，然后将表面肌膜予以缝合。优点是对旋前圆肌屈肌的损伤较肌下前置术小，而和皮下前置术相比，神经位置较深，不易滑脱和损伤。缺点是手术不当可能导致神经在肌内继发性地发生粘连和嵌压，使症状复发。

3)肌下前置术(Learmonth 1942 年)：方法是将旋前圆肌屈肌完全切开，把尺神经置于旋前圆肌屈肌肌腹的深面。优点是切开了所有可能嵌压神经的结构，可防止神经的滑移和受到外来的压迫。缺点是和其他手术方式相比，创伤最大，需要更长的愈合时间。手术难度也较高，若掌握不当也可导致神经的再嵌压。Dellon 等(1988 年)对手术方式进行了改进，包括：首先是将旋前圆肌屈肌群"Z"型切断使之延长；其次是注意神经前移后，肘管远端的尺侧腕屈肌在尺骨膜上的起始段必须不再压迫神经；第三是注意神经前移后肘管近端的内侧肌间隔不再压迫神经。这就使术后发生再嵌压的机会大大降低。以上术式各有优缺点，不同的外科医生常习惯采用不同的手术方法。

（4）其他：在以上手术的基础上，许多学者赞同对有神经外瘢痕的病例进行神经外松切开减压（即神经内松解）。以上操作应在头戴式放大镜或显微镜下进行，尽量减少对神经的损伤。

手术的并发症：手术中技术应用不当，常可引起一些并发症。

1）尺神经手术后持续的或复发的受压症状：这是较常见的并发症，多是由于前次手术中的某些技术原因造成的，包括切口太小，未切开近端的内侧肌间隔或远端尺侧腕屈肌表面的深筋膜，使尺神经前置后在两端较为紧张，并在新的部位（如内侧肌间隔、皮下筋膜悬吊处、肘前筋膜缝合处等）形成新的嵌压，使一度好转的症状复发。此外，术中止血不彻底可形成血肿，机化后形成瘢痕，可再度压迫尺神经导致症状复发。对于术后症状复发的患者，治疗方法主要是在必要时再次手术。

2）损伤前臂内侧皮神经后支的分支所产生的疼痛现象：如为完全断伤，患者主要表现为痛性瘢痕和瘢痕远端的麻木；如皮神经完整，仅受瘢痕嵌压，则表现为瘢痕远端的感觉异常。轻叩瘢痕区时疼痛向肘后区和前臂内侧放射，局部神经阻滞可消除疼痛。治疗包括按摩和局部应用可的松软膏，保守治疗无效者可行再探查手术。术中切除神经瘤到较近端水平，使神经位于皮下软组织中或埋入肱三头肌内，避免再出现疼痛。

二、腕尺管综合征

腕尺管综合征系腕部尺神经嵌压所致的一组临床综合征。通常又被称为 Guyon 管尺神经嵌压、尺管综合征等。是临床上仅次于肘部尺神经嵌压的常见的尺神经嵌压病变。

（一）解剖学基础

Guyon 管是位于小鱼际肌区的近端，豌豆骨和钩骨钩之间的一个狭窄的间隙。它有一个入口和一个出口。在近端的三角形入口处，边界的组成是：上方为腕掌侧韧带，下方为腕横韧带的延续纤维，内侧为尺侧腕屈肌肌腱和豌豆骨。在管内，管壁的底部在桡侧是由腕横韧带组成的，在尺侧是由豆钩韧带和豆掌韧带组成的；管壁的顶部是多层结构，它由腕掌侧韧带组成，韧带向远端延续为小鱼际肌筋膜，在近端和前臂筋膜相延续，在桡侧和掌腱膜相延续，在韧带表面，覆盖有掌短肌；管的内侧壁由豌豆骨和小指展肌的腱性起点构成；管的外侧壁则由被覆有腕横韧带的钩骨钩和联系掌短肌筋膜与小鱼际肌筋膜之间的筋膜组织组成。在远端的出口处，可有从钩骨钩的顶部发出的腱弓样结构向内侧和近侧跨行至豌豆骨，并加入到小鱼际肌的腱性起点中。管的内容物是尺神经、尺动脉及其伴行静脉，以及脂肪组织。尺神经在腕部近侧 7～9cm 处发出了手背支后，下行至腕部，在动脉的尺侧进入 Guyon 管。在管内，尺神经分为深支和浅支，即运动支和感觉支。尺神经感觉终末支在 Guyon 管内与运动支分开后，继续由浅面向远行走，最后跨过出口处的腱弓行至小鱼际肌的浅面，离开 Guyon 管；运动支继续向远侧向深面行走，最后在腱弓的深面下行，向桡侧绕过钩骨，行经小指短屈肌的深面，离开 Guyon 管。在出口处，尺神经深支的上方是腱弓，而其下方是豆钩韧带，因而可能在此受到卡压。

在 Gugou 管内，尺神经深支发出支配小鱼际肌的肌支，支配掌短肌的分支则起于尺神经的浅支。尺神经浅支在出管时分为两个终末支，并最终延续为支配小指桡侧和环小指尺侧皮肤感觉的指神经。尺神经深支到达掌中部后，位于指深屈肌腱的深面，并发出以支配尺侧的两块蚓状肌、全部的骨间肌、拇收肌和拇短屈肌的尺侧头。尺动脉的掌深支和尺神经深支伴行至掌部，并参与组成掌深弓。

Gross 和 Gelberman 根据尺神经分为深支和浅支的部位将 Guyon 管分为 3 个区：一区是指尺神经分叉处以近的部分；二区是指分叉以远包绕尺神经深支的部分；三区是指分叉以远包绕尺神经浅支的部分。

此外，在腕部水平，肌肉和神经的解剖学变异和本病的发生常有一定关系，并可影响疾病的临床表现和对疾病的诊断。在肌肉的变异中，最常见的是掌长肌有一副束，其起于腱近侧，止于豌豆骨，形成一个弓状结构，尚未分支的尺神经伴随尺动脉穿经此弓。已有学者发现副掌长肌腱可引起腕部尺神经卡压。尺神经的变异有：尺神经深支没有经过 Guyon 管，而是发出一支分支，经过钩骨的桡侧，即通过腕管，在钩骨远侧和其他分支汇合；终末段的尺神经深支也可发出一加入正中神经的运动支（richecannieu 交通支）。尺神经的感觉支和正中神经、桡神经感觉支的交叉支配更为常见。在诊断时必须考虑到可能存在的这些变异。

（二）病因

腕尺管是一个三角形骨纤维管道，管内容积小，并有少许脂肪及滑膜组织衬垫于管内，对神经起"床垫"作用，当管内压力增高、超过"床垫"对神经缓冲作用时，尺神经受压发生腕尺管综合征。Monsivais 等曾做过测试；当管内压力超过 40mmHg 时，出现神经受压症状，压力增至 100～150mmHg，出现神经病理损害。所以当腕部骨折及软组织挫伤后，构成腕尺管的结构发生改变，容积变小，同时亦损伤了静脉回流系统，使静脉长期回流受阻，导致管内压力增高，出现尺神经受压的临床症状。Kuschner 曾通过研究 102 例腕尺管综合征患者指出了常见的压迫因素。血管骑跨神经致病亦逐渐引起人们的重视。过去认为血管骑跨神经，短期内对神经不会形成压迫或不足引起神经病理性损伤。随着人们研究的加深，Jannetta 等经过研究，提出血管骑跨神经致病的短路学说。认为血管搏动对受压神经是一种伤害性刺激，能使神经产生异常生物电冲动，使伴随血管的交感神经失去对血管舒缩控制而处于扩张、渗出状态，致管内压力增高。再者职业因素亦不容忽视，有学者曾对修鞋工做过统计，发病率高常人 4～5 倍。反复腕部尺偏运动，使韧带、滑膜发生无菌性炎症，滑膜韧带水肿、增生，尺神经外膜同时出现炎性水肿、增生，尺管容积减小，压迫尺神经致受压局部发白、变性；外膜增厚，且外膜及其束膜间形成不同程度粘连。国外学者曾对本病患者的滑膜、韧带进行病理研究，发现韧带、滑膜发生炎性水肿机率很高，从病理上支持了慢性炎性增生为导致腕尺骨综合征的主要因素。另外，神经双卡压现象亦逐渐引起人们的重视，当周围神经在近端受压时，由于轴突流输受阻，很容易在远端神经纤维管外再次出现压迫现象。临床上若遇到一些颈椎病、胸廓出口综合征患者，术后效果不佳时，应考虑到可能是发生了神经双卡现象。Khoo 将常见的原因分为肿块（特别是腱鞘囊肿）、解剖变异、创伤（包括急性和慢性）和血管疾病 4 大类。

（三）临床表现

Shea 和 McLalne 将腕部尺神经卡压根据神经在 Guyon 管内受压部位的不同分为 3 型：

Ⅰ型：包括运动和感觉的损伤。运动的受累包括所有尺神经支配的手内肌，而感觉的受累则影响到手掌尺侧、小指两侧和环指尺侧的皮肤感觉。病变位于 Guyon 管或其近侧。

Ⅱ型：只有运动功能的受累。尺神经支配的蚓状肌、骨间肌、拇收肌被累及，但小鱼际肌未受累。临床表现为骨间肌的萎缩，拇内收无力，环小指的爪形手畸形，Froment征阳性，而手部感觉正常。病变位于 Guyon 管的远端出口处。

Ⅲ型：只有感觉功能的受累。感觉改变局限在手掌尺侧、小指两侧和环指尺侧的皮肤，手背皮肤无累及，而手部运动功能也正常。病变位于 Guyon 管的远端出口处。

这种分型和 Gross 和 Gelberman 的解剖分区是相一致的。通过对大量病例的统计学分析 Shea 和 McLaine 指出，在Ⅰ型中最常见的原因是腱鞘囊肿，其次是远侧尺桡关节附近的骨折和异位肌肉。在Ⅱ型中，最常见原因是腱鞘囊肿，其次是腕骨骨折。在Ⅲ型中，掌浅弓或尺动脉末端的栓塞是最常见的原因。

（四）诊断

询问病史应包括患者的职业史和运动习惯，是否在工作或运动时有小鱼际肌部的过度受压。同样应询问是否有既往的小鱼际肌部的外伤史或腕部的骨折、脱位史。与其他任何的神经卡压病变一样，存在全身性疾病如糖尿病、肾病、慢性酒精中毒、营养不良、麻风病等均可诱发压迫性神经疾患，做系统回顾时应加以注意。

手部运动和感觉功能的检查对于明确诊断和定位是必须的。感觉检查应包括尺神经浅支和腕背支的分布区。压痛点的存在常有助于定位。单独的小鱼际肌和蚓状肌、骨间肌的肌力减退多提示腕部尺神经的病变。应注意有无尺侧腕屈肌和环小指屈指深肌的肌力减退，以鉴别肘管综合征的可能。中或重度的爪形手畸形是低位尺神经损伤的典型改变，而高位尺神经损伤时爪形手畸形多不明显，这与手内肌与屈指肌肌力平衡情况有关。此外，在定位时，除了考虑尺神经正常支配外，必须要考虑到可能存在的解剖变异。

肌电图检查有助于本病的确诊和定位。可能存在神经的解剖变异时，应用诊断性封闭有助于确诊。其他辅助检查有手部 X 线检查，应摄腕部正侧位片以明确钩骨钩有无病变。另外，超声检查和 MRI 检查有助于明确 Guyon 管处是否存在腱鞘囊肿。

（五）鉴别诊断

本病应注意和以下疾病进行鉴别：

1. 肘管综合征　无外伤史的腕部尺神经嵌压症需要与肘管综合征鉴别，特别是Ⅰ型病例。肘管综合征即尺神经在肘部的受压，因此，手背的感觉通常也累及，有手背尺侧的感觉减退并可有尺侧腕屈肌肌力和环小指屈指深肌的肌力减退。Tinel 征在肘后可为阳性，爪形手畸形程度较轻，屈肘试验可为阳性，而屈腕试验一般为阴性。肌电图检查有助于本病的确诊和定位。

2. 胸廓出口综合征　臂丛下干受压时，可表现为手和前臂尺侧的感觉改变、手内肌肌力减退；锁骨上下叩击时 Tinel 征可为阳性。除此以外，胸廓出口综合征可同时有血管受压的表现；Adson 等特殊试验可为阳性。

3. 颈椎病　主要为神经根型受压，可出现上肢疼痛、酸胀不适、肌肉萎缩、手指活动欠灵活，精细动作困难。颈椎病依神经根受累部分可出现按皮肤节和肌节分布区的感觉障碍、肌力减弱及肌肉萎缩；而且腱反射亦有改变。颈椎病在检查时可发现颈部疼痛、僵硬，向某一方向活动受限，颈部活动可使疼痛加重。对怀疑为颈椎病者，X 线平片及肌电图检查均有阳性发现，可以和正中神经返支卡压相鉴别。

4.腕管综合征　即正中神经在腕管内的卡压，主要鉴别为：CTS 时，手部桡侧 3 个半手指掌侧皮肤感觉障碍；拇指对掌功能障碍，大鱼际肌萎缩。此外，腕部正中神经 Tinel 征阳性，屈腕征阳性。电生理检查对鉴别诊断有重要价值。CTS 时正中神经末端运动潜伏时(DML)显示腕部正中神经至拇短展肌末端运动潜伏期延长；正中神经感觉传导速度(SCV)，显示拇指、示指或中指至腕段感觉传导速度减慢，有时伴波幅下降。而尺神经不入腕管，当疑为 CTS 时，对尺神经行 DML 及 SCV 两项检查，结果均正常。

5.运动神经元疾病　腕部尺神经卡压的 II 型因只有运动神经受累故最易和运动神经元疾病混淆，但运动神经元疾病的手内肌肌萎缩不仅局限在尺神经支配的手内肌，大鱼际肌群亦可累及。

6.双卡综合征　腕部尺神经卡压合并有臂丛神经血管受压症、肘部尺神经卡压或腕管综合征时诊断常易混淆，电生理检查有助于相互的鉴别诊断。

(六)治疗

1.保守治疗　对有轻度症状的患者可给予 1～3 个月的保守治疗(包括夹板固定、避免腕部过度运动、服用非甾体类消炎镇痛药、局部封闭等)。保守治疗特别适用于怀疑与职业或运动因素有关的腕部尺神经嵌压。但由于在患有腕部尺神经嵌压的患者中，很大一部分是由于占位性病变引起。因此，如果保守治疗无效，或怀疑是由占位性病变引起的卡压，或就诊时已有肌肉萎缩的重度患者应及时进行手术减压。

2.手术治疗　和肘部尺神经卡压的手术治疗相比，对本病的手术方法意见较一致，且手术效果肯定。

(1)手术方法：手术应在满意的麻醉和充气止血带止血的情况下进行。切口应离开大鱼际肌纹尺侧 6～7mm，即正好在正中神经和尺神经支配区的分界线上。在向近端延伸时，应呈"Z"形经过腕部。可在腕部近侧尺侧腕屈肌下找到尺神经后，向远端分离。切开腕掌侧韧带后，即打开了 Guyon 管，然后应分别确定尺神经的深支和浅支，并予以彻底松解。如果存在肿块、异位肌肉或突出的骨赘，则应予以切除。应常规检查尺动脉有无病变。

(2)手术注意点：①切除腱鞘囊肿后，应细致缝扎囊肿蒂；②去除肿块的同时，还需要探查有无小鱼际肌腱弓或伴行动脉及突出的骨赘的压迫；③对受压明显的神经应做神经外膜松解；④严格止血，防止发生血肿；⑤神经外膜下注射少量曲安奈德(确炎舒松-A)，以防止术后组织粘连；⑥采用显微手术。

(3)腕部尺神经卡压的手术疗效：Dellon 等通过文献复习发现，在 43 例因腕部尺神经卡压行手术治疗的患者中，41 例有改善，1 例仍有严重的肌萎缩，1 例不详。其中，37 例(86%)患者的疗效为优，4 例(9%)为良。

(张道远、李福田)

第四节　嵌压性桡神经病

神经通过狭小的解剖管道或增厚而坚韧的腱组织将神经压向邻近骨面可引起机械

性压迫，导致神经嵌压。因各种原因导致桡神经在走行径路上受嵌压而出现的神经功能障碍称为嵌压性桡神经病。

一、解剖特点

桡神经起自臂丛后束，先在腋动脉和肱动脉之后下降。在穿过肱三头肌至上臂后面，在肱三头肌深面斜过肱骨背面的桡神经沟，到肱骨外上髁上方转至前面，在肱肌与肱桡肌之间浅出，分为浅、深两支。深支（运动支）穿至前臂后群肌的深面，支配桡侧腕短伸肌、指总伸肌、尺侧腕伸肌等；浅支（感觉支）在肱桡肌深面伴桡动脉下行，至腕上约7cm处离开动脉，经肱桡肌深侧转至前臂背侧，下降至手背分为5个指背神经，分布于手背的桡侧一半、拇指末节、示指中节和中指的尺侧一半。

二、病因

根据桡神经受压部位的不同可有不同表现，临床上桡神经受压部位包括：上臂桡神经、桡神经浅支、桡神经深支及桡管等处。本节主要讨论桡神经在上臂受嵌压时的情况。

上臂桡神经受嵌压的常见部位有3个，第一个部位是腋臂角处，在该部位桡神经正好位于肱骨颈和肱骨干上端内侧，休息时将腋部置椅子背上或不恰当使用拐杖，将体重完全经腋部压在拐杖的横杆上造成了桡神经的嵌压损伤。第二个部位是上臂的外侧、桡神经沟部、桡神经从后转向外侧部位，在此段桡神经位于肱骨外侧紧贴肱骨，当侧卧时将同侧上肢压在身下很容易损伤桡神经。特别在周末喝醉酒后，侧身卧位，将手臂压在身下大睡，醒后就可能不能伸腕、伸指，故西方人将之称为"周末综合征"。第三个部位是桡神经在穿出外侧肌间隔的部位，该部位在肱骨外上髁约10cm处，在该处桡神经常常被交叉的腱性肌起点所包裹，也就是在此处桡神经相对固定，而且是处于一个腱性组织环中，容易遭受嵌压，特别是在上肢剧烈活动后容易损伤该神经。

三、诊断依据

（一）临床表现

1.病史及症状　多见于男性，起病缓慢或发病前有剧烈活动。以腕下垂、指下垂为主要表现，可伴有手掌背桡侧、拇指背侧及前臂下段桡侧的痛觉减退或消失。少数患者可无感觉障碍。

2.体征

（1）腕下垂、指下垂：即伸腕不能，伸指、伸拇不能。检查时要注意，少数患者在用力握拳时，由于屈肌腱的缩短，而产生伸腕动作，甚至可达伸腕的功能位，应在手指放松的情况下，令患者做伸腕动作。

（2）感觉障碍：手掌背桡侧、拇指背侧及前臂下段桡侧，针刺痛觉消失或减退。少数患者可无感觉障碍，可能与神经受压的方向和程度有关。

（二）辅助检查

肌电图检查：早期运动神经传导速度正常或稍减慢，常有自发电位或不能获得电静息电位。后期可能有桡神经运动传导速度显著减慢，甚至不能测及，并可获大量纤颤电位。

四、鉴别诊断

(一)骨间后神经综合征

桡神经在肘关节水平附近分为深浅两支，其中，深支为运动支，称为骨间后神经。在桡神经的走行中，旋后肌的两个头在肱骨外上髁的顶部和内侧缘形成一个纤维腱性弓（frohse 弓），骨间后神经从该弓底通过，并可能被该弓压迫，而产生骨间后神经综合征。该综合征常见于男性优势手，手工业工人多见，常有频繁的手部活动。早期症状为肘外侧疼痛，特点为休息痛、夜间痛，可放射到前臂下段，伴有伸指、伸拇及前臂旋后无力。晚期患者可出现指下垂、拇下垂。查体常常有前臂伸肌群的萎缩，肱骨外上髁下方压痛，前臂抗阻力旋后时有诱发痛，伸拇、伸指障碍。肌电图(EMG)检查提示骨间后神经传导速度下降，伸指、伸拇、尺侧伸腕肌有纤颤电位。

(二)桡神经浅支嵌压症

桡神经的浅支即感觉支行走于肱桡肌深面，在桡侧伸腕肌与肱桡肌的肌腱肌腹交界处的间隙，由深层穿至浅层，在两肌腱的间隙处有交叉及环行纤维组织将该段桡神经浅支包绕，并与两腱及筋膜组织连接在一起，比较固定，当腕关节屈曲时拉长变直，腕关节背伸时松弛弯曲。因此，当腕关节长期反复活动，特别是职业的需要，桡神经浅支就可能长期反复的牵拉、摩擦造成损伤；局部外伤、扭伤可能加重桡神经浅支和两旁深层筋膜的粘连，进一步减少活动度，而易诱发该病。大多数患者病前有前臂外伤和反复腕关节活动史。以腕部的疼痛为主要表现，疼痛呈灼痛、麻痛、针刺样痛，可放射至肘部甚至肩部。可因握拳、抓、捏等诱发疼痛而不能用力。查体发现 Tinel 征阳性，手背及前臂桡侧痛觉减退甚至消失，腕部压痛，在屈腕握拳、屈腕尺偏、前臂旋前可诱发疼痛。EMG 提示感觉传导速度变慢，诱发电位振幅降低。

(三)桡管综合征

桡管是从桡神经在分出深浅支处或更高一些，在发出肱桡肌和桡侧腕长伸肌肌支后，一直到旋后肌管这一段桡神经深支所行经的组织间隙。引起桡管综合征的解剖原因和引起骨间后神经嵌压综合征的解剖原因在 Frohse 弓和旋后肌管这一段是重叠的。在桡管远段桡侧腕短伸肌与桡神经交叉，桡侧腕短伸肌有一纤维弓，在桡神经分出骨间后神经时，纤维弓在桡管的远侧将桡神经压向 Frohse 弓，许多学者认为，导致桡管综合征的主要解剖学因素是桡侧腕短伸肌弓。该病以中年男性为多见，可能有一较长时期的"网球肘"病史，以肘外侧疼痛为主要表现，常不能明确指出疼痛点，前臂及肘部活动后疼痛加剧。查体可见沿肘外侧桡神经的行径压之有不适、酸痛，压痛最明显的部位在肱骨外上髁下方偏内侧 2～3cm 处。中指试验可诱发肘外侧疼痛。手背桡侧、前臂外侧可有轻度的感觉减退。电生理检查可能会发现骨间后神经的传导速度较健侧慢，所支配的肌肉可能有少量的纤颤电位和正尖波。

(四)网球肘

网球肘的病理是伸肌腱总起点处肌腱的劳损，局部病理变化主要是充血水肿，有渗出和粘连，部分筋膜纤维断裂，镜下可见有淋巴细胞浸润。压痛点局限在肱骨外上髁，休息时疼痛明显好转，无夜间疼痛加重现象。握拳屈腕可诱发肘外侧剧痛。肌电图常无异常发现。局部封闭常有较好的效果。

（五）颈椎病

颈椎病引起的肘部疼痛常为放射性，常伴有颈部不适、疼痛，肘外侧压痛不明显，颈椎平片、MRI 可证实。

五、治疗

（一）保守治疗

（1）充分休息，并辅以适当的物理治疗。如温水浴、局部红外线照射、桡神经及其支配肌肉电刺激，常用直流电刺激，强度在患者能忍受的范围内，频率为 60/min。

（2）患者常规服用神经营养药物，如维生素 B_1、维生素 B_6、地巴唑、甲钴胺等药物。

（3）用腕托将腕关节和掌指关节固定在背伸位。

（二）手术治疗

1. 手术指征　如发病 2 个月内临床仔细观察，仍无伸腕、伸指动作，EMG 未见桡神经有再生迹象则应手术治疗。

2. 手术方法　做上臂外侧切口，起于三角肌后缘，向远端外侧和前方延伸直至肱桡肌和肱肌之间，显露桡神经后，切断横跨在其浅层的纤维组织和血管。对质地变硬段的桡神经应在手术显微镜下做切开外膜探查各神经束，彻底地松解减压，并在神经周围的软组织内和神经束间注入醋酸曲安奈德，总量为 5～10ml。如受压处的神经明显变细或变成薄膜样，则应切除病变端，做神经的端端缝接，必要时可做神经移植术。

（三）神经损伤后伸指、伸拇、伸腕功能重建术

桡神经的再生能力较强，神经松解后多能恢复神经所支配的伸指、伸腕功能。但也有少数患者不能恢复这些功能，需要行功能重建术。

1. Riordan 及其改良方法

（1）移位肌腱的选择

旋前圆肌→桡侧伸腕肌

尺侧屈腕肌→伸指总肌

掌长肌→伸拇长肌

（2）手术方法：①暴露伸腕肌的动力肌与被替代的肌肉：在前臂桡侧行 7～8cm 的切口，显露旋前圆肌的止点附着处，行骨膜下剥离后使之有较大的活动度，同时暴露出桡侧伸腕长、短肌的肌腹、肌腱交界处。②暴露伸指、伸拇的动力肌：于腕关节掌侧行一纵行或"L"形切口，暴露、游离掌长肌、尺侧屈腕肌并切断其止点附着点。也可用桡侧屈腕肌作为动力肌。③暴露被替代的伸指、伸拇肌：行前臂背侧"S"形或"L"形切口，暴露伸指总肌与伸拇、示指固有伸肌。④建立滑车：Riordan 法：尺侧屈腕肌以腕部皮下隧道为滑车，掌长肌以桡侧皮下隧道为滑车。改良法：桡侧屈腕肌以旋前方肌近侧骨间膜上所开的洞为滑车，掌长肌在绕过桡侧腕关节时，将拇长展肌切断后制成滑车，防止弓旋样畸形产生。⑤张力调节：将手指固定于腕关节背伸、手指、拇指伸直位，先缝合伸腕肌、后缝合伸拇肌，最后缝合伸指肌。用石膏托将患肢固定 3 周。

2. Boyes 法　利用的肌腱为旋前圆肌代桡侧伸腕长、短肌，中、环指屈指浅肌自前臂骨间膜拉向前臂背侧，一根固定于伸指总肌，另一根固定于拇长伸肌、示指固有肌，将桡侧屈腕肌固定于拇长伸肌。

(张道远)

第五节　嵌压性正中神经病

因各种原因如解剖变异、骨折、肿瘤或新生物等导致正中神经在上肢的走行径路上受嵌压而出现相应神经功能障碍称为嵌压性正中神经病。正中神经可在其从腋部到手部的行程上的任何一个位置受到嵌压，但由于局部解剖的关系，正中神经最易在肘部和腕部受到嵌压。

正中神经起源于臂丛的内外侧束，与C5~8及T1神经根均有关。外侧束分为正中神经外侧头与肌皮神经，内侧束分为正中神经内侧头与尺神经，正中神经的内、外侧头在腋动脉前方、腋部胸小肌的外侧缘汇合成为正中神经主干。

正中神经发出后在腋动脉的外侧沿内侧肌间隔下行，当行至臂中部时，则越过肱动脉的前方内移至动脉的内侧、肱肌的前面继续下行，经肱二头肌腱膜的深面到达肘窝，在尺动脉近端的前方跨过，主干进入旋前圆肌肱骨头、尺骨头之间（旋前圆肌管），继续下行于指浅屈肌与指深屈肌之间，浅出后于掌长肌与桡侧腕屈肌腱之间，经腕横韧带深面、屈肌腱的浅面到达手掌（腕管），分成终末支。正中神经在整个行径上，于旋前圆肌管、前骨间神经发出处及腕管处易受到嵌压。

一、旋前圆肌综合征

旋前圆肌综合征（pronator teres syndrome，PTS 或 pronator syndrome）是在前臂的正中神经主干由于各种因素作用在通过旋前圆肌或指浅屈肌时神经受到嵌压，表现为正中神经主干受损后运动及感觉障碍的一种综合征。

1863年，Agnew曾报道前臂的滑膜瘤造成正中神经嵌压而影响前臂肌力的病例。1951年，Seyffar报道了正中神经在旋前圆肌的两个头之间以及屈指浅肌形成的弓处受压的17例患者，提出"旋前圆肌综合征"这一概念。但当时描述的旋前圆肌综合征并非都为旋前圆肌嵌压，因此，临床命名并不确切。然而，由于临床长期将此类病变称之为旋前圆肌综合征，所以，这一命名沿用至今。

（一）应用解剖

正中神经的内外侧头起自臂丛神经的内外侧束，形成正中神经后行于肱动脉的外侧，于上臂中段转向动脉的内侧，下行至肘部。肘部正中神经行于肱肌的表面、肱二头肌腱膜及部分屈肌起点的下方。在前臂近侧 1/3 正中神经于旋前圆肌的两个头之间下行，与尺动脉相隔旋前圆肌深头（尺骨头），而后行于屈指浅、深肌之间，至前臂远端 1/3 浅出于前臂桡侧深筋膜深层，而后进入腕管。

旋前圆肌有肱骨头和尺骨头，肱骨头起自内上髁屈肌群共同起点、内侧肌间隔。正常的起点仅附着于内上髁，但常常有变异的情况存在，其附着点在肱骨内上髁近侧 2cm 以上，异常高位的附着点的肱骨头伸肘旋前时可产生对正中神经的嵌压。肱骨头的结构主要为肌性，肌内有明显腱束斜过正中神经的前方，其形态差异较大。尺骨头起于尺骨冠状突，斜向外下，与肱骨头汇合在肱桡肌深面止于桡骨中下 1/3 外侧。尺骨头分为 3 种类型，Ⅰ型(混合型)：浅面为筋膜，深面为肌肉；Ⅱ型(肌型)：仅为肌肉；Ⅲ型(腱型)：仅为增厚的腱膜。当两头汇合时形成一个旋前圆肌的腱弓，该弓位于 Hueter 线以下 3～7.5cm，长约 4.5cm。可因尺骨头的构成不同而形成不同形态的腱弓：尺骨头是肌性的，腱弓偏正中神经的桡侧；尺骨头为腱性的，其本身就形成了腱弓；尺骨头缺如，腱弓也就不存在了。

正中神经与旋前圆肌的关系可有不同的变异：人群中 80% 的人正中神经自旋前圆肌的两个头之间穿过；其余 20% 的人正中神经与旋前圆肌关系如下：正中神经经过肱骨头深面与尺骨头无关或仅有很小的关系；正中神经经过旋前圆肌两头汇合成肌腹的深面；正中神经穿过旋前圆肌的任意一个头的肌腹。

指浅屈肌起始部的形态结构可分为 3 种类型。Ⅰ型为指浅屈肌起始两头间表面增厚的筋膜与桡侧腕屈肌深面增厚的筋膜相融合，或指浅屈肌两侧头之间边缘处转向深面少许，其外侧与旋前圆肌两头浅面的增厚筋膜融合，其中以前者多见，这种位于指浅屈肌起始两头间腱性或腱和肌的混合性弓形结构较硬韧，称联合腱弓。正中神经通过旋前圆肌两头汇合处增厚筋膜的内侧、联合腱弓的深面。Ⅱ型为指浅屈肌浅面增厚的筋膜与桡侧腕屈肌深面及旋前圆肌的筋膜无融合，近侧部筋膜较厚，至指浅屈肌起始两头间边缘处形成筋膜性结构，称纤维弓，正中神经在其深面通过。Ⅲ型指浅屈肌无外侧头，从内侧头起点开始沿该肌外侧为一条腱性结构。

(二)病因

凡是能造成正中神经在前臂行径途中产生局部嵌压的因素，都可以成为旋前圆肌综合征的病因。

1. 先天性因素

(1)Struthers 韧带：1848 年，Struthers 描述了髁上突(supracondylarspur，肱骨内上髁上方 3～5cm 形成异常的骨性突起)的存在，与内上髁之间形成纤维连接，称 Struthers 韧带。出现率为 1%～3%，但随着物种的进化，发生率不断地下降。该韧带不仅嵌压正中神经，还嵌压肱动脉，造成桡动脉搏动减弱或消失。

(2)肱二头肌腱膜：正中神经在肘部自肱二头肌腱膜下方穿过，前臂旋前时，腱膜与正中神经关系较紧密，易形成嵌压。当腱膜增厚、正中神经直接行于腱膜下方、腱膜下血肿形成或腱膜纤维化时，都会形成对正中神经的嵌压。

(3)旋前圆肌：旋前圆肌肌腹肥厚，旋前圆肌肱骨头起点过高，肱骨头深面或尺骨头浅面腱性组织过多(后者较少见)，旋前圆肌形成的腱弓均会造成正中神经嵌压。

(4)屈指浅肌形成腱弓：正中神经从屈指浅肌腱弓下经过进入深面时，可以产生嵌压而出现症状。

(5)其他变异：正中动脉对正中神经的压迫，血管穿过神经等均可产生症状。

2. 创伤　肘关节脱位，前臂、肱骨下段骨折，骨筋膜室综合征，痉挛性脑瘫长期旋后位固定都可以造成正中神经嵌压。

3. 肿瘤或新生物　软组织肿块、神经源性肿瘤、前臂屈肌群囊肿均可造成正中神经嵌压。

4. 感染　病毒性神经炎、昆虫叮咬伤可以造成正中神经损伤。

(三)诊断依据

1.临床表现

(1)症状：上臂远端、前臂近端掌侧及腕部的不适或疼痛，前臂的旋转活动、提或抬放重物可以诱发疼痛，但无夜间麻醒史。手掌部及桡侧三指半麻木或感觉异常。鱼际肌可有萎缩，手指不灵活。

(2)体征

1)感觉检查：正中神经分布区(包括手掌侧基底部、正中神经掌皮支的支配区域)感觉异常、减退或过敏。前臂近侧压痛。

2)运动检查：手指屈曲，大鱼际对掌、对指肌力减弱。

3)物理检查：①Tinel征：肘部附近、旋前圆肌深面Tinel征阳性，阳性率约50%。向前臂、桡侧三指半或肘部近侧放射。另称McMartry征。②Struthers韧带嵌压：抗阻屈肘120～135°时，可拉紧Struthers韧带而嵌压正中神经，出现手部麻木。③肱二头肌腱膜嵌压：抗阻屈肘时旋前可诱发症状。正中神经位于屈肌群表面或屈肌群的外侧缘时，前臂的旋转才能影响腱膜对正中神经的压力。④旋前圆肌嵌压：屈腕、伸指、伸肘抗阻旋前时，诱发症状。考虑为旋前圆肌的原因所致的正中神经嵌压。⑤屈指浅肌腱弓嵌压：抗阻屈中指诱发前臂疼痛则病因在屈指浅肌腱弓。

2.辅助检查　电生理检查：电生理检查缺乏特异性。神经(感觉、运动)传导速度检查，由于患者年龄、肢体的条件、肥胖、水肿的存在可引起差异，使该方法的诊断意义下降。如果嵌压是暂时的或需要肌肉收缩、改变肢体位置才能诱发症状的，传导速度检查多为正常。如果传导速度减慢，神经阻滞定位在前臂，肌电图检查较传导速度检查更为可靠。4～6周后复查肌电图与传导速度对明确诊断有帮助。

(四)鉴别诊断

1.腕管综合征　两种疾病均可表现为正中神经支配的桡侧3指半麻木，鱼际肌萎缩、无力，腕部与前臂疼痛。但腕管综合征有夜间麻醒史，醒后行甩手或搓手等活动后好转；查体Tinel征阳性，叩痛点在腕部。而旋前圆肌综合征则为肘前和旋前圆肌近端部压痛。电生理检查有助于鉴别，腕管综合征神经传导速度减慢定位在腕部。这些临床表现与旋前圆肌综合征不同。

另外，旋前圆肌综合征还存在外膜内的嵌压(intraepineurial constriction of nerve fascicle, IeCNF)的特殊类型。IeCNF是指神经的一束或多束在一处或多处受损伤。产生原因可能是屈伸肘时神经束在外膜内发生旋转、挤压，尤其是血管跨过处更易产生。临床上表现为部分肌肉受累及部分正中神经支配区的感觉检查异常。手术治疗中，当发现神经外观正常时，应切除神经外膜以发现病变的神经段，将病变段增厚的束膜沿长轴纵行切开，把神经外膜及病变的神经纤维切除，由于束膜的完整性尚存在，所以，缺损的神经纤维不一定要移植修复。

2.前骨间神经嵌压综合征　前骨间神经是正中神经在前臂的分支，是以运动成分为主的神经，支配屈拇长肌，示、中指屈指深肌，旋前方肌。当受损后主要表现为拇长屈肌、旋前方肌的功能受限。但旋前方肌的功能可由旋前圆肌代偿，中指指深屈肌可受尺神经、正中神经双重支配。故其主要体征为拇长屈肌、示指指深屈肌功能障碍，出现拇、示指屈益无力。Pinchgrip征阳性，即当拇示指对掌时，拇指指间关节、示指末节指间关节过伸。旋前圆肌综合征时是不会出现 Pinchgrip 征阳性的，此外，前骨间神经嵌压综合征通常无感觉障碍，这点也可与旋前圆肌综合征进行鉴别。

3. 颈椎病　　主要为神经根型受压，可出现上肢疼痛、酸胀不适，肌肉萎缩，手指活动欠灵活，精细动作困难。颈椎病依神经根受累部分可出现按皮肤节和肌节分布区的感觉障碍、肌力减弱及肌肉萎缩，而且腱反射亦有改变。对怀疑为颈椎病者，X 线平片及肌电图检查均有阳性发现，可以和旋前圆肌综合征相鉴别。

（五）治疗

1. 保守治疗　　对轻型和早期的患者可先行消炎、制动、理疗和神经营养药治疗。消炎药物包括常用的非甾体类药物，如水杨酸类制剂、对乙酰氨基酚等；甾体类药物主要应用于局部封闭治疗，曲安奈德制剂于旋前圆肌处封闭可作为诊断性治疗的方法。夹板将前臂固定于旋前位，腕部略屈曲，可起到一定的治疗作用。与工作有关的旋前圆肌综合征患者应尽量调换工种。保守治疗观察 4 个月，约有 50% 的患者可缓解症状。

2. 手术治疗　　对症状较重、保守治疗无效、特殊试验阳性的患者应考虑行手术治疗。

（1）手术治疗原则：旋前圆肌综合征存在许多潜在的嵌压因素，由于临床定位往往比较困难，因此，手术中应尽可能检查所有可能的嵌压点并进行松解。

（2）体位与麻醉：患者取仰卧位，患肢伸开放于手术台，按常规上充气止血带。麻醉可取臂丛阻滞麻醉或全身麻醉。

（3）手术切口：切口可以是各种形态，呈"S"形或多个"Z"形，以便向上臂、前臂中段延伸。如果术前考虑有 Struthers 韧带存在，切口可至肘横纹上 5cm，以便处理该韧带。如果不处理 Struthers 韧带，切口不应超过肘横纹。Mackinnon（1988 年）认为，即使要处理 Struthers 韧带，切口也不必过肘横纹。横切口虽然较美观，但近端的暴露不够。

（4）术中处理：在暴露正中神经及旋前圆肌的过程中，应该注意保护前臂外侧皮神经，该神经位于肘横纹远端 1.5～2cm，与头静脉伴行。当切口偏于内侧时，还应注意保护前臂内侧皮神经。

1）Struthers 韧带的处理：探查发现该韧带，可将其切断，解除对正中神经与肱动脉的压迫。但韧带附着的髁上骨刺可以处理也可以不处理。

2）肱二头肌腱膜的处理：沿上臂筋膜进入肱二头肌的内侧，发现腱膜下血肿、腱膜增厚或纤维化嵌压正中神经，将腱膜切断，处理血肿。同时检查有无肱骨内上髁炎，如有，也应予以切除。

3）旋前圆肌的处理：首先探查肱骨头是否是高位起点（即起点高于内上髁），若是，则将该起点切断，并沿正中神经的外侧向下（正中神经于肘部的肌支均从内侧发出，向后、背侧发出）探查。至旋前圆肌的尺骨头，如该头的肌肉与肱骨头汇合形成腱弓嵌压正中神经，则术中将其切断将嵌压正中神经的可能腱弓解除。

4）屈指浅肌的处理：旋前圆肌探查后，将其向外侧牵开，暴露出屈指浅肌。探查是否存在腱弓嵌压正中神经，如存在，予以切除，将正中神经嵌压的另一腱弓也予以解除。只有探查到屈指浅肌的部位，旋前圆肌综合征的正中神经探查才可认为完成。

5）正中神经的处理：正中神经受压部位以远神经纤维变性或变硬，近端则多有神经瘤形成。可用显微外科技术进行切开外膜松解。如有肌肉萎缩或感觉持续性障碍的患者考虑行神经内松解。对存在 IeCNF 的患者进行相应的处理。

6）其他：其他病因引起的旋前圆肌综合征，手术时注意解除原发病因，进一步再对嵌压神经进行松解、减压。

（5）术后处理：术后应用大量的敷料将上肢置于屈肘 90°，前臂中立位，用吊带或夹板固定。固定的建议时间各不相同，短者 3～5d(Willian)，长者 2 周(Peter)，也有的 1 周(Mackinnon)。术后 3 周，可进行抗阻训练，并对瘢痕进行按摩。抗阻训练量以手酸痛或微肿为准。

（六）预后

旋前圆肌综合征的预后较好。保守治疗观察 4 个月，其缓解率为 50% 左右，但进一步的随访没有文献记载。手术治疗旋前圆肌综合征，其缓解率为 90%，且一般在术后 8～10 周可以恢复原有工作。但如起病与工作有关，则应调换工作。

二、前骨间神经嵌压综合征

前骨间神经嵌压综合征是正中神经在前臂最重要的分支——前骨间神经由于各种因素受到嵌压而表现出的一组运动功能障碍的综合征。

（一）应用解剖

前骨间神经是正中神经的重要分支，发出于屈指浅肌肌支水平，起于正中神经后方或桡侧方。Macki-nnon(1987 年)等解剖发现，自桡侧发出的前骨间神经在旋前圆肌收缩时更容易受压。该分支穿旋前圆肌深浅之间，行于骨间膜表面，与前骨间动脉伴行，自旋前方肌深面经过，止于远尺一桡关节及腕关节。

前骨间神经是以运动成分为主的神经，支配屈拇长肌，示、中指屈指深肌，旋前方肌，其中，屈指深肌有 50% 的人不是前骨间神经支配。前骨间神经的感觉成分主要是支配掌侧腕关节囊。所以，临床表现出腕掌侧深压痛，伸屈腕时加重。

前骨间神经行径还存在一些解剖变异，可能形成对神经的嵌压。Gantzer 肌肉是拇长屈肌的一块附属肌肉。起自肱骨内上髁屈肌群起点的最深面，发出至少 3cm 长的腱性组织加入拇长屈肌腱；掌深肌起自拇长屈肌起点近侧的腱性起点，于桡侧腕屈肌深面下行止于腕横韧带；桡侧屈腕短肌起自拇长屈肌起点中央部，止于桡侧屈腕肌。以上 3 块肌肉腱性组织与肌腹部可能成为嵌压前骨间神经的因素。Martin Gruber 吻合支是前臂正中神经到尺神经的交通支，出现率在 10.5%～25%(Hirosawa, Thone, Rieosol)，使正中神经能够支配手内肌，其主要作用于骨间肌。部分前骨间神经自发出点下方 4cm 发出，支配中、环指蹼感受的高位分支，具有一定的感觉功能。

（二）病因

病因可分局部因素与全身因素。

1. 局部因素

（1）解剖因素如纤维束带来自旋前圆肌深头、中指屈指浅屈的起点、掌深肌、桡侧腕短屈肌、Gantzer 肌的起点。

（2）肌性原因如掌深肌、桡侧腕短屈肌、Gantzer 肌的存在；血管源性原因如尺侧副动脉栓塞、迷走的桡动脉。

（3）局部新生物如增大的肱二头肌滑囊炎；创伤因素如前臂骨折、枪弹伤或过于疲劳。

2. 全身因素　如糖尿病、双卡或多卡神经病存在(颈椎、TOS、腕管综合征合并存在)。

(三)诊断依据

1. 临床表现

(1)症状：无明显诱因下前臂掌面深部自发性疼痛可伴有腕掌侧深痛，定位不确切。多数患者无痛，而突发提物无力或拇、示指提物不能，指尖相对不能，但多无感觉异常。如存在前骨间神经的高位感觉分支，可表现出中、环指指蹼感觉障碍，如存在 Martin Gruber 吻合支，则可能出现手内肌功能部分丧失。部分患者仅出现屈拇示指麻痹，称为不全性前骨间神经嵌压综合征。

(2)体征：无感觉障碍。运动检查可见拇长屈肌、示指屈肌深屈部分伴中指屈指深肌、旋前方肌(双侧屈肘旋前对比检查以尽量减少旋前圆肌的影响因素)肌力下降。大鱼际肌无肌萎缩，对掌功能好。特殊体征 Spinner 征(或 Froment 征)是疾病晚期的表现，为拇指、示指远侧指间关节不能屈曲，使两者不能捏成一个"0"型。部分患者可能由于屈指浅肌部分受累，近侧指间关节屈曲也受限。

2. 辅助检查　电生理检查是明确诊断的一个重要方法，80%～90%的患者电生理是阳性表现。电生理检查的重点是旋前方肌，肌电图检查可发现该肌内有纤颤与正尖波，拇长屈肌、示指屈指深肌由于干扰较多而不易测得，同时可对双侧旋前方肌传导潜伏期进行比较。

另外，可辅以肘部与前臂的 X 线、CT 等检查以明确诊断。

(四)鉴别诊断

1. 腕管综合征　主要鉴别为：腕管综合征时，手部桡侧 3 个半手指疼痛、麻木，皮肤感觉障碍；拇指对掌功能障碍，大鱼际肌萎缩。此外，腕部正中神经 Tinel 征阳性，屈腕征阳性。而前骨间神经嵌压综合征患者多数无疼痛、无感觉障碍，大鱼际肌无萎缩，对掌功能好。肌电图检测结果也不一样，前骨间神经嵌压时，正中神经感觉诱发电位的潜伏期或传导正常，旋前方肌内有纤颤与正尖波，而腕管综合征感觉诱发电位表现异常，潜伏期延长或电位降低。

2. 旋前圆肌综合征　其症状主要为拇指对掌功能受限，Pinchgrip 征阳性，并伴桡侧 3 个半手指的感觉障碍，以及肘前和旋前圆肌近端部压痛。因此，和前骨间神经嵌压征相鉴别是比较容易的。

3. 类风湿关节炎　类风湿关节炎所致拇、示指屈指肌肌腱断裂常常与前骨间神经嵌压综合征相混淆，该病的拇、示指在腕部正常腱固定状态消失，且旋前方肌肌电图检查无异常。

(五)治疗

1. 保守治疗　应减少活动，局部制动，辅以神经营养药物、非甾体抗炎药物及封闭治疗。观察 6～12 周无效则行手术治疗。也有学者主张一旦肌电图证实诊断即行手术治疗。

2. 手术治疗　正中神经暴露同旋前圆肌综合征，将该旋前圆肌肱骨头翻开，必要时尺骨头也向尺侧翻开。自屈指浅肌桡侧切开肌肉，暴露前骨间神经，探查变异的肌肉、血管并做相应的切除，解除神经嵌压，神经处理同旋前圆肌综合征。关闭切口时将屈指浅肌置于正中神经主干与前骨间神经之间。术后处理基本同旋前圆肌综合征。但鼓励拇、示指早期活动。如旋前圆肌的起点彻底剥离过，则旋前 45～100°，固定 3～4 周（未剥离者术后 7～10d）。一般术后 8～12 周，可恢复原力量的 50%～70%。一般 6 个月后力量完全恢复，活动范围于术后 8 周后恢复。如果神经松解后观察 6 个月无效则行肌腱移位和功能重建术。

（张道远）

第八章　脊髓疾病

第一节　脊髓压迫症

脊髓压迫症(spinal cord compression)是由于椎管内的占位性病变而引起的脊髓受压的临床综合征。病变进行性发展，随着病因的发展和扩大，脊髓、脊神经根及其供应血管遭受压迫并日趋严重，最终造成脊髓水肿、变性、坏死等病理变化，导致不同程度的脊髓横贯性损害和椎管阻塞，出现受压平面以下的肢体运动、反射、感觉、括约肌功能以及皮肤营养障碍，严重影响患者的生活和劳动能力。一般来说，本病若能及早诊断和治疗，疗效较好。

一、病因

引起脊髓压迫的原因有：

（一）肿瘤

起源予脊髓本身的肿瘤如脊髓胶质瘤、神经鞘瘤、室管膜瘤和起源于脊柱或其他器官的恶性转移肿瘤、白血病等。约占脊髓压迫性疾病的 1/3 以上。

（二）先天性疾病

以颅底凹陷症最多见，此外，还有环椎枕化畸形、颈椎融合畸形和脊髓血管畸形等。

（三）外伤

骨折、脱位、椎间盘突出等。

（四）炎症

脊柱结核、炎性及寄生虫性肉芽肿、硬膜外或内脓肿、脊髓蛛网膜炎症等。

（五）其他

如颈椎增生肥大、脊髓内出血等。

二、发病机制

脊髓深藏在骨性的椎管腔内，含水量丰富，质软而脆弱，不可压缩，对血氧缺乏较为敏感。这些特性决定了脊髓压迫征主要表现为压迫性和缺血性损害的特征。不同的压迫原因和发展速度常决定临床表现。任何一种压迫对脊髓的影响主要与机械压迫、血供障碍及占位病变直接浸润破坏有关。

急性压迫多由损伤、转移性肿瘤、急性硬膜外血肿或脓肿、外伤后椎管内血肿、椎管内出血等引起。占位体积在短时间(1～3d)内增加并压迫，使脊髓显著水肿，其代偿机制不能充分发挥，引起血供障碍，神经细胞严重缺氧而溶解、破坏和软化。

慢性压迫是由先天性脊椎畸形、脊柱结核和椎管内良性肿瘤(如神经鞘瘤、脊膜瘤、囊肿、脂肪瘤)等引起。因发展缓慢，髓鞘可获得代偿能力或建立侧支循环，并因局部骨质吸收、脂肪组织消失使椎管扩大以减少压迫，增加血氧供应。至后期则出现失代偿的症状。

三、病理

除原发病(如肿瘤、炎症)外，受压部位的脊髓可见充血肿胀，有的向一侧推移变形，神经根破坏，蛛网膜肥厚、粘连，脊髓内神经细胞和纤维出现变性、坏死，甚至断裂或消失，也可有髓鞘脱失。

四、临床表现

多数表现为慢性脊髓压迫引发的脊髓损害，以占位病变较常见。起病隐袭，进展缓慢。逐渐出现从根痛到脊髓部分受压及脊髓完全受压的过程。急性压迫较少见。

(一)神经根刺激症状

根痛常为髓外压迫的最早症状。表现为烧灼、刀割样疼痛或刺痛，用力、咳嗽、打喷嚏时，因脑脊液压力一时性增高，神经根被牵拉，可加剧疼痛。前根受累，出现相应节段肌萎缩，肌束颤动及腱反射消失。后根受累，相应的皮肤分布区会有束带感、感觉过敏等症状。神经根症状对确定病变部位有较大的价值。

(二)感觉症状

脊髓丘脑束受损出现受损平面以下对侧躯体痛、温觉减退。后索受压出现受损平面以下同侧身体深感觉减退。横贯性损害时上述两束均受损，此时表现为受损节段平面以下的一切感觉消失。一侧脊髓损害时出现脊髓半切综合征(Brown sequard syndrome)。髓外压迫时，感觉障碍从下肢向上发展；髓内压迫者，感觉障碍自病变节段向下发展，鞍区(骶3～5)感觉保留至最后才受累，称为"马鞍回避"。因此，感觉障碍对判断髓内外病变有重要参考价值。

(三)运动障碍

病变累及前根、前角及皮质脊髓束时，产生瘫痪、肌张力和反射改变。早期出现乏力、精细动作困难及步行易疲劳等现象；随后出现肌力减退直至完全瘫痪。前根和前角损害为下运动神经元性瘫痪，皮质脊髓束受损害时为上运动神经元性瘫痪。脊髓压迫所造成的瘫痪一般为截瘫或者四肢瘫，单肢瘫少见，偏瘫更少见。急性脊髓损害，初期表现为脊髓休克，以后(2～4周)成为痉挛性瘫痪。

(四)反射异常

受压节段因后根、前根或前角受损而出现相应节段的腱反射减退或消失。锥体束受损时则病损水平以下同侧腱反射亢进，腹壁反射消失，出现 Babinski 征。脊髓休克时，各种反射均消失，病理反射也不出现。

(五)自主神经功能障碍

大、小便障碍在髓内肿瘤早期出现，患有髓外肿瘤时则在后期发生。双侧锥体束受压可出现尿潴留和便秘，晚期出现反射性膀胱。马尾、圆锥部受压出现大、小便失禁。病变水平以下因血管运动功能障碍和泌汗功能障碍可有脱屑干燥、苍白发绀、少汗和指甲过度角化等。

（六）脊膜刺激症状

通常为硬膜外病变引起，表现为与病灶对应的椎体可有叩痛、压痛和活动受限等。

五、辅助检查

（一）脑脊液检查

1.脑脊液动力学变化　当压迫性病变造成脊髓蛛网膜下隙阻塞时，出现阻塞平面以下的脊髓蛛网膜下隙的压力低下，有时甚至测不出压力。脊髓蛛网膜下隙不完全阻塞时，奎肯试验（Queckenstedt test）可发现椎管阻塞表现。但要注意当行腰椎穿刺检查并进行奎肯试验时，可能会造成占位病灶移动（如神经鞘膜瘤）而致压迫性症状加重。对此应有所估计，并事先向患者及家属讲明，如已经怀疑有恶性病变或转移癌的可能者，应先行 X 线摄片后再考虑是否要做腰椎穿刺检查。

2.脑脊液细胞计数　一般均在正常范围。炎性病变者多有白细胞增加，肿瘤有出血坏死者红细胞和白细胞数可有增加。

3.脑脊液颜色和蛋白质含量　蛋白质含量少者无色透明，蛋白质含量高者呈淡黄至橘黄色。一般在腰椎穿刺部位以上，阻塞越完全，梗阻水平越低，阻塞时间越长，蛋白质含量越高。腰穿点以下的椎管内肿瘤可无明显蛋白质含量增高。

（二）脊柱 X 线摄片

肿瘤可引起如椎弓根间距增宽、椎弓根变形、椎间孔扩大，转移性肿瘤可引起骨质破坏，此外，X 线摄片还可观察有无骨折、脱位和椎间隙狭窄等。

（三）脊髓造影

可显示脊髓的形态位置及脊髓腔的状态。髓外硬膜内占位显示蛛网膜下隙内充盈缺损，造影剂阻塞端出现杯口征或帽样征，脊髓被占位病变压迫推移；髓外硬膜外占位显示为脊髓旁蛛网膜下隙随硬膜外占位病变推移而受压变形，造影剂阻塞端出现尖角征，造影剂外侧缘和椎弓根内侧缘的间距增宽。髓内占位病变造影显示脊髓明显增粗，蛛网膜下隙变窄或呈完全梗阻。

（四）CT 或 MRI

能更清楚的显示脊髓压迫的影像，但此两项检查仍不能完全替代脊髓造影。近年来，碘水脊髓造影结合 CT 可明显提高诊断率。

（五）核素扫描

应用 ^{99m} 锝或 ^{131} 碘，经腰椎穿刺注入，半小时后做脊髓全长扫描，能较准确判断梗阻部位。

六、诊断和鉴别诊断

（一）诊断

1.是否是压迫性病变。根据病史、根痛及辅助检查等明确是压迫性还是非压迫性损害。

2.脊髓压迫节段的判断。病变在脊髓的不同节段有不同的临床表现，根据体征所表现的瘫痪性质以及感觉障碍平面，配合辅助检查确定脊髓压迫的部位或平面。

3.判断病变性质　急性压迫症通常由外伤、硬膜外脓肿等引起；慢性压迫症可由肿瘤、椎间盘突出等引起。髓内或髓外硬膜内压迫以肿瘤最为常见。硬膜外压迫以外伤、转移性肿瘤、椎间盘突出较常见。炎症常有发热或其他部位的感染灶。转移瘤多有剧痛，并常可发现原发病灶。外伤有外伤史。

(二) 鉴别诊断

1.脊髓蛛网膜炎　本病起病缓慢，病程长，症状时起时伏，可有根痛，但范围常较广泛。脊柱 X 线平片多正常。脑脊液动力学检查多呈现部分阻塞，伴囊肿形成者可完全阻塞。脑脊液白细胞增多，蛋白可明显增高。脊髓造影可见碘油在蛛网膜下隙分散成不规则点滴状、蜡泪样、串珠状或分叉成数道而互不关联。

2.急性脊髓炎　起病较急，常有全身不适、发热、肌肉酸痛等前驱症状。受累平面较清楚，有肢体瘫痪，常合并感觉和括约肌功能障碍。脊髓蛛网膜下隙无阻塞现象，脑脊液白细胞数增多，蛋白含量可有轻度增高。

3.脊髓空洞症　起病隐袭，病程长，临床主要特点是病变节段出现节段性感觉分离，即痛、温觉缺失，触觉和深感觉保存。腰椎穿刺检查无阻塞现象，脑脊液检查一般正常。MRI 检查可确诊。

4.肌萎缩侧索硬化　临床以运动障碍为主，一般无感觉障碍。早期可有根痛，其特征性表现是上肢手部肌肉萎缩和舌肌萎缩。病变以上运动神经元为主时，腱反射亢进，脊髓腔无阻塞，脑脊液常规、生化检查正常。

5.脊柱骨关节肥大性改变　多见于中年以上的患者，病变以下颈段及腰段最常见。颈段病变表现为进行性出现的棘突或棘突旁压痛，上肢、手部麻木或肩部酸痛及沉重感，严重者出现手掌肌群萎缩，有时出现眩晕等椎-基底动脉供血不足的症状。X 线平片可见明显骨关节肥大改变，常伴脊柱生理曲度改变。脑脊液检查一般正常，出现椎间盘突出时可出现奎肯试验不完全阻塞的表现，脑脊液蛋白含量也增加。

6.脊髓压迫症可合并有几种少见的临床症状　高位颈段的脊髓压迫症可出现声音嘶哑、吞咽困难、耸肩无力，压迫到三叉神经脊髓束时可有头面部痛觉减退，角膜反射减弱；脊颅型肿瘤可因压迫内侧纵束或小脑出现水平眼震；少数脊髓肿瘤可影响脑脊液吸收或同时伴有脑脊液病理性分泌增加，出现视盘水肿。

七、治疗

治疗原则是尽早去除导致压迫的病因。因此，手术治疗常是唯一有效的方法。手术死亡率低，而效果大多良好，故应尽早诊断及手术。良性肿瘤手术一般能彻底切除；应用显微手术对髓内肿瘤如室管膜瘤、囊性变胶质瘤等，亦能全切除或者大部切除；对晚期或髓内占位不能切除者，椎板减压术可获得短期症状缓解，并可做放疗或化疗；椎管内存在两个病灶者，应尽可能首先解决高位的压迫。

手术后应积极给予药物治疗、物理治疗，并加强护理，以加快脊髓功能的恢复。防止肺炎、褥疮、尿路感染等并发症。

八、预后

其预后受多种因素影响。病变的性质及压迫时间的长短可影响预后。良性髓外肿瘤可完全切除，预后良好，压迫时间短，脊髓受损少，恢复的可能性大。高位压迫比低位压迫预后差。此外，压迫病因的解除早晚和脊髓功能损害的程度也与预后密切相关。慢性脊髓压迫症由于脊髓能逐渐发挥代偿功能，预后也较急性压迫者为好。术后如仍未见症状改善者则提示预后不良。

(李福田)

第二节　脊髓亚急性联合变性

　　脊髓亚急性联合变性(subacute combined degeneration of the spinal cord, SCD)，是由于胃黏膜内因子的缺乏，胃肠道内维生素 B_{12} 吸收不良所引起的神经系统变性疾病，又称维生素 B_{12} 缺乏症。通常与恶性贫血一起伴发。其主要的病理变化是脊髓后索与侧索白质变性，但本病的损害不限于脊髓，周围神经、视神经及大脑半球也可发生改变。临床主要表现为下肢深感觉缺失、感觉性共济失调、痉挛性截瘫和周围神经病变。

一、病因与发病机制

　　亚急性联合变性的病因与维生素 B_{12} 缺乏相关。维生素 B_{12} 是人体核蛋白合成过程中所必需的两种酶——甲硫氨酸合酶(methionine synthase)和甲基丙二酰辅酶 A 变位酶(L-methylmalonyl CoA mutase)的重要辅助因子。当其缺乏时会影响脱氧核糖核酸(DNA)和核糖核酸(RNA)的合成。同时，叶酸的代谢与维生素 B_{12} 也有密切关系，同样影响 DNA 的合成。其结果是直接影响骨髓和胃黏膜等组织进行细胞分裂而致贫血及胃肠道症状，成人神经细胞不再进行有丝分裂、髓鞘合成的某种缺陷致神经轴突变性，特别容易累及脊髓后、侧索。故本病有时与恶性贫血并存，在白种人中尤为常见，而我国则相对少见。

　　正常人维生素 B_{12} 的贮存量很大，每日对维生素 B_{12} 的需求很少(仅 $1\sim2\mu g$)，通常维生素 B_{12} 缺乏很少见。摄入的维生素 B_{12} 经与胃液中的内因子结合成为稳定的复合物，才不被肠道细菌利用，而在回肠远端吸收。在维生素 B_{12} 的摄取、释放、吸收、结合和运转中的任一环节发生障碍都可引起维生素 B_{12} 缺乏。常见原因有：①营养不足或需要增加；②吸收障碍，如内因子缺乏，见于萎缩性胃炎、胃癌、胃大部切除术后、幽门梗阻等；③小肠疾患，如原发性或继发性小肠吸收不良综合征、节段性回肠炎或回肠切除术后等；④药物影响，如依地酸钙钠，新霉素等可影响维生素 B_{12} 在小肠内的吸收；⑤绦虫病等；⑥血液中转钴胺蛋白(transcobalamin)缺乏。

二、病理

　　主要病变为脊髓的后索与侧索白质和周围神经的缓慢髓鞘脱失和轴突变性，严重病例可累及视神经和大脑白质。这种变性的起初在脊髓上呈散在的海绵状，周围神经有髓鞘断裂，脑内可发生小的髓鞘变性灶，以粗大的神经纤维损害为重。

三、临床表现

本病多见于中年以上者。男女发病无差异，呈亚急性或慢性起病。多数患者在神经症状出现时伴有贫血，表现为倦怠、乏力、腹泻和舌炎等。但也有部分患者神经症状先于贫血。神经系统的初始症状见于肢体远端，足趾、足和手指末端感觉异常，如针刺感、麻木感和烧灼感等。随着病情进展，因后索病变导致深感觉障碍而出现步态不稳（感觉性共济失调）。周围神经受累表现为肢体无力、肌张力减退及腱反射减退或消失。腿部肌肉有压痛，四肢远端痛、温觉减退，呈手套、袜子样分布，提示存在周围神经病变。侧索受损出现腱反射亢进，锥体束征阳性和痉挛性不全截瘫。括约肌功能障碍及阳痿出现较晚。屈颈时可出现一阵阵由背脊向四肢放射的触电感（Lhermitte 征）。累及视神经和大脑神经时可出现如易激惹、抑郁、幻觉和认知功能减迟及味觉、嗅觉的改变。近年来，由于有效和及时的予以治疗，精神症状出现的概率已大大减少。

四、辅助检查

少数病例可有脑脊液蛋白增高，注射组胺做胃液分析可发现有抗组胺的胃液缺乏，周围血象及骨髓涂片可发现巨细胞性低色素贫血，血清维生素 B_{12} 降低，血清甲基丙二酸（methylmalonyl）和高半胱氨酸（homocysteine）吸收增高。Schilling 试验（口服放射性核素 ^{57} 钴标记的维生素 B_{12} 测定其尿、粪中的排泄物含量）、神经传导速度和诱发电位等检查有助于明确或排除诊断。

五、诊断与鉴别诊断

中年以上起病，有脊髓后索、侧索与周围神经受损的神经体征及精神症状者，应考虑本病的可能。血清中维生素 B_{12} 降低（正常值 $200\sim900$ng/L）或有恶性贫血者，可明确诊断。当血清维生素 B_{12} 在低水平时，还需要测定血清甲基丙二酸和高半胱氨酸，这两者在维生素 B_{12} 缺乏时异常增加。给予维生素 B_{12} 治疗后，血清甲基丙二酸降至正常或神经症状得以改善，也可确诊。

没有贫血改变或无维生素 B_{12} 缺乏的根据时，需要与糖尿病患者引起的神经系统改变及慢性使用一氧化氮（笑气）引起的脊髓病相鉴别。此外，还要与颈椎骨关节病、脊髓压迫症、周围神经病、多发性硬化和神经梅毒（脊髓痨）等相鉴别。根据各自的病史特点，佐以神经诱发电位、脑脊液检查和脊髓造影等有助鉴别。

六、治疗和预后

如不予对症治疗，发病后 $2\sim3$ 年可加重直至死亡。如能在发病后 3 个月内积极治疗可完全康复。因此，早期诊断和治疗是本病的关键。症状的好转大多发生在治疗后的 6 个月至 1 年内。如轴突已发生破坏，则疗效较差。诊断后即肌内注射维生素 B_{12} 或甲基钴胺素。每日肌内注射维生素 B_{12} $0.5\sim1$mg，连续 2 周，然后每周 1 次持续 4 周，最后每月 1 次维持。某些患者需要终身用药。此外，可给予维生素 B_1 肌内注射，每次 100mg，每日 1 或 2 次，对有周围神经受损者效果较好，症状改善后可改口服，每次 $10\sim20$mg，每日 3 次。也可使用各种铁制剂如硫酸亚铁 $0.3\sim0.6$g，每日 3 次，10% 枸橼酸铁 10ml，每日 3 次，或右糖酐铁注射剂，隔日或每周 2 次，肌内注射。对叶酸的应用意见不一。反对者认为叶酸会加重神经精神症状故不宜使用，也有认为叶酸参与氨基酸和核酸合成，

与维生素 B_{12} 合用能促进红细胞的生成。建议对有恶性贫血者，与维生素 B_{12} 共同使用，每次 5～10mg，每日 3 次。同时应积极参加锻炼。对瘫痪肢体还可以用针灸、理疗、按摩等方法治疗。

(李福田)

第三节　脊髓血管疾病

脊髓血管疾病(vascular disorders of the spinal cord)远较脑血管疾病少见，但脊髓内结构紧密，很小的血管损害就可出现明显的症状。脊髓血管疾病包括脊髓缺血、椎管内出血及脊髓血管畸形等。

一、病因和发病机制

缺血性脊髓血管病的病因很多(表 8-1)，既有原发性的脊髓血管病变，也有继发性的脊髓血管病变，还有全身疾病所致的等。脊髓梗死通常发生在脊髓前动脉供血区，以中胸段或下颈段多见。病损水平出现根痛，短时间内即可发生截瘫，痛、温觉缺失，大、小便障碍，而深感觉保留，称为脊髓前动脉综合征。脊髓后动脉左、右各一支，极少闭塞。

表 8-1 缺血性脊髓血管病的病因

病因类型	常见疾病
原发性血管病变	动脉硬化、血栓形成、血管炎、胶原病等
继发性血管压迫	椎间盘突出、椎管狭窄、硬膜外脓肿、硬膜外肿瘤、脊髓内肿瘤、结核性脊膜炎等
脊髓血管栓塞	心脏病、潜水病、脂肪栓塞
全身性血液循环障碍	低血压、心力衰竭、恶性贫血、心肌梗死、阿-斯综合征、心跳骤停
静脉系统闭塞	静脉瘤、血栓性静脉炎
医源性因素	大动静脉畸形手术、大动脉血管造影

椎管内出血包括硬膜外出血、硬膜下出血、脊髓内出血和脊髓蛛网膜下腔出血。病因包括外伤、血液病、抗凝治疗、急性感染中毒缺氧可造成脊髓点状出血、血管畸形、脊髓肿瘤内的出血等。

脊髓血管畸形很少见，可引起脊髓受压、脊髓出血或椎管内出血，侵犯髓内、硬膜下或硬膜外。脊髓血管畸形常伴同节段的其他血管畸形，如皮肤血管瘤、椎体血管畸形等。

二、病理

脊髓对缺血的耐受性较大，轻度间歇性供血不足不会对脊髓造成明显的病理改变。

脊髓动脉血栓形成早期可见病灶处充血水肿。以后可发生脊髓前部或后部的梗死，范围可涉及几个甚至十几个脊髓节段。脊髓梗死后大体所见：脊髓前动脉呈节段性或区域性闭塞，动脉颜色变浅。早期脊髓充血水肿，晚期皱缩变小，色素沉着。镜下所见：脊髓软化灶中心部坏死，周围有胶质细胞增生。神经细胞变性，髓鞘崩溃。脊髓软化的类型有：单侧前角软化；双侧前角软化；单侧前、侧索软化；脊髓前动脉区软化。

脊髓出血可形成血肿压迫脊髓。

三、临床表现

(一)缺血性病变

1. 脊髓短暂性缺血发作　与短暂性脑缺血发作相同，脊髓也可发生短暂性缺血发作，其发病机制和脑相同。表现为脊髓间歇性跛行，又分典型间歇性跛行和非典型间歇性跛行。典型间歇性跛行即行走一段距离后出现单侧或双侧下肢沉重、乏力甚至瘫痪，休息后可缓解，有的还伴轻度锥体束征和括约肌功能障碍，间歇期上述症状消失。非典型间歇性跛行，其表现为非行走诱发的发作性肢体无力或瘫痪，反复发作，可自行缓解。在运动和饱食后容易诱发，这是因为脊髓的血液过多的进入肌肉和内脏血管所致。

2. 脊髓梗死　正常发生在脊髓前动脉供血区，以中胸段或下颈段多见，病损水平的相应部位出现根痛，短时间内即发生截瘫，痛、温觉缺失，大、小便障碍，深感觉保留，称脊髓前动脉综合征。脊髓后动脉左右各一支，极少闭塞，即使发生，因有良好的侧支循环而症状较轻且恢复较快。其临床表现为急性根痛，病变水平以下同侧肢体深感觉缺失，痛、温觉和肌力保存。

3. 脊髓血管栓塞　亦不常见，与脑血管栓塞有相同病因，临床症状有根痛、下肢单瘫或截瘫和括约肌功能障碍等，有的如转移性肿瘤所致的脊髓血管栓塞，由于伴脊髓和椎管内广泛转移，病程进展较迅速。此外，脊髓血管栓塞由于常与脑栓塞同时发生，故临床症状易被脑部症状所掩盖。

(二)椎管内出血

硬膜外出血、硬膜下出血、脊髓内出血均可表现为骤起剧烈的局部背痛和急性横贯性损害。硬膜下血肿比硬膜外血肿少见。脊髓蛛网膜下腔出血表现为急剧的颈、背痛，脑膜刺激征和截瘫等。如仅为脊髓表面的血管破裂所致则可能只有背痛而无脊髓受压表现。脊髓实质内出血的临床症状极为严重，患者有些可在数小时至数日内死亡，存活者的病情也比脊髓梗死严重。

(三)脊髓血管畸形

分为动脉性、静脉性和动静脉性3种，前两者是很罕见的，多数为动静脉畸形。病变多见于胸腰段，其次为中胸段，颈段少见。临床特点是突然发病与症状反复出现，多数患者以急性疼痛发病，有40%～50%的患者以躯干或下肢的某个部位的疼痛为首发症状。约1/3的患者有感觉障碍。疼痛和感觉障碍均呈根性分布。此外，还有不同程度的截瘫，括约肌功能障碍，也有少数患者以脊蛛网膜下腔出血为首发症状。动静脉畸形症状的周期性加剧与妊娠有关，可能因为妊娠期内分泌改变或静脉压增高所致。

四、辅助检查

（一）腰椎穿刺和奎肯试验

对脊髓血管病的诊断非常重要，椎管内出血者脑脊液压力增高，血肿形成可造成椎管不同程度的阻塞，蛛网膜下腔出血则脑脊液呈均匀血性。

（二）脊髓影像学检查

椎管造影、CT 和 MRI 可显示血肿的部位及范围。选择性脊髓血管造影可显示血管畸形的部位和类型或闭塞的血管。

五、诊断和鉴别诊断

诊断较困难，尤其是缺血性病变。依据临床表现，出血者多有外伤史，缺血者与血压波动有密切关系。脑脊液、脊髓影像等检查有助于明确病因和病变程度。

脊髓间歇性跛行应与马尾性间歇性跛行和血管性间歇性跛行病鉴别。

（1）马尾性间歇性跛行是由于腰椎管狭窄所致，故常有腰骶区疼痛，行走后症状加重，休息后减轻或消失，腰前屈时症状可减轻，后仰时则加重，感觉症状比运动症状重，有间歇性垂足等。

（2）血管性间歇性跛行系下肢动脉发生血栓性脉管炎或微栓子反复栓塞所致，其临床症状为下肢间歇性疼痛、无力、苍白，表面皮肤温度低、足背动脉搏动减弱或消失，彩色超声多普勒检查有助鉴别。

六、治疗

（1）缺血性脊髓血管病的治疗原则与缺血性脑血管病相似，但应注意对因治疗，低血压者应予纠正血压，占位及压迫性病变应予行手术切除或减压性手术治疗，对各种胶原性疾病的血管炎所致的脊髓梗死的治疗，应使用糖皮质激素治疗。加强护理和康复也很重要。

（2）各种类型的椎管内出血的一般治疗和脑内出血相同。患者需要绝对卧床休息和使用各种止血药(同脑蛛网膜下腔出血)。发现椎管完全梗阻时应紧急做椎板切除术，以减轻脊髓压力，恢复脊髓功能，如硬膜外或硬膜下血肿应紧急手术以清除血肿，如脊髓蛛网膜下腔出血有大量血块聚积时，应急诊行椎板减压，彻底清除血块。对脊髓血管畸形导致的脊髓出血应尽快手术治疗。对各种导致出血倾向的内科疾病所致的脊髓出血需要积极治疗原发病。

（3）脊髓动静脉畸形如果已经影响脊髓功能，是进行显微外科手术的适应证，显微外科手术可切除畸形血管。但是本病预后差，应尽可能早期诊断，早期手术。也可以通过动脉导管进行高选择性放射介入治疗，将血管畸形进行栓塞治疗。

（4）一般治疗。截瘫患者应注意防治合并症，如褥疮和尿路感染。

（李福田）

第四节 脊髓蛛网膜炎

脊髓蛛网膜炎(spinal arachnoiditis)是蛛网膜的一种慢性炎症过程，在某些因素的作用下蛛网膜增厚，与脊髓、脊神经根粘连(或形成囊肿)阻塞椎管，或通过影响脊髓血液循环而导致脊髓功能障碍。发病率较高，与椎管内肿瘤发病率相接近。发病年龄在30～60岁多见，男性多于女性，受累部位以胸段多见，颈段及腰骶段少见。

一、病因和发病机制

继发于某些致病因素的反应性非化脓性炎症：

(一)感染性

有原发于脊柱附近或椎管内的疾病如脊柱结核、硬膜外脓肿和脑脊髓膜炎等，也有继发于全身疾病如流感、伤寒、结核和产褥感染等。有报道，结核性脑膜炎引起者最多见。

(二)外伤性

如脊柱外伤、脊髓损伤、反复腰椎穿刺。

(三)化学性

如神经鞘内注入药物(抗癌药、链霉素等)、脊髓造影使用的碘油、麻醉药及其他化学药剂。

(四)脊柱或者脊髓本身的病变

如椎管内肿瘤、蛛网膜下腔出血、椎间盘突出以及脊椎病等均可合并脊髓蛛网膜炎。

(五)其他

如脊髓空洞症、脊柱脊髓的先天性畸形。

二、病理

蛛网膜位于硬脊膜与软脊膜之间，本身无血管供应，故缺乏炎症反应能力。但在病原刺激下，血管丰富的硬脊膜和软脊膜发生活跃的炎症反应，进入慢性期后，引起蛛网膜的纤维增厚，并使蛛网膜与硬脊膜和软脊膜发生粘连。

虽可发生于脊髓任何节段，但以胸腰段多见，病变部位的蛛网膜呈乳白色、浑浊，并有不规则不对称增厚，以后成为坚韧的瘢痕组织，可与脊髓、软膜、神经根和血管发生粘连伴有血管增生。根据病变发展情况分为3种类型：局限型(仅局限于1～2个节段)，弥漫型(有多个节段呈散在分布)，囊肿型(粘连及增厚的蛛网膜形成囊肿)。

三、临床表现

(1)发病前约45.6%有感染及外伤史。

(2)多为慢性起病且逐渐缓慢进展，但也有少数是迅速或亚急性起病。

(3)病程由数月至数年不等，最长者10年，症状常有缓解，故病情可有波动。

(4)由于蛛网膜的增厚和粘连及形成囊肿对脊髓、神经根和血管的压迫也为不对称和不规则，及不同病变部位的临床表现呈多样性，可有单发或多发的神经根痛，感觉障碍多呈神经根型、节段型或斑块状不规则分布,两侧不对称。运动障碍为不对称的截瘫、单瘫或四肢瘫,一般以局限型症状较轻,弥漫型症状则较重,囊肿型类似于脊髓占位的压迫症表现。括约肌功能障碍出现较晚,症状不明显。

四、实验室检查

(一)腰椎穿刺

脑脊液压力正常或者低于正常。弥漫型和囊肿型可引起椎管阻塞,奎肯试验可表现为完全阻塞、不完全阻塞、通畅或时而阻塞时而通畅。脑脊液淡黄色或无色透明;脑脊液蛋白含量增高,甚至脑脊液流出后可自动凝固,称弗洛因综合征(Fromn syndrome),蛋白增高的程度与椎管内阻塞的程度不一致,与病变节段无明显关系;细胞数接近正常或增高(以淋巴细胞为主);往往呈现蛋白细胞分离现象。

(二)X线检查

脊柱平片多无异常,或同时存在增生性脊椎炎及腰椎横突退化等改变。

(三)椎管造影

见椎管腔呈不规则狭窄,碘水呈点滴和斑块状分布,囊肿型则显示杯口状缺损。碘油造影因其不能被吸收而本身就是造成脊髓蛛网膜炎的病因之一,故不宜使用。

五、诊断

引起脊髓蛛网膜炎的病因较多,临床上对能够明确病因的不再做出脊髓蛛网膜炎的诊断,仅对难以明确病因,符合神经症状和病理表现的才做出该诊断。但该类病变临床诊断比较困难,误诊率也较高。

脊髓蛛网膜炎的主要特点:

(1)发病前有感冒、受凉、轻伤或劳累病史,在上述情况下出现症状或者症状加重。

(2)脊髓后根激惹症状。单侧或双侧上肢根痛明显,手或前臂可有轻度肌肉萎缩及病理反射。

(3)病程中症状有缓解和加重,呈波动性表现。该特点有助于和椎管内肿瘤鉴别。

(4)脊髓症状多样。病变侵犯范围广而不规则,病变水平的确定往往比较困难,且病变平面以下感觉障碍的分布不规律,如果病变不完全局限于椎管内,可出现脑神经损害的表现,有时可有助于诊断脊髓蛛网膜炎。

(5)脑脊液检查:蛋白含量增高,脑脊液呈现蛋白细胞分离现象,以及奎肯试验中椎管通畅性的变化支持脊髓蛛网膜炎的诊断。

(6)脊髓碘水造影:往往有椎管腔呈不规则狭窄,碘水呈点滴和斑块状分布,囊肿型则显示杯口状缺损的特征性改变。

六、治疗

(一)非手术治疗

确定诊断后,首先考虑非手术治疗,但目前的治疗方法效果仍不十分理想。对早期、轻症病例,经过治疗可以使症状消失或减轻。保守治疗可选用:肾上腺皮质激素(静脉滴注或口服)、血管扩张药、B族维生素等,积极治疗原发病(抗感染或抗结核治疗等)

及对于神经功能损害给予康复治疗。

(1)激素。虽然认为椎管内注射皮质激素能治疗蛛网膜炎，但由于其本身也是引起蛛网膜炎的原因之一，临床上多采用口服或静滴的方法给予。氢化可的松每日 100～200mg 或地塞米松 10～20mg，2～4 周后逐渐减量、停药。必要时重复使用。

(2)抗生素。有急性感染症状如发热使症状加重时可考虑使用。

(3)40%乌洛托品液静脉注射，5ml，每日 1 次，10～20d 为 1 个疗程。10%碘化钾溶液口服或 10%碘化钾溶液静脉注射，10ml，每日 1 次，8～10d 为 1 个疗程。

(4)维生素，如维生素 B_1、维生素 B_{12}、烟酸等。

(5)玻璃酸酶(透明质酸酶)。玻璃酸酶的作用可能是由于它能溶解组织的渗出物及粘连，因而①改善了脑脊液的吸收和循环；②有利于抗结核药物的渗透；③解除了对血管的牵拉使其更有效地输送营养。每次用玻璃酸酶 500U，稀释于 1ml 注射用水中，鞘内注射，每周 1 次。对结核性脑膜炎患者当脑脊液蛋白＞3g/L，疑有椎管梗阻者则用氢化可的松 25～50mg 或地塞米松 0.5～1mg，玻璃酸酶 750～1500U，鞘内注射，每 2 周 1 次，10 次为 1 个疗程。

(6)理疗，如碘离子导入疗法。

(7)放射疗法。此法对新生物的纤维组织有效应，对陈旧的纤维组织作用较小。一般使用小剂量放射线照射，不容许使用大到足以引起正常组织任何损害的剂量，并须注意照射面积的大小及其蓄积量。

(8)蛛网膜下隙注气。有学者认为此法有一定疗效。每次注气 10～20ml，最多 50ml，每隔 5～14d 注气 1 次，8 次为 1 个疗程。

(9)针刺、按摩、功能锻炼。

(二)手术治疗

多数学者指出，手术治疗仅限于局限性粘连及有囊肿形成的病例。有急性感染征象或脑脊液细胞明显增多时，则不宜手术。手术中切除椎板后，应首先观查硬脊膜搏动是否正常，有无肥厚。切开硬脊膜时应注意保持蛛网膜的完整，根据观察所得病变情况，进行手术操作。术后强调采用综合治疗，加强护理，防止并发症的发生，并积极促进神经功能的恢复。诊断为囊肿型者可行囊肿摘除术，弥漫性或脑脊液细胞增多明显者不宜行手术治疗，因可加重蛛网膜的粘连。

(李福田)

第五节　放射性脊髓病

恶性肿瘤患者因接受放射性治疗后经过一段时期产生神经系统损害的症状，表现为脊髓损伤的称放射性脊髓病(radiation myelopathy)，也有学者将脑和脊髓损伤放在一起论述称放射性脑脊髓病(radiation encephalomyelopathY).

一、病因和发病机制

鼻咽癌、食管癌患者接受放射治疗如深部 X 线或 ^{60} 钴可造成放射性脊髓损伤，发病机制尚有争论。

（一）直接照射产生损伤

放射线对神经细胞有直接损害是确定的。剂量越大，损伤细胞的程度越严重。特别是对细胞核的损伤，核染色质线粒体是主要的受损部位。但是该理论不能解释远离照射部位的病变存在。

（二）血管受损引起缺血性改变继之发生脊髓的软化坏死

该学说认为，血管的改变是原发的，脊髓的软化是继发于血管损害所引起的缺血性改变。但是解释离照射灶很远的病灶及多发性病灶困难。

（三）自身免疫反应

该学说认为，放射性脊髓病的病理特点比较符合变态反应的改变，故提出反射性脊髓病属于自身免疫反应的理论，有些患者在使用糖皮质激素治疗后症状好转也提示该病与免疫反应有关。

二、病理

肉眼可见受累节段肿胀、变轻，灰质与白质界限不清，镜检见脊髓血管壁纤维素样变性、管壁变厚，有淋巴细胞浸润，脊髓软化、疏松，有广泛出血软化灶，呈筛状软化，可见有小空洞(坏死)形成，灰、白质均受累，累及灰质时前角细胞变性，细胞数减少。胶质反应和炎症反应不明显。上述改变多呈多灶性、间断性病灶。

三、临床表现

由于在颈部及周围区域接受放射治疗，故颈髓受损多见，起病隐匿，早期以感觉异常为主，以后可有 Lhermitte 征、颈肩部疼痛、单个或多个肢体无力或瘫痪、进展性感觉缺失，晚期可出现括约肌功能障碍，临床有以下分型：

（一）早期短暂型

仅有主观症状和较轻微的感觉障碍，潜伏期约 3 个月，经过 3 个月后可有消退。

（二）下运动神经元瘫痪型

表现为上、下肢的下运动神经元损害的征象，本型极少见，可能为脊髓前角细胞受损所致。

（三）急性截瘫或四肢瘫型

症状发展达高峰仅数小时或数天以后病情稳定，可能是由于血管病变导致脊髓坏死，本型亦极少见。

（四）慢性进展性放射性脊髓病

最为常见，潜伏期 3 个月至数年，平均约 18 个月，发病率达 0.6%～12.5%，临床表现已如前述。

四、辅助检查

脑脊液检查示椎管通畅，部分病例蛋白含量稍增高，MRI 可显示细微的病理改变。

五、诊断和鉴别诊断

结合病史，神经症状发生在放射治疗后，神经症状范围与照射区域一致，在排除了癌肿转移及癌肿的神经系统并发症后结合脑脊液及 MRI 检查多可确定。

鉴别诊断主要应注意明确有关癌肿尤其是鼻咽癌的复发转移，除原有的癌症表现外要注意有无颅底骨质破坏来证实是否是肿瘤复发。

六、治疗

由于放射性脊髓病的发病机制尚未完全阐明，因此，对本病的治疗仍处于摸索之中。

(一)活血疗法

根据放射性脊髓病患者的脊髓内血管壁增厚、管腔狭窄、梗死、软化等缺血性病理改变，可按缺血性脊髓病给予各种活血疗法，例如，可给予羟乙基淀粉(706 代血浆)、曲克芦丁(维脑路通)、胞磷胆碱(胞二磷胆碱)静脉注射；给予钙通道阻滞药尼莫地平或氟桂利嗪(西比灵)口服，还可给予抗血小板聚集药阿司匹林等。

(二)脱水疗法

对部分患者 MRI 检查发现脊髓肿胀时可给予甘露醇等脱水药。

(三)激素疗法

有学者提出放射性脊髓病具有自身免疫反应的性质，故主张使用糖皮质激素疗法，可给予地塞米松 10mg/d，静脉注射，或给予泼尼松 30～40mg/d，口服。文献指出，激素疗法确能减轻脊髓肿胀和改善神经症状，而且得到了 MRI 的证实。

(四)支持疗法

在未发生截瘫以前要减少活动量，以免增加脊髓供血的负担，并要增加维生素和蛋白质的摄入量；在截瘫发生以后要特别注意预防吸入性肺炎、泌尿系感染和褥疮等。

七、预后

放射性脊髓病的病程长短不一。早期反应的患者(一过性放射性脊髓病)有可能在数月至 1 年左右完全缓解，此后预后较好。而远期反应的患者，疾病可急剧进展，数月内死亡，或呈慢性进行性发展，其中，部分患者可中途停止发展而趋于稳定状态或有部分恢复。在死亡的病例中，从神经症状的出现起，其生存时间最短的几周，最长的几年，平均存活 2 年左右。

放射性脊髓病预后不佳，疗效不理想，因此，以预防为主。为减少放射性脊髓病的发生，可采取下列措施：①减少放射剂量，增加分割次数；②缩小脊髓照射长度；③避免每日多次照射；④减少重复放疗；⑤放疗时要暂停化疗，因两者合用会导致脊髓对放疗的耐受性降低；⑥当纵隔放疗剂量达 4000cGy 后应改为角度照射，避开脊髓。

(李福田)

第六节　脊髓萎缩症

脊髓萎缩症是临床上少见的一组疾病，尤其在 CT 等影像学技术应用于临床前。近年来，由于影像技术的发展，尤其是影像学脊髓正常值的建立，人们越来越多地认识到了该疾病。到目前为止，脊髓萎缩可以累及任何年龄段的患者，但是以青壮年多见，常常累及脊髓的颈胸段。脊髓萎缩的发病率尚不清楚。

一、病因及发病机制

脊髓萎缩的病因尚不清楚，可能的病因有：

(一)先天性脊髓发育障碍

该类患者常常青少年时期起病，病变累积范围较广，可以从颈髓到腰髓，患者常常伴有中枢神经系统其他部位的发育障碍。

(二)外伤

常常由于外伤导致脊髓的挫伤、水肿，从而使脊髓局部供血发生障碍，导致脊髓局部萎缩。外力对脊柱的作用力较大，使椎管内压力骤然增高，冲击脊髓，造成脊髓局部挫伤，之后伤部水肿及脊髓节段性供血障碍，逐渐出现脊髓组织变性所致。有学者对脊髓损伤患者，进行 20 年随访，结果发现脊髓萎缩是脊髓外伤的后期的主要并发症，发病率高达 62%。

(三)血管性

发病机制同脑血管病的发病。由于各种原因导致的脊髓血管硬化，脊髓出现慢性的供血不足，导致脊髓变性、萎缩。脊髓静脉回流障碍时也可以导致脊髓的萎缩。

(四)炎症

尤其见于急性脊髓炎的后遗症。

(五)局部压迫

如椎管狭窄的患者。

其他的病因可以见于各种神经系统的变性或退行性变。

二、临床表现

脊髓萎缩主要表现为不同程度的运动障碍、感觉障碍、大小便失禁、肌张力改变。根据患者病变的部位不同，临床上的表现有异，临床表现常常是对称的。患者常常缓慢起病，通常是以运动障碍起病，病情发展缓慢，渐渐出现感觉及自主神经功能障碍的症状和体征，病程中很少有根痛的表现，最后可以发展到脊髓横贯损伤的表现。国内有的学者分析了 8 例颈胸段脊髓萎缩的临床资料，6 例胸髓萎缩表现为不同程度截瘫，2 例颈髓萎缩表现为一侧或两侧上、下肢无力。另有的学者报道主要表现为双下肢肌肉萎缩、肌力减退、皮肤痛、触觉消失，大小便控制能力差。

患者脑脊液压力、常规及生化检查很少有异常发现，动力学试验常常没有椎管阻塞的表现。

三、诊断及鉴别诊断

（一）脊髓萎缩的诊断主要根据以下几点

（1）多见于青壮年，男女均可患病。

（2）缓慢起病，病程长。

（3）通常是以运动障碍起病，病情发展缓慢，呈进行性加重。渐渐出现感觉及自主神经功能障碍的症状和体征。

（4）MRI、CT、脊髓碘水造影是诊断脊髓萎缩的金标准。目前，脊髓各段的正常值参照 Sheldon 提出的标准。

颈髓各段矢状径正常值为：$C_{2\sim3}$ 8～11mm，$C_{4\sim5}$ 7.5～10mm、$C_{6\sim7}$ 7.5～9mm。国内沈天真等报道脊髓各段矢状径正常均值为 $C_{2\sim3}$ 8mm，$C_{4\sim8}$ 7mm，T_1：8（7～9）mm，$T_4\sim10$：7.5（6.5～9.5）mm，T_{11}：8.5（8～11）mm，T_{12}：8（8～11）mm。一般认为，脊髓从矢状径或横径测量为正常的 1/4 即可诊断为脊髓萎缩。

（二）脊髓萎缩的鉴别诊断

脊髓萎缩主要要与急性脊髓炎、椎管内占位性病变鉴别。

1. 急性脊髓炎　常常在发病前有感染的病史，起病急，1～2d 就可出现脊髓完全横贯损伤的临床表现，病变常常累及胸$_{3\sim5}$节段。脑脊液检查常常可以发现细胞增多，MRI、CT、脊髓碘水造影发现脊髓没有萎缩，甚至病变部位有肿大，髓内有的可以见到异常的信号。

2. 椎管内占位　常常缓慢起病，起病症状常常不对称，表现为缓慢进行的脊髓横贯损伤，在病变的平面常有疼痛或束带样感。脑脊液检查常常可有脑脊液蛋白增高，脑脊液动力试验提示椎管不通畅。MRI、CT、脊髓碘水造影可发现病变的部位。

四、治疗

脊髓萎缩症没有有效的治疗方法。

可以应用神经保护药、大剂量的 B 族维生素和血管活化剂，使神经细胞免受进一步的损伤。

针灸、高压氧及锻炼可能可以减慢症状的发展。

（李福田）

第七节　急性脊髓炎

急性脊髓炎（acute myelitis）通常指急性非特异性脊髓炎，是局限于数个脊髓节段的急性非特异性炎症，为横贯性脊髓损害。病因多为病毒性感染或疫苗接种后的自身免疫反应。病理上以病变区域神经元坏死、变性、缺失和血管周围神经髓鞘脱失，炎性细胞浸润，胶质细胞增生等为主要变化。而由外伤、压迫、血管、放射、代谢、营养、遗传等非生物源性引起的脊髓损害称为脊髓病（myelopathy）。

一、病因与发病机制

病因未明，可能大部分病例是病毒感染或疫苗接种后引起的自身免疫反应。1957年在亚洲流感流行后，世界各地的急性脊髓炎的发病率均有增高，故有学者推测本病与流感病毒感染有关。但研究发现，患者脑脊液中抗体正常，神经组织中亦未能分离出病毒。不少研究资料提示，许多患者病前有上呼吸道不适、发热和腹泻等病毒感染史或疫苗接种史。故也有可能是病毒感染后或疫苗接种后所诱发的一种自身免疫性疾病。

二、病理

脊髓炎症可累及脊髓全长的任何节段，但以胸段为主(74.5%)，其次为颈段(12.7%)和腰段(11.7%)，以胸 3～5 节段最常受累。受累脊髓肿胀、质地变软，软脊膜充血或有炎性渗出物，脊髓断面可见病变脊髓软化，边缘不光整，变为灰色或红黄色，灰、白质间分界不清。显微镜下可见软膜和脊髓血管扩张、充血，血管周围是以淋巴细胞和浆细胞为主的炎症细胞浸润；灰质内神经细胞肿胀，尼氏小体溶解，甚至细胞溶解、消失；白质内髓鞘脱失，轴突变性，大量吞噬细胞和神经胶质细胞增生。若脊髓严重破坏时，可软化形成空腔。轻症或者早期患者，病变仅累及血管周围，出现血管周围的炎性细胞渗出和髓鞘脱失，小胶质细胞增生并吞噬类脂质而成为格子细胞，散在于病灶之中。病情严重和晚期者，常可见溶解区的星形胶质细胞增生，并随病程延长逐渐形成纤维瘢痕，脊髓萎缩。

三、临床表现

(1)任何年龄均可发病，但好发于青壮年，无性别差异。

(2)各种职业均可发病，以农民居多。

(3)全年可散在发病，以冬春及秋冬相交时较多。

(4)病前 1～2 周常有上呼吸道感染症状，或有疫苗接种史。以劳累、受凉、外伤等为诱因。

(5)本病起病较急，约半数以上的患者在 2～3d 内症状发展到高峰。

(6)首发症状为双下肢麻木、无力，病变相应部位的背痛，病变节段的束带感，以及病变以下的肢体瘫痪，感觉缺失和尿便障碍。

(7)病变可累及脊髓的几个节段，最常侵犯胸段，尤其是胸 3～5 节段，颈髓、腰髓次之。也有部分病例受累的脊髓节段呈上升性过程，可累及颈段或延髓，出现呼吸困难，为病变的严重状态。

(8)病变平面以下无汗，出现皮肤水肿、干燥和指甲松脆等自主神经症状。

(9)急性脊髓炎急性期表现为脊髓休克。休克期一般为 2～4 周。表现为瘫痪肢体肌张力降低，腱反射消失，病理反射引不出，尿潴留(无张力性神经性膀胱)。休克期后肌张力增高，腱反射亢进，肌力开始恢复，病理反射出现，感觉平面逐渐下降，膀胱充盈300～400ml 即自动排尿(反射性神经性膀胱)。

四、辅助检查

(1)急性期周围血中白细胞总数正常或轻度升高。

(2)脑脊液动力学检查提示椎管通畅，少数病例因脊髓严重水肿，蛛网膜下隙部分梗阻。脑脊液外观无色、透明，白细胞数正常或有不同程度的增高，以淋巴细胞为主。蛋白质正常或轻度增高，脊髓严重水肿出现明显椎管梗阻时蛋白质含量可明显增高(高达 2 g/L 以上)。糖与氯化物含量正常。

(3)影像学检查，如脊柱 X 线检查及脊髓 CT 或 MRI 检查通常无特异性改变。若脊髓严重肿胀，MRI 可见病变部位脊髓增粗等改变。

(4)视觉诱发电位、脑干诱发电位检查有助于排除脑干和视神经早期损害的证据。MRI 能早期区别脊髓病变性质范围、数量，是确诊急性脊髓炎最可靠的措施，亦是早期诊断多发性硬化的可靠手段。

五、诊断和鉴别诊断

根据起病急、病前有感染史或疫苗接种史及有截瘫、传导束型感觉障碍和大小便功能障碍等症状，结合脑脊液检查，一般不难诊断。但需要与下列疾病鉴别：

(一)视神经脊髓炎

为多发性硬化的一种特殊类型。除有脊髓炎的表现外，还有视力下降等视神经炎的表现或视觉诱发电位的异常。视神经症状可在脊髓炎的表现之前或之后出现。有些多发性硬化的首发症状为横贯性脊髓损害，但病情通常有缓解及复发，并可相继出现其他多灶性体征，如复视、眼球震颤和共济失调等可鉴别。

(二)感染性多发性神经根炎

病前常有呼吸道感染，全身症状轻，起病急，逐渐进展，数天至数周疾病达到高峰，无背痛，无脊柱压痛，表现为对称性的下肢或四肢软瘫，反射消失，近端重于远端，感觉障碍为末梢样感觉障碍，呈手套、袜套样，无感觉平面，无膀胱直肠功能障碍，脑脊液蛋白细胞分离，脊髓造影正常。

(三)脊髓出血

多由外伤或脊髓血管畸形引起。起病急骤并伴有剧烈背痛，出现肢体瘫痪和括约肌障碍，可呈血性脑脊液。MRI 有助于诊断，脊髓血管造影可发现血管畸形。

(四)梅毒性脊髓炎

通常伴视神经萎缩和阿-罗瞳孔。疼痛是本病患者常见的主诉。血清和脑脊液梅毒检查可确定诊断。

(五)周期性麻痹

有多次发作史，且多在饱食后发病，表现为对称弛缓性瘫痪，无感觉和括约肌障碍，短时间内(数小时至数天)可自行缓解，部分病例发病时血钾降低，心电图有低钾改变，补钾后症状缓解。

(六)急性脊髓压迫症

脊柱结核、脊柱转移性癌等，可由于病变椎体被破坏后突然塌陷而出现急性症状。其表现为有原发病史，局部脊椎压迫或有变形，椎管阻塞，脑脊液蛋白明显增高，CT 或 MRI 或脊柱 X 线平片检查均有助于鉴别。

(七)急性硬脊膜外脓肿

有身体其他部位化脓性感染史，如细菌性心内膜炎、皮肤疖肿、扁桃体化脓等；有根痛、发热等感染征象；有局限性脊柱压痛、椎管阻塞、脑脊液蛋白质增多等表现。影像学检查如 MRI 有助于诊断。

六、治疗

(一) 护理

极为重要。

1. **皮肤护理** 应注意防治褥疮。应勤翻身，在骶部、足跟及骨隆起处加垫气圈，以保持皮肤清洁、干燥。有大、小便失禁者应勤换尿布，保持会阴部清洁。皮肤有红肿、硬块时，应及时用 70% 的乙醇棉球轻擦，再涂滑石粉或 3.5% 安息酸酊。已发生溃疡者，若创面表浅，应控制感染，预防扩大；有脓液和坏死组织者，应手术清除坏死组织；如果创面炎症已经消退，局部可用紫外线照射，并外敷紫草油纱条，促进肉芽组织生长。

2. **尿潴留的处理** 发生尿潴留者可先用针灸治疗，选取气海、关元和三阴交等穴位治疗，无效时可给予导尿。导尿后应留置导尿管并用封闭式集尿袋，鼓励患者多饮水，每 3～4h 放 1 次尿，以保持膀胱有一定的容量，防止挛缩，并用 0.02% 呋喃西林溶液 250～500ml 冲洗膀胱，停留半小时后放出，1/d 或 2/d。如有尿路感染，应及时检查病原菌，根据病原菌的种类，选用敏感的抗生素，进行静脉滴注治疗。

3. **瘫痪护理** 瘫痪肢体应保持在功能位，早期进行被动运动，四肢轮流进行，每次 5～10min。可防止肌肉挛缩和促进瘫痪肢体恢复，经常翻身、拍背预防坠积性肺炎。瘫痪下肢需要用简易支架，瘫痪侧足应穿新布鞋，维持足背功能位。所盖的棉被不宜太重，以免发生足下垂。当肌力开始恢复时，应尽早鼓励患者做主动运动，锻炼肌肉，以利于恢复。

4. **直肠功能障碍的护理** 对排便困难者，应及时清洁灌肠或适当选用缓泻剂，促进粪便排出，防止肠麻痹。对于大便失禁者应及时识别其排便信号，如脸红、出汗、用力及烦躁等，以便及时清理，防止污染皮肤。

5. **饮食护理** 长期卧床不起的瘫痪患者应多食酸性食物，多吃蔬菜，防止长骨脱钙。不能吞咽者应给予鼻饲。

(二) 药物治疗

1. **激素治疗** 糖皮质激素具有抗炎、抗水肿及免疫抑制作用，是急性脊髓炎的主要治疗手段。近年来有研究发现，静脉滴注大剂量甲泼尼龙后血药浓度比口服泼尼松的血药浓度高 250 倍，在脊髓腔内短时间达到较高浓度。大剂量甲泼尼龙可减轻脊髓炎性反应及水肿，改善血液循环；降低毛细血管通透性，增加局部血流量；对人体免疫系统产生强烈的抑制作用；降低损伤脊髓中脂质过氧化物的含量，减轻其对脊髓的损害；并可减轻脱髓鞘程度，改善神经传导功能。杜磊等按照使用激素治疗的种类不同，将激素治疗药物分为甲泼尼龙组和地塞米松组，对比分析其疗效。研究结果表明甲泼尼龙组疗效明显好于地塞米松组。孙伟及朱蕴光等也对甲泼尼龙治疗急性脊髓炎的疗效进行了研究，结果表明甲泼尼龙治疗组的患者肌力改善时间、膀胱功能恢复时间及自行下地行走所需时间均比对照组显著缩短。目前认为甲泼尼龙是治疗急性脊髓炎快速、有效、安全的方法。

2. **20% 甘露醇** 有报道可使病变早期脊髓水肿减轻，并可清除自由基，减轻脊髓损害，对脊髓炎治疗有效。20% 甘露醇 1～2g/(kg·次)，每日 2 或 3 次，连用 4～6d。

3.细胞活化剂和维生素的应用　辅酶 A、三磷酸腺苷、肌苷、胰岛素、氯化钾等加入葡萄糖溶液内组成能量合剂，静脉滴注，每日 1 次，10～20d 为 1 个疗程；大剂量 B 族维生素如维生素 B_1、维生素 B_6、维生素 B_{12} 及维生素 C 等，能加速周围神经的增生，促进神经功能的恢复，多被常规应用。胞二磷胆碱、己酰谷酰胺也有类似作用，也可用来促进脊髓功能的恢复。

4.抗生素的应用　应根据感染部位和可能的感染菌选择足量有效的抗生素，尽快控制感染，以免加重病情。

5.中药

(1)穴位治疗：梁世鹏的研究表明，充分表明维生素 B_1、维生素 B_{12} 穴位(足三里、承山、委中等)注射治疗小儿急性脊髓炎可控制病情进展，改善脊髓神经功能，大大缩短患儿的病程，改善预后。患儿肌张力、肌力开始恢复时间，自主排尿时间，独自行走时间，脊髓功能完全恢复时间与对照组相比均明显缩短。

(2)中药治疗：何玉琴等认为急性脊髓炎的主要临床表现，当属中医痿证范畴。急性脊髓炎患者肢体痿废不用，气血瘀阻，经络阻塞，气血循行不得流畅，则机体组织失去濡养，以致机体功能发生异常，而产生其他一系列的症状。用补阳还五汤，以益气药配合活血祛瘀药治疗，可使气行血活，从而达到治疗目的。研究表明，补阳还五汤可以纠正神经损伤局部缺氧，使神经膜细胞的氧利用率提高，加快了神经膜细胞的增生；补阳还五汤还可作用于巨噬细胞，巨噬细胞对神经膜细胞表达神经生长因子、促进施万细胞分裂、增殖方面具有重要作用。而神经膜细胞分泌感觉性神经营养因子和运动神经营养因子，保护神经元。此外，补阳还五汤可促进神经损伤的修复。游建明等的研究是予患者健脾利湿活血汤法配合大剂量甲泼尼龙冲击疗法治疗急性脊髓炎，结果表明，健脾利湿活血法配合大剂量甲泼尼龙冲击疗法治疗急性脊髓炎疗效确切，且能明显减轻激素的不良反应。马钱子种子中的生物碱士的宁，具有兴奋脊髓、兴奋延髓中的呼吸中枢及血管运动中枢，以及提高大脑皮质感觉中枢(皮质分析器)的功能。方小华等对马钱子胶囊治疗急性脊髓炎结果进行分析，结果显示马钱子治疗急性脊髓炎是有效且安全的。。

6.其他药物　干扰素、转移因子、聚肌胞可调节机体免疫力，伴有神经痛者可给予卡马西平等对症治疗。

(三)并发症的处理

(1)高颈位脊髓炎有呼吸困难者应尽早行气管切开或人工辅助呼吸。

(2)注意及时治疗泌尿系或呼吸道感染，以免加重病情。

(四)血液疗法

(1)全血输入疗法：目前很少应用，适合于合并贫血的患者。

(2)血浆输入疗法：将健康人血浆 200～300ml 静脉输入，每周 2 或 3 次，可提高患者免疫力，改善脊髓血液供应，改善营养状态及减轻肌肉萎缩。

(3)血浆交换疗法：使用血浆分离机，将患者的血浆分离出来弃除，再选择健康人的血浆、白蛋白、代血浆及生理盐水等替换液予以补充，可减轻免疫反应，促进神经肌肉功能的恢复。每日 1 次，7d 为 1 个疗程。可用于应用激素治疗无效的患者，亦可用于危重患者的抢救。

(4)紫外线照射充氧自体血回输疗法(光量子疗法)：将患者自体血经紫外线照射后

回输，可提高血氧含量，利于脊髓功能的恢复，增强机体的免疫功能。但是否有效尚有争议。

(五)高压氧治疗

高压氧可提高血氧张力，增加血氧含量，改善和纠正病变脊髓缺氧性损害，促进有氧代谢和侧支循环的建立，有利于病变组织的再生和康复。每日 1 次，20～30d 为 1 个疗程。

(六)康复治疗

(1)运动疗法。患者要进行肌肉与关节牵张训练、坐位训练、转移训练、站立和步行训练，改善残存的肌力和关节活动度，尤其是上肢和背部肌力增强更为重要，训练中要注意促进患者的身体平衡与协调作用。

(2)作业疗法。康复作业治疗重点主要是日常生活活动(如衣、食、住、行的基本技巧)、职业性劳动动作，使患者出院后能适应个人生活、家庭生活和社会生活。

(3)中医疗法。利用中医学理论，进行针灸、推拿、中药离子导入等手段，促进康复；也可运用辨证论治进行治疗，广泛使用中药内服。

(4)心理疗法。脊髓损伤患者伤后会产生一系列的心理问题，康复工作者应对出现的问题有全面了解，争取患者和家属的配合，最大限度地调动患者参与康复的积极性，以提高其生活质量。

七、预后

本病的预后与下列因素有关：

(1)病前有否先驱症状。凡有发热等上呼吸道感染等先驱症状的患者，预后较好。

(2)脊髓受损程度。部分性或单一横贯损害的患者，预后较好；上升性和弥漫性脊髓受累者预后较差。

(3)并发褥疮、尿路感染或肺部感染者预后较差。这 3 种并发症不仅影响预后，而且还常常是脊髓炎致命的主要原因。

(4)若无严重并发症，患者通常在 3～6 个月内恢复生活自理。其中 1/3 的患者基本恢复，只遗留轻微的感觉运动障碍；另有 1/3 的患者能行走，但步态异常，有尿频、便秘，有明显感觉障碍；还有 1/3 的患者将持续瘫痪，伴有尿失禁。

(董建民)

第八节　脊(延)髓空洞症

脊髓空洞症(syringomyelia)是一种慢性进行性的脊髓变性疾病，是由于不同原因导致在脊髓中央管附近或后角底部有胶质增生或空洞形成的疾病。空洞常见于颈段，某些病例，空洞向上扩展到延髓和脑桥(称之为延髓空洞症，syingobulbia)，或向下延伸至胸髓甚至腰髓。由于空洞侵及周围的神经组织而引起受损节段的分离性感觉障碍、下运动神经元瘫痪，以及长传导束动能障碍与营养障碍。

一、病因和发病机制

脊髓空洞症与延髓空洞症的病因和发病机制目前尚未完全明确，概括起来有以下4种学说。

(一)脑脊液动力学异常

早在1965年，由Gardner等人认为由于第四脑室出口区先天异常，使正常脑脊液循环受阻，从而使得由脉络膜丛的收缩搏动产生的脑脊液压力搏动波通过第四脑室向下不断冲击，导致脊髓中央管逐渐扩大，最终形成空洞。支持这一学说的证据是脊髓空洞症常伴发颅颈交界畸形。其他影响正常脑脊液循环的病损如第四脑室顶部四周软脑膜的粘连也可伴发脊髓空洞症。通过手术解决颅颈交界处先天性病变后，脊髓空洞症所引起的某些症状可以获得改善。但是这种理论不能解释某些无第四脑室出口处阻塞或无颅颈交界畸形的脊髓空洞症，也不能解释空洞与中央管之间并无相互连接的病例。也有学者认为传送到脊髓的搏动压力波太小，难以形成空洞。因此，他们认为空洞的形成是由于压力的影响，脑脊液从蛛网膜下隙沿着血管周围间隙(Virchow-Robin间隙)或其他软脊膜下通道进入脊髓内所造成。

(二)先天发育异常

由于胚胎期神经管闭合不全或脊髓中央管形成障碍，在脊髓实质内残留的胚胎上皮细胞缺血、坏死而形成空洞。支持这一学说的证据是脊髓空洞症常伴发其他先天性异常，如颈肋、脊柱后侧突、脊椎裂、脑积水、Klippel-Feil二联征(两个以上颈椎先天性融合)、先天性延髓下疝(Arnold-Chiari畸形)、弓形足等。临床方面也不断有家族发病的报道。但该学说的一个最大缺陷在于空洞壁上从未发现过胚胎组织，故难以形成定论。

(三)血液循环异常

该学说认为脊髓空洞症是继发于血管畸形、脊髓肿瘤囊性变、脊髓损伤、脊髓炎伴中央软化、蛛网膜炎等而发生的。引起脊髓血液循环异常，产生髓内组织缺血、坏死、液化，形成空洞。

(四)继发于其他疾病

临床上屡有报道，脊髓空洞症继发于脊柱或脊髓外伤、脊髓内肿瘤、脊髓蛛网膜炎、脊髓炎以及脑膜炎等疾病。因脊髓中央区是脊髓前后动脉的交界区，侧支循环差，外伤后该区易坏死软化形成空洞，常由受伤部的脊髓中央区(后柱的腹侧，后角的内后方)起始并向上延伸。脊髓内肿瘤囊性变可造成脊髓空洞症。继发性脊髓蛛网膜炎患者，可能由于炎症粘连、局部缺血和脑脊液循环障碍，脑脊液从蛛网膜下隙沿血管周围间隙进入脊髓内，使中央管扩大形成空洞。脊髓炎时由于炎症区脱髓鞘、软化、坏死，严重时坏死区有空洞形成。

目前，多数学者认为脊(延)髓空洞症不是单一病因所造成的一个独立病种，而是由多种致病因素造成的综合征。

二、病理

空洞较大时病变节段的脊髓外形可增大，但软膜并不增厚。空洞内有清亮液体填充，其成分多与脑脊液相似。有的空洞内含黄色液体，其蛋白增高，连续切片观察，空洞最常见于颈膨大，常向胸髓扩展，腰髓较少受累。偶见多发空洞，但互不相通。典型的颈膨大空洞多先累及灰质前连合，然后向后角扩展，呈"U"字形分布。可对称或不对称地侵及前角，继而压迫脊髓白质。空洞在各平面的范围可不相同，组织学改变在空洞形成早期，其囊壁常不规则，有退变的神经胶质和神经组织。如空洞形成较久，其周围有胶质增生及肥大星形细胞，形成致密的囊壁（1～2mm 厚。部分有薄层胶原组织包绕）。当空洞与中央管交通时，部分空洞内壁可见室管膜细胞覆盖。

空洞亦可发生在延髓，通常呈纵裂状，有时仅为胶质瘢痕而无空洞。延髓空洞有下列 3 种类型：①裂隙从第四脑室底部舌下神经核外侧向前侧方伸展，破坏三叉神经脊束核、孤束核及其纤维；②裂隙从第四脑室中缝扩展，累及内侧纵束；③空洞发生在锥体和下橄榄核之间，破坏舌下神经纤维。上述改变以①、②型多见，③型罕见。延髓空洞多为单侧，伸入脑桥者较多，伸入中脑者罕见。延髓空洞尚可侵犯网状结构，第 X、XI、XII脑神经及核，前庭神经下核至内侧纵束的纤维，脊髓丘系以及锥体束等。

三、临床表现

发病年龄通常为 20～30 岁，偶尔发生于儿童期或成年以后，文献中最小年龄为 3 岁，最大为 70 岁。男性与女性比例为 3∶1。

（一）脊髓空洞症

病程进行缓慢，最早出现的症状常呈节段性分布，首先影响上肢。当空洞逐渐扩大时，由于压力或胶质增生的作用，脊髓白质内的长传导束也被累及，在空洞水平以下出现传导束型功能障碍。两个阶段之间可以间隔数年。

1.感觉症状　由于空洞时常始于中央管背侧灰质的一侧或双侧后角底部，最早症状常是单侧的痛觉、温度觉障碍。如病变侵及前连合时可有双侧的手部、臂部尺侧或一部分颈部、胸部的痛、温觉丧失，而触觉及深感觉完整或相对地正常，称为分离性感觉障碍。患者常在手部发生灼伤或刺、割伤后才发现痛、温觉的缺损。以后痛、温觉丧失范围可以扩大到两侧上肢、胸、背部，呈短上衣样分布。如向上影响到三叉丘脑束交叉处，可以造成面部痛、温觉减退或消失，包括角膜反射消失。许多患者在痛、温觉消失区域内有自发性的中枢痛。晚期后柱及脊髓丘脑束也被累及，造成病变水平以下痛、温、触觉及深感觉的感觉异常及不同程度的障碍。

2.运动障碍　前角细胞受累后，手部小肌肉及前臂尺侧肌肉萎缩，软弱无力，且可有肌束颤动，逐渐波及上肢其他肌肉、肩胛肌以及一部分肋间肌。腱反射及肌张力减低。以后在空洞水平以下出现锥体束征、肌张力增高及腱反射亢进、腹壁反射消失、Babinskin 征呈阳性。空洞内如果发生出血，病情可突然恶化。空洞如果在腰骶部，则在下肢部位出现上述的运动及感觉症状。

3.营养性障碍及其他症状　关节的痛觉缺失引起关节磨损、萎缩和畸形，关节肿大，活动度增加，运动时有摩擦音而无痛觉，称为夏科（Charcot）关节。在痛觉消失区域，表皮的烫伤及其他损伤可以造成顽固性溃疡及瘢痕形成。如果皮下组织增厚、肿胀及异样发软，伴有局部溃疡及感觉缺失时，甚至指、趾末端发生无痛性坏死、脱失，称为 Mervan 综合征。颈胸段病变损害交感神经通路时，可产生颈交感神经麻痹（Homner）综合征。病损节段可有出汗功能障碍，出汗过多或出汗减少。晚期可以有神经源性膀胱以及大便失禁现象。其他如脊柱侧突、后突畸形、脊柱裂、弓形足等亦属常见。

（二）延髓空洞症

由于延髓空洞常不对称，症状和体征通常为单侧型。累及疑核可造成吞咽困难及呐吃、软腭与咽喉肌无力、悬雍垂偏斜；舌下神经核受影响时造成伸舌偏向患侧，同侧舌肌萎缩伴有肌束颤动；如面神经核被累及时可出现下运动神经元型面瘫；三叉神经下行束受累时造成同侧面部感觉呈中枢型痛、温觉障碍；侵及内侧弓状纤维则出现半身触觉、深感觉缺失；如果前庭小脑通路被阻断可引起眩晕，可能伴有步态不稳及眼球震颤；有时也可能出现其他长传导束征象，但后者常与脊髓空洞症同时存在。

四、辅助检查

（一）腰椎穿刺及奎肯试验

一般无异常发现。如空洞较大则偶可导致脊腔部分梗阻引起脑脊液蛋白含量增高。

（二）X 线检查

可发现骨骼 Charcot 关节、颈枕区畸形及其他畸形。

（三）延迟脊髓 CT 扫描（DMCT）

即在蛛网膜下隙注入水溶性阳性造影剂，延迟一定时间，分别在注射后 6h、12h、18h 和 24h 再行脊髓 CT 检查，可显示出高密度的空洞影像。

（四）磁共振成像（MRI）

是诊断本病最准确的方法。不仅因为其为无创伤检查，更因其能多平面、分节段获得全椎管轮廓，可在纵、横断面上清楚显示出空洞的位置及大小、累及范围、与脊髓的对应关系等，以及是否合并 Arnol-Chiari 畸形，以鉴别空洞是继发性还是原发性，有助于选择手术适应证和设计手术方案。

（五）肌电图

上肢萎缩肌肉有失神经表现，但在麻木的手部，感觉传导速度仍正常，是因病变位于后根神经节的近端之故。

五、诊断与鉴别诊断

（一）诊断

成年期发病，起病隐袭，缓慢发展，临床表现为节段性分布的分离性感觉障碍，手部和上肢的肌肉萎缩，以及皮肤和关节的营养障碍。如合并有其他先天性缺陷存在，则不难做出诊断。MRI 检查可确诊。

（二）鉴别诊断

本病须与下列疾病鉴别：

1. 脊髓内肿瘤　可以类似脊髓空洞症，尤其是位于下颈髓时。但肿瘤病变节段短，进展较快，膀胱功能障碍出现较早，而营养性障碍少见，脑脊液蛋白含量增高，可以与本病相区别。对疑难病例可做脊髓造影和 MRI 鉴别之。

2. 颈椎骨关节病　可出现手部及上肢的肌肉萎缩，但根痛常见，感觉障碍为呈根性分布而非节段性分布的分离性感觉障碍。可行颈椎摄片，必要时做 CT 和 MRI 检查可明确诊断。

3.肌萎缩性侧索硬化症　不容易与脊髓空洞症相混淆,因为它不引起感觉异常或感觉缺失。

4.脑干肿瘤　脊髓空洞症合并延髓空洞症时,需要与脑干肿瘤鉴别。脑干肿瘤好发于5～15岁儿童,病程较短,开始常为脑桥下段症状而不是延髓症状,临床表现为展神经、三叉神经麻痹,且可有眼球震颤等;其后随肿瘤长大而有更多的脑神经麻痹症状,出现交叉性瘫痪。如双侧脑干肿瘤则出现双侧脑神经麻痹及四肢瘫。疾病后期可出现颅内压力增高等,可与延髓空洞症相鉴别。

5.麻风　虽可有上肢肌萎缩与麻木,但无分离性感觉障碍,所有深浅感觉均消失,且常可摸到粗大的周围神经(如尺神经、桡神经及臂丛神经干),有时可见到躯干上有散在的脱色素斑、手指溃疡等,不难鉴别。

六、治疗

本病目前尚无特殊疗法,可从以下几方面着手。

(一)支持治疗

一般对症处理,如给予镇痛药、B族维生素、三磷酸腺苷、辅酶A、肌苷等。痛觉消失者应防止烫伤或冻伤。加强护理,辅助按摩、被动运动、针刺治疗等,防止关节挛缩。

(二)放射治疗

对脊髓病变部位进行照射,可缓解疼痛,可用深部X线疗法或放射性核素[131]碘疗法,以后者较好。方法有:①口服法。先用复方碘溶液封闭甲状腺,然后空腹口服钠[131]碘溶液50～200μCi,每周服2次,总量500μCi为1个疗程,2～3个月后重复疗程。②椎管注射法。按常规做腰椎穿刺,取头低位15°,穿刺针头倾向头部,注射无菌钠[131]碘镕液0.4～1.0μCi/ml,每15d 1次,共3或4次。

(三)手术治疗

对Chairi畸形、扁平颅底、第四脑室正中孔闭锁等情况可采用手术矫治。凡空洞/脊髓的比值超过30%者,有手术指征。手术的目的在于:①纠正伴同存在的颅骨及神经组织畸形;②椎板及枕骨下减压;③对张力性空洞,可行脊髓切开和空洞-蛛网膜下隙分流术或空洞-腹膜腔分流术。

(四)中药治疗

有学者采用补肾活血汤加减治疗该病,据报道有效。但至少持续服药3个月以上,否则疗效不佳。

七、预后

本病进展缓慢,如能早期治疗,部分患者症状可有不同程度缓解。少数患者可停止进展,迁延数年至数十年无明显进展。部分患者进展至瘫痪而卧床不起,易发生并发症,预后不良。

(陈惠军)

第九节　脊髓空洞症中医药治疗

脊髓空洞症(SM)是一种发生于中枢神经系统的慢性进行性脊髓变性疾病,主要累及颈髓,也可向上至延髓或向下至胸髓甚至腰髓。临床常表现为一侧或双侧节段型分离性感觉障碍,肌肉萎缩及植物神经异常等。确切病因尚不清楚,目前西医尚无特异疗法。中医药治疗脊髓空洞症有一定疗效。

一、脊髓空洞症的病因病机

对于脊髓空洞症大多医家将其归属痿证、痹证范畴,根据临床主要表现的不同又有风痹、虚劳、肾劳等命名。认为该病的病因病机多由肝、脾、肾三脏亏虚,气血不足,髓海不充,肌肉筋脉失养所致。或以此为病理基础兼有血瘀痰阻的临床表现。如:陈心智认为脊髓空洞症"由肾虚而成,肾藏先天之精,化生真阴真阳,为人体气机活动的源动力","肾虚则脾失温煦,运化失常,水谷精微不布,肌肉筋脉失养而见肌肉萎缩,四肢无力;肾虚则肺失温养而宣降无力,肌腠失养出现肌肤麻木不仁,皮肤粗糙,排汗异常,二阴开阖失司而尿便失常;肾虚则精髓不足,骨髓失充,骨软无力或骨脆易折"。史济柱认为"与肝、脾、肾三脏关系较为密切。肝肾不足,髓海空虚,筋骨失养,脾虚源乏,生化无主,后天失调属病之本;气不畅达,血不盈脉,瘀血内停,痰瘀胶结,经络阻隔,气血失和为病之标。"李士杰认为脊髓空洞症病因为"本元内伤,精血不足,阳气虚弱。阴阳俱损,气化不及而致"。

二、脊髓空洞症的中药治疗

(一)辨证分型治疗

陈心智将该病分3型治疗:肾阳虚型治宜补肾壮阳,填髓,以金匮肾气丸加减:熟地黄30 g,枸杞子30 g,山茱萸15 g,山药15 g,牡丹皮15 g,茯苓15 g,泽泻15 g,制附子15 g,肉桂15 g,巴戟天15 g,桂枝15 g,人参20 g;肾阴虚型治宜补肾滋阴,填精生髓,以左归饮加减:熟地黄30 g,山药20g,山茱萸20 g,枸杞子20 g,茯苓15 g,黄精30 g,女贞子20 g,桑椹20 g;肾阴阳两虚型治宜补肾填精生髓,以龟鹿二仙胶加减:龟版30 g,鹿茸15 g,人参15 g,熟地黄20 g,黄精20 g。陈心智等对脊髓空洞症自发痛按月圆缺论治:自发痛月缺时发作或加重,月圆时减轻或消失,伴阳虚表现者辨证为肾阳虚,治宜补肾壮阳,填精生髓止痛,方用金匮肾气丸加减:

(1)月缺时:熟地黄41 g,制附子30 g,桂枝20 g,山茱萸25 g,泽泻20 g,山药25g,牡丹皮25 g,肉桂花41 g,巴戟天30 g,人参20 g,荜茇、延胡索各15 g。

(2)月圆时:熟地黄30 g,制附子15 g,肉桂15 g,巴戟天20 g,余药不变。

(3)平日:熟地黄30 g,制附子20 g,肉桂30 g,巴戟天25 g,余药不变。自发痛月圆时发作或加重,月缺时减轻或消失,伴阴虚表现者辨证为肾阴虚。

治宜滋阴补肾,填精生髓止痛,方用左归饮加减:

(1)月圆时:熟地黄20 g,山药20 g,山茱萸20 g,枸杞子20 g,茯苓10 g,黄精40 g,女贞子30 g,桑椹20g,荜茇、延胡索各15 g。

(2)月缺时：黄精 20 g，女贞子 20 g，桑椹 20 g，余药不变。

(3)平日：黄精 30 g，女贞子 25 g，桑椹 25 g，余药不变。结果：自发痛全部消失，其他症状均有明显改善。陈永厚将脊髓空洞症分为脾虚肉萎、肺气不足、肾虚血滞 3 型，以健脾补肾、活血通络治则为主治疗 25 例，显效 15 例，好转 6 例，无效 4 例。

(二)专方专药治疗

段奇玉等用益髓冲剂(鹿茸、熟地黄、枸杞子、川芎、冬虫夏草、紫梢花、牛脊髓粉等 18 味组成)治疗 92 例，显效 34 例；有效 40 例；无效 18 例。李士杰用增髓饮治疗 17 例，组成：黄芪 32 g，柴胡、桔梗各 10 g，熟地黄、延胡索、菟丝子各 15 g，狗脊、太子参各 20 g，甘草 7.5 g，升麻 5 g。阳虚畏寒肢冷加肉苁蓉、桂枝；阴虚手足心热加枸杞子、知母；瘀血内阻加丹参、桃仁；胃纳不佳加焦三仙、鸡内金；大便秘结加郁李仁，或大黄；大便稀溏加炒白术。结果临床治愈 7 例；显效 5 例；无效 3 例。总有效率为 70%。董康等用古汉养生精(由人参、黄芪、黄精、淫羊藿等药组成)治疗 10 例，45 日为 1 个疗程，服药 2 个疗程后，诸症消失，体征明显改变，恢复正常者 3 例；服药 3 个疗程，恢复正常者 5 例；服药 4 个疗程，恢复正常者 1 例；无效者 1 例。治愈率达 90%。刘玫等用自拟脊空丸加维生素 E 治疗脊髓空洞症。方药：当归、白芷、红花、防风、胆南星各 20 g，乳香、没药各 10 g，共为细末，炼蜜为丸，同时服用维生素 E 0.1 g。共治 10 例，用药 1～2 个疗程。结果：明显好转 4 例；好转 5 例；无变化 1 例。刘渡用双天共补汤治疗数例，取得可喜效果，方药组成：延胡索 30 g，巴戟天 15 g，狗脊 30 g，菟丝子 20 g，肉苁蓉 30 g，鹿角胶(烊化)15 g，川续断 15 g，山药 15 g，当归 15 g，伸筋草 20 g，牛膝 20 g，白术 10 g，生黄芪 30 g，制附子 5 g。第三军医大学第二附属医院神经科认为治宜补肾健脾，活血化瘀，疏经通络。以补肾活血汤治疗 47 例，用药 10～120 剂，显效 12.9%，有效 57.4%，总有效率 70.3%。

(三)经验方治疗

张继有治脊髓空洞症良方：黄芪 50 g，丹参 25 g，人参 15 g，陈皮 15，天竺黄 15 g，钩藤 15 g，胆南星 10 g，白僵蚕 10 g，血竭 10 g，鸡血藤 50 g，地龙 10 g，炙川乌头 7 g，蜈蚣 2 条，甘草 5 g。功效：益气养血，健脾化痰，活血通络。用此方治数例，效果满意。史济柱治疗本病临证用药，既用熟地黄、炙龟版、鹿角胶、补骨脂、沙苑子、枸杞子、山茱萸、杭白芍药等益肾填精、滋阴补阳、涵木养肝之品，又有全当归、紫丹参、三七粉、络石藤、地龙干、蜈蚣粉、宣木瓜、骨碎补等养血活血、逐瘀通络、强壮筋骨之剂；兼备潞党参、炒白术、云茯苓、老苏梗、春砂仁、大红枣等健脾养胃之辈，并常重用陈胆星，信为能除久病顽痰，具温化痰瘀之功。王为兰治疗脊髓空洞症 1 例，治宜温肾健脾，补益气血。

药用：生黄芪 30 g，桂枝尖 9 g，石菖蒲 9 g，鹿角霜 9 g，当归 9 g，巴戟天 12 g，鸡血藤 18 g，龟版胶(烊化)9 g，熟地黄 30 g，赤芍药、白芍药各 12 g，广郁金 6 g，南红花 4.5 g，益智仁 12 g，乌药 9 g，上药服 4 个月后，症状大部分消失，唯留咬字不清一症。周大成治疗 1 例，治宜补益肝肾，健脾助运，活血通络。处方：熟地黄(砂仁拌)、丹参各 30 g，当归 20 g，炙龟版、补骨脂、沙苑子、党参、炒白术、桑枝、木瓜、骨碎补各 15 g，枸杞子、山茱萸、陈胆星、生甘草各 10 g，佛手 6 g。服药月余，诸症逐渐好转，两上肢活动自如，再守原法调治年余，经 CT 复查证实：脊髓空洞明显缩小。任伟功等认为治当温肾填髓，养肝健脾。处方：黄芪 30 g，当归 12 g，川芎 12 g，菟丝子 30 g，补骨脂 12 g，枸杞子 15 g，黄精 12 g，熟地黄 12 g，白术 15 g，白芍药 9 g，赤芍药 9g，红花 9 g，丹参 18 g。服药 2 月余，诸症若失，追访告知情况一直良好。杨福民等诊为血痹，治宜补益脾肾，温经散寒通络。方药：党参 30 g，黄芪 30 g，茯苓 15 g，制附子 15 g，肉桂 10 g，石菖蒲 10g，远志 10 g，五味子 25 g，女贞子 25 g，枸杞子 25 g，巴戟天 10 g，熟地黄 15 g，鸡血藤 30 g，牛膝 25 g，陈皮 15 g，焦三仙各 15g。后运用桑寄生、杜仲、鹿角胶、狗脊等补肾填精强督之品。用药 1 个月，麻木感逐渐消失，感觉障碍恢复。李凤翔诊为虚劳，小建中汤加龟版 6 剂，复诊体温正常，诸症好转，后守方而愈。谢海洲拟补肾填精，益髓健脑，补气活血调治。方药：巴戟天 12 g，淫羊藿 12 g，菟丝子 15 g，当归 12 g，鹿角胶 9 g，龟版胶 12 g，黄芪 20 g，枸杞子 20 g，桑寄生 15g，怀牛膝 15 g，狗脊 12 g，太子参 12 g，赤芍药 9 g，鸡血藤 20 g，山茱萸 30 g，熟地黄 12 g，丹参 15 g，川芎 8 g。服药半年而愈。杜昌华治疗脊髓空洞症（延髓型）1 例，证属精髓不足，命门火衰。治宜填精益髓，温补命火佐之益气养血。处方：枸杞子 9 g，熟地黄、山药、龟版、菟丝子、怀牛膝、肉苁蓉各 12 g，淫羊藿、金雀根各 30 g，炙黄芪 20 g，丹参 15 g，炙甘草 5 g。用药 6 月后精神大振，反应如常，11 年后随访病情稳定。王凡等辨证为气虚血瘀，治宜益气化痰通络，处方：生黄芪 40 g，全当归 30 g，川芎 15 g，赤芍药 15 g，地龙 15 g，全蝎 10 g，防风 15g，葛根 15 g，党参 25 g，天南星 15 g。1 年后随访，已停药 6 个月，除阴冷天颈部略有麻木之感外，余未见异常。

三、脊髓空洞症的针灸及按摩治疗

吴义新等针灸加中药治疗 18 例。取穴：以华佗夹脊穴为主，选用病变相应节段的穴位，一般用 6～8 个即可；配穴：根据病变节段累及上下肢的症状辨证取穴。中药治宜益气活血，补肾填髓，以地黄饮子为基本方加减。孙申田等用督脉电针治疗 21 例。穴位选择：

（1）取大椎穴与命门穴。

（2）也可不拘于穴位，以脊髓损害平面的上下输送为取穴标志。

（3）可配合相应前段的夹脊穴。结果：其中 13 例治疗前能从事一定工作，治疗后自觉症状明显改善，客观体征均有较大辐度提高；5 例治疗前不能从事原体力工作，治疗后从事较轻工作。任宝琴用华佗夹脊穴治疗，治宜温经通脉，益气活血。采用毫针和温针法交替施治，取胸夹脊穴 T1～12 为主，每次取 6 对夹脊穴，配合针刺大椎和透内关。治疗 3 个疗程，诸症明显缓解，痛、温觉障碍范围缩小，谢国荣用接力针法治疗 1 例，按先人所传连环跑马针术施针，痛当即止。胡俭雄用电针治疗 36 例。取穴：取枕项部、风池、天柱、病变相应节段的夹脊穴。吞咽、发音困难取外金津、玉液、廉泉。结果痊愈、显效 16 例，有效 14 例，无效 6 例。林良国用足反射疗法治疗 1 例，重点反射区取肾上腺、肾、输尿管、膀胱等，取得一定疗效。

中医药治疗脊髓空洞症主要从肝、脾、肾三脏入手，以补为主，佐以活血化瘀等治标之法，取得了一定的治疗效果。同时单独运用针灸或针灸配合中药治疗亦有较好疗效。但多为个案报道，虽有专方专药治疗，却没有规范的临床研究，主要表现在疗效判定标准太简单，且不统一，不能确实判定疗效情况。同时针灸治疗脊髓空洞症痛证有一定特长，并对神经系统功能恢复有一定作用，应进一步研究并阐明其作用机理。总之，祖国医学是一个巨大宝库，中医药治疗脊髓空洞症存在很大优势，应深入发掘，在临床实验研究、作用机理、新药研制等方面进行深入探讨。

(陈惠军)

第九章　肝豆状核变性

第一节　肝豆状核变性

肝豆状核变性(hepatolenticular degeneration，HLD)是以铜代谢障碍为特征的常染色体隐性遗传病，特征是铜蓝蛋白合成不足以及胆道排铜障碍。1912 年 Wilson 对本病的经典描述为"进行性豆状核变性"，并认为是与肝硬化有关的家族性神经疾病；故也称 Wilson 病(Wilson's disease，WD)。之前 Westphal(1883)和 Strtimpell(1898)曾以"假性硬化症"，Gowers(1906)以"强直性舞蹈症"为题目分别对这一相同的神经疾患进行过描述，但他们没有认识到该病与肝硬化相关。Hall(1921)的临床研究和 Spielmeyer(1920)对 Westphal 和 Strtimpell 的患者的肝、脑病理切片重新进行了组织学研究，发现 Westphal 和 Strtimpell 所描述的假性硬化与 Wilson 所叙述的疾病是同一种疾病。有趣的是，这些作者包括 Wilson 本人都没有发现金黄-棕色的角膜环(Kayser-Fleischer 环，K-F 环)这一特征性体征的存在。这种角膜异常首先由 Kayser 于 1902 年发现，第 2 年 Fleischer 阐述这种改变与假性硬化的关系。Rumpell 早在 1913 年就揭示该病在肝、脑组织中铜含量升高。但这一发现被忽视，直到 Mandelbrote(1948)偶尔发现 Wilson 病患者尿中铜排泄量明显增高，而且肌内注射络合剂、二巯丙醇(BAL)后铜排泄进一步增高。1952 年 Scheinberg 和 Gitlin 发现本病血清铜蓝蛋白——一种铜络合酶持久性降低，但其意义尚不明。近年来尽管人们对该病的致病基因进行了详尽地研究，然而本病的真正发病原因尚不完全明了。

本病是常染色体隐性遗传，通过连锁分析发现异常基因已定位于 13 号染色体的 13q14 区。这种遗传病令人吃惊的特征是导致疾病发生的大量基因突变位于一段特定的基因节段——ATP7B 的基因。与正常位点的变异型等位基因相似，没有哪一种突变可以解释 30% 的病例。ATP7B 基因可以编码能够和铜结合的 ATP 酶，这种酶功能异常可以导致铜在胆汁中排泌的不同程度的下降。同时，本病患者血清铜蓝蛋白减少，铜蓝蛋白是由血清铜与 β2 球蛋白牢固地结合形成。铜蓝蛋白减少可能由于基因缺陷使蛋白合成困难；但是某些纯合子患者铜蓝蛋白含量正常，而无症状的疾病携带者也有此蛋白水平降低，因此铜蓝蛋白降低的确切机制仍然不清。

伴随着铜蓝蛋白的降低，该病患者血清中与白蛋白疏松结合的铜增多，这种铜十分容易与白蛋白分离，导致大量沉积于组织内或由尿排出。大量铜最易沉积于肝、脑、肾、角膜和红细胞等组织。肝内铜沉积可最早始于 1 岁婴儿，沉积于肝内的铜造成肝硬化(结节性肝硬化)和脾肿大、门静脉高压，直到肝内铜结合达到饱和状态后，才发生肝功能衰竭。铜在角膜后缘弹力层内的沉积形成特征性的 K-F 环。铜沉积于脑内，主要在豆状核与尾核，铜含量最高处在蓝斑的去甲肾上腺素神经元，但大脑皮质、黑质、齿状核也可累及。在脑内去甲肾上腺素神经元中，铜与多巴胺-β-羟化酶结合，使该酶催化多巴胺代谢受损害，故出现少动-强直综合征等神经症状或伴有精神症状。铜沉积于肾脏，引起近端肾小管损害和肾脏再吸收功能障碍，而出现氨基酸尿、蛋白尿、钙尿等。因钙、磷排出增多可引起骨质疏松，甚至佝偻病、全身骨酸痛症状。本病的临床表现直接与铜在不同组织中沉积而引起的毒性作用有关。如果铜被清除，则可使肝脏及神经系统等症状恢复。

据统计，本病的患病率为 0.5～3/10 万，发病率为 0.2/10 万，在欧美大多数国家本病均较罕见，但在某些国家和地区，如意大利的撒丁岛、以色列、罗马尼亚等均较多见。在亚洲的日本和中国亦不少见，日本的患病率约 1/(2 万～3 万)，在爱尔兰(1950～1969)出生活婴的本病发生率为 1.7/10 万。本病的基因频率约为 0.56%，杂合子频率估计为 1/(100～200)。本病在我国尚无大宗资料的流行病学报告，根据中山医科大学第一附属医院神经科 1981～1991 年神经遗传专科门诊 957 例初诊病例分析，WD 共 97 例，占 10.14%，居全部单基因遗传病的第 2 位。Wilson 病患者的同胞患病的危险为 1/4。

一、诊断步骤

(一)病史采集要点

1. 起病情况　本病多发生于 10～25 岁；可早至 2 岁，迟至 60 岁才发病，但临床少见。男比女稍多。起病多属缓慢，少数患者由于外伤、感染或其他原因呈急性发病。神经症状出现越早者进展越迅速，如不及时治疗，可出现明显的延髓麻痹症状，进食和构音十分困难，四肢屈曲挛缩，最后因肝功能衰竭或肺部感染等原因而死亡。就其起病形式看，50%～60%的患者以肝病开始；30%患者以神经症状开始；有时两者可同时出现。少数病例以急性溶血性贫血、皮下出血、鼻衄、软骨病、关节炎、肌痛、皮肤色素沉着为首发症状。以肝病首发者平均年龄为 11.4 岁；以脑症状首发者平均 18.9 岁；以精神症状首发者平均 20～25 岁，晚发型在 40～60 岁发病。10 岁以下发病以肝脏损害多见，10 岁以上以神经损害多见。

2. 肝症状　以肝病作为首发症状者约占 40%～50%，主要为儿童患者。约 80%儿童患者发生肝脏症状，疾病最早的表现是铜在肝脏中沉积造成急性或慢性肝炎，以及最终多小叶肝硬化和脾脏肿大。在儿童期肝脏疾病经常以发作性黄疸，不明原因的肝、脾肿大或者脾功能亢进伴有血小板减少和出血的形式发病。肝病理改变从脂肪肝进展至纤维化，最终为肝硬化，但肝脏受累程度和临床表现存在较大差异，部分患者除了转氨酶升高以外可以无任何症状；部分患者表现为肝炎症状，如倦怠、乏力、食欲不振；或无症状的转氨酶持续增高；大多数患者表现为进行性的肝肿大，继而进展为肝硬化，脾肿大，脾功能亢进，出现黄疸、腹水、食道静脉曲张及上消化道出血等。在某些情况下，溶血性贫血可以是首先引起重视的症状。推测与肝铜释放入血而继发的 Coomb 阴性溶血性贫血有关。一些患儿表现为暴发性肝衰竭；也有不少患者并无肝肿大，甚至肝缩小。

3. 神经系统症状　神经症状通常发生于 20～30 岁，30 岁以后发病少见，罕见超过此年龄发病的病例。据统计，以神经系统症状为首发症状的患者也占 40%～59%，其平均发病年龄比以肝病首发者晚 10 年左右。首发的神经系统症状几乎总是锥体外系和容易受累的口咽部肌肉。典型的症状是四肢或头部震颤和全身性运动缓慢(帕金森病综合征),或者以舌、口唇、软腭、喉部、下颌运动缓慢而致构音障碍、吞咽困难和声音嘶哑;也可以手指运动迟缓、偶尔以舞蹈样运动或四肢肌张力障碍性姿势为首发症状。在疾病的早期就有嘴悬张征,随病情发展,表现出"典型的综合征",包括构音障碍和流涎、四肢强直和运动缓慢;屈曲姿势;面部表情固定、嘴持久张开而呈目瞪口呆或茫然微笑貌;口吃(延髓肌锥体外系综合征);肢体尤其是以单侧肢体为主的震颤是最常见的症状,逐渐进展至四肢,震颤可为意向性、姿位性或几种形式的混合,震幅可细小或较粗大,也有不少患者出现扑翼样震颤。扫视眼球运动缓慢也是本病特征之一。常有不同程度的小脑性共济失调。运动障碍的发展趋势以延髓肌肉系统为中心向尾侧扩展。本病与典型的帕金森病不难区别。大约6%的患者表现有癫痫。WD患者的少见症状是周围神经损害、括约肌功能障碍、感觉症状。随强直和震颤的加重,患者逐渐丧失生活能力。患者呈不语、不动、极端强直、肌张力障碍和精神运动迟缓状态(后期,并且受影响的程度不同)。

4.精神症状 WD患者大约10%～51%发生精神症状,约20%患者曾在确诊WD之前按各种精神病治疗。精神症状主要表现情感障碍,如淡漠、抑郁、欣快、兴奋、躁动、恐惧、强哭强笑等;最常见为注意力分散,导致学习成绩下降、失学。可出现动作及行为异常,如幼稚动作、怪异行为、生活懒散、喃喃自语、攻击行为、违拗,少数患者有自杀行为。部分患者有各种妄想、思维迟钝、幻觉、人格改变。不少患者有认知功能障碍。WD患者的精神症状有时持续很久,虽经驱铜治疗但无明显效果。晚期可有痴呆。一般而言,肝豆状核变性的精神症状并无特异性,易被误诊为其他精神病,尤其是以精神症状为首发或精神症状突出的病例。

5.肾症状 肾功能损害主要表现为肾小管的重吸收障碍,出现血尿(或镜下血尿)、蛋白尿、肾性糖尿、氨基酸尿、磷酸盐尿、尿酸尿、高钙尿。部分患者还会发生'肾钙质沉积症和肾小管性酸中毒。持续性氨基酸尿可见于无症状患者。

6.血液系统症状 主要表现为急性溶血性贫血,推测可能与肝细胞破坏致铜离子大量释放入血液,引起红细胞破裂有关。还有继发于脾功能亢进所致的血小板、粒细胞、红细胞减少,以鼻、齿龈、皮下出血为临床表现。

7.骨骼肌肉症状 2/3患者出现骨质疏松,还有较常见的是骨及软骨变性、关节畸形、X形腿或O形腿、病理性骨折、肾性佝偻病等。少数患者发生肌肉症状,主要表现为肌无力、肌痛、肌萎缩。

8.其他 其他病变包括:皮肤色素沉着、皮肤黝黑,以面部和四肢伸侧较为明显;鱼鳞癣、指甲变形。内分泌紊乱如葡萄糖耐量异常、甲状腺功能低下、月经异常、流产等。少数患者可发生急性心律失常。

(二)体格检查要点

1.一般情况 精神萎靡,消瘦,皮肤黝黑或呈古铜色。部分患者可表现为谵妄和精神异常。少数患者可有黄疸、腹水、脾肿大或食管静脉曲张出血的体征。如有感染存在时可有不同程度的发热。

2.角膜K-F环 具有诊断价值的是铜沉积于角膜后弹力层而形成的K-F环,该环在黄种人呈铜绿色或黄绿色,在白种人呈黄棕色;以角膜的上下缘最为明显，严重时呈完整的环形。但是在大多数具有神经体征的患者，该环在肉眼下可见。随神经系统疾病的发展，K-F环变得越来越明显。在疾病单纯肝脏受累期可无此环（25%），但一旦神经系统体征出现，患者无一例外地存在此环。对于棕色虹膜和早期患者，需要进行裂隙灯检查以发现此环。7岁以下患儿此环少见。WD患者除了具有特征性的K-F环外，眼部尚有多种改变，大约有17%未经治疗的WD患者出现白内障，特征是呈向日葵样分布，主要由于铜在晶体沉积所致。另外，还可出现晶体浑浊、暗适应能力下降、外斜视、集合力不足、瞳孔反应迟钝、调节减弱等体征。

3. 神经系统检查　WD患者突出表现是锥体外系病征。最早最常见的症状是肢体震颤，多是单侧肢体尤以上肢先出现，可呈静止性、意向性或姿势性震颤。往往是几种震颤形式混合出现，震颤幅度可为细小或粗大，当震颤以上肢近端明显时，形成所谓"扑翼样震颤"。随病情进展，四肢、头颅、下颌均可见震颤。构音障碍也是常见症状，由于咽喉、舌及面部肌强直所致，患者讲话缓慢，声音低沉含糊且无变化，断断续续，严重时发不出声。流涎和吞咽困难很常见，重者不能吞咽，这是因咽喉肌和吞咽的肌肉发生肌强直所致。肌张力障碍累及面部及口部肌肉时，引起面具样脸、苦笑貌、怪异表情或口面部不自主运动。肌强直累及肢体及躯干时产生肢体强硬、动作缓慢、转变姿势困难等。步态异常也普遍存在，表现为起步困难、步履僵硬、拖曳而行，严重者产生类似帕金森病的慌张步态。其他锥体外系症状，如舞蹈样动作、手足徐动症等也不少见。

除了锥体外系体征外，WD患者还有较广泛的神经损害，如小脑损害导致共济失调、小脑性语言障碍；锥体系损害出现腱反射亢进、病理反射阳性、假性延髓麻痹等；皮层功能损害引起进行性智力减退；下丘脑损害可产生肥胖、持续高热、高血压、发作性昏迷等。

（三）门诊资料分析

1. 血清铜蓝蛋白（ceruloplasmin，CP）　低血清CP是诊断本病重要依据之一，成人CP正常值为0.23～0.43 g/L（1.5～2.9 μmol/L），新生儿的血清CP为成人的1/5，此后逐年增长，至3～6岁时达到成人水平。无论是典型的WD病例，还是变异型WD，大多数患者有血清铜蓝蛋白水平显著降低，其中90%以上显著降低（0.08 g/L以下），甚至为零。杂合子的CP值多在0.10～0.23 g/L之间。文献报道有5%～10%的WD患者的血清CP正常或接近正常，多见于不典型的WD患者，因此CP正常不能排除该病的诊断。血清CP值与病情、病程及驱铜治疗效果无关。血清CP降低还可见于肾病综合征、某些吸收不良综合征、失蛋白性肠病、蛋白—热量不足性营养不良、侵及肠道的硬皮病、Menkes病以及遗传性酪氨酸血症等。铜蓝蛋白测定不能可靠地区分无症状携带者和症状前患者。

2. 尿铜　尿铜增高也是诊断WD的重要依据之一，也是本病的显著生化异常之一。正常人尿铜排泄量少于50 μg/24 h，未经治疗的本病患者多为200～400 μg/24 h，个别高达1 200 μg/24 h，亦有少数患者尿铜量正常或稍高。在某些肝脏疾病如慢性活动性肝炎、原发性胆汁性肝硬化等，尿铜量可增高。使用螯合剂驱铜治疗后尿排铜更加增高，用驱铜药治疗期间约每2周测定一次24小时尿铜量，可作为调整治疗药物的指标之一。

3. 血清铜　正常人血清铜男性为0.98 μg/ml，女性为1.05 μg/ml，WD患者约90%血清铜降低，约10%患者在正常范围。由于90%的由血浆中的铜蓝蛋白携带，并且

Wilson病时，铜蓝蛋白的含量广泛性减少，因此单纯的血铜水平可以被错误地认为正常或下降。在某些能导致血浆蛋白减少的情况下，如肾病综合征、严重营养不良和失蛋白性肠病等，也能使血清铜量降低。由于饮食对血清铜的影响较大，故血清铜对 WD 的诊断价值比之尿铜及肝铜相对较小。

4.颅脑 CT 扫描　颅脑 CT 多显示双侧对称的基底节区、丘脑密度减低，多伴有不同程度的脑萎缩。有作者对 60 名 WD 患者的检查结果，发现最多见的征象是脑室扩大，约占 73%；脑干萎缩占 63%；小脑萎缩占 55%；基底节低密度灶见于近 50% 的患者，这些损害一般都是同时存在。少数患者只有基底节低密度改变。WD 患者头颅 CT 虽有多种改变，但以双侧豆状核区低密度灶最具特征性。此外，少数患者可有基底节区域或脑部其他区域的高密度灶或钙化，额叶或其他脑叶有散在软化灶，少数症状前患者可有上述的 CT 改变。因而 CT 检查是诊断 WD 患者以及鉴别诊断的重要手段之一。但 CT 改变的程度与临床表现的轻重以及治疗效果往往不一致。

5.颅脑 MRI　颅脑 MRI 检查对 WD 患者比之 CT 更具价值。MRI 多于基底节、丘脑、脑干等处出现长 T1、长 T2 异常信号，可伴有轻至中度脑萎缩。Saatci 等(1997)总结了 30 例 WD 患者的 MRI 表现，并综合其他作者的研究结果后认为，WD 患者颅脑 MRI 的典型表现有脑萎缩，对称性两侧豆状核受累，即同心板层型 T2 信号强度增加，T2 加权像见黑质致密带、大脑导水管周围灰质、大脑脚高信号等，丘脑较少受累。有作者分析了国内外对 WD 患者的 MRI 研究结果，异常信号常见于基底节；其次在丘脑、脑干和齿状核，T1 加权像见病变部位多表现为低信号和稍低信号，T2 加权像和质子密度像则可表现为高信号。病灶双侧对称为其特点。有些学者则认为 T2 加权是检出 WD 脑部病变的最佳序列，T2 加权像高信号常见，其出现与胶质增生及局部水肿有关。而 T2 加权像低信号则为本病较具特征性的改变，其出现与铜及铁沉积有关。影像学检查虽无定性价值，但有定位及排除诊断的价值。

(四)进一步检查项目

1.青霉胺负荷试验　青霉胺负荷试验测定尿铜量比单纯测定尿铜量对本病的诊断价值较大，但国外对此有争议。方法是先测定 24 小时尿铜量，接着口服青霉胺 1 g(青霉素试验阴性者才能服)，再测 24 小时尿铜，如超过 1 200 μg/h，则对本病有辅助诊断意义。

2.肝铜　肝铜增高是诊断 WD 的最重要指标。但因患者不易接受肝穿刺，故不能成为常规检查方法。如经体检及生化检查仍未能确诊的病例，测定肝铜量是必要的。据文献报道，无论症状出现与否的本病患者，其肝铜含量均增高，绝大部分在 250 μg/g 肝干重以上(正常<50 μg/g 肝干重)，只有小部分患者肝铜含量在 100~250 μg/g 肝干重之间。由于有部分表型正常的杂合子其肝铜量也可达此水平，故在此水平的肝铜量难以作为辨别症状前患者或杂合子的指标。此外，肝铜含量增高还可见于慢性活动性肝炎、原发性胆汁性肝硬化以及任何原因造成的肝外胆管长期阻塞的患者。

3.基因诊断　曾被认为是该病诊断的金标准，但因 WD 的突变已有 200 余种，检测突变的技术要求高且基因检测的阳性率一般在 40% 左右，因此基因检测目前仍不能作为常规检测方法。另外，除了 His1069Gln 和 Arg778Leu 被证明是致病性的突变外，其他突变和本病之间的联系有待于进一步的确定。因此利用基因分析进行诊断并不切合实际，但是一旦在特定的家族建立了基因异常，连锁分析可以用于发现其他的受累个体。

4. PET　据国外资料，WD 患者的 PET 检查结果显示脑局部葡萄糖代谢率(rCMRG)普遍降低，以豆状核最明显。rCMRG 的改变早于 CT 的改变，其对 WD 的诊断价值更高。

5. 放射性铜测定　口服或静脉注射 ^{64}Cu 或 ^{67}Cu，然后示踪观察其与 CP 结合的动力学变化。WD 患者可出现 4 种异常：①由于肝摄取放射性铜障碍，使得早期的血浆放射活性升高期延长；②放射性铜与铜蓝蛋白的结合障碍，不出现第二次血浆放射活性升高；③放射性铜的异常排泄(胆道排铜障碍而使尿内放射铜排泄增多而粪便内放射性铜排泄减少)；④放射性铜在体内的转换延长。尽管放射性铜检测对 WD 的诊断、鉴别诊断、杂合子检测均有较大价值，但由于放射性铜半衰期短，对人体有一定危害，试剂来源不易，故一般不采用此种诊断方法。

6. 神经病理改变　病理改变与疾病进展速度有关。个别进展极快、致死型的患者，豆状核(屏状核和苍白球)呈明显空洞化，Wilson 原始报道的病例就是这种典型。在慢性型，豆状核仅有萎缩和浅棕色变。豆状核、黑质和齿状核经常有神经细胞丧失，以及不同程度的髓鞘纤维变性。部分病例有皮层下髓鞘变性。然而，更突出的是在大脑皮层、基底节、脑干核和小脑，有原生质星形细胞(Alzheimer II 型细胞)明显增生。

二、诊断对策

本病是目前少数治疗效果较好的遗传性代谢病之一，如能早期诊断、早期治疗，尤其是在症状前期即开始治疗，大多数患者预后良好。若在晚期才开始治疗，预后不佳。因此，早期诊断以求得早期治疗是改善本病预后的关键，然而本病的误诊却是较常见现象。Parkes(1984)报道在英国误诊率高达 50%。梁秀龄(1985)分析该院住院的 43 例 WD 患者，误诊时间(指患者已出现本病的基本病征至确诊所需的时间)最短 1 个月(1 例)，最长 15 年(1 例)，有 15 例(34.8%)需 4 年以上才确诊，误诊疾病多达 32 种。许贤豪等(1981)报道 80 例，自发病至确诊时间 0～16 年，平均 2.5 年。

对青少年起病的肢体震颤、强直等锥体外系症状伴皮肤黝黑(古铜色)，精神症状或原因不明的肝脾肿大、肝硬化均应考虑本病。用裂隙灯检查，确定有 K-F 环或有肯定的家族史则属可能，进一步作血铜蓝蛋白或血清铜氢化酶活力测定以明确诊断。对于本病应注意的是：血清铜蓝蛋白的下降并不是本病特有，在 Menkes 病中有严重 CP 缺乏，肝病和本病的杂合子人中均下降；在急性感染、妊娠、胆汁性肝硬化等血清铜蓝蛋白可增加。K-F 环也不是本病所特有，在各种肝病，尤其是胆汁性肝硬化时也可阳性。在 WD 5% 纯合子人(homozygotes)中血清铜蓝蛋白正常，在 20% 杂合子人(heterozygotes)中，血清铜蓝蛋白减少。诊断中可借助于肝穿刺活检、检测肝铜总量有无增多、肝组织有无异常，以决定诊断或作口服放射性铜试验，以资帮助。在 Wilson 病的家属成员，必须进行角膜裂隙灯检查及血清铜蓝蛋白、血清铜氧化酶测定和肝功能检查。如果有 K-F 环发现，血清铜蓝蛋白和血清铜氧化酶活力下降，应认为有本病。若有条件作肝穿刺，测肝铜和肝组织检查，则更有意义。临床上不少患者尤其是儿童患者，只有持续性转氨酶升高以及血清铜蓝蛋白显著降低，如果行肝活检和脑部 MRI 仍然难以诊断，仍未能确诊者可服锌剂或青霉胺 3～6 个月，如转氨酶恢复正常可作为临床确诊。一旦发现新病例，应尽早检查其同胞，尤其是弟妹，有时可检出症状前患者或轻症者，并应及早治疗。

（一）诊断要点

1. WD 的临床诊断标准

(1) 肝肾病史，肝肾病征和/或锥体外系病征。

(2) 铜生化异常主要是 CP 显著降低（<0.08 g/L）；肝铜增高（237.6 μg/g 肝干重）；血清铜降低（<60 μg/dl）；24 小时尿铜增高（>100 μg/24 h）。

(3) 角膜 K-F 环阳性。

(4) 阳性家族史。

符合(1)(2)(3)或(1)(2)(4)可确诊 WD；符合(1)(3)(4)而 CP 正常或略低者为不典型 WD（此种情况少见）；符合上述 1～4 条中的 2 条，很可能是 WD[若符合(2)(4)可能为症状前患者]，此时可参考脑 MRI 改变、肝脏病理改变、四肢骨关节改变等。基因诊断虽然被认为是金标准，但因 WD 已发现的基因突变多，检测阳性率低；以及除检测到突变热点外，其他基因突变的致病性有待于进一步研究等问题，突变检测目前仍不能作为常规检测方法。

2. 任何患者，特别是 40 岁以下发现有下列情况者应怀疑 WD，须进一步检查。

(1) 其他病因不能解释的肝脏疾病、持续血转氨酶增高、持续性氨基酸尿、暴发性肝炎合并溶血性贫血。

(2) 其他病因不能解释的神经系统疾病，特别是锥体外系疾病；精神障碍。

(3) 家族史中有相同或类似疾病的患者，特别是先证者的近亲，如同胞、堂或姨兄弟姐妹等。

3. 儿童患肝豆状核变性的临床表现与成人患者有些不同。例如儿童患者以一过性黄疸、进行性肝硬化为首发者较成人多见。若以神经症状为首发，则多以流涎或/及语言障碍首先出现，而不像成人患者那样，多以震颤先出现。儿童患者还有以学习成绩减退、行为异常为早期症状的，诊断时应注意这些情况。

儿童或青少年出现下列情况之一，要考虑 WD 的可能。

(1) 不明原因的肝脾肿大、肝硬化、一过性黄疸、食管静脉曲张破裂出血。

(2) 不明原因较长时间的肢体震颤。

(3) 讲话含糊不清、呛咳、吞咽困难，而无舌咽、迷走和舌下三对颅神经损害，也无肌无力表现。

(4) 不明原因的步态不稳或/及动作不协调。

(5) 精神症状合并肝病史或/及肝病征。

(6) 不明原因的肾小管病变或骨骼病变。

(7) 不明原因反复出现溶血性贫血。

(8) 持续转氨酶增高但无肝炎症状。

（二）鉴别诊断要点

鉴别诊断有一定的困难。锥体外系症状明显时易误诊为帕金森综合征、舞蹈病；然而应注意具有 Parkinson 综合征特点的疾病不相同之处多于相同之处，如 Wilson 与 Parkinson 病的某些体征相同，但各有其独特的震颤、强直和肌张力障碍特点，因而临床不易与 Parkinson 病混淆。另外，舞蹈、手足徐动症、肌张力障碍等锥体外系体征，均是多种病因所致的非特异临床综合征，不要认为某种疾病一定与某种独特的临床综合征相应。该病出现精神异常者，易误诊为精神分裂症、躁狂症、抑郁症、神经官能症、智能发育不全等。肝脏损害者常误诊为急性、亚急性、慢性肝炎，黄疸型或无黄疸型肝炎，病毒性肝炎，肝硬化，肝脾肿大待查，Banti 综合征，脾功能亢进等。肾脏损害者常误诊为急慢性肾炎、肝肾综合征。血液系统损害者可误诊为血小板减少性紫癜、溶血性贫血等。因此本病在不同的条件下需要和不同的疾病进行鉴别。

1. 少年型帕金森病　本综合征于 1917 年由 Ramsay Hunt 首先描述，又称为 Hunt 少年型帕金森综合征、进行性苍白球萎缩、进行性苍白球变性等，是一种少见的家族性遗传性基底节变性病。该病在日本发病率高，1984 年 Yokochi 报道 40 例本病，其中 42.5% 有明显的家族史。其病理变化主要为豆状核萎缩，苍白球的大细胞减少，神经胶质增生，壳核、尾状核、黑质及丘脑底核的损害较轻，无脑炎证据。其临床特征为：①一般有家族史，多数为家族性，少数可散发。②其临床特征为儿童期或成年早期出现与 PD 类似的症状。③起病隐袭，进展缓慢；患者两侧肢体累及程度不一，呈明显的不对称。患者最初起始症状主要在足部和下肢，下肢呈现齿轮样肌张力升高、强直、足部痉挛。患者以强直症状为主，震颤不明显或仅有轻微的幅度不大的动作性震颤。精神症状和自主神经症状十分罕见。④震颤与僵硬均同时存在，但程度较轻。一般根据家族史，少年或成年早期发病、症状较轻、缓慢进展等特点，可考虑该病诊断。本病应用 L-多巴治疗可迅速出现疗效。但也容易出现多巴引起的运动障碍而且相当严重，累及四肢和躯干。该病和 Wilson 病的区别在于缺乏铜代谢异常、K-F 环和肝脏受累的证据。

2. Hallervorden-Spatz 病　该病也称苍白球-黑质-红核色素变性。属常染色体隐隐遗传，儿童后期或青春早期发病，进展缓慢，病程 10 年以上或更长。疾病的神经病理改变最具特征性。表现为苍白球、黑质（特别是前部分）和红核有深棕色色素沉着；颗粒状和不定形的铁、钙混合沉积物附着在小血管壁上或游离于组织中；大多数受累组织中，有神经细胞和有髓纤维丧失。另一个特点是有肿胀的轴索片段存在，这与神经轴索营养不良的病理改变相似，为此一些神经病理学者认为 Hallervorden-Spatz 病是一种少年型神经轴索营养不良病。但因铁沉积在后一种疾病不明显，这一观点未得到一致承认。铁沉积的意义难以定论，其他变性疾病也有一定程度的基底节铁沉积，例如帕金森病和纹状体-黑质变性铁沉积是正常人的 2～3 倍。推测是这些富含铁的组织变性的发生结果。

Hallervorden-Spatz 病早期体征不定，但常有明显的运动体征：双侧皮质脊髓束征（痉挛、腱反射亢进、Babinski 征）和锥体外系体征（僵直、肌张力障碍和舞蹈手足徐动症），常伴有全面性智能减退，个别的患者在病程的某一阶段出现共济失调和肌阵挛。痉挛和僵直以下肢明显，但有时也可像 Wilson 病一样从延髓肌肉开始，影响发音和吞咽功能。最终，患者几乎完全不能发声、不能行走或不能应用上肢。生化检查对于诊断无特异性，基底节铁沉积但不伴有血清铁含量异常或铁代谢紊乱。CT 扫描可见豆状核低密度，与肝豆状核变性相似。MRI 有特异性发现，在 T2 加权像，苍白球呈深黑色，在中央部分有一小块白色区，又称为"虎眼"征。本病尚无有效的治疗方法。左旋多巴有可能暂时改善症状，但作用有限。利用络合剂减少铁贮积无治疗作用。该病和 Wilson 病的根本区别在于缺乏肝脏受累和铜代谢异常的证据。

3. 青少年型 Huntington 舞蹈病　是指 20 岁以前发病的 Huntington 病。占全部 Huntington 舞蹈病的 2%～16.5%，它可发生在 1～20 岁之间的任何年龄。临床特征为：

①大多数患者在患病的 Huntington 家族中发现，估计性别发病率女性患者占优势。②少年型 Huntington 舞蹈病起病隐匿，先有语言缓慢、发音含糊、四肢活动时有僵直感、小步行走，类似少动-强直综合征。而异常运动不突出，只有少数人有舞蹈、舞动、手足徐动。疾病呈进行性发展，最终患者呈哑语、强直不动、张口、四肢屈曲、手屈曲握拳、肌张力障碍体位状态。③伴智力缓慢减退，痴呆可相当突出。偶尔有肌阵挛，癫痫也多见。④精神症状突出明显、行为异常、违拗、紧张、情感障碍等，偶尔有肌阵挛。⑤除了上视受限外，眼球运动正常。⑥头颅 CT 或 MRI 检查可发现部分患者的尾状核头部、壳核萎缩及脑室扩大。尾状核萎缩程度与本病的严重程度有关。如果有肯定的智能减退、舞蹈或僵直的患者诊断不难。如果有家族史者可确诊。但在散发病例中则诊断有困难。和 WD 的鉴别更依赖 K-F 环和血清铜蓝蛋白的变化。

4. 无铜蓝蛋白血症　这是一种罕见的疾病，患者血液中铜蓝蛋白明显减少甚至完全缺乏。无铜蓝蛋白血症患者肝脏活检发现肝实质结构未见异常，肝内没有铜积聚的迹象，但在肝细胞和网状内皮细胞中铁浓度显著增高，血中铁蛋白浓度增高，铁离子浓度下降，大多数患者有轻度贫血。尸检表明，胰腺和其他实质脏器的铁离子浓度增高，特别是胰岛的铁离子的大量聚积和胰腺 B 细胞的选择性丢失。所有的患者均有糖代谢异常，大多数发展成胰岛素依赖型糖尿病。

疾病的特征不是肝硬化和 K-F 环，糖尿病常见，锥体外系体征可有可无。与 Wilson 病的不同在于铁在肝脏和脑组织的沉积。无铜蓝蛋白血症患者中头颅 MRI 扫描发现基底节区 T1 信号降低，脑组织活检发现该区域的神经元和小神经胶质细胞中有大量的铁沉积和神经元丢失，这与临床上患者表现为皮质下痴呆、肌张力障碍、构音障碍和运动异常是一致的。此外，在视网膜的周边部存在铁离子的积聚和感光细胞的丢失，使患者表现不典型的视觉症状。无铜蓝蛋白血症的神经系统的症状与其他遗传性或后天性铁代谢障碍引起的疾病显著不同，这说明铜蓝蛋白对于脑内铁的平衡代谢起着十分重要的作用。

尽管无铜蓝蛋白血症是一种致死性神经系统变性疾病，但临床和实验研究表明铁离子的积聚数年后才会出现神经系统的症状，因此早期诊断和治疗是十分重要的。

5. 脑炎后帕金森病　1919 年 von Economo 型昏睡型脑炎在欧洲流行并扩延至世界，该型脑炎所产生的类似帕金森的后遗症被称为脑炎后帕金森综合征。1930 年后，随着 von Economo 脑炎的自然消灭，新发的病例未见报道。其临床特征为：①症状和体征与帕金森病相似，但自主神经症状，如出汗过多、流涎过多、瞳孔异常更常见和明显。②可发生颇具特征性的痛性眼球上转发作，又称为动眼危象，是一种发作性两眼向上或向一侧窜动的不自主眼肌痉挛动作。③在病理上常出现黑质、脑干运动核、丘脑下部出现明显的神经元变性。

其他的神经系统感染是否会出现同样的体征仍然难以定论，近年报道病毒性脑炎、结核性脑膜炎和隐球菌性脑膜炎患者可有帕金森样症状，但这些疾病多有明显感染症状，可伴有颅神经麻痹、肢体瘫痪、抽搐、昏迷等神经系统损害的症状，脑脊液可有细胞数轻~中度增高、蛋白增高、糖减低等。病情得到恰当治疗后，帕金森样症状往往随之缓解，可与肝豆状核变性鉴别。

6. Lafora 小体病　Lafora 小体病于 1911 年由西班牙 Lafora 首先报道，为常染色体隐性遗传病，在近亲结婚者的后代中发病率高，其致病基因已定位于 6q24，编码糖原代谢的酪氨酸磷酸化酶的 EPM2A 基因突变导致酪氨酸磷酸化酶失活。主要是糖原代谢异常，多聚糖在大脑皮质、肝实质、横纹肌和黏膜组织中沉积，称为 Lafora 小体。有学者将该病依其发病年龄分青年早发(10~19 岁)和成年晚发(17~33 岁)两型。该病是一种致命性的疾病，病情进展迅速，患者通常在首发症状后 10 年内死亡。肌阵挛癫痫发作、痴呆和精神异常是其主要的症状。此外可有构音障碍，共济失调，或肌张力增高。除中枢神经系统外，还可累及视网膜、肾脏、肾小管、骨骼肌、直肠黏膜、肌肉和皮肤。脑电检查可发现慢波，棘波，尖波及棘慢复合波。初为强直阵挛性发作，后为肌阵挛及其他各种类型癫痫发作，枕叶癫痫为主，进行性智能障碍及共济失调。脑电图显示特征性枕叶癫痫波释放，脑、肝、骨骼肌、皮肤活检可见 Lafora 小体。尽管在临床特点方面有很多不同之处，和 WD 的鉴别依赖于腋窝皮肤活检，行 PAS 染色，在汗腺组织细胞内见红色 PAS 阳性颗粒(Lafora 小体)，另外该病无 WD 常见的 K-F 环、尿铜和血清铜蓝蛋白的变化。

(三)临床分型

历史上 WD 被分为两型，即典型型(肌张力障碍)和假性硬化型(Westphal 型)，后者因症状与多发性硬化相似而得名。近来有作者建议分为三型：假性帕金森型、假性硬化型、肌张力障碍型。其实这种分型的意义不大，因患者的症状和体征在三型中互有重叠。另外，国内学者有人将该病分为肝型和脑型，该分类也有很多争议，肝型往往随着疾病的发展出现的脑部受损的症状和体征，而脑型患者在中后期多数出现肝脏损害，两型的症状和体征互相重叠，对该病治疗的帮助也不大。

三、治疗对策

(一)治疗原则

治疗原则包括早期治疗、长期治疗、药物治疗、对症治疗、减少食物中铜摄取 5 个方面。本病治疗的目的在于：①排除积聚在体内组织过多的铜；②减少铜的吸收，防止铜在体内再次积聚；③对症治疗，减轻症状，减少畸形的发生。

(二)治疗计划

1. 早期治疗　WD 患者在出生后即存在铜代谢障碍，5~10 岁时肝内的铜饱和，此后直到出现临床症状又需数年。因此治疗越早，就对减轻或延缓患者的病情及发展越有利。有报道，100 例以上的症状前患者使用青霉胺或 Trien 长期治疗而不出现症状，其中某些病例已随访超过 30 年。因此越早治疗越能减轻或延缓病情发展，尤其是症状前患者，但鉴别症状前患者和不患病的杂合子很重要，因前者需治疗而后者则否。

2. 长期治疗　用药物治疗的目的是促进体内铜的排泄和减少铜的吸收，这是一个需要长期维持的生理生化过程，因此需要终生服药治疗。有些患者在治疗好转后自行停药，不但使新摄入的铜又沉积下来，而且使已经和铜结合的复合物又解离出游离铜而产生毒性，使治疗失败。在这种情况下必须立即重新服药治疗。另外，本病需要终身治疗。

3. 药物治疗

(1)驱铜治疗：主要使用络合剂。

1)右旋青霉胺(D-penicillamine，商品名 cuprimine)本药为含巯基酸，是一种强效的金属络合剂，螯合铜自尿排出，尿铜排出量与青霉胺用量成正比，但以后随用药时间延长而排铜量渐减。总的来说本药疗效较佳，可口服，迄今仍为首选。

a. 持续疗法：用于重症或晚期病例，持续服药 6 个月～1 年，症状明显缓解后改用维持量。定期测尿铜量，若尿铜量属正常范围，则可能为机体对青霉胺产生耐药性，或体内铜代谢已呈负平衡状态，应改为间歇疗法。

b. 间歇疗法：较轻的病例一般可取间歇疗法，有服 2 周停 2 周、服 10 日停 10 日、服 7 日停 7 日等方法。一般成人患者多用服 2 周停 2 周之法，小儿则多用服 7 日停 7 日之法。

C. 剂量：成人开始日服量可为 250 mg，逐渐增量，轻症为每日 1000 mg，分 2～4 次服；重症每日 2000～2500 mg，分 4 次服；小儿每日每千克体重 20～30 mg，分 2～4 次服。维持量成人每日为 1000 mg 左右，小儿为 600～800 mg。

d. 用法：首次服药前先作青霉素皮内试验，阴性才能用药。最好在饭前半小时及睡前服。用药后最初几周症状可不改善，甚至加重，或出现新症状（可能由于铜在体内重新分布），此时仍应继续用药，以后临床症状逐渐好转。

应用 D-青霉胺会产生一些问题，如约 20% 的患者对 D-青霉胺过敏（皮疹、关节痛、发热、白细胞减少），应暂时减少剂量或给予 1 个疗程的泼尼松治疗，控制反应，更改 D-青霉胺治疗方案，从小剂量用起（250 mg/d），缓慢、小量增加。如果通过以上方法患者仍对 D-青霉胺过敏或反应严重（出现狼疮性或肾病综合征），应该立即停药，用络合剂三乙烯羟化四甲铵代替。锌可阻断小肠对铜的吸收，是一种合适的代用药。适当的药物治疗应延续患者终生。虽妊娠期没有明显的铜代谢改变，部分患者在妊娠期神经症状改善。大多数患者应用去铜剂后，神经系统体征改善。虽然铜异常代谢仍然存在，但 K-F 环可消失，肝功能化验可恢复正常。在中度和重度的病例，尽管已用全量的 D-青霉胺，临床症状在几周或几个月内才开始改善。在这一潜伏期内坚持服药十分重要。也有一些患者（12%～15%）神经体征可在给予 D-青霉胺治疗后突然恶化，甚至死亡。更为重要的是许多患者已经失去的功能根本不能恢复。推测这种情况与铜从肝脏中快速动员，在脑内重新分布有关。缓慢增加青霉胺的剂量或许可以避免发生这种情况。一旦神经症状在治疗期间明显恶化，可以采用锌和其他新药替代治疗。有报道患者在接受全量 D-青霉胺治疗而且肝脏排铜效果很好时，出现 Wilson 病的新病灶。少数有癫痫发作的患者，在实施治疗后不久癫痫发作加重。另外，青霉胺是维生素 B_6 的抗代谢剂，长期服用使维生素 B_6 从尿中大量排出，引起维生素 B_6 缺乏症，严重者出现视神经炎或诱发癫痫。妊娠女性患者服用青霉胺对母亲及胎儿尚待确定，美国 FDA 对妊娠患者使用青霉胺的规定为 D 级（即有证据表明有风险）。

2）二巯基丙醇（BAL）：本药较古老、价廉、药源充分，但连续使用则排铜作用渐弱，终致不能纠正铜的正平衡而致症状复发。部分病者在使用本药初期，由于器官中的铜被动员入血液，引起反跳作用，使症状迅速恶化。成人日量每千克体重 2.5～5 mg，1 次或分 2 次肌注；小儿每次量 30～50 mg，每日肌注 3 次，10～14 日为 1 疗程，停药 1～2 周后可予第 2 疗程，必要时可重复数个疗程。或改为每 1～2 周肌注 1 次，每次 100～200 mg。每次肌注进针要深，消毒要严格，以防发生脓肿。每日应在注射部位热敷和红外线照射 2～3 次，避免臀部硬结。本药的副作用较多，如恶心，呕吐，头痛，全身酸痛，口唇、咽、眼、阴茎等有烧灼感，四肢末端紧缩性疼痛感或麻木，一过性血压增高或心率增快，使用时有奇臭。偶可引起急性溶血及急性肝功能衰竭。有肝功能损害者应慎用。又因注射部位疼痛，且易发生大块硬结，故不少患者难以长期使用。但也有少数患者服青霉胺疗效不佳而用 BAL 有效。一般而言，BAL 对慢性病者疗效较佳而急性病者疗效较差。

3)二巯基丁二酸钠(Na-DMS)：本药是含有双巯基的低毒高效重金属络合剂，进入人体后能与血中游离铜离子结合，还可与组织中已同酶系统结合的铜离子结合，形成解离度及毒性均低的硫醇化合物经尿排出。将本药溶于 10% 葡萄糖液 40 ml 中缓慢静注(不宜静滴)。每次 1 g，每日 1～2 次，5～7 日为 1 个疗程，可间断使用数个疗程。本药排铜效果优于二巯基丙醇，副作用较少，可有口臭、头痛、恶心、乏力、四肢酸痛、牙龈出血和鼻衄，以后两者较多见。少数有固定性药疹，皮肤紫癜，偶见溶血现象。韩咏竹等(1998)曾用该药对 28 例 WD 患者进行冲击治疗，方法是成人 1.5～2.0 g/次，儿童 0.5～1.0 g/次，加入 5% 的葡萄糖溶液 30～40 ml 稀释后静脉注射，第 1 天每 6 小时 1 次，第 2 天每 4 小时 1 次，第 3～6 天每日 4 次，每疗程 6 天，疗程间歇期为 2～4 天，共 8 个疗程，总有效率为 92.85%，症状和体征大多在用药 3～4 疗程后改善。60.7% 患者出现副反应，对症处理后消失。也可口服二巯基丁二酸胶囊，成人 4 g/d，儿童 2 g/d，分次服，4 周为 1 个疗程。

4)二巯丙磺酸(DMPS)：本药对重金属的解毒作用与 BAL 相似，但排铜效果比 BAL 强，毒性低。陈松林等(1998)用该药对 31 例 WD 患者采用大剂量冲击疗法，每次给药 5 mg/kg 静脉注射，依次为每日 6 次，1 天；每日 8 次，1 天；每日 2 次，4 天；6 天为 1 个疗程。间歇 2～4 天再行第 2 个疗程。总有效率达 83.6%。29 例患者出现一过性白细胞减少、心电图异常等，经处理未影响治疗。

5)依地酸钙钠(EDTA Na-Ca)：以短程间歇疗法为原则，长期连续使用则排铜少。静脉滴注的剂量为每千克体重 40 mg，溶于生理盐水或 5% 葡萄糖液 500 ml 中滴注，每日 1 次，连用 5～7 日，总量不超过 30 g。可连用 3～5 个疗程，每个疗程间歇数日至数周。肌内注射的剂量为每次每千克体重 12.5 mg，配成 20% 溶液，加 2% 普鲁卡因 2 ml 以减轻局部疼痛。也可口服，疗效较差，剂量为每日 2～3 g，分次服，连服 5～7 日，间歇 3～5 日再重复 1 个疗程。本药副作用较少，可有短暂头晕、恶心、关节酸痛、腹痛等。肾损害严重者慎用。

6)三乙撑四胺双盐酸盐(trientine dihydrochloride)：本药也是一种络合剂，可用以治疗因青霉胺毒性反应而停用青霉胺的 WD 患者，每次饭前口服 400～800 mg，每日 3 次，用药时间 14～24 个月，可取得良效，临床好转与尿铜排出量平行。据报道 Trien 对各型各期的患者均有效。2 例妊娠患者用本药长期治疗后所生后代未见异常。本药的副作用少，有些病例可见皮肤损害，但未见橡皮样皮病。某些患者用本药后血中铁量不足。本药缺点是药源困难，且价格昂贵。

(2)阻止肠道对铜吸收和促进排铜的药物

1)锌剂：近年来用锌剂治疗 WD 已逐渐受到重视。口服锌剂能促进肠黏膜细胞内金属巯蛋白(MT)的合成。这种蛋白对铜的亲和力大于锌。当其被锌诱导生成后，不仅可阻止外源铜的吸收，而且能与从组织进入肠黏膜的内源铜结合，然后随肠黏膜脱落排出体外，起到排铜作用。锌能够竞争性地抑制铜在肠道的吸收，使粪铜排出增加。同时 MT

又是一种羟自由基清除剂。

目前常用的口服锌剂有硫酸锌、醋酸锌、甘草锌、葡萄糖酸锌等。硫酸锌成人剂量一般是日量 $135\sim600$ mg，分 3 次服。醋酸锌的剂量按元素锌量计算，每次量为 25 mg 元素锌，每日服 4 次，可在每日 7 时、11 时、15 时及 19 时服用，服药后 1 小时内禁食以避免食物干扰锌的吸收，尽量避免进食影响锌吸收的食物，如粗纤维或含多量植物酸的食物。葡萄糖酸锌片每片 70 mg，相当含锌 10 mg，用量为 $3\sim4$ 片/次，每日 3 次，饭后服。甘草锌每片 0.25 g，相当于元素锌 12.5 mg，用量为 $2\sim3$ 片/次，每日 3 次，儿童用量为 $10\sim30$ mg/(kg·d)。锌剂具有毒性低、价廉等优点。患者经长期服用后均能获得临床症状改善，部分患者的角膜 K-F 环消失，肝铜含量下降。用锌治疗期间应经常测定血清铜、锌的水平，以调整用量。锌剂的副作用较轻，主要是消化系统症状如恶心、呕吐、腹泻、消化道出血等，也可引起唇部、四肢的麻木感和烧灼感。目前尚未见到出现高锌副作用的报道。

2)四硫钼酸胺(tetrathiomolybdate，TM)：本药早在 1957 年由 Bickel 首次试用于治疗 WD，但此后的研究多为实验性的。至 1993 年 Brewer 重新使用 TM 治疗 WD。作用机制有两种：一是 TM 在肠黏膜中形成铜与白蛋白的复合物(内源性的铜以及食物中的铜均能形成此种复合物)，后者不能被肠黏膜吸收而随粪便排出。另一是 TM 能限制肠黏膜对铜的吸收。服用后很快建立铜的负平衡，因不需诱导金属硫蛋白的生成。用法与用量是每日服 6 次，3 次在就餐时服用，每次 20 mg。另外 3 次是在两餐之间服用，剂量开始为每次 20 mg，可增加至每次 60 mg。Brewer 等所治疗的患者均在服用 TM 8 周后停用，改用锌剂维持治疗。由于过量的钼可能滞留在肝、脾及骨髓内，故不能用 TM 作维持治疗。TM 的副作用较少，主要是消化道症状如恶心、呕吐、腹泻、食欲不振。实验动物研究发现钼能抑制骨髓，并引起骨质疏松等。

(3)其他药物治疗

1)硫化钾：口服本药后使肠道的铜形成不溶性硫化铜以减少铜的吸收。常用量为每次 20 mg，每日 $1\sim2$ 次，饭后服。但本药异味较大，故难以长期服用。

2)中药治疗：祖国传统医学认为本病的临床症状属肝阴不足，肝风内动。对本病以肝风论治。可用肝豆片 1 号和肝豆汤，由大黄、黄连、姜黄、金钱草、泽泻、三七等组成。肝豆片用量是大于 14 岁者，$8\sim12$ 片/次，3 次/日；少于 13 岁者，$4\sim8$ 片/次，3 次/日，4 周为 1 个疗程。肝豆汤即上述中药煎煮成汤剂，每日 1 服。本药能促进胆汁、尿、粪的铜排泄，较安全，少数出现恶心、呕吐、腹泻，但中药的排铜作用不如青霉胺、锌剂等，单独使用常不能达到满意疗效。

4.对症治疗 肌强直可服抗胆碱能药如安坦。震颤及强直明显者可用左旋多巴或复方多巴。兴奋激动可用安定类或镇静药物。精神症状明显可用抗精神病药物。抑郁症状明显可用抗抑郁药。白细胞减少可用利血生、维生素 B_4、鲨肝醇；血小板减少可输注血小板。无论有无肝功能损害均需护肝治疗。另外也可用神经营养药。

在肝豆状核变性患者，细胞免疫和体液免疫功能均较低下，因此并发感染非常常见，而感染多不典型，碰到患者不明原因的出现症状加重和发热症状者，应该仔细寻找感染源，以采取有效的治疗措施。

5.手术治疗

（1）脾切除：对严重脾功能亢进的患者因白细胞和血小板都显著减少，经常出血，易继发感染。又因青霉胺也有降低白细胞和血小板的副作用，故患者不能用青霉胺或仅能用低剂量，达不到疗效。对于此类患者，应进行脾切除术。黄帆等(2000)对16例WD合并脾亢而行脾切除的患者进行分析和随访观察，发现全部患者在手术后1至数天内白细胞及血小板恢复正常，出血症状控制，患者能继续进行驱铜治疗，神经系统症状得到改善。结果提示脾切除是对WD患者合并脾功能亢进的重要辅助治疗措施，作者还建议对全身情况差不能耐受手术的患者，可以考虑先进行脾动脉栓塞治疗。

（2）肝移植：严重病例经各种治疗无效者，可考虑肝移植。部分患者术后临床症状、生化检验指标均有好转或恢复正常，表明肝脏在本病的发生中起重要作用。根据Schilsky等的观点，肝脏移植的主要适应证为严重和进行性肝损害，但对于一些具有难治性神经症状和仅有轻度肝功能改变的患者手术也可以成功。肝移植失败的首要原因是胆道系统排泄不良，其次是移植组织的血管栓塞以及排异反应等。移植后神经系统症状改善不一，部分患者明显改善并且治疗效果持续，这更进一步肯定了肝脏病变是原发性而脑部改变是继发性的学说。国内目前报道的肝豆状核变性患者肝移植存活最长时间是500天。

6.饮食疗法

（1）避免进食含铜量高的食物：如多种的豆类(豌豆、蚕豆、大豆、黄豆、黑豆、扁豆、青豆、红豆、绿豆)；坚果类(花生、胡桃)；蔬菜类(菠菜、茄子、葱)；瓜果类(南瓜)；薯类(芋头、山药)；蕈类(香菇及其他菇类)、软体动物(乌贼、鱿鱼、牡蛎)、贝类(蛤蜊、蛏子、淡菜、河蚌)、螺类、虾蟹类、腊肉、动物的肝和血、巧克力、可可、咖啡、蜜糖，中药的龙骨、牡蛎、蜈蚣、全蝎等。此外，小牛肉、鸡蛋等含铜量也较高，宜少食。勿用铜制的食具及用具。

（2）适宜日常摄食的含铜量低的食物：如精白米、精面、牛肉、鱼、瘦肉、鸡鸭肉、小白菜、藕、芹菜、橘子、苹果、桃子、牛奶等。

（3）高氨基酸或高蛋白饮食能促进尿铜排泄并修复脏器功能。

7.基因治疗　人们设想通过基因工程和细胞移植等手段将具有正常功能的ATP7B在体内表达，从而达到治疗的目的，目前此类研究尚在实验研究阶段。

8.对WD患者治疗的几点建议　①症状前患者可单独使用锌剂治疗，如无效则改用青霉胺；②只有肝损害而无神经损害的患者，可用锌剂合并络合剂如青霉胺治疗；③有神经症状者，青霉胺仍是初始治疗的首选药物，如四硫钼酸胺(TM)的使用经验逐渐成熟时，也可用此药与青霉胺交替治疗；④经过开始阶段的排铜后，有些医师建议用锌剂维持，但也有医师建议用青霉胺维持治疗，还有介绍用Trien作维持治疗者；⑤对暴发型肝损害或肝功能衰竭者，肝移植可能是唯一的选择；⑥病情进展快或晚期重症，可选二巯基丁二酸钠静脉注射，合并青霉胺或锌剂治疗。治疗的一个重要方面是对潜在的易患亲属中进行血清铜和铜蓝蛋白异常普查，对任何一位发现的患病患者的亲属应给予D-青霉胺以预防神经症状发生。应向患者说明治疗的必要性及停药的危险，并监测服药后的并发症。

四、病程观察及处理

（一）病情观察要点

对患者的观察包括症状体征的观察，生化指标的观察和药物不良反应的观察三方面。

1. 症状体征的观察　主要对该病引起的神经系统症状体征进行观察和全身的症状的体征进行观察，以判断治疗效果和疾病的进展情况。神经系统的症状体征主要体现在帕金森病的少动一强直症状群，张力障碍症状群和类似小脑性共济失调的症状群。主要观察患者症状和体征在治疗前后的变化，以判断治疗效果。全身的症状和体征的观察患者是否有腹水、黄疸、贫血、脾大、门脉高压等的症状和体征。

2. 实验室指标的观察　对青霉胺的治疗效果一般以血清转氨酶、血清铜、24 小时尿铜等指标来评价。血清铜随治疗而降低。使用螯合剂驱铜治疗后 24 小时尿铜在治疗初期增高，以后逐渐下降。用驱铜药治疗期间约每 2 周测定 1 次 24 小时尿铜量，可作为调整治疗药物的指标之一。因为疾病本身和青霉胺均可造成血液系统的损害如白细胞减少、血小板减少、再生障碍性贫血、急性淋巴细胞性白血病等，因此应定期进行血常规的监测。密切注意和监测患者肝功能能的改变，肝功能检查多不正常；部分患者有黄疸；其他肝功能衰竭的体征可出现在疾病的晚期，这时血氨升高、增加饮食蛋白可使症状恶化。部分患者有持续性氨基酸尿症，这反映出肾小管功能异常，应定期为患者检查肾功能的改变。无论有无肝脏症状的 WD 患者均需进行 B 型超声波检查，常可发现肝损害，主要是肝硬化改变，也常发现脾肿大。

最近有学者指出，血清锌和 24 小时尿锌的含量是评价青霉胺疗效及最适宜剂量的重要指标，因青霉胺是一种非特异性的金属络合剂，除了能排铜以外，也能将锌从体内排出。由于其与铜的结合常数大于锌，在治疗开始时，体内有大量铜的患者排铜大于排锌。随着大量铜排出后，原来结合常数较低的锌成为被结合最多的金属大量排出。所以青霉胺治疗期间，测定尿锌可评估疗效以及作为调整青霉胺最适宜剂量的指标。如果患者所服用的剂量是有效的，那么再加大剂量时只见尿锌增加，并不伴随尿铜增加；如果增加青霉胺后提高了尿铜排泄，这说明还需加大剂量来维持疗效。

3. 药物副作用的监测　大约 10% 的患者不能耐受青霉胺，长期应用青霉胺的主要问题是其副作用。副作用多出现在使用大剂量时，改用维持量后副作用可消失。也有 1/4 患者在服药第一、二周内出现副作用，少数患者对本药产生过敏反应，多在用药后 5～10 日出现，这两种情况均可在短期停药后消失，然后再从小剂量开始。青霉胺副作用包括：①常见副作用是恶心、呕吐、食欲不振、皮疹、发热、淋巴结肿大、关节病；②血液系统的损害，如白细胞减少、血小板减少、再生障碍性贫血、急性淋巴细胞性白血病；③自身免疫性疾病，如类风湿性关节炎、肾病综合征、红斑狼疮、甲状腺炎、重症肌无力、多发性肌炎等，少见的还有 Stevens-Johnson 病和淋巴瘤等；④长期用药还可出现罕见的副作用，如皮肤脆弱易擦伤，橡皮样皮病，味觉缺乏等；⑤维生素 B_6 缺乏。青霉胺是维生素 B_6 的抗代谢剂，长期服用使维生素 B_6 从尿中大量排出，引起维生素 B_6 缺乏症，严重者出现视神经炎或诱发癫痫。

（二）处理

对严重脾功能亢进的患者因白细胞和血小板都显著减少，经常出血，易继发感染。又因青霉胺也有降低白细胞和血小板的副作用，故患者不能用青霉胺或仅能用低剂量，达不到疗效。对于此类患者，应进行脾切除术。

预防青霉胺的副作用主要是密切观察患者用药后的反应，定期检查血液和尿液、肝肾功能等。每日口服维生素 B_6 30～50 mg，并用小剂量激素治疗常可减轻副作用。

（董建民、任宪雷）

第二节　肝豆状核变性的中医探索

肝豆状核变性（HLD），又名 Wilson 病（Wilson's disease，WD），是一种以铜代谢障碍为特征的常染色体隐性遗传疾病。西医主要采用铜络合剂进行驱铜治疗，因治疗手段单一、不良反应大，许多患者在驱铜治疗后病情恶化而受到限制。大量的临床研究显示，中医药治疗肝豆状核变性可以获得较好的临床效果，且副作用小，不失为一种有效手段。中医虽无肝豆状核变性病名的记载，但根据其临床表现，可归属于"肝风""颤病""积聚""水肿""痉病""狂病"等病范畴。由于本病铜离子在各脏器沉积的先后不同和数量不一，临床可出现多种多样的临床表现，如肢体震颤、扭转痉挛、言语含糊、流涎不止、精神障碍、肝脾肿大、腹水等。

一、病因病机

（1）禀赋不足，铜毒内生：本病为常染色体隐性遗传的单基因病，中医认为先天不足是引起本病的根本原因，情志失调、饮食不节、劳倦内伤等可诱发和加重本病。发病以青少年、儿童多见，患者同胞中常有发病，多起病缓慢，逐渐加重。临床前期或早期多以肝肾不足、气血亏虚为主。肾为先天之本，先天禀赋不足导致肾的开合失司是引起铜毒内聚的重要原因。众所周知，铜是维持机体正常生理功能所必需的微量元素，但过量摄入或体内代谢障碍，蓄积体内均会对机体造成伤害。此外，铜毒外泄无路也是导致铜毒内聚的重要原因，其中肾脏功能失调在其中扮演着重要角色。中医认为肾主二便，人体内 95%的铜是从胆汁经大便排泄，5%经由尿液、汗液、唾液排泄，而体内不论是毒邪还是废用物质，皆由二便排出，故病由毒邪所致者，应导邪以出路。因此，铜毒内聚也与肾主二便功能失常密切相关。现代研究认为，肝豆状核变性患者铜的吸收和排泄存在异常，铜在组织细胞的分布及特异性铜运输和贮存蛋白表达也存在异常。涉及胆道排泄减少、铜蓝蛋白合成障碍、溶酶体缺陷和金属硫蛋白基因或调节基因异常。其中 WD 基因突变是其发病的关键原因，而禀赋不足是铜毒内聚的基本成因。

（2）铜浊邪毒，酿生湿热：铜浊毒邪贯穿于肝豆状核变性发生、发展和变化的整个病变过程，决定着其发生、发展及转归，铜浊毒邪是肝豆状核变性特有的病情发展演变规律的物质基础。铜毒郁久，酿生湿热，湿浊、痰湿、热邪既是病理产物又是隶属于"毒邪"的致病因素。铜毒伤脾，脾失运化，湿浊内生，蕴而化热，临床可见口中臭秽、口苦口腻、便秘、心烦易怒、食欲低下、巩膜黄染、小便短赤、脘腹胀闷、腹大如鼓、下肢水肿、舌质红、苔黄或黄腻、脉弦或弦滑等症，其病机均为铜毒内聚、湿热内蕴所致。

（3）火热燔灼，引动肝风：肝豆状核变性患者常表现有肢体震颤、手足蠕动、步履艰难，甚至四肢强直挛缩、言语含糊等肝风症状。《内经》云："诸逆冲上，皆属于火；

诸痉项强，皆属于湿。"火热燔灼是导致肝风内动的常见病机。中医认为肾为先天之本，先天禀赋不足是引起铜毒的根本原因，铜毒内聚，蕴生湿热，热极生风，肝主风，阳主动，此木气太过而克脾土，脾主四肢，四肢者，诸阳之末，风淫易侵而致震颤诸症。正如《证治准绳·杂病》指出的是由于肝木乘土、化火生风鼓动四肢而致，而且认为手足动而头不动则是由于内风散于四肢而引起。火热内盛，熏蒸燔灼，消耗津液，筋脉失荣；鼓动阳气，妄而不宁，由是产生热极生风证。《圣济总录·肝藏门》说"夫肝实则生热，热则阳气盛"；"颈直背强，筋急，不得屈伸"。《吴中珍本医籍四种·柳宝诒医论医案》认为"木郁则化火，火郁则生风，此实症也"。刘渡舟教授提出"凡人七情过极，五志之火内发；或日嗜脂甘，纵情酒色，阴气先伤，阳气独盛。阳气盛则化火动风，或化湿生痰，上冲头目，使人昏倒，肢体不用，或半身不遂"，阐明了阳盛化火动风的病机。热邪伤阴，水亏木旺，包括阴虚风动和血虚风动。热病或久病，耗损阴血，肝失所养，筋脉失荣，则筋急生风。《临证指南医案·中风》指出"凡肾液虚耗，肝风鸱张，身肢麻木，内风暗袭"；"肝主肾液内枯，阳扰内旋乘窍"。秦伯未《谦斋医学讲稿》指出："肝风是纯粹一种虚象，不仅肝血虚，肾阴亦虚。"临床表现为肢体震颤、肌张力障碍、舞蹈样动作、运动障碍或步行障碍。

（4）痰瘀互结，形成癥积：痰瘀相关说最早始于《黄帝内经》。《灵枢·邪客》云"营气者，泌其津液，注之于脉，化以为血"，一语道出生理上"津血同源"的观点。而在病理变化中，痰来自津，瘀本乎血，津聚液停形成痰饮，血滞血留而为瘀血。肝豆状核变性的后期痰瘀多同时出现，导致病情缠绵难愈。著名温病学家叶天士就曾阐述久病入络的本质在于痰瘀胶着。肝硬化是肝豆状核变性的临床常见顽症之一，其主要因湿热、铜毒之邪侵袭，加之患者肝郁或素体脾虚的潜在因素，致使机体不能鼓邪外出，以致湿热铜毒留滞体内而发病。湿为有形之邪，易阻滞气机，气滞则津聚成痰，血滞为瘀；热则炼液为痰，煎血成瘀。肝郁则疏泄失权，气机壅滞，气壅不通，血壅不流，遂为瘀血。脾虚湿困，运化失常则致津液内停，聚为痰饮。湿热内停，阻困中焦，痰瘀互结，致使肝失条达，气滞血瘀，临床表现为水湿内停，症见腹胀如鼓，按之坚满，或如蛙鼓，脘闷纳呆，恶心欲吐，小便短少，大便溏薄，苔白腻或薄白，脉细弱；或瘀血阻络，症见腹大坚满，按之不陷而硬，腹壁青筋暴露，胁腹钝痛，肋下痞块、面色黧黑或晦暗，唇色紫褐，大便色黑，小便短赤，舌质紫红有瘀点、瘀斑，舌下静脉怒张，苔薄黄腻，脉细涩。总之，本病为遗传性铜代谢障碍疾病，病位起于肾，累及肝。肾为先天之本，《素问·灵兰秘典论篇》记载"肾者，作强之官，伎巧出焉"，肾主骨、生髓、上通于脑，《灵枢·海论》指出"脑为髓之海"。可见，肝豆状核变性神经系统损害导致的运动障碍和精神行为异常均与肾有关。中医认为，肝肾同源，肾病常累及于肝，若肝肾阴虚，既可引起肝风内动，又可引起腰膝酸软、面色晦暗、形体消瘦、潮热心烦、失眠多梦、鼻衄齿衄、舌红绛而干或光剥、脉细数无力。若久病阴损及阳，导致脾肾阳虚，可见胁腹胀满、脘痞纳少、面色萎黄或苍白、神疲乏力、下肢浮肿、舌淡胖、苔白滑、脉沉细无力。中医认为，肝豆状核变性的发生虽然以虚为主，但亦往往可因虚而致实，这就形成了本病"本虚标实""虚实夹杂"的致病特点。本虚主要表现为肝肾阴虚，或阴损及阳导致脾肾阳虚，标实主要表现为铜毒湿热、痰瘀互结、肝气郁结。

二、辨证论治

中医药在治疗肝豆状核变性中显示出较强的特色与优势。中药驱铜作用优势表现在：中药不仅能从小便排泄体内蓄积的铜离子，而且能部分重建正常的胆道排铜途径和功能，后者是西医驱铜药无法做到的。中药毒副作用小，除驱铜作用外，还有一定的保肝护脑等综合作用，显示出中药治疗肝豆状核变性的多途径、多靶点、多系统作用的整体优势。此外，中药除对肝豆状核变性运动症状有改善作用外，对非运动症状的改善也有很好的疗效，因而受到临床重视并得到较好应用。肝豆状核变性的首发症状及其临床表现差别较大，但并非无规律可循，临床上除对常见的证型开展固定方药治疗外，还应根据患者临床其他表现进行中医辨证，并在此基础上遣方用药。可以说辨证论治仍然是肝豆状核变性临床诊疗中必须遵守的原则和核心内容，体现着中医药治疗的优势所在。肝豆状核变性以热毒、痰、瘀为主要病理因素，湿热内蕴、痰瘀互结为最常见的证候，同时可有肝气郁结、肝肾阴亏、脾肾阳虚等不同中医证型。湿热内蕴、痰瘀互结可引动肝风和癥积，同时随着疾病的发展，可演变为"颤病""黄疸"等。肝豆状核变性临床常表现有以下几个类型。

(1)湿热内蕴型。临床表现为手足颤抖，言语含糊，行走困难，启步艰难，肢僵挛缩，口涎不止，口苦或臭，头目昏眩，纳谷不馨，腹胀痞满，尿赤便结，鼻衄齿衄，黄疸水鼓，舌质偏红或红，舌苔黄腻，脉弦滑数。治当予以具有清热化湿、通腑利尿功效的肝豆汤加减。

(2)痰瘀互结型。临床表现为言语謇涩，肢体抖动，屈伸不利，表情呆板，反应迟钝，泛恶流涎，胸脘痞满，纳呆，便秘，胁下积块，触按疼痛，肌肤甲错，舌质暗淡或有瘀斑，苔薄腻，脉弦滑。治当予以具有化痰祛瘀、活血散结功效的肝豆灵片加减。

(3)肝气郁结型。表现为精神抑郁，反应迟钝，表情呆滞，或性情异常，急躁易怒，哭笑无常，肢体抖动，步态不稳，语言含糊，饮水呛咳，头昏且胀，胸胁或少腹胀闷窜痛，脘闷纳呆，舌质淡红，苔白，脉弦。当用疏肝理气解郁之柴胡疏肝散加减。

(4)肝肾阴亏型。表现为肢体抖动，手舞足蹈，膝挛趾收，躯体扭转，步履蹒跚，酸楚频作，呆傻愚笨，言语含糊，腰酸腿软，头晕目眩，口咽干燥，五心烦热，盗汗，便秘，舌干红，少苔，脉弦细数。治以左归丸加减，以滋补肝肾、育阴息风。

(5)脾肾阳虚型。症见腹大胀满，纳呆，便溏，腹痛绵绵，喜温喜按，畏寒神倦，四肢不温，面色白光白，遍身不泽，口淡不渴，肢体浮肿，小便短少，舌淡胖，苔白滑，脉沉迟无力。应用济生肾气丸以温补脾肾、化气行水。总之，肝豆状核变性临床表现虽复杂多样，但最多见"肝风"和"癥积"二病，其病因病机主要有禀赋不足、铜毒内生、铜浊邪毒、酿生湿热，火热燔灼、引动肝风，痰瘀互结、形成癥积。治疗上应当清热化湿、通腑利尿和化痰祛瘀、活血散结，在此基础上根据临床表现不同予以疏肝理气解郁、滋补肝肾、育阴息风以及温补脾肾、化气行水，方能缓解临床症状，修复形质损伤。经过长期大量研究，我们发现湿热内蕴、痰瘀互结是其最为常见的证候类型，在此基础上形成了治疗较为固定的院内协定方和院内制剂，取得了较好的临床疗效，值得进一步研究并推广应用。

(董建民)

第十章　重症肌无力

第一节　重症肌无力

重症肌无力(myasthenia Gravis，MG)是由乙酰胆碱受体抗体介导、细胞免疫依赖性、补体参与的自身免疫性疾病，病变主要累及神经、肌肉接头处突触后膜上乙酰胆碱受体。临床特征为受累骨骼肌易于疲劳，并在活动后加重，经休息和服用抗胆碱酯酶药物后症状减轻和缓解。患病率约为人口的每10万人中5例。

一、病因及发病机制

自身免疫性疾病多发生在遗传的基础上，本病发生的原因，多数认为与胸腺的慢性病毒感染有关。遗传为内因，感染可能为主要的外因。

正常人体中，乙酰胆碱受体有它自然的形成、脱落和代谢的过程，这个过程亦可能产生一定的抗体，但由于乙酰胆碱受体脱落与新生乙酰胆碱受体替补的平衡，机体并不发生疾病。在病毒感染的情况下，机体对乙酰胆碱受体脱落的自身代偿能力和耐受力发生了改变，使正常的生理过程过分扩大而产生疾病。其次，病毒表面与乙酰胆碱之间存在的共同抗原—抗病毒抗体的产生，导致交叉免疫反应。第三，病毒感染胸腺，使胸腺中的肌样上皮细胞及其他细胞表面的乙酰胆碱受体致敏，产生抗乙酰胆碱受体抗体。然而这三种因素仅导致一部分人发病，可能是与机体的遗传因素有关。

重症肌无力不仅损害横纹肌神经-肌肉接头处，还累及身体的许多部位，是一个广泛的自身免疫性疾病，其证据有：①癫痫发作和脑电图异常。癫痫的发病率在本病患者较正常人明显升高，血中既可测出抗肌肉的 AchRab，也可测出抗脑的 AchRab。部分患者发现脑电图有发作性弥漫性慢波或尖慢波。②睡眠时相障碍。主要表现在快相眼动期的异常。③记忆力障碍，可随病情的好转而随之改善。④精神病学方面障碍。可伴发精神分裂症、情绪异常、情感和个性改变等。⑤锥体束征阳性，随病情好转病理反射也消失。⑥易合并其他自身免疫性疾病，如甲状腺功能亢进等。

二、病理学

肌纤维改变均无特异性，可有局限性炎性改变，肌纤维间小血管周围可见淋巴细胞集结，称为淋巴漏，同时有散在的失神经性肌萎缩。在神经肌肉接头处终板栅变细、水肿和萎缩。电镜下可见突触间隙增宽、皱褶加深、受体变性。胸腺淋巴小结生发中心增生是常见的，部分患者伴发胸腺瘤。

三、临床表现

女性多于男性，约 1.5：1。各种年龄均可发病，但多在 20～40 岁之间。晚年起病者则以男性较多。主要表现为骨骼肌的无力和易疲劳性，每天的症状都是波动性的，休息后减轻，活动后加重，晨轻暮重。整个病程常常也有波动。疾病早期常可自发缓解，晚期的运动障碍比较严重，休息后也不能完全恢复。最常受累的肌群为眼外肌，表现为眼睑下垂、复视、眼球活动障碍。面部表情肌受累出现表情障碍、苦笑面容、闭眼示齿均无力。咀嚼肌及咽喉肌无力时，表现咀嚼和吞咽困难、进食呛咳、言语含糊不清、声音嘶哑或带鼻音。四肢肌群尤其近端肌群受累明显，表现上肢不能持久上抬、梳头困难、走一段路后上楼梯或继续走路有困难。颈肌无力者，头部倾向前坠，经常用手扶托。呼吸肌群受累，早期表现用力活动后气短，严重时静坐或静卧也觉气短、发绀，甚至出现呼吸麻痹。偶有影响心肌，可引起突然死亡。个别患者伴有癫痫发作、精神障碍、锥体束征，认为是 AchRab 作用于中枢神经系统所致。

重症肌无力按改良 Osserman 分型法分为：

Ⅰ型（眼肌型）：单纯眼外肌受累。

Ⅱa 型（轻度全身型）：四肢肌肉轻度受累，常伴有眼外肌受累，生活能自理。

Ⅱb 型（中度全身型）：四肢肌群中度受累，眼外肌受累，有咀嚼，吞咽及讲话困难，生活自理有一定的困难。

Ⅲ型（重度激进型）：急性起病，进展快，多于起病数周或数月内出现延髓麻痹、呼吸麻痹，常有眼外肌受累，生活不能自理。

Ⅳ型（迟发重症型）：多在两年内逐渐由Ⅰ、Ⅱa、Ⅱb 型发展到延髓麻痹和呼吸麻痹。

Ⅴ型（肌萎缩型）：指重症肌无力患者于起病后半年，出现肌萎缩。

植物神经症状：重症肌无力患者伴有植物神经症状约占 1%，主要表现：①一侧瞳孔散大。②唾液分泌过盛。③小便潴留或困难。④腹痛、腹泻，均在肌无力症状加重时出现。⑤大便困难。⑥呕吐，可以频繁呕吐为首发症状，继之出现四肢无力。上述症状均应用皮质类固醇治疗后改善、消失。

短暂新生儿重症肌无力为一种特殊类型。女性患者，无论病情轻重，所生的婴儿约10%有暂时全身软弱、哭声微弱、吸吮无力、上睑下垂、严重者有呼吸困难。经救治后，皆在一周后到三个月内痊愈，此因患者母体的 AchRab 经胎盘输入婴儿所致。

重症肌无力危象是指急骤发生呼吸肌严重无力，出现呼吸麻痹，不能维持正常换气功能，并可危及患者生命，是该病死亡的常见原因。危象可分为：

（一）肌无力危象为疾病发展的表现

多因感染、分娩、月经、情绪抑郁、漏服或停服抗胆碱酯酶药物，或应用呼吸抑制剂吗啡、神经-肌肉阻断剂如庆大霉素而诱发。有上述诱因者，静脉注射腾喜龙 2～5mg，肌无力症状有短暂和明显的好转。

（二）胆碱能危象

为抗胆碱酯酶药物过量，使终板膜电位发生长期去极化，阻断神经-肌肉传导。多在 1 小时内有应用抗胆碱酯酶药物史，除表现肌无力症状外，尚有胆碱能中毒症状，表现为瞳孔缩小、出汗、唾液增多、肌束颤动等胆碱能的 M 样和 N 样副作用。腾喜龙试验出现症状加重或无改变，而用阿托品 0.5mg 静脉滴注，症状好转。

（三）反拗危象

主要见于严重全身型患者，多在胸腺手术后、感染、电解质紊乱或其他不明原因所引起，药物剂量未变，但突然失效。检查无胆碱能副作用征象，腾喜龙试验无变化。

重症肌无力患者仅有上述的肌力障碍。体格检查无其他异常，个别患者可有肌肉萎缩或锥体束征。

四、实验室检查

(一)肌电图检查

1.重复电刺激试验　对四肢肌肉的支配神经应用低频或高频刺激，都能使动作电位幅度很快地降低10％以上者为阳性。

2.单纤维肌电图　是用特殊的单纤维针电极通过测定"颤抖(Jitter)"研究神经-肌肉接头的功能。重症肌无力的患者颤抖增宽，严重时出现阻滞，是当前诊断重症肌无力最为敏感的电生理手段。检测的阳性率，全身型约为77％～100％，眼肌型为20％～67％，不仅可作为重症肌无力的诊断，也有助于疗效的判断。

3.微小终板电位　此电位下降，平均为正常人的1/5。

4.终板电位　终板电位降低。

(二)血液检查血中 AehRab 阳性

但也有少数患者该抗体检查为阴性。白细胞介素Ⅱ受体(IL-2R)水平明显增高，并可作为疾病活动性的标志，尤以ⅡB、Ⅲ、Ⅳ型为著。T-N胞增殖与疾病程度成正比。活动期患者血清中补体含量减少，且与临床肌无力的严重度相一致。

(三)免疫病理学检查

诊断有困难的患者，还可作神经.肌肉接头处活检，可见突触后膜皱褶减少、变平坦和其上乙酰胆碱受体数目减少。

(四)胸腺的影像学检查

5％～18％有胸腺肿瘤，70％～80％有胸腺增生，应常规作胸部正、侧位照片或加侧位断层提高检出率。纵膈CT阳性率可达90％以上。

五、诊断

根据临床上好发肌群的无力现象，同时有晨轻暮重、休息后减轻、活动后加重的特点，又没有神经系统其他阳性体征，则可考虑这个诊断。对有疑问的病例，可作下列辅助试验。

1.肌疲劳试验使可疑病变的肌肉反复地收缩，如连续作举臂、眨眼、闭目动作，则肌无力症状不断加重，而休息后肌力又恢复者为阳性。

2.药物试验

(1)腾喜龙试验：静脉注射腾喜龙2mg，如无反应，则再静脉注射8mg，一分钟内症状好转为阳性。

(2)新斯的明试验：肌内或皮下注射新斯的明0.5～1mg，30～60分钟内症状减轻或消失为阳性。

3.本病应与下列疾病相鉴别

(1)脑干或脑神经病变：此类疾病无肌疲劳的特点，新斯的明试验阴性，常有瞳孔改变、舌肌萎缩、感觉障碍和锥体束征。

（2）急性感染性多发性神经根神经炎：发病较急，有神经根痛症状，脑脊液蛋白-细胞分离现象，无肌疲劳的特点，新斯的明试验阴性。

（3）突眼性眼肌麻痹：为甲状腺功能亢进的并发症，有甲状腺肿大、突眼、心率加快等症状，可作同位素和甲状腺功能检查不难鉴别。

（4）Lambert-Eaton 综合征：又称类重症肌无力，为一组自身免疫性疾病。男性患者多于女性，常见于 50～70 岁，约 2/3 患者伴有癌肿，尤其是小细胞癌。其肌无力主要表现在肢体近端，较少侵犯眼外肌和延髓所支配的肌肉，肌肉活动后也易疲劳，但如继续用力活动数秒，肌力却可获得暂时的改善。肌电图示单个电刺激的动作电位波幅低于正常，而高频电刺激时，波幅明显增高。用抗胆碱酯酶药物无效，而切除肿瘤后症状可改善。

六、治疗

治疗原则包括①提高神经.肌肉接头处传导的安全性：主要是应用胆碱酯酶抑制剂，其次是避免用乙酰胆碱产生和(或)释放的抑制剂。首选抗生素为青霉素、氯霉素和先锋霉素等。②免疫治疗：胸腺摘除、胸腺放射治疗和抗胸腺淋巴细胞血清等。肾上腺皮质类固醇、细胞毒药物、抗淋巴细胞血清的超胸腺免疫抑制疗法。血浆交换和大剂量免疫球蛋白输入。③危象的处理：要根据不同的危象进行救治，并保持呼吸道通畅，积极控制肺部感染，必要时应及时气管切开，正压辅助呼吸。

1. 胆碱酯酶抑制剂(cholinesterase inhibitors, CHEI)　能抑制胆碱酯酶对乙酰胆碱的降解，使乙酰胆碱增多，肌力获一过性改善。适用除胆碱能危象以外的所有的重症肌无力患者。长期使用会促进 ACHR 的破坏，特别在抗乙酰胆碱抗体存在的情况下，这种破坏作用更大，故长期用药弊多利少。晚期重症患者由于 ACHR 严重破坏，常可出现耐药性。胆碱酯酶抑制剂有毒蕈碱样(M)和烟碱样(N)两方面副作用。

M-胆碱系作用，轻者出现腹痛、胀气、腹泻、恶心、呕吐、流涎、肌抽动、瞳孔缩小等。重者可因心跳骤停、血压下降而导致死亡。

N-胆碱系作用，轻者表现为肌束震颤，重者可因脑内胆碱能神经元持续去极化传导阻滞而表现为不同程度的意识障碍。

（1）吡啶斯的明(mestinon, pyridostigmine bromide)：起效温和、平稳、作用时间较长(2～8 小时)和逐渐减效，口服 2 小时达高峰，蓄积作用小。对延髓支配的肌肉无力效果较好。最近有学者报告用雾化吸入治疗，对吞咽困难有良好疗效且副作用少。

糖衣片含 60mg，口服 60～180mg，每日 2～4 次，病情严重者可酌情加量。对于婴儿和儿童的剂量是 1mg/kg，每 4～6h 一次，实际剂量还可按临床反应来变化。糖浆制剂 60mg/5ml，易于婴儿和儿童服用。缓释片剂 180mg/片，睡前服为佳，而白天服用易影响吸收率。

副作用很缓和，一般无需加用阿托品，因会加强吗啡及其衍生物和巴比妥类的作用，合并应用时须注意。个别患者有腹痛不能耐受，可减量或用小剂量阿托品对抗其 M-胆碱系副作用。

（2）新斯的明：对肢体无力效果好。甲基硫酸新斯的明溶液稳定性好，供注射，一般用 0.5mg。口服后大部分于肠内破坏，只有未被破坏的部分才被吸收，故口服的有效剂量为注射剂量的 30 倍，常用溴化新斯的明 15mg。

溴化新斯的明口服约 15 分钟起效，30～60 分钟作用达高峰，持续约 2～6 小时，其后迅速消失，故日量及每 2 次用药的间期需因人而异。自 135mg/d 至 180mg/d，常用 150mg/d，每日 3 次至 2 小时一次，可在进餐前 15～30 分钟口服 15mg。若静脉注射新斯的明有时可致严重心动过缓，甚至心跳骤停，应尽量避免静脉滴注。

(3)美斯的明(mytelase)：15mg/片，作用一般持续 4～6 小时，副作用小。

2.肾上腺皮质激素免疫抑制作用，主要抑制自体免疫反应，对 T 细胞抑制作用强，而 B 细胞抑制作用弱。使细胞减少，增多。抑制乙酰胆碱受体抗体合成，使神经-肌肉接头处突触后膜上的乙酰胆碱受体免受或少受自身免疫攻击所造成的破坏。早期使病情加重，其机制可能是对神经-肌肉接头处传递功能的急性抑制，并使血中乙酰胆碱受体抗体增高，如同时配合血浆交换可对抗之。适用于各型重症肌无力，特别是胸腺切除前后，对病情恶化又不宜于或拒绝作胸腺摘除的重症肌无力患者，以及小儿型、眼型的患者更应首选。治疗的有效率达 96%，其中缓解和显效率 89%，对 40 岁以上的患者疗效最好，至少应用 6 个月仍无改善才可认为无效。

(1)冲击疗法：适应于住院患者的危重病例、已用气管插管和人工呼吸机者、为争取短期内取得疗效者。实验证明，甲基泼尼松龙在泼尼松结构上引入 1、2 双键，6 位再入甲基，使其作用比泼尼松强 10 倍及半衰期延长。可在冲击治疗后迅速减少剂量而易于撤离，缩短激素治疗时间。

方法：甲基泼尼松龙 1000mg/d，静脉滴入，连续 3～5 天。改地塞米松 10～15mg/d，静脉滴入，连续 5～7 天后，可酌情继续用地塞米松 8mg/d，5～7 天，若吞咽有力或病情稳定，停用地塞米松，改为泼尼松口服 100mg/d，每晨顿服。症状基本消失时，每周减 2 次，每次减 10mg，减至 60mg/d 时，每次减 5mg。减至 40mg/d 时，开始减隔日量，每周减 5mg，如 1、3、5、7 服 40mg，隔 13 的 2、4、6 服 35mg，而下一周隔日量减为 30mg，依次类推，直至隔日量减为 0。以后每隔一天晨顿服 40mg，作为维持量，维持用药一年以上，无病情反复，可以将维持量每月减 5mg，直到完全停用。若中途有病情反复，则需随时调整剂量。若胸腺摘除术后，则一般需要用维持量(隔日晨顿服，成人 40～60mg；儿童 2.5mg/kg)2～4 年。

(2)一般疗法：适用于 I、IIa、V 型的门诊治疗，或胸腺手术后复发，症状表现如 I 型或 IIa 型及 IIb 型病情稳定期，胸腺摘除术术前治疗。

方法：成人经确诊后，给予泼尼松 60～80mg，儿童 5mg/kg，隔日晨顿服，直至症状基本消失或明显好转开始减量，每 1～2 月减 5mg。I 型患者通常用一年左右可停药；IIa 型用药至少一年以上，如减药时症状反复，还需调整到能控制病情的最小剂量，待症状再次消失或基本消失，每 2 个月减 5mg 至停药；胸腺瘤术后用维持量同(1)；IIb 型在生活可基本自理时，每 2～3 个月减 2～5mg，至完全停药；胸腺摘除术前治疗，如为胸腺增生，用药 2 个月以上症状改善即可尽快减量，每周减 10～20mg，停药后手术。胸腺瘤患者，用药 1～2 月，症状有无改善均须尽快手术。也有学者主张，胸腺瘤术前不用激素治疗。

副作用：约有 66% 的患者有不同程度的副作用，主要有向心性肥胖、高血压、糖尿病、白内障、骨质疏松、股骨头无菌性坏死、精神症状、胃溃疡。可与 H_2 受体拮抗剂，如雷尼替丁等合用。甲基泼尼松龙冲击治疗的副作用甚少且轻，对症处理易于缓解。氯化钾口服可改善膜电位，预防骨质疏松和股骨头无菌性坏死可给予维生素 D 和钙剂，后者还有促进乙酰胆碱释放的作用。为促进蛋白合成，抑制蛋白分解，可给予苯丙酸诺龙。

3. 免疫抑制剂

(1)环磷酰胺：大剂量冲击疗法主要抑制体液免疫，静脉点滴 1000mg/次，5 日 1 次，连用 10～20 次，或 200mg/次，每周 2～3 次，总量 10～30g。小剂量长期疗法主要抑制细胞免疫，100mg/d 服用，总量 10g。总量越大，疗程越长其疗效越好，总量达 10g 以上，90％有效；达 30g 以上，100％有效。疗程达 3 年可使 100％患者症状完全消失，达到稳定的缓解。适用于对皮质类固醇疗法无效、疗效缓慢、不能耐受或减量后即复发者，以及胸腺切除术效果不佳者。当血白细胞或血小板明显减少时停用。

(2)硫唑嘌呤：抑制 DNA 及 RNA 合成，主要抑制 T 细胞的功能。儿童 1～3mg/(kg·d)，连用 1～数年。成人 150～200mg/d，长期应用。适应证与环磷酰胺相同。副作用常见：脱发、血小板及白细胞数减少。

(3)环孢素(cyclosporine)：主要影响细胞免疫，抑制 TH 细胞的功能。口服 6mg/(kg·d)，以后根据药物的血浆浓度(维持在 400～600pg/L)和肾功能情况(肌酐 ≤176μmol/L)调节药物剂量，疗程 12 个月，2 周可获改善，获最大改善的时间平均 3 个月。副作用有恶心、一过性感觉异常、心悸、肾中毒等。60 岁以上，有高血压史，血清肌酐达 88～149.6μmol/L 者有引起肾中毒的危险，应慎用。

(4)VEP 疗法：即长春新碱、环磷酰胺、氢化泼尼松联合疗法。主要利用其抗肿瘤作用和免疫抑制作用，可适用于伴胸腺肿瘤而不适于手术治疗的患者。

4. 血液疗法

(1)血浆交换疗法：能清除血浆中抗 AchR 抗体及免疫复合物，起效迅速，但不持久，疗效维持 1 周～2 个月，之后随抗体水平逐渐增高而症状复现。适用于危象和难治型重症肌无力。具体方法，取全血，分离去除血浆，再将血细胞与新鲜的正常血浆或其他交换液一起输回，每 2 小时交换 1000ml，每次换血浆量 2000～3000ml，隔日一次，3～4 次为一疗程。如与类固醇皮质激素等免疫抑制剂合用，取长补短，可获长期缓解。

(2)大剂量静脉注射免疫球蛋白：免疫抑制剂和血浆交换疗法的副作用为人们提出需要一种更有效和更安全的治疗。单独应用大剂量免疫球蛋白治疗的 65％患者在 2 周起效，5 日一疗程，总剂量为 1～2g/kg 或每日 400mg/kg，静脉注射，作为缓解疾病进程起到辅助性治疗的作用。其副作用轻微，发生率 3％～12％，表现为发热、皮疹、偶有头痛，对症处理可减轻。

(3)免疫吸附疗法：采用床边血浆交换技术加上特殊的免疫吸附柱(有一次性的，也有重复的)，可以有效的祛除患者血浆中的异常免疫物质，常常获得奇效。该疗法最大的好处是不需要输注正常人血浆。

5. 胸腺治疗

(1)胸腺手术：一般术后半年内病情波动仍较大，2～4 年渐趋稳定，故术后服药不得少于 2～4 年，5 年 90％有效。手术能预防重症肌无力女性患者产后发生肌无力危象。病程短，病情轻，尤其胸腺有生发中心的年轻患者的疗效较好。恶性胸腺瘤者疗效较差。

(2)胸腺放射治疗：其机制与胸腺摘除相似，但其疗效不肯定，且放射治疗易损伤胸腺邻近组织，副作用较大。

6.危象的急救　重症肌无力危象，是指重症肌无力患者本身病情加重或治疗不当引起吞咽和呼吸肌的进行性无力，以至不能排出分泌物和维持足够的换气功能的严重呼吸困难状态，是临床上最紧急的状态，往往需要气管切开，并根据不同的危象采取相应的措施。

(1)肌无力性危象：一旦确诊即给新斯的明 1mg，每隔半小时肌内注射 0.5mg，好转后逐渐改口服适当剂量。肌无力危象多因感染诱发或呼吸困难时气管分泌物潴留合并肺部感染。

(2)胆碱能性危象：静脉注射阿托品 2mg，根据病情可每小时重复一次，直至出现轻度阿托品化现象时，再根据腾喜龙试验的反应，开始给新斯的明，并谨慎地调整剂量。

(3)反拗性危象：应停用有关药物，给予人工呼吸和静脉补液。注意稳定生命体征，保持电解质平衡。2～3 天后，重新确立抗胆碱酯酶药物用量。

首选甲基泼尼松龙的冲击疗法。因有辅助呼吸，激素使用早期出现无力加重现象也可继续用。有强调合用环磷酰胺的积极意义。血浆置换法在危象抢救中也有疗效显著、起效快的优点。有学者首先主张早期气管切开，正压式辅助呼吸，同时减用以至停用胆碱酯酶抑制剂(ChEI) 72 小时，称"干涸"疗法，同时加用激素等免疫抑制疗法，效果显著。胆碱能危象时停用所有药物，大约经过 72 小时所有的药物毒性作用可消失。故在控制呼吸的情况下，无需用腾喜龙试验来判断，使得三种危象的鉴别诊断、治疗都变得简单、方便。有利于赢得抢救的时机，提高成功率。同时须精心护理与增强体质，保证患者有足够的营养，防止水电解质和酸碱平衡紊乱。

7.避用和慎用的药物　对于影响神经肌肉接头传递功能、降低肌细胞膜兴奋性或抑制呼吸的药物，如新霉素、卡那霉素、多黏菌素、奎宁、吗啡、哌替啶等，均应避用。此外，四环素、金霉素、链霉素均应慎用，非那根、鲁米那、地西泮等镇静剂也能抑制呼吸，尽可能不用。

(董建民)

第二节　重症肌无力中医治疗进展

在祖国医学中，一直没有对重症肌无力相关的病名诊断，但被广泛地归纳在痿证范畴中。痿证系邪热伤津，以及气阴不足所引发筋脉失养，主要表现为筋脉弛缓与软弱无力，以及日久不用而一起肌肉的痿缩甚至瘫痪的一组肢体病症。渊源于《内经》中，早已被提出主要责之于脾，也可为胃及肾。"其阳明者，则五脏六腑，其主润宗筋，则宗筋主束骨以利机关也。其阳明虚，而宗筋纵，其带脉不利，所以足痿不用"。而脾胃故共居中焦，系气机升降的枢纽。其胃气不降以及脾气不升，致气机逆乱，可出现饮食的呛咳，以及吞咽困难等。其肾藏精为主骨生髓，而肝藏血则主筋，故元气不足，待久病伤与肝肾，髓虚精亏，则精不生血，最终引起肝肾阴亏，则筋骨失养，其气血不能够正常的渗灌，则全身气血逆乱运行，以致渐成痿症"。在论述痿病其经典治法中"治痿者则独取阳明"。其中北宋的医家窦材提出，痿病的发病需重视患者肾虚，主要以温补肾阳，而壮火起痿，最终能够治疗足痿病，从而为后世医生从肾论治患者痿病打下坚实基础。在金元时期，医家刘完素依据内经对痿病的理论体系，提出燥邪伤肺，以及津液枯涸为导致患者痿病最主要的原因。

一、治则

依据内经中"治痿者则独取阳明"，将中焦脾胃最为治疗的中心。此外再以"精不足，则补之以味，而形不足，则温之以气"做为治法，将药物配伍把握好。其中益气健脾，以及温补肾阳，再佐以通络活血。其代表方是六味地黄丸与补中益气汤。在张锡纯所著《衷中参西录》中有云："有黄芪之性，兼治肢体的痿废，同时细审患者脉之强弱。"随证加减：方中山药能够健脾益气，同时具有补肾之功，在用时可以适当的加大剂量。而全身型则可适当的加入通络活血药如鸡血藤与红花以及地龙等。如阳虚甚者则加桂枝与细辛等，如体虚并且免疫功能较低下者则加冬虫夏草与紫河车。其各型均可适当的加入一些制马钱子，本方成人的每日用量是 0.5～1g，宜分次冲服。在《衷中参西录》中有云"经络开通，关节透达之力，均远胜于它药。"而现代研究中发现，方中马钱子能够兴奋脊髓，并提高脊髓其应激性，同时增加骨骼肌原有的紧张度，以改善患者肌无力状态。待患者病情稳定后，则可改用散剂以及丸剂，继续服用约 6～12 个月。

依据况时祥的理论，补中益气汤能够补脾健中，并且益气升阳，再配菟丝子与淫羊藿等能温补肾阳，其补脾兼益肾，系治疗之基础，并且与附子麻黄细辛汤合用，最终有振奋脾肾与扶助阳气的功能，并促使脏腑的经脉与肌腠的络道间，其邪毒浊气能够从表而出，自然缓解其临床症状。除此之外，附子麻黄细辛汤还能够促进患者补脾益肾药的临床效用得到进一步的发挥，针对该病长程治疗则尤为有益。而具体用法上则须强调：首先，主要药物需大剂量使用。方中黄芪通常都用到大于 45g，患者病情重笃者则可用到大于 150g，方中太子参与党参均可以用到大于 30g，以致补脾益损显著发挥；患者疾病初发时，附子麻黄细辛汤中的三味用量需较大，其中麻黄可为 10～15g，而制附子可为 30～60g，其中细辛可为 15～30g，从而使症状能够较快的缓解，并阻止病情的继续发展以及演变。经实践证明，较大剂量的使用上述药物，需严格掌握其煎服的方法，既无毒性，也无不良反应的发生，并且会收到显著的功效。待患者症状得到改善后，需改用为一般剂量，其中儿童的用量则酌减。其次，在常规伍用中，其马钱子主要其提高疗效之用。方中马钱子能够健脾益气，并且具有强肌健力的功效，基于辨证治疗再及时配用该药，能够较快的改善患者肌无力症状，从而促进患者疾病康复。第三，对于本病患者久病必然兼瘀的临床病机特点，应佐用化瘀药，如焦山楂与丹参之类，并且为了防止补益峻剂之品使胃气呆滞，需常规配以砂仁及炒麦芽等诸如此类助运健胃之品。第四，应长程用药。让患者其免疫系统的功能逐步恢复达到正常状态为本病治疗的关键与核心，患者坚持益肾补脾治疗能够实现这一目标，通常要用药达 1 年以上。所以，需反复的告诫患者，必须坚持长疗程的服药，疾病才可能被彻底治愈。目前本病的辨证中医标准分型还有待于统一。依据近 5 年来的临床报道，至今仍没有较统一的标准分型，需值得我们注意的是：患者重症肌无力的病位主要同其脾肺以及肝肾功能的失调有着非常密切的关系，常表现呈多个脏器共同发病，所以在对本病进行辨证分型需加以规范，禁止过分拘泥在证与证之间进行区别，以致割裂了其证与证之间关联所在。

二、常用中药药理的概述

(一)黄芪及枸杞

由于黄芪能够双向调节患者免疫功能，能够通过增强患者抑制性的 T 淋巴细胞的活性，从而降低其血清的 AChRAb 水平，而枸杞则依据增加的 T 淋巴细胞的数量与活性来发挥其调节作用。根据临床试验的研究结果所表明，予以中药益肾补脾能够降低患者重症肌无力时血清的 AChRAb 水平，从而改善患者其体内的 AChRAb 同相应受体进行结合的状态，显著缓解患者肌无力的症状，从而作用于调整患者机体的免疫失衡。

(二)补中益气丸

据文献报道，应用补中益气丸能够使气虚患者其外周血的 T 细胞显著上升，能够使NK(自然杀伤细胞)的活性升高，能够使脾虚患者其血清的 IgG 升高。应用六味地黄丸也含肝脾肾三阴同补的功效。而氢化可的松能够使免疫低下的小鼠，予以六味地黄丸进行治疗后，其腹腔内巨噬细胞的吞噬活性与脾脏内淋巴细胞的转化增殖以及白介素 2 的分泌和自然杀伤细胞的活性均呈明显改善。而对于患者脾肾气阴双虚型的重症肌无力，予以补中益气丸与六味地黄丸进行联合治疗，不仅系中医治疗患者重症肌无力有效的途径，同时对改善患者其免疫功能与降低其激素的副作用均有显著功效。

(三)健脾益气和温肾强筋的药物

根据研究发现，上述药物能够促进患者神经肌肉其接头处递质原有的传递功能，能够调节机体的免疫状态，并抑制以及清除患者产生 AchRab，同时也不具有明显的毒副作用，为治疗患者重症肌无力最安全以及最有效的一类辅助药物。

马钱子：据研究发现，中药马钱子能够兴奋患者脊髓，从而提高其脊髓应激性，并增加患者骨骼肌原有的紧张度，从而改善其肌无力状态。待患者病情稳定，则可服用散剂以及丸剂，其服用时间为 6～12 个月。

三、治疗目的

就目前来看，患者重症肌无力在临床上仍然没有统一的治疗标准及治疗方案。大多采取激素与免疫抑制剂以及抗胆碱酯酶类药物，和放化疗与胸腺切除以及血浆置换等方法，而这些方法普遍存在疗程长以及副作用大等缺点，并且病情易反复，比如出现急性的消化道溃疡与骨质疏松以及糖尿病，和白内障与柯兴氏症以及白细胞减少等副反应，而儿童长期的应用激素还能够影响其发育。据研究显示应用溴吡斯的明能够抑制患者体内合成乙酰胆碱的受体抗体，并且缓解其肌无力症状。而其也有着诸多的副作用与减药反跳以及病情复发等诸多问题。患者症状反跳同免疫异常也并未得到根本性的矫正，患者免疫细胞还会出现生理性的改变等。目前皮质类固醇类得泼尼松作为治疗患者重症肌无力较常见的药物，却发现患者的复发率较高，并且基本痊愈率也不理想。尽管采用了"中剂量冲击与小剂量维持"等方法来应用泼尼松，却仅能部分性避免由于大剂量激素的应用而导致患者不良反应的发生，予以泼尼松长期使用还会发生 Cushing 反应以及皮肤疖肿等诸多不良反应；此外临床上大多以抗胆碱酯酶类药物吡啶斯的明与皮质类固醇类药泼尼松两者进行联合使用，其弊端也十分明显，除了患者的复发率较高，其不良反应也较多发生。应用中药能够减轻激素产生的一部分副反应，比如激素的用时较长，而用量较大时，多数患者能够出现身热与烦躁以及夜寐不安等症状，其辨证如为阴虚阳亢，则予以滋阴安神与平肝降火等法可奏效。此外，中药治疗于减少激素的依赖以及激素剂量的递减也有较大帮助，为临床副作用较小，并且疗效较稳定的一种治疗方法。

四、展望

在研究中医药疗效的角度可以从疗效与各种因素的关系；疗效与病程的关系；疗效与中医辨证分型的关系三个方面去评价。据研究发现，患者重症肌无力的临床疗效同性别以及胸腺的异常无关，而却同分型关系密切。有学者发现疗效与重症肌无力的严重程度有关，轻症者（Ⅱ型）治疗效果好，但与较重者（Ⅲ、Ⅳ型）比较差异无统计学意义。据报道，Ⅰ型的疗效要优于Ⅱ型，这可能是因为Ⅰ型多有脾肾两虚，患者症状较轻，而以偏脾虚的症状为主；其中Ⅱ型多呈脾肾两虚的症状重，则以偏肾虚的症状为主。据国外相关报道显示，患者重症肌无力中约 10% 的症状能够自行缓解或者消失，大约有 50% 则可能于 2 年内进展呈全身型，目前中国人的重症肌无力中，Ⅰ型进展为Ⅱ型的数据尚不清楚。但据研究能够发现，应用中药对重症肌无力患者治疗时普遍存在有如下问题：治疗起效的时间较长。而在研究中尽管有Ⅰ型进展为Ⅱ型的情况，却能够通过暂时性的增加其溴吡斯的明应用剂量，达到有效控制的目的。而临床上却仍有一部分患者存在加用免疫抑制剂与激素的情况。针对重症肌无力并发胸腺瘤或者胸腺增生者，需按照手术的适应证进行外科治疗；其手术治疗的本身对于重症肌无力确实有一定的临床效果。对合并甲状腺功能亢进者，予以抗甲亢治疗，使甲状腺恢复正常，改善患者机体状态，提高治疗依从性。案疗效与重症肌无力的病程有明显关系，病程长者疗效差，可能与长期GC 治疗，机体对其反应发生改变；以及长期治疗能够破坏患者乙酰胆碱的受体结构所导致。而中医药治疗患者耐受 GC 型重症肌无力以及长期予以激素泼尼松与吡啶斯的明能够引起的诸多不良反应，并降低其复发率，在疗效出现的时间和疗效持久稳定性等方面有优越性，不良反应少，值得进一步研究。对重症肌无力患者予以中西医结合方法治疗，尚不能够脱离西药，尽管同时予以西药治疗，但发现在西药用量上明显小于对照组，这些研究是值得我们进一步研究的。

（董建民）

第十一章　运动障碍疾病

第一节　肌张力障碍

肌张力障碍(dystonia)是一组因躯体骨骼肌的促动肌和拮抗肌不协调，并且间歇持续收缩造成重复的不自主运动和异常扭转姿势的症状群，又称为肌张力障碍综合征(dystonic syndrome)。肌张力障碍是一种较常见的运动障碍性疾病，发病率仅次于帕金森病。

一、分类

目前尚无肌张力障碍的统一分类。主要根据肌张力障碍的受累肢体和部位，可能造成肌张力障碍的原因、发病年龄等进行分类。

（一）按肌张力障碍范围分类

（1）局限性肌张力障碍（累及身体某一部分）　如痉挛性斜颈、书写痉挛、眼睑痉挛、口下颌肌张力障碍等。

（2）节段性肌张力障碍（累及邻近数个部位）　如颈部节段性肌张力障碍、纵轴节段性肌张力障碍、臀部节段性肌张力障碍、下身节段性肌张力障碍等。

（3）偏身肌张力障碍。

（4）全身肌张力障碍。

（二）按肌张力障碍起病年龄分类

（1）儿童型肌张力障碍（0～12岁）。

（2）少年型肌张力障碍（13～20岁）。

（3）成年型肌张力障碍（>20岁）。

（三）按肌张力障碍病因分类

1. 原发性肌张力障碍　包括遗传性（如肌阵挛性肌张力障碍、发作性肌张力障碍、发作性睡眠性肌张力障碍、"特发性"扭转型肌张力障碍等）及散发性。

2. 继发性肌张力障碍　神经系统变性疾病（如帕金森病、多系统萎缩等），生化代谢病（如氨基酸代谢病、脂质代谢病等），以及由于外伤、感染、肿瘤、血管性、药源性引起的继发性肌张力障碍，还有心因性肌张力障碍。

二、病因与发病机制

肌张力障碍中原发性约占90%，一般原发性肌张力障碍除姿势、位置、基底节的生化异常外，其他病因尚不清楚。很少有其他神经系统损害的体征。许多继发性肌张力障碍与基底节及其联系纤维的病变有关，可有应用或接触药物或毒物史，神经系统检查可发现认知功能障碍、锥体束损害、视力和视野障碍，以及其他神经肌肉损害表现。实验室检查可发现生化代谢异常、MRI 或 CT 异常、脑电图异常等。

三、诊断步骤

（一）病史采集要点

1. 起病情况　原发性及继发性肌张力障碍，均可以家族性或散发性的形式出现。原发性肌张力障碍起病多较慢，继发性肌张力障碍起病可快可慢。

2. 主要临床表现　躯体骨骼肌的不自主运动和躯体的异常扭转姿势，可累及躯体的任何部位，但以颈、胸、腰、下肢脚跟部多见。肌张力障碍在一天内多无波动。肌张力障碍常因紧张、疲劳、情绪波动而加重，休息或安静时减轻，睡眠中消失。感觉刺激（如触觉、本体觉）也可使症状减轻为肌张力障碍所特有，对诊断有一定帮助。即将手放在下颌或面部可使痉挛性斜颈缓解，触摸眼周围皮肤可使眼睑痉挛减轻。

（1）扭转痉挛（torsion spasm）：又称变形性肌张力障碍，多见于儿童及年轻人，病初只表现局限性的肌张力障碍症状，以后波及全身，造成扭转痉挛。可有阳性家族史。本病临床症状的核心是肌张力障碍后姿势和运动的异常表现。发生扭转痉挛的原因是一组肌群的肌张力过高，而其拮抗肌肌张力降低，以后又逐渐变换，交替出现张力的缓慢变化。肌群的肌张力变化多端，没有固定模式，致使造成奇怪姿势和运动状态。轻者仅有一侧下肢的牵拉或僵硬的感觉，并有轻度行走不便，以后加重，足部内旋呈马蹄内翻样，行走时足跟不着地，约 20% 将发展成全身性。患者尚可表现挤眉弄眼、牵嘴歪舌、眼睑痉挛、扭转及各种肢体的不自主运动等。总之，本病主要累及颈肌、躯干肌及四肢近端肌肉。最突出的症状是以躯干为纵轴的扭转或螺旋样运动，当自主运动及情绪激动时加重，睡眠时消失。

（2）局限性肌张力障碍

1）痉挛性斜颈（spasmodic torticollis）：是由颈肌阵发性不自主收缩引起头向一侧扭转或阵发性倾斜。本病多由基底节变性所引起，也可为心因性的。多成年起病，颈部的深浅肌肉均可受累，以胸锁乳突肌、斜方肌收缩最易出现症状。一侧胸锁乳突肌收缩时引起头向对侧旋转，颈部向收缩一侧屈曲。两侧胸锁乳突肌同时收缩时，则头部向前屈曲。颈肌收缩多呈痉挛样跳动，往往一侧更为严重，患肌常有疼痛，并可见肥大。不随意运动于情绪激动时加重，睡眠中消失。

2）眼睑痉挛：眼睑痉挛是由于眼轮匝肌不自主收缩，导致双侧眼睑间断或持续性闭合。眼睑痉挛好发于女性，大多数 50~60 岁起病。起病最常见的主诉是眨眼频繁，眼部有刺激不适感、烧灼感、畏光，后发展成不自主眼睑闭合，严重者用手扒不开，持续时间数秒到数分钟。起初痉挛出现于一侧，最后都发展为双侧，影响读书、行走，甚至导致功能性失明。精神紧张和强光照射症状加重，睡眠时消失。部分患者向上看、走路及读书时出现痉挛；有些动作如讲话、唱歌、张口、咀嚼、笑、平卧、压迫眉弓或颞部等可缓解痉挛。

3）Meige 综合征：多见于老年人，一般在 50 岁以后起病，女性多见。临床分为 3型：眼睑痉挛型，眼睑痉挛合并口、下颌肌张力障碍型，口、下颌肌张力障碍型。最常见的首发症状是双眼睑痉挛，口、下颌和舌痉挛常表现为张口、牙关紧咬、缩唇、噘嘴、伸舌等，致面部表情古怪，痉挛可持续数秒或数分钟，在精神紧张、强光照射、阅读、注视时加重，讲话、唱歌、咀嚼、欢笑时减轻，睡眠时消失。严重时患者需用手掰开眼睑方可视物，以致影响日常生活；口下颌肌受累严重者，可引起下颌脱臼和牙齿磨损。一般无智能障碍，无锥体束病变，约1/3的患者有情感障碍。

4)书写痉挛(writer's cramp)和其他职业性痉挛：指在执行书写或其他职业(如弹钢琴、打字)等动作时手和前臂出现的肌张力障碍和异常姿势，以至出现书写或其他职业的动作困难，而进行与此无关的其他动作(如持筷)时则为正常。

3.既往史　继发性肌张力障碍可以有脑外伤、中枢神经系统感染、脑肿瘤、脑卒中、服用抗精神病药或胃复安等药引起的继发性肌张力障碍，还有突然的心理打击致心因性肌张力障碍。

(二)体格检查要点

全身各部位均可出现促动肌和拮抗肌肌张力不协调，致不自主运动和异常扭转的姿势，以颈、胸、腰、下肢脚跟部多见。

(三)门诊资料分析

1.头 MRI 或 CT　部分继发性肌张力障碍可有异常，如脑外伤、中枢神经系统感染、脑肿瘤、脑卒中的改变。

2.脑电图　中枢神经系统感染所致继发性肌张力障碍的患者的脑电图异常，可见慢波或尖慢、棘慢复合波。

(四)进一步检查项目

基因检测　大量的基因研究认为儿童和少年发病的自发性扭转痉挛可能是常染色体显性遗传病，典型肌张力障碍的基因 DYT1 定位于 9q34，儿童或成人发病的颅颈肢体肌张力障碍的基因 DYT6 定位于 8 p21～22，成年发病的颈及其他局限性肌张力障碍的基因 DYT7 定位于 18p。多巴反应性肌张力障碍也是一种遗传性肌张力障碍叠加综合征，基因 DYT5-GTP 环水解酶，定位于 14q 22.1。

四、诊断对策

(一)诊断要点

首先需根据病史、有无不自主运动和/或异常姿势的特征性表现确定是否为肌张力障碍，然后区分是原发性或继发性。原发性肌张力障碍患者年龄较小，可有遗传家族史，基因分析有助于确诊。继发性肌张力障碍患者年龄较大，症状多为局限性，体格检查和辅助检查可发现继发的原因及脑脊髓病理损害证据。

(二)鉴别诊断要点

应与破伤风、僵人综合征、神经性肌强直、偏侧面肌痉挛疾病鉴别。

1.破伤风　全身肌张力增高，有被铁锈金属割破皮肤的病史。

2.僵人综合征　躯干肌肉突发性疼痛和板紧，继而肌肉呈对称、持续性僵硬，扳紧其特点呈石样硬和板样强，逐步扩展到肢体、躯干和颈肌。突然刺激加在持续性强硬的肌肉上，可诱发阵发性肌肉痉挛伴疼痛；睡眠时僵硬消失。肌电图在休息和肌肉放松时均可出现持续运动单位电活动，睡眠时消失。

五、治疗对策

（一）治疗原则

1. 明确诊断，及时治疗。

2. 查找病因，病因治疗。

3. 对症治疗，改善不自主运动及姿势异常。

（二）治疗计划

1. 药物治疗

（1）抗胆碱能制剂：大剂量如苯海索（安坦）。

（2）肌松剂：巴氯芬。

（3）苯二氮䓬类如氯硝西泮、硝西泮或地西泮等。

（4）抗多巴胺能药物：利血平。

（5）抗精神病药物：氟哌啶醇等。

（6）抗惊厥药：卡马西平等对缓解肌张力障碍有效。

（7）肉毒毒素：A 型肉毒毒素对局限型肌张力障碍有效。注射部位应选择临床检查痉挛最严重的肌肉或肌电图检查有明显异常放电的肌群，注射剂量应个体化。

继发性肌张力障碍患者需要同时治疗原发疾病。

2. 外科治疗　立体定向丘脑切开术对单侧肌张力障碍有益，但是双侧丘脑切开术可导致构音障碍。还可以对受累肌肉进行选择性硬膜外颈前根断离术或脊髓的传入神经纤维切断术，对难治性颈性肌张力障碍的治疗有效。部分切除受累肌肉也有一定效果。脑深部电刺激（DBS）也可考虑。

只有在药物治疗效果不佳且病情严重影响了患者生活质量时，才考虑手术治疗。

六、预后

发病年龄与肌张力障碍的预后有关。原发性肌张力障碍可分为儿童型和成人型，儿童型多在 20 岁以前发病，并呈进行性加重，大部分发展成为全身性肌张力障碍；成人型一般仅累及局部或扩展到邻近的几个部位。由于本病有特效治疗方法，如能早期诊断、早期治疗，患者可保持正常的生活质量，预后良好。

（高秀娟）

第二节　脑深部电刺激治疗肌张力障碍

近年来，功能神经外科治疗逐渐成为难治性肌张力障碍的有效方法，选择性周围神经切断术和颈肌松解术对于部分药物难治性痉挛性斜颈有明显改善。自 20 世纪 50 年代，立体定向功能神经外科手术开始应用于治疗肌张力障碍，丘脑毁损术可明显改善肌张力障碍痉挛和震颤症状。20 世纪 90 年代，借鉴苍白球毁损术治疗帕金森病的经验，开始应用苍白球毁损术治疗难治性肌张力障碍，其不仅能改善四肢肌张力障碍症状，而且可以明显改善语言、书写功能和步态紊乱状况；但也有其副作用，特别是双侧毁损时产生吞咽困难、发音障碍等。近年来，脑深部电刺激(deep brain stimulation, DBS)治疗已成为一种更好的治疗选择，并逐步取代毁损术。DBS 具有可调节性和可逆性，且无永久性副作用，成为目前最新、最有前途的治疗方法。

一、苍白球内侧核(GPi)

DBS 虽然肌张力障碍的病理生理基础目前还不清楚，但越来越多证据表明：基底核功能异常是主要原因。1960 年，Hassler 发现术中低频（4～8 Hz）刺激变形性肌张力障碍和手足徐动症患者苍白球能诱发异常运动，而高频刺激相同靶点可抑制这些症状，但当时这些观察结果并未引起重视。GPi 在肌张力障碍病理生理过程中起重要作用，正常情况下，GPi 抑制丘脑腹外侧和腹前核，而这些核团与运动皮质活动有关。但在原发性肌张力障碍行苍白球毁损术中，微电极记录得到的数据表明：基底核神经元放电频率与正常丘脑皮质活动不协调。这些研究均表明：GPi 可能是肌张力障碍治疗一个非常有效的靶点。20 世纪 90 年代，借鉴 GPi 毁损术可明显改善肢体对侧肌张力障碍运动失调症状的经验和临床电生理学研究，Coubes 等采用 GPi DBS 治疗 1 例严重的原发性全身肌张力障碍患者，随访 30 个月，取得良好疗效。

此后，许多中心开始应用 GPiDBS 治疗肌张力障碍，新的治疗报道不断出现，GPi 逐渐成为治疗肌张力障碍公认的刺激靶点，并在一些临床中心逐渐取代毁损手术。近 10 年来，大量文献报告 GPi DBS 治疗原发性肌张力障碍可以改善症状，但改善程度在不同中心差别很大；Burke-Fahn-Marsden 肌张力障碍评分(BFMDRS)运动评分改善 20%～90%不等，多数研究报道 60%～70%改善。原发性全身肌张力障碍根据基因类型可分为 DYT1＋和 DYT1-。Coubes 等报道 7 例 DYT1＋全身性肌张力障碍，术后随访 1 年，BFMDRS 运动评分提高 60%～100%，平均 90%；症状均在植入 DBS 电极后数月内逐步改善。Cif 等报道 32 例，其中 DYT1＋15 例，DYT1-17 例，随访 2～3 年，BFMDRS 运动评分和功能障碍评分分别提高 71%、63%和 74%、49%。由此可见，GPi DBS 对于原发性全身肌张力障碍，特别是 DYT1＋患者有较好疗效。痉挛性斜颈是一种常见的部分性肌张力障碍，局部重复注射肉毒素是常用治疗方法，大多数患者对其反应良好，但仍有 6%～14%的患者不能获益，3%～10%患者不能耐受其副作用；特别是对存在头部震颤、肌阵挛和头颈部复杂肌张力障碍运动的痉挛性斜颈，其他功能性手术均不能改善症状。GPiDBS 可能是一个非常有用的治疗方法。Krauss 等报道 3 例原发性痉挛性斜颈行双侧 DBS 治疗，随访 6～15 个月，Toronto Western 痉挛性斜颈量表评分(TWSTRS)提高 50%，疼痛和运动障碍也明显改善。此后，许多中心均报道较好的效果。对于其他部位和局部肌张力障碍，GPiDBS 也能明显改善症状，提高生活质量，Ostrem 等报道 6 例 Meige 综合征，随访 6 个月，BFMDRS 运动评分平均提高 71%。迟发性肌张力障碍(TD)是由于服用抗精神病药物引起的继发性肌张力障碍，Trottenberg 等报道 1 例 TD 患者行双侧 GPiDBS，BFMDRS 评分术后数小时即提高 73%；Damier 等报道 10 例 TD 行 GPiDBS，取得肯定疗效。多中心双盲研究显示：症状平均改善 50%，现已公认 TD 是 GPiDBS 的适应证。继发性肌张力障碍的治疗相对于原发性肌张力障碍更加复杂，虽然多数研究认为 GPi DBS 对其无作用，但亦有一些成功报道。GPi DBS 对于遗传变性疾病的肌张力障碍症状、肌张力障碍叠加综合征及外伤、缺氧、基底核钙化等导致的肌张力障碍有改善，但个体差异很大。

二、丘脑 DBS

除 GPi DBS 可明显改善肌张力障碍运动症状外，丘脑腹嘴后核和腹中间核也参与运动症状的产生，术中丘脑腹嘴后核、腹中间核微电极记录显示肌张力障碍运动与这些核团活动密切相关。毁损丘脑腹嘴后核或腹中间核可改善肌张力障碍运动症状也证明这一点。Vercueil 等报道对 12 例肌张力障碍患者行丘脑刺激，其中原发性 4 例，继发性 8 例，术后随访 4 个月～11 年，平均 BFMDRS 评分未见明显改变，但 50%患者感到功能明显改善。一些文献报道：丘脑刺激对于创伤或缺氧后伴有基底核坏死的肌张力障碍、突发性肌张力障碍和肌阵挛性肌张力障碍的肌阵挛部分亦有效。

三、丘脑底核 DBS

肌张力障碍患者同时存在丘脑底核异常神经元活动和放电，丘脑底核血肿后出现严重运动失调和偏身投掷，亦证明丘脑底核在运动功能障碍病理生理机制中起重要作用。丘脑底核 DBS 对于帕金森病特别有效，尤其是改善左旋多巴诱导的肌张力障碍和关期肌张力障碍，丘脑底核已被认为是调节运动环路的重要部分。丘脑底核在基底核环路中属于间接通路，一方面接受苍白球腹外侧核传入纤维，另一方面向 GPi 和黑质网状部分投射。一些研究表明：丘脑底核与苍白球之间的相互联系产生基地环路网络节律性，这些节律性的改变可能是运动障碍产生的病理基础。丘脑底核 DBS 治疗肌张力障碍近年引起广泛关注，鉴于丘脑底核 DBS 明显改善帕金森病的运动失调、关期肌张力障碍等经验，孙伯民等尝试丘脑底核 DBS 治疗肌张力障碍，并取得很好疗效。虽然报道的经验仅限于少量病例，但已预示丘脑底核可能是一个较好的治疗靶点。随后，国内外的一些中心尝试丘脑底核 DBS 治疗肌张力障碍。Kleiner-Fisman 等报道对 4 例痉挛性斜颈行丘脑底核 DBS，随访 12 个月，TWSTRS 和 BFMDRS 评分较术前明显改善，SF-36 生活质量评分明显提高。Pahapill 和 O'Connell 报道 2 例痉挛性斜颈行丘脑底核 DBS 治疗，随访 3 年，运动、功能障碍、疼痛和 TWSTRS 评分改善迅速且长期持续，其中 1 例单侧 DBS 亦得到相同改善。孙伯民等报道 12 例原发性全身肌张力障碍和 2 例特发性肌张力障碍，随访 6～42 个月，BFMDRS 评分改善 76%～100%，平均 88.6%。文献提出丘脑底核 DBS 在术后开始调控阶段症状就明显改善，而 GPi DBS 的症状改善往往需要数周至数月，平均刺激参数亦较 GPi DBS 低。与国外相比，国内一些中心更倾向于选择丘脑底核作为肌张力障碍的 DBS 治疗靶点。张凯等报道 6 例继发性肌张力障碍行丘脑底核 DBS，其中药物引起的迟发性肌张力障碍 1 例，外伤性肌张力障碍 1 例，出生时窒息史 2 例，新生儿病理性黄疸 1 例，无明确既往史 1 例；但 MRI 检查示双侧豆状核区对称性病变，术后随访 6 个月～3 年，改善轻微 4 例，迟发性和外伤性肌张力障碍疗效理想，BFMDRS 评分提高 90%以上。由此可见，丘脑底核 DBS 对于原发性全身肌张力障碍、痉挛性斜颈、特发性肌张力障碍及外伤后继发性肌张力障碍可能有效，但尚缺乏多中心临床研究的数据支持。

四、并发症

DBS 相关的并发症并不多见，主要有手术相关并发症、硬件相关并发症和刺激相关并发症。手术相关并发症主要是颅内出血、电极位置移位。大型病例回顾性分析表明：发生颅内出血约 1%，相对于帕金森病，肌张力障碍患者年龄较小，颅内出血概率稍低。由于植入靶点大多比较小、术中脑脊液流出过多导致大脑整体塌陷，全麻手术时不行术中测试确认靶点位置等均会导致植入靶点错位。与硬件相关的并发症主要有电极断裂、电极移位、感染和破溃。由于肌张力障碍大多有肢体不自主扭转、异常动作，出现电极断裂、移位的风险较帕金森病大。Joint 等总结 DBS 治疗各种类型运动障碍 133 例，其中 5.3%发生电线断裂，均发生在肌张力障碍患者。感染和破溃也是比较棘手的问题，一旦发生，难以通过清创解决，多需取出 DBS。刺激相关的并发症是由于刺激传导到周围结构而产生，这大多可通过调整刺激参数改善。

GPi DBS 已被证明是难治性原发性肌张力障碍的重要治疗方法，对部分继发性肌张力障碍亦有效。但 DBS 花费非常高，相对于帕金森病，肌张力障碍患者比较年轻，刺激要求的参数较高，限制了 GPiDBS 的广泛应用。丘脑 DBS 对于部分继发性肌张力障碍有明显效果。丘脑底核 DBS 是目前研究的热点，对于原发性全身肌张力障碍、痉挛性斜颈及部分继发性肌张力有非常好的疗效，且相对于 GPiDBS 有明显的优势：① 症状改善在刺激后立即出现，利于尽快选择最佳刺激参数。②刺激参数相对较低，明显延长电池寿命。③症状能得到更好的控制。但相关报道大多为小组病例、短期随访，大组、长期随访较少报道，因此，丘脑底核是否是更好的治疗靶点尚需进一步研究确认。

(高秀娟、陈惠军)

第三节　多巴胺反应性肌张力障碍

多巴胺反应性肌张力障碍(Dopa-responsive dystonia, DRD)，又称 Segama 氏病、少年性遗传性肌张力障碍帕金森病等，于 1976 年由 Segawa 等最先报道，是以肌张力障碍和帕金森综合征为主要症状、对多巴胺制剂有奇特反应性的一种疾病。目前认为，DRD 是由于三磷酸鸟苷环化水解酶 1(guanosine triphosphate cyclohydrolase 1, GCH-1)基因突变引起的常染色体显性遗传性疾病，主要表现为昼夜波动性张力性肌张力障碍，也可出现僵直、震颤等帕金森病的症状。DRD 对小剂量多巴胺制剂具有良好的反应性，可长期用药控制病情发展。DRD 常易被误诊为少年型帕金森病、脑瘫及其他类型的肌张力障碍，进而延误疾病治疗，部分患者就诊时生活已不能自理。因此，临床上正确识别和治疗 DRD 具有重要的临床价值。

一、DRD 病因及发病机制

多数学者认为，DRD 有常染色体显性遗传倾向，但可能由于外显率不完全，因此存在散发病例。约半数患者存在编码 GCH-1 的基因突变，该基因位于第 14 号染色体长臂(14q22.1～22.2)，编码 GCH-1，其失活将导致 GCH-1 活性降低，进而影响四氢生物蝶呤的合成。四氢生物蝶呤是细胞中的一种重要辅酶，其含量变化将直接影响酪氨酸羟化酶、色氨酸羟化酶和苯丙氨酸羟化酶的活性。因四氢生物蝶呤同酪氨酸羟化酶具有更高的亲和性，所以 GCH-1 突变引起的羟化酶活性变化对酪氨酸及其下游递质的合成影响尤其明显。此外，个别报道认为 DRD 亦存在常染色体隐性遗传类型，这类患者体内可检测出酪氨酸羟化酶的基因突变，该基因突变可影响儿茶酚胺类神经递质的生物合成。以上两种机制均引起酪氨酸羟化酶活性下降，进而导致酪氨酸代谢异常及多巴胺合成障碍，纹状体神经元内多巴胺水平降低，出现类似于帕金森病及肌张力障碍的临床表现，并可引起儿茶酚胺类递质(如羟色胺、肾上腺素和去甲肾上腺素等)的紊乱，出现精神类症状。患者体内 GCH-1 酶活性并未完全消失，而是保持在一个较低水平，但并不足以支持长时间的四氢生物蝶呤合成，因此患者可出现症状昼夜波动性。此外，病理学研究及动物实验均已证明，DRD 患者黑质纹状体通路结构正常，但纹状体内多巴胺水平降低，并可见胶质增生。正电子发射断层显像等代谢检查也证明 DRD 患者双侧基底核无代谢异常增高或降低，因此小剂量多巴胺制剂治疗效果非常显著，可显著改善患者运动障碍症状，但对精神症状的改善仍有待观察，有报道显示其对缓解睡眠障碍及精神症状亦有一定效果。

二、DRD 的病理变化

Furukawa 等对确诊为 DRD 的患者脑部进行了病理学检查，发现了与其他类型运动障碍性疾病不同的病理改变。患者基底核区各核团结构基本正常，黑质纹状体通路结构正常，无变性改变，纹状体内多巴胺水平降低，包含体及胶质增生，黑质多巴胺能神经元数目正常，但细胞内色素减少，未见 Lewy 小体，无明显神经元退行性改变，无明显神经胶质增生，免疫组织化学染色显示黑质致密区黑色素神经元减少，扫描电镜显示黑色素颗粒减少或缺乏。

三、DRD 的临床特点

DRD 占肌张力障碍患者的 5%～10%，多为儿童期缓慢起病(2～10 岁)，亦有成人期发病的报道。女性多见，男女患病比例为 1：2～1：4，部分患者有阳性家族史。病情具有缓慢进展的特点，如不经治疗，4～5 年后症状可达到高峰。首发症状多为单肢远端肌张力障碍，如马蹄内翻足、行走困难、书写痉挛等，以后其他肢体相继受累出现症状，并出现腰部、颈部及面部肌张力障碍或全身性肌张力障碍表现，如手足徐动、挤眉弄眼、耸肩、颈部痉挛等不自主运动。成年起病者首发症状多为震颤、僵直，后期发展为活动减少、运动迟缓、面具脸、姿势步态异常、站立困难、便秘及情绪低落等类似帕金森病的症状，病情严重时可出现头颈强直、吞咽及发音困难等表现。早期症状有明显的昼夜波动性，晨轻暮重，晚期昼夜波动性消失，症状严重而持久。查体可见运动迟缓、静止性震颤、四肢肌张力齿轮样或铅管样肌张力增高，共济运动差，腱反射活跃或亢进，病理征阳性，病程长者可出现足部畸形。后期可出现自主活动困难，咽反射减弱，四肢肌张力降低，腱反射减弱。辅助检查，如脑电图、核磁共振、CT、正电子发射断层显像等多为阴性结果。代谢检查如四氢生物蝶呤负荷试验以及血、尿、脑脊液中

GCH-1 酶水平测定等方法可用于明确 GCH-1 酶缺乏。部分患者存在 GCH-1 基因突变。新生儿苯丙酮尿症检查可出现阳性结果，但其准确性敏感性不如尿嘧啶水平的测定，后者可检测到较低水平的生物蝶呤和新蝶呤。给予小剂量多巴胺(125 mg/d)治疗，症状快速、明显减轻亦为本病的一个重要特点。因此，儿童期起病，出现单肢或多肢肌张力障碍，并有明显昼夜波动性，家族内有类似病例，小剂量多巴制剂反应性良好者，并排除其他可引起震颤及肌张力障碍表现的疾病，应考虑 DRD 诊断。DRD 需与少年型帕金森病、肝豆状核变性以及其他类型的肌张力障碍相鉴别。少年型帕金森病多无晨轻暮重特点，且对小剂量多巴胺反应较差，常规剂量多巴胺制剂可有一定治疗效果，存在开关现象和剂末现象，部分患者出现异动，正电子发射断层显像可见单侧或双侧基底核摄取下降，黑质超声提示黑质回声增强等帕金森病的表现。肝豆状核变性是一种常染色体隐性遗传的铜代谢障碍性疾病，以铜代谢障碍引起的肝硬化、基底核损害为主的脑变性疾病为特点，多见于青少年，可出现震颤，多为粗大震颤，此外存在肝脏肿胀、缩小、硬化及肝功能障碍，部分病例角膜可出现 K-F(Kayser-Fleischer)环，血清铜蓝蛋白水平下降等变化，基因检测亦可有阳性发现，GCH-1 检查多无异常。其他类型的肌张力障碍亦是鉴别诊断的重点，发病年龄、起病特点、受累部位、症状昼夜波动性、基因突变检测及小剂量多巴胺试验性治疗等均可作为重要鉴别依据。DRD 还易与某些神经症(如癔症等)相混淆，神经症可因情绪紧张、疲劳、生活压力大等因素导致出现症状的晨轻暮重现象，如能认识到 DRD 的特点并给予实验性治疗，则 DRD 与神经症不难鉴别。

四、DRD 治疗

DRD 患者常易被误诊为帕金森病或其他肌张力障碍并予相应治疗，如能早期正确诊断，则治疗多可明显见效，长期、规律服用多巴胺制剂可迅速而持久地缓解运动障碍症状，部分患者可正常学习、工作，其精神症状及睡眠障碍亦明显减轻。多巴胺起始剂量多为 1 mg/(kg·d)，可逐渐增加用量至出现最好控制效果，最大剂量可增至 20～25 mg/(kg·d)，如出现明显不良反应(恶心、呕吐、嗜睡等)则应适当减量。其他治疗方法同一般肌张力障碍的治疗，如药物治疗，肉毒素治疗，对症治疗，晚期可考虑手术治疗等。

临床医师应提高对 DRD 的认识，尤其对少年肌张力障碍或震颤患者，应考虑 DRD 可能并逐一排除其他引起类似症状的疾病，可试验性应用多巴胺治疗观察症状缓解情况，一经确诊应及早给予药物治疗，避免按照帕金森病或其他类型肌张力障碍进行治疗导致患者治疗费用增加和延误疾病治疗的结果，更要避免因误诊为帕金森病或原发性肌张力障碍等疾病而盲目进行手术，进而对患者造成躯体和精神上无法挽回的伤害。

(高秀娟)

第四节　抽动秽语综合征

抽动秽语综合征(multiple tics-coprolalia syndrome)，又称 Tourette 综合征(简

称 TS），慢性多发性抽动。可以发生在世界范围各个地域和所有人种，但地区和种族之间有一定差异，黑人患病率低而犹太人患病率高，东欧人也好发该病。是发生在青少年期的一组以头部、肢体和躯干等多部位肌肉的突发性不自主多发抽动，同时伴有爆发性喉音或骂人词句为特征的锥体外系疾病。本病的病因不明，多数学者推测本病与基底节、前额叶、边缘系统等部位神经元功能紊乱有关，其原因可是遗传因素、神经生化代谢及环境因素在发育过程中相互作用的结果。

(1)遗传因素：很多研究认为遗传因素在该病发生中起重要作用。本病有明显的家族倾向，65%～90%的病例是家族性的，单卵孪生的发病率(53%～56%)明显高于双卵孪生(8%)。TS 的遗传方式现多认为是一种常染色体显性遗传伴不完全外显率的疾患，且外显率存在性别差异，男性外显率高(0.5～0.9)，女性外显率低(0.2～0.8)；也有学者认为该病是一种多基因遗传病；TS 患者存在基因缺陷，但到目前为止，基因定位研究尚未得出肯定的结论。

(2)中枢神经系统的器质性损伤：TS 患者的大脑影像学改变主要在基底节。难产、窒息、早产、抽搐及头部外伤等造成的儿童器质性脑损伤，可能是导致 TS 发病的危险因素。

(3)中枢神经递质系统异常：本病可能与多巴胺活动过度及多巴胺受体超敏、性激素及兴奋性氨基酸的作用、去甲肾上腺功能失调有关。

(4)其他：本病可能与社会心理因素、感染和免疫因素相关。有学者认为，非遗传因素对本病的发生也有一定影响。一些出生前因素如母亲妊娠紧张、服用止吐药等，可能部分决定发病的严重程度。目前认为患者的纹状体中可能存在亚显微病灶。总之，患者的行为表型是由基因型和环境因素共同作用的。

一、诊断步骤

(一)病史采集要点

1.起病情况　本病隐匿起病，慢性进展。本病起于儿童期，发病年龄在 2～15 岁，平均为 7 岁。男多于女，男女发病率之比为 3～4：1，至青春期后逐渐减少。

2.主要临床表现

(1)运动抽动：是本病早期的主要症状，抽动症状具有一些特征性，如突然、快速、重复、不自主、刻板性及多变性。一般首发于面部，表现为眼、面肌的迅速、反复不规则的抽动，如眨眼、噘嘴、鼻子抽动、"扮鬼脸"、点头、耸肩等，逐渐发展到四肢和躯干，如上肢投掷运动、踢腿、下跪、屈膝、顿足、腹肌收缩等。抽动发作频繁，一日十几次至数百次。患者有时可以短时间内自我控制抽动，激动、紧张时加重，精神松弛时减轻，睡眠时消失。简单的运动抽动为突然发生的、短暂、重复、无目的的动作，通常是一个或几个较小的分离的肌肉受累，常常是暴发，平均时间为 1～3 秒；复杂运动抽动较慢，似有目的性，多组肌群受累，持续时间较长。

(2)发声抽动是诊断的主要条件：常于运动抽动开始后数月至 4 年内出现，也有患者在病初即有此症状，另有少数仅为单一发声抽动。喉部抽动伴发出各种怪声，如犬吠声、喉鸣声和咳嗽声等，半数有秽亵言语。

(3)感觉抽动：在运动和发生抽动之前有一种感觉即先兆症状感觉，可以是局部的一种压力或是不舒服感，当抽动发作后，先兆症状很快消失。先兆症状也可以是一种非局限性、无特征性感觉，例如一种冲动、焦虑或其他精神感觉。

（4）伴随症状：常见的伴随症状有情绪障碍、强迫症、注意缺陷、多动、学习困难、违纪行为、猥亵和攻击行为、社会适应困难等。

3.既往病史　65%～90%的病例有家族史。

（二）体格检查要点

一般表现为眼、面肌的迅速、反复不规则的抽动，如眨眼、噘嘴、鼻子抽动、"扮鬼脸"、点头、耸肩等，逐渐发展到四肢和躯干，如上肢投掷运动、踢腿、下跪、屈膝、顿足、腹肌收缩等。

（三）辅助检查

1.血、脑脊液化验　多正常。

2.心电图　多正常。

3.脑电图检查　可有异常，表现为高波幅慢波、棘波、棘慢复合波等，动态脑电图异常率可达50%，但无特异性诊断价值。

4.头颅CT　多正常。

5.头颅MRI　可能发现两侧基底节体积不对称。

6.头颅SPECT检查　可见颞叶、额叶及基底节局限性血流灌注减低区。

二、诊断对策

（一）诊断要点

本病诊断依据DSM-Ⅲ的诊断标准：①发病年龄2～15岁；②有复发性不自主的重复、快速、无目的动作，并涉及多组肌肉；③多发性发音抽动；④可受意志控制达数分钟至数小时；⑤数周或数月内症状可有波动；⑥病程至少持续1年。

（二）鉴别诊断要点

本病需与小舞蹈病和习惯性痉挛相鉴别。

1.小舞蹈病　舞蹈动作不规则、不重复，也不发声，还有其他风湿病的表现。

2.习惯性痉挛　动作始终刻板、单调，一般不发声，氟哌啶醇不显效。

三、治疗对策

（一）治疗原则

（1）明确诊断，尽早治疗。

（2）一过性抽动或症状较轻的患者一般无需治疗，只有影响到正常生活和学习时才进行药物治疗。

（3）药物治疗：明确诊断后应早期采用药物治疗并配合心理疏导。

（4）心理治疗。

（5）对症支持。

（二）治疗计划

药物治疗如下：

1.氟哌啶醇　为抽动秽语综合征首选。逐渐增至有效剂量，症状控制后应逐渐减量并维持 1~3 个月。使用时应注意倦睡的副作用，易影响患儿的学习。

2. 舒必利和硫必利(泰必利)　对本病亦有较好疗效，可使少数患儿恢复正常。此二药倦睡的副作用较少。效果欠佳时氟哌啶醇与泰必利合用。

3. 其他有效药物　哌咪清、可乐定、氯硝西泮、酚噻嗪类、三环类抗抑郁药、丙戊酸钠等也可使用。

四、预后评估

本病至今无预防措施。对本病的病程和预后的研究表明，抽动一秽语综合征的患者病情常常缓慢进展，持续至成年，大多长期不愈，治疗较为困难；约一半患者药物治疗能使病情缓解。本病不影响寿命。

(高秀娟)

第五节　迟发性运动障碍

迟发性运动障碍(tardive dyskinesia, TD)是由长期(1 年以上)服用大剂量抗精神病药引起的一种持久而特殊的不自主运动。最常见的是阻断多巴胺 D_2 受体的药物，如酚噻嗪类(如奋乃静)及丁酰苯类(如氟哌啶醇)。这些受体阻滞剂可引起下列神经系统副反应：急性肌张力障碍、动眼危象、急性静坐不能、药物诱发的帕金森综合征、神经安定剂性恶性综合征、戒瘾急性综合征、持续的运动障碍(迟发性运动障碍综合征)、典型的口颊舌运动障碍、迟发性肌张力障碍、迟发性静坐不能、迟发性抽动、迟发性肌阵挛、迟发性震颤等。迟发性运动障碍综合征的发病机制不明。单一假说不能解释此病，可能涉及多种因素，包括多巴胺受体超敏、多巴胺 D_o 受体激活及丘脑底核 γ-氨基丁酸活性丧失等。

一、诊断步骤

(一)病史采集要点

1. 起病情况　迟发性运动障碍起病较慢，症状在服药后较长时间出现，最短 3 个月，最长 13 年。

2. 主要临床表现　迟发性运动障碍是抗精神病药物最严重的并发症，因为症状持续时间长，且常为永久性。典型的运动障碍由重复而刻板的快速运动组成，面下部最常受累，称为口-舌-颊三联症(BLM 综合征)或颊、舌、咀嚼综合征：口、颊、舌运动障碍的表现类似于连续的咀嚼动作，表现为口唇及舌重复地、不可控制地运动，如吸吮、转舌、舔舌、咀嚼、噘嘴、鼓腮、歪颌、转颈等；舌可间歇不自主地突然伸出口外，称为捕蝇舌征；严重时构音不清、吞咽障碍。躯干的不自主运动表现为反复的躯干扭转性运动及屈曲和伸展，称为身体摇晃征。肢体表现为不自主摆动、无目的地抽动、舞蹈指划样动作、手足徐动。肢体远端则表现为连续的曲伸动作，称为弹钢琴指和/或趾。肢体近端肌肉通常不受影响，但呼吸肌运动障碍并不少见。患者站立时，可出现双腿重复运动，称为原地踏步征。步距偶尔变小，可能是因为伴发了药物的帕金森综合征，但多见双臂摆动增多，步距增大，患者可能没意识到有运动障碍。

根据运动障碍的部位分为以下类型：

(1)眼肌运动异常：眨眼、睑痉挛。

(2)面部肌肉运动异常：面肌痉挛、抽搐、愁眉苦脸。

(3)口部肌肉运动异常：噘嘴、咂嘴、咀嚼、吸吮、下颌横向运动。

(4)舌肌运动异常：伸舌、缩舌、蠕动、舔唇。

(5)咽部肌肉运动异常：腭部异常运动影响发音及吞咽。

(6)颈部运动异常：斜颈、颈后仰。

(7)躯干运动异常：全身躯干运动不协调，呈古怪的姿势，如耸肩缩背、角弓反张、扭转痉挛，膈肌运动及痉挛产生呼噜声和呼吸困难；有时表现为全身左右摇摆、躯干反复地屈曲与伸展、前后扭动或前倾后仰，称为身体摇晃征(bodyrocking)。

(8)四肢运动异常：肢体远端呈现连续不断的屈伸动作，称为弹钢琴指(趾)征，而近端很少受累；少数可表现为舞蹈样指划动作、投掷运动、手足徐动样动作、双手反复高举或两腿不停地跳跃。

(9)肌张力低下——麻痹型运动障碍：可累及头、颈和腰部，如颈软不能抬头、腰软不能直起、凸腹，行走时迈不出步、提不起腿、足跟拖地而行。

典型的迟发性运动障碍的发生率随年龄增长而增加，多见于老年女性及长期使用抗精神病药物的患者。发病时间很难肯定，因为药物可能掩盖症状。减量或停药后症状出现，重新开始用药可抑制此不自主运动。其严重程度具有波动性，在情绪紧张或激动时加重，睡眠时消失。

迟发性肌张力障碍是由多巴胺 D2 受体阻滞剂引起的慢性肌张力障碍，各年龄均可发生，年轻人更常见严重的全身性迟发性肌张力障碍。其不自主运动表现为快速、重复的刻板运动，常从面部或颈部开始，可局限在此区域，也可扩展至手臂及躯干，为肌张力障碍性，类似扭转性肌张力失调或扭转痉挛，通常出现颈后倾，躯干后仰，手臂内旋，肘部伸直，腕部屈曲，可持久存在；下肢较少受累。

迟发性静坐不能是一种致残的迟发性运动障碍。表现为经常而重复的刻板运动，如原地踏步，交叉及分开双腿以及反复用手擦脸或搔头等。也可表现为局部不适感，如疼痛或呻吟。与急性静坐不能相反，停用抗精神病药物后，迟发性静坐不能加重。本病常伴有典型的口部运动障碍。

迟发性运动障碍、迟发性肌张力障碍及迟发性静坐不能常同时出现。

急性戒断综合征是在突然停用抗精神病药物时发生的不自主、飘忽性而非重复性的舞蹈动作，与小舞蹈病或亨廷顿病相似，多见于儿童，可自愈。在用抗精神病药物时逐渐减少剂量，可使得舞蹈动作逐渐消失。

3.既往史　有长期服用抗精神病药的病史，多在 1 年以上。

(二)体格检查要点

主要表现为锥体外系体征：口唇及舌重复地、不可控制地运动，如吸吮、转舌、舔舌、咀嚼、噘嘴、鼓腮、歪颌、转颈等；舌可间歇不自主地突然伸出口外，严重时构音不清、吞咽障碍。躯干的不自主运动表现为反复的躯干扭转性运动及屈曲和伸展。肢体表现为不自主摆动、无目的地抽动、舞蹈指划样动作、手足徐动。肢体远端表现为连续的曲伸动作，肢体近端肌肉通常不受影响。患者站立时，可出现双腿重复做原地踏步样运动。

二、诊断对策

(一)诊断要点

(1)有长期使用多巴胺 D_2 受体阻滞剂的病史，如使用吩噻嗪类及丁酰苯类抗精神病药，多在 1 年以上。

(2)症状开始于患者仍在服药中或停药后 3 个月之内。

(3)运动障碍的特征是以节律性、异常、刻板重复的不自主快速运动为表现，面下部最常受累，称为口-舌-颊三联症(BLM 综合征)或颊、舌、咀嚼综合征。躯干不自主地反复扭转性、屈曲和伸展。肢体表现为不自主摆动、无目的地抽动、舞蹈指划样动作及手足徐动。肢体远端表现为连续的曲伸动作，肢体近端肌肉通常不受影响。患者站立时，双腿重复做原地踏步样运动。

(二)鉴别诊断要点

不是所有的口部运动障碍都是典型的迟发性运动障碍，还有许多其他舞蹈性及非舞蹈性病因。迟发性运动障碍是由于使用多巴胺 D_2 受体阻滞剂。如果口部运动障碍由其他类型的药物引起，则在定义上不能称为迟发性运动障碍。口部运动障碍需与亨廷顿病及口下颌肌张力障碍鉴别。

1. 亨廷顿病　有遗传史、舞蹈症和痴呆三主征，与迟发性运动障碍不难鉴别，但是亨廷顿病患者常服用抗精神病药物，可在舞蹈症的基础上并发迟发性运动障碍，此时的鉴别较为困难，应详细询问既往病史和临床表现，若出现静坐不能或刻板重复的不自主运动，则提示合并迟发性运动障碍的可能。

2. Meige 综合征　是最常见的自发性口部不自主运动，完全型除口一下颌肌张力障碍外，尚有眼睑痉挛；非完全型则只有单独的口面肌、舌肌、咽肌、下颌肌的肌张力障碍，或只有原发性的眼睑痉挛。此病通常无服用抗精神病药物史。

3. 扭转痉挛　表现为快速、刻板重复地不自主运动，无服用抗精神病药物史。

三、治疗对策

(一)治疗原则

(1)立即停用抗精神病药物。

(2)控制迟发性运动障碍。

(3)抗精神病药物治疗。

(二)治疗计划

(1)迟发性运动障碍一旦诊断明确，应及时减少或停用抗精神病药。

(2)若迟发性运动障碍发生要针对发病机制采取综合治疗措施。

1)抗组胺药：异丙嗪 25～50 mg，每日 3 次，尤其每日肌内注射 1 次，连续注射 2 周时，可使超敏的多巴胺受体逐渐减敏，效果较好。

2)作用于多巴胺系统的治疗：多巴胺耗竭剂如丁苯喹嗪、利血平可有短期效果，可用小剂量利血平 0.25 mg，每日 1～3 次，剂量应逐渐增加，避免发生体位性低血压或抑郁症等不良反应。锂盐可降低儿茶酚胺系统功能，从而降低多巴胺受体敏感性，可选用小剂量碳酸锂 0.25 g，每日 1～3 次。多巴胺受体阻滞剂，如小量氟哌啶醇，2～4 mg，每日 1～3 次，低剂量氯氮平 100～200 mg/d，使多巴胺/乙酰胆碱递质系统再以低水平趋向平衡。

3）作用于乙酰胆碱的治疗：因抗胆碱能药物可加重迟发性运动障碍的症状，故迟发性运动障碍一旦发生，就应停用一切抗胆碱能药物，如安坦、莨菪碱等，增强乙酰胆碱的合成。有报道使用胆碱能药物典那（二甲氨乙醇、deanol）100～500 mg/d，以拮抗多巴胺的功能过度，使用 2 周后运动症状明显减轻，但是停药 1 周后，症状又可能出现。

4）作用于 γ-氨基丁酸（GABA）系统：有学者认为 GABA 功能低下与迟发性运动障碍有关，用 GABA 增效剂可能有效，如丙戊酸钠、卡马西平、地西泮等；有学者报道巴氯芬是 GABA 的衍生物，能抑制神经阻滞引起的多巴胺更新率加快，每日 60 mg，能减轻症状，但是由于该药的半衰期短，仅有 3～4 小时，故往往于停药 2 天后治疗作用就会消失。

5）抗焦虑药：地西泮 2.5～5 mg，每日 2 次或 3 次，普萘洛尔 10～20 mg，每日 2 次或 3 次，可稳定患者的情绪，从而达到减轻症状的目的。

6）抗氧化剂：由于氧自由基对迟发性运动障碍的发生和发展有着重要的作用，因此，使用抗氧化剂，如维生素 E、褪黑激素等也取得了一定的疗效。

7）肉毒碱注射：对于局限性运动障碍有效。

停用抗精神病药后会使精神病复发，如需继续治疗可换用锥体外系不良反应小的抗精神病药物，如氯氮平、甲硫达嗪、舒必利等。

目前尚无较好的防治办法，而本病的发生与长期服用抗精神病药物关系密切，合理、慎重地使用抗精神病药物，对预防迟发性运动障碍的发生十分重要。

四、预后评估

迟发性运动障碍一般在停药后数月或 1～2 年内运动障碍可逐渐地缓解或消退。减量或停用抗精神病药可使迟发性运动障碍综合征症状出现，重新使用抗精神病药可抑制此不自主运动。停用抗精神病药物后，迟发性静坐不能也加重。

（高秀娟）

第十二章　脑血管疾病

第一节　脑血管和颈内动脉肌纤维发育不良

肌纤维发育不良(fibromuscular dysplasia, FMD)是一种特发性、节段性、非炎症性、非动脉硬化性的血管疾病。FMD 主要发生于 20～60 岁女性，但也有男性和年龄更长的单发病例，病变可累及全身的主要动脉，主要累及肾动脉，其次是颈内动脉，可出现血管狭窄、动脉瘤和动脉夹层，这主要是由于血管壁的胶原蛋白增生，内弹力层的破坏致使血管中膜的结构混乱而引起。随着血管造影技术的进步，脑血管和颈内动脉的 FMD 病例日愈增多。而研究显示：FMD 与急性出血及缺血性脑卒中均有密切的联系。

一、概述

(一)病因及流行病学

FMD 主要发生于 20～60 岁的女性，具有明显的性别倾向性，其病因尚不明确，可能与遗传、内分泌、动脉壁的缺血等因素有关。FMD 的发病与遗传因素存在一定的关联性，有研究发现在 FMD 患者的一级亲属中肾动脉 FMD 发病者较普通人群多见。另外，虽然 FMD 与内源性、外源性激素水平的关联尚不明确，但是口服避孕药物及内源性激素水平与 FMD 之间相关性均未得到证实。此外，目前的研究发现吸烟及高血压病史对 FMD 的发生有明确的促进作用。FMD 确切的发病率难以统计，有报道称其发病率为0.3%～3.2%，但这个数据并不能适用于广泛人群，这是由于该病的发生多无症状，而目前仅在出现神经系统症状时才会采取相应的血管检查。在过去的 25 年里，美国的 Ma Yo 医学中心对 20244 例患者进行连续尸检，仅发现 4 例 (0.2%)脑血管和颈内动脉FMD，这说明脑血管和颈内动脉 FMD 的发病率是很低的，而脑血管和颈内动脉的 FMD 较肾动脉 FMD 检出率更低，这主要是由于肾动脉的 FMD 常伴有高血压症状，而脑血管和颈内动脉的 FMD 常常是无症状的。

(二)临床表现

脑血管和颈内动脉 FMD 的临床表现与病变动脉的位置、狭窄程度呈相关性，而临床症状的出现与一个或多个机制有关，如：①重度的血管狭窄和灌注不足。②血栓形成。③动脉夹层。④动脉瘤破裂。目前研究发现脑血管和颈内动脉的 FMD 患者往往无症状，即使出现临床症状常为非特异性，如头痛、头晕、颈部酸痛和耳鸣等，但出现晕厥、突眼、颈动脉杂音、脑神经功能缺失等特异性神经系统症状时常提示短暂性脑缺血发作(TIA)、脑梗死、颈内动脉海绵窦瘘、蛛网膜下腔出血。例如受累血管出现严重的管腔狭窄或闭塞时，造成脑组织灌注不足，引起脑梗死；病变累及脑血管造成动脉瘤时，可出现动脉破裂性蛛网膜下腔出血，若合并颅内血管的夹层，则可引发脑卒中；当累及椎动脉和颈内动脉时，则可出现 TIA、Horner 综合征等神经系统症状。

（三）病理与影像学表现

FMD 病变血管的病理改变以平滑肌增生或变薄、弹性纤维破坏、纤维组织增生及动脉壁结构紊乱为特征。根据病变累及动脉的主要层面将其分为 3 种组织学类型：内膜、中膜及外膜 FMD，其中以中膜最多见，占 FMD 患者的 90%～95%。FMD 累及全身的主要血管，主要在肾动脉，其次是颈内动脉，25%FMD 患者累及脑血管，颈内动脉约占脑血管 FMD 患者的 95%，双侧颈内动脉受累占 60%～80%，颅内动脉 FMD 少见，但颈内动脉颅内段、大脑中动脉（MCA）、大脑前动脉（ACA）、基底动脉、大脑后动脉（PCA）也可见到与 FMD 相符的血管异常。

目前对于 FMD 的影像学检查主要包括：彩色多普勒超声检查、CT 血管造影术（CTangiography，CTA）、磁共振血管造影（magnetic resonance angiography，MRA）、脑血管数字减影造影（DSA），其中彩色多普勒超声检查可显示颈部血管的狭窄程度以及血管的形态，而 FMD 常常影响颈动脉中远端以及椎动脉的C1～C2水平，故彩色多普勒超声检查难以探测深部病变。目前研究发现：CTA 及 MRA 对 FMD 引起的血管病变有一定作用，但其诊断的敏感性尚未得到有效证实，与 DSA 相比其敏感度为28%和22%。DSA虽然是有创性操作，具有一定的风险性，但目前仍被认为是诊断 FMD 的金标准。FMD 患者脑血管造影主要表现为以下3种类型，Ⅰ型：呈典型串珠样，被累及的血管腔有多处狭窄与扩张交替出现，是中膜 FMD 特征性改变；Ⅱ型：长段管状狭窄，胶原在血管内膜沉积，内弹力板分裂，多见于内膜 FMD，应与颈动脉夹层、大动脉炎、先天性颈内动脉发育不良及占位性病变压迫所致颈动脉狭窄相鉴别；Ⅲ型：损害集中在血管壁的一侧，呈动脉瘤样改变，以外膜 FMD 多见。

二、治疗和预后

目前脑血管及颈内动脉 FMD 的治疗仍没有统一的治疗指南和疗效评价体系，治疗方案的制定主要根据患者的临床症状：①对于无症状的患者，无需特殊治疗，采用观察及随访。②发生缺血性事件，可给予抗血小板或抗凝治疗，抗凝药华法林一般不建议用于 FMD 的治疗；若有颈部夹层形成，无临床症状者优先推荐抗凝治疗，3～6 个月后改为抗血小板治疗；但研究发现，抗凝治疗和抗血小板治疗在预防脑卒中复发方面并无明显差异。③口服抗血小板治疗症状仍持续存在者，考虑行球囊扩张，若存在动脉夹层或球囊扩张后再狭窄，考虑使用支架植入。④对于有颅内动脉瘤形成的脑动脉 FMD 患者，可行动脉瘤栓塞或夹闭术；而对于宽颈动脉瘤，可考虑给予 Solitaire AB 支架辅助弹簧圈治疗。⑤近年来研究发现，血管内支架已逐渐成为重建夹层真腔血管的有效方法。⑥对于脑动脉 FMD 患者，除颅内动脉瘤外，血运重建治疗不推荐用于具有临床症状的患者，而药物治疗特别是抗血小板治疗是其主要治疗方式。FMD 患者的预后尚无定论，还需更多的病例追踪。

过去的几十年中，人们仅仅获得非常有限的关于脑血管及颈内动脉 FMD 的研究进展，如在基因学、影像学以及治疗方面均没有得到充分的研究。近些年来，一些国家和地区为 FMD 患者提供医疗支持，也提供一些资金专供于 FMD 的研究和学习。但目前来说，仍有很多问题没有得到解决，比如：①FMD 在人群中确切的发病率。②FMD 的发病原因，如基因、环境因素、荷尔蒙等。③女性的发病率更高的原因。④FMD 常见于动脉或动脉夹层的原因。⑤FMD 患者出现重度的血管迂曲和扩张的原因。这些问题有待后续的研究，进一步揭示该病的病理学发生机制以及疾病的发生风险，从而制定合适的治疗方案。

(陈惠军、高秀娟)

第二节　慢性阻塞性肺疾病与脑血管疾病相关性

慢性阻塞性肺疾病(简称慢阻肺)是一种伴有肺外合并症的多系统疾病，在老年人群中较多见。其主要特征为不完全可逆的气流受限，呈进行性发展，与肺部对有害气体或对有害颗粒的异常炎症反应有关。慢阻肺病死率及致残率较高，据全球疾病负担研究项目估计，2020 年慢阻肺将占全球死因的第 3 位。随着人们逐渐意识到慢阻肺会影响肺外器官，研究人员开始研究肺脑关系。慢阻肺疾病与脑血管疾病具有相关性，且机制复杂，多种因素均可参与其中。

一、慢阻肺与脑血管疾病的相关性

(一)慢阻肺与脑小血管疾病

脑小血管包括小动脉、小的穿支动脉、小静脉和毛细血管。脑血管病变与淀粉样病变、高血压、动脉粥样硬化有关。脑小血管病可通过磁共振(MRI)的特殊标记显现，如焦点标记(白质损伤、腔隙性脑梗死等)、萎缩标记(脑萎缩等)及新建标记(弥散张量成像、淀粉样蛋白成像等)。大脑小血管病在脑血管病、年龄相关的认知功能下降等有着重要地位。Taki 等人对社区内的 109 名老人分别予以肺功能和磁共振检查，在矫正年龄、性别及颅脑容积等混杂因素后发现，肺功能受损(FEV1%)的老年人其小脑局部白质体积减少并且更容易发生亚临床脑梗死及白质损伤。鹿特丹研究是一项基于人群的前瞻性队列研究，共纳入 165 例慢阻肺患者和 645 例肺功能正常的受试者，每 3～4 年随访脑 MRI 与肺活量，共 13 年。在矫正年龄、性别、吸烟史、动脉粥样硬化、高血脂等影响因素后，相较于对照组，慢阻肺患者有着更高的脑微出血的发病率。慢阻肺导致的微出血易发生在大脑的深层或幕下。研究显示，FEV1%预计值每增加 10%，深层或幕下微出血的患病率随之下降 17%；并且 FEV1/FVC 和弥散量每增加 1%，深层和幕下微出血患病率分别下降 5%～2%。严格的脑叶区域微出血与淀粉样血管病变(淀粉样血管病变是阿尔兹海默病性痴呆的基础)有关，相较于对照组，慢阻肺在脑叶微出血的患病率并未显著增加，提示其在β淀粉样病变影响较小。

(二)慢阻肺与脑卒中

越来越多的证据显示，肺功能(第一秒用力呼气容积 FEV1)受损与卒中及卒中的风险 有关。Gulsvik 等人进行了一项长达 40 年的队列研究,共纳入 5617 例慢阻肺患者,观察其 FEV1 基线水平。随访期间共有 462 例患者死于缺血性脑卒中。在控制吸烟、高血压、糖尿病等混杂因素后，通过 COX 比例风险模型分析显示肺功能受损增加了卒中风险。soderholm 等人纳入瑞典出院登记的 103419 例年龄在 40 到 84 岁且既往无卒中的慢阻肺患者，在 10 年的随访中，有 17402 例卒中事件发生。相较于对照组，慢阻肺患者卒中及卒中亚型风险增加(HR1.24)，尤其易发生在慢阻肺确诊后的前 2 年。此外，卒中风险也与慢阻肺的严重度有关。Donald son 等人纳入健康促进网络数据库里的 25857 例慢阻肺患者，在 2 年随访期间内，共有 482 例慢阻肺患者发生缺血性脑卒中(其中有 113 例至少发生 1 次以上的卒中事件)，在排除家族史、社会经济背景、高血压、高血脂等混合因素后发现，相对于稳定期患者，急性加重期患者第 1～49 天内缺血性脑卒中的风险增加 1.26 倍。对于出血性脑卒中，肺功能受损也会增加其发病风险。Martin 等人报道，低 FEV1 和 FEV1％增加了蛛网膜下腔出血的风险。

(三)慢阻肺与认知功能障碍

关于慢阻肺与认知功能障碍的关系国内外研究较多。最近一项荟萃分析报道，相较于肺功能正常者，慢阻肺患者发生认知功能障碍风险率明显增加(OR1.72)。有报道，认知功能障碍在慢阻肺患者中占 10％～49％。一项多中心研究发现，低氧血症可加重认知功能障碍。在夜间氧疗实验(NOTT)中，对照组中 14％受试者发生认知功能障碍，而近 42％的慢阻肺患者出现中到重度认知功能障碍。认知功能障碍与低氧的严重程度有关，轻度低氧与重度低氧的慢阻肺患者认知功能障碍的发生率分别为 27％和 62％，且频繁的急性发作显著增加认知功能障碍。但也有研究者认为，慢阻肺患者的认知功能障碍与低氧无关，而与高碳酸血症有关。Dodd 等人对稳定期无低氧血症的慢阻肺患者使用磁共振弥散张量成像(DTI)和静息状态功能磁共振成像(rfMRI)发现，大脑的白质完整性减少和灰质的功能性活动普遍紊乱，可能导致认知功能障碍产生。慢阻肺患者常伴有抑郁症、焦虑症，伴发抑郁症的慢阻肺患者较非抑郁患者更易出现认知功能障碍。认知功能障碍与老龄化有关，但一项评估慢阻肺与帕金森的相关性研究显示，对于 65 岁以下的慢阻肺患者而言，其继发帕金森病的风险增高，一方面可能为随着时间的推移，慢阻肺对年龄影响减少；另一方面可能与罹患神经退行性病变的慢阻肺患者年龄还未达到高龄有关。

二、慢性阻塞性肺疾病与脑血管疾病的共同危险因素

(一)吸烟

吸烟可导致蛋白酶与抗蛋白酶失衡，诱导气道基因水平变化；长期吸烟破坏内皮细胞功能，内皮细胞受损后会释放大量促炎症细胞，引发趋血栓阻塞性效应，促进血栓形成。香烟中的尼古丁可诱发烟碱型胆碱受体上调，导致富含烟碱型胆碱受体的小脑受到损害。研究显示，吸烟是认知功能障碍的独立危险因素。相较于慢阻肺不吸烟受试者，吸烟的慢阻肺受试者大脑小血管疾病发病率明显增高。一项最新的荟萃分析报道指出暴露二手烟与慢阻肺的风险比是 1.65，与卒中风险比是 1.27。

(二)缺氧

慢阻肺患者因为缺氧导致线粒体氧化磷酸化障碍，间接引起神经元损害、神经胶质细胞活化等从而造成认知功能障碍。但也有观点认为，低氧血症与认知功能障碍无关，而与 CO2 潴留有关。低氧血症可以使脑内胆碱水平升高，这与脑组织降解、髓鞘损伤及神经元膜提前翻转增加有关。脑内后循环供血区更易受缺氧影响，而这与慢阻肺患者深

部脑组织或幕下脑出血部位相一致。在动物缺氧模型中，血脂异常可促使动脉粥样硬化形成，脂质过氧化物作为氧化应激的标志，其水平增加。另外，低氧可激活肾素血管紧张素醛固酮系统，引起全身血管收缩和氧化应激，从而导致心脑血管事件发生。

（三）衰老及遗传易感性

研究表明，65 岁以上老年人慢阻肺患病风险更高，与当前吸烟状况和个人吸烟史无关。随着年龄的增长，大脑神经元萎缩、局部血液流量及新陈代谢减少等均可以导致与年龄相关的认知功能减退。在细胞水平领域，一些衰老过程的标志（如端粒缩短、表观遗传学改变、蛋白稳态丧失及细胞内外通讯改变等）与肺功能受损紧密相关，同时衰老伴慢阻肺患病风险增高。在衰老过程中机体糖皮质激素水平缓慢增高，减弱海马抑制下丘脑糖皮质释放激素的能力，导致机体处于应激激素升高的环境中。降低糖皮质激素的敏感性，老化的大脑可能成为机体衰老的调节器。有报道，肺脑疾病有着共同的遗传及表观遗传机制，一些研究尚处于初期阶段。已证实，去乙酰化酶 sirtuines（III 型 HDAC）与衰老、神经退行性病变、慢阻肺有关。

三、慢性阻塞性肺疾病与脑血管疾病的机制

（一）全身性炎症

炎症是慢阻肺发病的核心机制之一。进行性通气功能障碍、肺气肿以及慢性持续性炎症导致肺血管重塑、血管内皮损伤。有炎症的内皮细胞过度表达粘附因子，如血管细粘附因子 1（VCAM-1），加速白细胞与受损内皮表面的粘附。sirtuin1（SIRT1）与神经元损伤修复有关，其在慢阻肺患者中表达下调，其下调涉及促炎通路。一些炎症介质参与慢阻肺的全身炎症反应。白细胞介素 6（IL-6）可以促使肝细胞释放急性期蛋白，包括 C 反应蛋白、血清淀粉蛋白 A、纤维蛋白原和促凝因子，进一步加重或促进炎症反应的发生。IL-6 每升高 1 个标准差 FEV1 相应降低 41mmHg，FEV1 降低可导致缺血性脑卒中死亡率增加。同时，IL-6、CRP 升高与缺血性脑卒中恶化有关。基质金属蛋白酶（MMP-9）及其酶抑制剂参与气道炎症修复及重塑的过程。研究显示，慢阻肺患者血中 MMP-9 明显增加。MMP-9 的增加不仅可出现在慢阻肺患者，动脉硬化、不稳定斑块、大脑小血管病变、卒中等多种疾病的病理过程都与之有关。最近一项假说认为，可能存在某种炎症倾向表型，导致肺、脑以及心血管功能异常敏感有关。

（二）动脉粥样硬化

吸烟、血脂异常、缺氧、慢性炎症均可促成动脉粥样硬化。而系统性炎症和血管内皮功能障碍是动脉硬化的主要机制。脉搏波传导速度是反应动脉粥样硬化的常用指标，慢阻肺患者发生动脉硬化较正常人早且重，且慢阻肺严重度与动脉硬化呈正相关。相较于肺功能正常对照组，慢阻肺患者颈动脉壁厚度要厚 2 倍。动脉粥样硬化可导致微血管功能障碍、血管病变和微出血。目前，关于动脉粥样硬化所致的痴呆（除了 β 淀粉样病变和 Tau 样变性）也有报道。

（三）氧化应激吸烟者和慢阻肺急性发作期

患者体内氧负荷明显增加。通过检测慢阻肺患者诱导痰中的脂质过氧化物水平，可见患者的氧化应激随气流受限程度增长。慢阻肺患者肺部氧化剂来源有外源性和内源性，前者主要来源于吸烟与空气污染，后者与体内巨噬细胞和中性粒细胞释放的氧自由基有

关。氧自由基可使气道上皮细胞受损、促进炎症因子的表达、参与一氧化氮的反应从而减少一氧化氮生成，最终导致内皮功能障碍。慢阻肺患者病情恶化时，氧化应激与全身性炎症应答同时增强，造成斑块的不稳定性增加，导致斑块破裂，还导致纤溶失衡、血栓形成。

四、慢阻肺治疗对脑血管疾病的影响

乙酰半胱氨酸(NAC)是一种祛痰药，作为谷胱甘肽的前体，具有抗氧化作用。早前动物实验显示乙酰半胱氨酸可暂时减少缺血再灌注以及梗死(大脑中动脉分布区域)。Bueche 等人报道 N-乙酰半胱氨酸可降低自发性高血压鼠(SHRSP)脑小动脉和毛细血管内的血栓形成及梗死灶数目，但脑微出血频率增加，猜想乙酰半胱可能导致血管性血友病因子(vWF)失活。实验进一步发现给自发性高血压鼠(SHRSP)长期服用 N-乙酰半胱氨酸可能破坏血脑屏障从而使得皮质淀粉样蛋白负荷过重，最终导致淀粉样蛋白清除机制失败，因此尚需进一步研究了解 NAC 对脑血管疾病的影响。

慢性阻塞性肺疾病与脑小血管疾病、缺血性脑卒中、认知功能障碍有关。吸烟、缺氧、衰老及遗传是其共同的危险因素。关于慢阻肺与脑血管疾病之间的机制较为复杂，目前暂不能用单一因素解释，多个因素互为因果，相互影响。慢阻肺的病理生理不仅表现在肺，同时还可引起全身反应。深入研究慢阻肺与脑血管疾病的发生机制，为提供新的治疗策略，改善慢阻肺患者的预后有着重要意义，尚需进一步的研究。

(任宪雷、董建民)

第三节　运动诱发电位在脑血管疾病中的应用

运动诱发电位(motor evoked potential，MEP)是指应用电或磁刺激皮层运动区或脊髓，产生兴奋，通过下行传导径路，使脊髓前角细胞或周围神经运动纤维兴奋，在相应肌肉表面，通过测定肌肉动作电位的改变，而对运动传导功能做出客观的评价，反映运动系统的功能状况。脑血管病是临床常见病、多发病，极大地危害着人类健康。运动功能缺损是脑血管病造成的最严重的损伤。作为一种电生理检测手段，MEP 在脑血管病中的应用已经越来越广泛。很多的研究表明，MEP 所提供的一些神经电生理特征如运动阈值、潜伏期、波幅、中枢运动传导时间等，可以客观地反映脑血管病患者运动功能缺失的情况，评估各种治疗方法的效果，并且对神经损伤的恢复和疾病预后作出客观预测。

一、运动诱发电位的刺激模式

(一)经颅电刺激

1980 年 Melton 和 Morton 发明了一种高压单脉冲电刺激器，能够产生较大的单脉冲电流(200 v，5 μs)，通过皮层的相应部位兴奋运动皮层，使对侧肢体肌肉收缩，由此产生了运动诱发电位。经颅电刺激时由于颅骨对电流的阻碍及电流在人体内弥散，大部分电流没有到达皮质神经元，而是沿头皮扩散至邻近肌肉，常会引起疼痛。1988 年

国内学者宋新光以一种直流斩波式大脑皮层电刺激记录运动诱发电位，基本解决了疼痛问题。

(二)经颅磁刺激

1985 年 Barker 等用磁脉冲代替电极经头皮刺激大脑皮层，成功记录出运动诱发电位。这种方式作用机制可解释为磁刺激器所产生的脉冲强磁场在颅内脑组织产生感应电流，此电流刺激大脑运动皮层后产生神经冲动向下传导，即可在对侧肢体记录到刺激应答，即运动诱发电位。由于磁刺激克服了电刺激的疼痛感，因而在脑血管疾病的诊断及预测中得到广泛应用。

二、运动诱发电位特征性指标

(一)兴奋阈值(excitability threshold, ET)

ET 是指经颅磁刺激后引起处于静息状态下的肌肉产生 MEP 的最小刺激量。用阈刺激引起的 MEP 一般局限于刺激对侧的肌肉。正常人 ET 值在两半球间差异极小。在中风患者,ET 可能代表皮质脊髓束的兴奋性。一系列研究中风病例的报道,脑损害侧的 ET 全部高于正常侧,而且 ET 也是较敏感的变化参数,有时中枢传导时间尚正常时,ET 值已有变化。

(二)潜伏期

自经颅刺激至引起靶肌肉 MEP 的时间。MEP 的传导路径是皮质脊髓束,潜伏期的长短反映神经传导速度。中风后皮质脊髓束的损伤,不仅传导结构受到损害,同时电生理特性也受到不同程度的损伤,引起潜伏期的延长。

(三)波幅

即运动诱发电位的振幅。波幅反映放电神经元的数量。正常人 MEP 的波幅变化很大,甚至在同一个人身上不同时期记录的 MEP 的重复性只有 63%～94%,测量时要作两侧对照。中风患者偏瘫侧的 MEP 波幅一般较健侧低。

(四)中枢传导时间

中枢传导时间(central conduction time, CCT)即为经颅刺激引起靶肌肉 MEP 的潜伏时减去经颈段或腰段神经根刺激引起上肢肌或下肢肌 MEP 的潜伏时之值。在中风患者中,关于偏瘫侧 CCT 延长有较多的报道,且此延长与病变性质、程度及部位有关。

(五)静息期

当自发肌肉收缩时在大脑皮层的相应功能区给予经颅磁刺激产生 MEP 之后会有肌电活动的暂停,这个不应期称为静息期(SP),是反映皮层抑制的参数,脑梗死发生后 SP 会发生延长变化。

三、中风患者 MEP 的异常表现

很多研究显示,中风后经颅刺激 MEP 异常主要表现为三种形式:①引起 MEP 的刺激阈值增高;②皮质 MEP 缺失,即皮质对电(磁)刺激无反应,不能引出波形;③传导延长,即皮质手区及皮质腿区潜伏期和(或)中枢运动传导时间(CMCT)延长,表明运动传导通路中枢障碍。④波幅减小,即患侧皮层 MEP 波幅明显小于健侧或正常 MEP 波幅。同时还在部分患者 MEP 检查结果中发现健侧亦有受累的表现。

四、MEP 在脑血管疾病中的应用

(一) 对脑血管病的辅助诊断

方瑗等对 30 例脑梗死患者在急性期行 MEP 检测并对其中 10 例患者 2 个月后复查 MEP，并以 30 名健康者为正常对照。结果发现急性期 MEP 的异常率 93.3%，主要表现为皮层 MEP 消失，CMCT 延长，波形异常及阈刺激强度增高，复查 MEP 10 例中 9 例有明显改善，从而证实 MEP 对脑梗死具有辅助诊断价值。朴虎男等通过瞬间反射(BR)、脑干听觉诱发电位(BAEP)、运动诱发电位(MEP)三项联合检查对脑死亡患者进行评定，并与 GCS 评分结果进行比较，结果 BAEP、BR 和 MEP 三项联合检查对脑死亡判断准确率为 100%，与 GCS 评分比较差异有统计学意义($P<0.05$)。证实 BAEP、BR 和 MEP 三项联合检测对评价脑死亡患者的脑功能状态、预测预后提供了客观可靠的依据。

(二) 对中枢运动系统的功能评价

经颅磁刺激 MEP 检查能对患者的运动功能作出客观定量的评定，可获得锥体束损伤严重程度的客观证据。研究显示患侧 MEP 皮质潜伏期及 CMCT 与患者同期神经功能缺失评分呈正相关，即 MEP 损害越严重，患者瘫痪程度越重。张丽萍等选择一侧大脑皮层急性期脑梗死患者 30 例，并与 30 名健康体检者作对照，观察脑梗死患者经颅磁刺激运动诱发电位的特点。结果所有患者中 MEP 波形缺失的均为肌力 0 级～Ⅱ级患者，11 例肌力Ⅳ级的患者中有 5 例 MEP 正常。另外，该研究中 7 例脑梗死面积较大，MEP 波形缺失，考虑因梗死灶广泛破坏皮质和皮质下结构，影响神经冲动传导所致。刘萍等对急性脑梗死患者 MEP 与日常生活能力和临床神经功能缺损(MESSS)评分的相关性进行探讨。结果发现：①病变部位不同，MEP 的异常率不同。脑桥区最高，基底节-丘脑区次之，皮层-皮层下区最低。②MEP 异常与病理征间无相关性。③MEP 异常和 MEP 波形缺失与瘫痪程度、MESSS 评分间具有正相关性，与 Barthel index 评分具有负相关性，而皮质潜伏期和 CMCT 延长并不意味着患者病情严重。由此得出结论 MEP 检查对判断脑梗死患者神经功能损伤严重程度具有重要意义。

(三) 脑血管疾病的预后评价

很多学者对 MEP 的预测价值进行了研究，尽管方法和角度不同，所得的结论也并不统一，但大多数研究肯定了 MEP 的预测价值。经颅电(磁)刺激对脑血管病(CVD)的预测似乎超过了其他任何一种检查，能为急性中风后的预测提供比临床指征更可靠的依据。Van Kuijk 等研究发现中风后第 1 周、第 3 周小指展肌 MEP 的出现及 FMA 上肢评分的提高对上肢运动功能的恢复具有阳性预测价值，对于最初出现上肢偏瘫的中风患者，MEP 的出现或缺失对于长期手运动功能恢复有着与早期临床评估相似的预测功能。Piron 等开展中风后患者运动诱发电位和步态恢复临床相关性研究发现下肢运动诱发电位的峰峰波幅与刺激外周神经引起靶肌肉最大动作电位的比值 MEP/Mmax 对预测下肢独立步态的恢复具有重要意义，中风后 1 个月，MEP 缺失的患者不会获得独立行走的能力，MEP/Mmax 达到 8%或以上(13.11 ± 5.95)的患者可获得独立行走的能力；中风后 4 个月 MEP/Mmax 达到 18%或以上(23.1 ± 6.2)的患者可获得独立行走的能力，从而得出结论中风急性期过后下肢 MEP 波幅对预测下肢运动功能恢复有重要的意义。孔祥增等运用 MEP 评价急性脑梗死后脑功能损伤程度，探讨急性脑梗死后 MEP 的变化规

律，根据临床格拉斯哥昏迷量表(GCS)评分监测 MEP 对脑功能损伤评估的准确性。对 69 例首次发病的急性脑梗死患者根据 GCS 评分分为重症组(33 例)和非重症组(36 例)，在不同时间段检测缺血侧的 MEP。结果发现 MEP 分型和 GCS 评分均与预后有显著相关性，MEP 分型越高，GCS 评分越低，则预后越差。分型量化的 MEP 较临床观察指标特异，在一定程度上能客观、准确地评价和监测急性脑梗死后脑功能损伤程度和预后。龚凌云等对 40 例脑梗死患者于发病 72 h 及半年后进行改良斯堪的那维亚卒中量表(SSS)评分，并对所有患者在 72 h 内进行瘫痪侧肢体或一侧肢体的 MEP 检测，结果急性期 MEP 正常者预后较 MEP 异常者好。MEP 波形消失或运动传导时间延长者，瘫痪程度重，SSS 评分高。沈晓琳等发现脑梗死患者患肢皮质手区和皮质腿区潜伏期及 CMCT 长于健康体检者(P<0.05)。脑梗死患者患肢皮质潜伏期与 MESSS 评分呈正相关，与 BI 评分呈负相关；脑梗死患者患肢 CMCT 与 MESSS 评分呈正相关，与 BI 评分呈负相关，MEP 可有效预测脑梗死患者运动功能预后。

(四)对治疗效果的评价

近年来，很多学者以 MEP 为观测指标对各种治疗脑血管疾病的手段进行评价。Kim 等采用 MEP 潜伏期、CMCT、波幅等作为疗效评价标准考察不同频率电针治疗对中风后运动功能的影响，结果发现经过 2 周电针治疗后 2 Hz 电针组 MEP 的潜伏期、CMCT 及波幅等指标较 120 Hz 电针组均有明显改善(P=0.008、0.002、0.002)，从而推测低频电刺激较高频电刺激对于缺血性中风的恢复可能更具帮助。任思颖等采用 MEP 及神经功能评分观察立体定向微创技术清除颅内血肿对丘脑出血患者运动功能的影响。将 21 例丘脑出血患者随机分为微创手术组(MI 组，10 例)和药物治疗组(MT 组，11 例)。对 MT 组采用常规药物治疗，对 MI 组在入院后 24h 内进行立体定向微创清除血肿治疗。经过微创手术治疗后的所有患者 MEP 与 MT 组比较，潜伏期缩短，神经功能评分也明显减少，运动功能恢复。瞿强等将 40 例脑梗死后 3 个月～10 个月内未能完全恢复的患者随机分为体外反搏组(T 组)及药物治疗组(C 组)，采用大脑皮层运动诱发电位 MEP 及日常生活活动能力(ADL)对患者进行治疗前后评测，结果发现 T 组患者的 Barthel 指数及运动神经系统功能较 C 组有明显好转，体外反搏可使脑梗死后较长一段时间内运动神经功能得到改善及恢复。

(五)术中监测 MEP 监测

在脑血管手术如颈动脉内膜剥脱术(CEA)、动脉瘤手术中，在监测皮质、皮质下缺血和脑功能损害方面具有高度敏感性。Malcharek 等回顾调查了 600 例颈动脉内膜剥脱术患者，这些患者术中都经历了经颅电刺激运动诱发电位(tc-MEPs)监测和正中神经体感诱发电位(mSSEPs)监测。结果发现颈动脉内膜剥脱术中 tcMEPs 可以作为 mSSEP 监测有利的补充，以避免单纯 mSSEP 监测出现的假阴性结果，并且 Tc MEPs 监测似乎可以提高术后结局，因为它可以使脑缺血的现象及时纠正。Neuloh 等发现在 95 例颅内动脉瘤患者，33 例发生血管暂时性夹闭、不慎阻塞、血管痉挛或损害穿通支血管等情况，其中 MEP 有 21 例有所提示，而 SSEP 仅有 15 例有明显变化。梁玉红等将神经电生理监测(NPM)技术应用于脑干出血显微外科手术中，对 40 例脑干血肿患者行 NPM 辅助下显微手术。术中动态观察脑干听觉诱发电位、躯体感觉诱发电位、运动诱发电位，并且术前监测波形与术中实时监测以及术后连续监测波形进行对照，结果发现对于脑干出血患者，NPM 可判断术前脑干功能，术中，可为手术者提供准确信息，尽可能避免或减少对脑干和颅神经功能的损伤，术后监测对预测患者转归具有重要指导意义。

经颅电(磁) 刺激运动诱发电位是一种新兴的诊断和评定脑血管疾病的有效手段，它无痛无创，操作简便。对疾病的预后，特别是对患者运动功能恢复能作出较准确的预测，通过它可以获得锥体束受损严重程度的客观证据，并可显示 CT、MRI 不能分辨的病变和亚临床病变，弥补 CT 和 MRI 的不足，从而对康复治疗作出有效的指导。目前 MEP 监测技术处于蓬勃发展中，研究热点在于锥体束的定位及与脑功能成像技术的联合应用。但仍存在一些问题，如缺乏统一的评价标准，刺激方法及刺激参数不够统一，术中监测受麻醉方案影响较多等。今后应加强术中监测预警标准的建立、明确合适的刺激方法和刺激参数、规范个体化麻醉方案、建立大规模 RCT 研究等以推动 MEP 技术更好地应用于脑血管病的诊断和治疗。

(李福田、张道远)

第四节　血管内超声在脑血管疾病诊治中的应用

血管内超声(intravascular ultrasound，IVUS)是基于导管的超声装置，该技术借助介入放射学方法将超声导管直接置入血管中，可显示血管内影像，检测血管壁性质等，已在心脏与外周血管疾病领域显示出其优势，但在脑血管疾病的诊疗领域尚属探索阶段。DSA 被认为是脑血管疾病诊断的"金标准"，但传统的依靠动脉直径狭窄率来评价颅内外血管病变的技术方法存在着局限性，如 DSA 技术对颈动脉粥样硬化斑块的内部结构评价、附壁血栓的判断、易损斑块的确诊率、易诱发斑块脱落而增加缺血性脑血管事件的风险、缺乏确定指标等。因此，临床上迫切需要更精准的血管内影像学技术检测脑血管病变特征及辅助介入治疗。

一、IVUS 的基本原理

IVUS 是利用超声原理，通过探测血管内、血管壁及其周围组织的结构，指导疾病诊断和辅助介入治疗的有创性断层显像技术。其工作原理与传统 B 超有相同之处，不同之处在于前者是利用可置入血管腔内的专用微超声探头，实现了从血管腔内部 360°实时动态观测血管壁，显示相应断面的组织结构。IVUS 利用了声波反射原理，故而不受血流影响，且有利于显示深部结构。IVUS 可较准确地反映血管内斑块的性质、造成狭窄的严重程度、病变累及范围以及参考血管的直径情况，辅助术者选择正确的治疗方案及选择合适的支架，并可用于评价血管内治疗的术后效果，及时发现和纠正支架置入后存在的问题。因其受血管扭曲或影像缩短效应的影响较小，在判定病变长度方面更具优势。

二、IVUS 技术的进展

近年来，研发了更具高级功能的彩色血流和虚拟组织学(virtual histology，VH)

成像技术等。传统的灰阶 IVUS，对血流与斑块，尤其富含脂质的斑块，均呈现低信号回声，而彩色血流 IVUS 实现了管腔内血流的可视化，有利于显示血管壁与血管腔内血流的过渡区域，使血管壁的动脉粥样硬化斑块更易被识别。VH-IVUS 的原理是基于血管壁的不同成分，可反射不同频率和强度的超声信号，从而生成实时 VH 图像，以评价斑块的形态与成分。有学者应用 VH-IVUS 对冠状动脉斑块的射频资料进行光谱分析，并与传统的体外组织病理学结果进行对比，显示在体内该技术一定程度上提高了对斑块组织特征的判断，其准确性和可重复性得到了验证。

三、在缺血性脑血管病介入诊疗中的应用

(一)对颈动脉粥样硬化斑块的分型与评估

颈动脉粥样硬化斑块是动脉粥样硬化的早期表现，具多发、易破裂及诱发血栓形成等风险，是导致缺血性卒中的重要原因。研究发现，颈动脉粥样硬化斑块可作为预测脑血管疾病的高危因素，因此，早期准确地评价颈动脉粥样硬化斑块的易损性，及时对其进行干预，对防治脑血管疾病具有靶向意义。采用 VH-IVUS 技术，对颈动脉粥样硬化斑块的射频信号进行分析，按成分将斑块划分为 4 型，即纤维型、纤维脂质混合型、钙化型及核心部坏死型，其与血管腔(标记为黑色)一起，分别用深绿、浅绿、白色、红色 4 种颜色标记鉴别，钙化重的斑块较脂质核心为主的斑块更牢固。在一项对颈动脉粥样硬化斑块的 VH 评估研究中，Diethrich 等证实了 VH-IVUS 技术与颈动脉粥样硬化斑块的组织学切片分析方法具有高度符合性，VH 分析方法对薄帽纤维粥样斑块瘤的诊断准确率可达 99.4%，对钙化性薄帽纤维粥样斑块瘤可达 96.1%，纤维粥样斑块瘤为 85.9%，纤维钙化粥样斑块瘤为 85.5%，病理性内膜增厚为 83.4%。González 等通过 VH-IVUS 技术进一步论证了薄帽纤维粥样斑块伴坏死核心向管腔融合及薄帽纤维粥样斑块伴钙化融合区域具有很高的不稳定性，斑块钙化量的增加或坏死核心向管腔靠近，均增加了斑块的不稳定性。故 VH-IVUS 对判断颈动脉粥样硬化斑块的类型和稳定性方面具有一定的实用价值。

(二)对颈动脉支架置入术的指导意义

在颈动脉支架置入术中，IVUS 评价标准包括①支架是否贴壁；②支架是否充分扩张，最小支架腔横截面积与平均参考血管段管腔截面积之比>0.9 为充分扩张，平均参考血管段管腔截面积以近端与远端参考血管段管腔横截面积的平均值计；③支架是否展开对称，展开对称为支架梁的分布较均匀且支架对称指数(支架最小直径与最大直径之比)>0.7；④支架是否完全覆盖病变。支架的贴壁情况是判断支架置入效果的重要指标之一，贴壁良好的标准是支架完全贴壁，即所有支架梁与血管壁紧密相接，其间无任何空隙。而 DSA 则不易准确显示支架是否完全贴壁。研究表明，支架置入术后，部分患者的 DSA 结果显示较理想，但应用 IVUS 检测后，仍能发现存在支架贴壁不良和(或)扩张不充分，甚至支架异位的情况。因此，IVUS 不仅可明确支架置入后的扩张效果，还可进一步指导采取一些补救措施，如血管扩张术、再置入支架等。IVUS 可协助术者更准确了解狭窄病变的长度，进一步优化支架的选择及治疗效果。

(三)对颈动脉支架置入术后效果的评价

支架内再狭窄的评价包括 4 个方面：①明确支架内再狭窄的类型；②判断引起支

架内再狭窄可能的机制；③指导支架内再狭窄的治疗；④评价治疗后的效果。IVUS 能够较准确地判断支架内再狭窄病变的分布特点，有助于术者对再狭窄病变进行准确的分型；可清楚地显示再狭窄病变的范围，尤其对需进一步介入治疗的患者，应用该技术有助于分析发生支架内再狭窄的可能机制，使术者针对不同原因选择合适的治疗方案。此外，VH-IVUS 在预测颈动脉支架置入术后静止性脑梗死方面亦有帮助，但预测微栓塞的能力有限。

(四) 在颅内动脉狭窄中的应用

颅内动脉狭窄约占缺血性卒中的 8%～10%，该病的自然病史呈动态变化，随访发现颅内动脉狭窄可进行性加重，也可稳定不变，甚至退化减轻。IVUS 的应用为症状性颅内动脉狭窄的病因学判断和介入治疗指导带来了希望。Wehman 等首次报道两例成功应用 IVUS 辅助的颅内血管介入治疗，其中 1 例是颈内动脉颅内段(岩骨段至海绵窦段的闭塞)的支架置入，运用 IVUS 明确了闭塞段的全长解剖结构，指导支架置入的最佳位置，防止了因支架覆盖不全可能造成的再狭窄；另 1 例为基底动脉成形术后再发重度狭窄，该例通过 IVUS，了解了再狭窄斑块的大体形态和成分，明确了支架置入的安全性。Meyers 等报道了 1 例利用 IVUS 技术明确颅内动脉狭窄程度与斑块成分，且支架成功置入，首次在活体上证实，颈内动脉颅内段斑块内出血继发症状性颅内动脉粥样硬化性狭窄。

四、在脑静脉系统病变中的应用

IVUS 在脑静脉系统疾病诊疗中的应用是一个全新的领域。2011 年美国心脏协会发布的大脑静脉血栓管理指南中尚未将 IVUS 列为该病的诊断依据，其主要原因是大脑静脉系统的解剖变异较大，有临床意义的因静脉狭窄所致的血流动力学变化程度不像颈动脉那样有明确的指征。目前尚无可靠的"金标准"来鉴别静脉系统病变，如静脉窦狭窄和血栓形成等病理状态与康复患者间的血流动力学变化。但有医疗机构将 IVUS 与血管造影术常规联合应用于诊断静脉窦血栓、假性脑瘤等可致大脑静脉流出道梗阻性疾病。Mokin 等报道了 3 例由 IVUS 辅助诊疗的大脑静脉系统疾病，提示 IVUS 用于鉴别静脉窦血栓形成和先天发育不良等结构性狭窄独具优势，在静脉窦接触性溶栓方面，IVUS 具有辅助血管再通、减少末梢血栓并发症的作用。

五、在脑血管其他病变中的临床应用

IVUS 用于动脉瘤与硬脑膜动静脉瘘等仅有个案报道。Shindo 等报道 IVUS 辅助下经静脉栓塞硬脑膜动静脉瘘，IVUS 用于术中明确瘘口位置，指导准确完成栓塞治疗。Majidi 等报道了 1 例左颈内动脉海绵窦段巨大动脉瘤弹簧圈栓塞和支架置入术后随访评估，由于动脉瘤栓塞术后填塞的瘤体与载瘤动脉产生叠加影像，在 DSA 上无法区分，所以借助 IVUS 影像可视化观察到支架与弹簧圈的在体状态，完成了对动 脉瘤术后 效果的评估 与监 测。IVUS 为部分少见疾病提供影像判断，如 IVUS 为代谢综合征并发慢性脑脊髓静脉功能不良提供影像评估与分析。由此可见，随着 IVUS 技术的不断进步，可能会有更细小、更柔软的 IVUS 导管问世，对动静脉瘘口、动脉瘤颈位置、动脉瘤壁组成和内部结构的可视化分析会更加精准，逐步扩大 IVUS 在脑血管疾病领域的临床应用范围。

IVUS 技术已逐渐应用于脑血管疾病中，在评价血管腔狭窄程度、斑块负荷、斑块性质等方面发挥作用，但也存在局限，如斑块内血管出血，可能会被标示与纤维脂质成分一样的颜色；当存在坏死性钙化时，部分钙化与坏死核均被标红而低估斑块的坏死核心等。出现检测结果差异的主要原因是由于 IVUS 对斑块内出血等微细结构图像的分辨率受限，识别度低和目前仍缺乏统一的图像鉴定标准。新的光学相干断层成像技术可能在斑块类型的识别及评价、血管内膜损伤及血栓形成、支架贴靠、内膜覆盖等成像精度和细节特征方面更有优势，但对评价血管的重构性欠佳，不利于帮助选择最佳直径的支架，且易受血液的干扰，影响图像质量。期待新技术的不断进步，以更精确地检测病变。

(陈惠军、高秀娟)

第五节　脑血管病患者的健康管理

脑血管病属临床中一种棘手的慢性病，其特点为高病发率、高致残率和高死亡率，对人体的危害性极大。城市中，脑血管病位居首位死亡原因，在农村中，则位居第二，该疾病患者大部分死亡或者留下残疾。脑血管病发病虽然具有很多诸如年龄、性别、遗传等的不可干预性因素，但也具有大量可干预性因素，如高血压、心脏病、糖尿 病等疾病的影响。而对脑血管病患者的健康管理，主要是针对可干预性因素进行预防和改善，其核心为建立一个安全、有效的健康管理模式，主要针对可干预性危险因素进行预防。脑血管病发病或恶化的固有特点是季节性，因此，特别是在寒冷的冬季中，老年脑血管患者更为需要良好的自我健康管理，进一步加强自我保健。

一、健康管理

随着现代社会的不断成熟与发展，社会人群就医疗质量要求及有限医疗卫生资源之间产生的矛盾更是日益突显。为了缓解矛盾，减轻患者的经济负担，健康管理的概念被提出，最先是在 20 世纪中期的美国保险业。医疗行业内各个机构相互合作，医生用健康的评价来引导患者自我保健，在患者的日常生活中就可以针对性的增强自己身体素质，大幅度减轻患者的医疗开销，为健康管理事业的发展奠定了一定基础。各个地区的难题主要包括医疗资源紧缺、医疗费用增长，基于此，健康管理可以在各个地区得到快速的推广和发展。健康管理是一个新兴的学科和行业，因此截至目前为止还没有一个全面系统，由大家都统一接受的定义。其中最合理的解释就是：健康管理是针对一个个体或者一个群体，由专门的健康管理者对其健康状况及患病风险进行评估总结，再进而建立统一的管理数据库，再经过讨论后制定出一系列行之有效的针对性措施，有计划的持续为其提供健康宣传教育和咨询服务，最后再随访并记录其患者的健康改善情况。目前，健康管理常常用于一些类似于脑血管疾病的慢性病控制及预防。

二、脑血管病患者的健康管理与建立意义

针对脑血管病，健康管理可借助健康体检作为手段，准确检测脑血管病高危或患患者群，对于一个个体或群体的发病风险，作出科学且系统的评估，并根据评估报告制定出一系列健康干预措施，以降低脑血管病发病率，提高该疾病治愈率为最终目的，为大家提供各种健康咨询，安全教育及健康检查。针对心脑血管病实施健康管理时，患者不仅可以深入了解自身健康状况，还可以对自身健康状况进行实时动态的监测，从而降低患病风险，减轻经济负担，可以避免患病的危险因素，养成良好的生活习惯，提高自身的生活质量。对慢性病的预防效果远大于治疗效果，其患病后的高致残致死率及高治疗费用都是患者及其家属所无法承受的。因此，对脑血管病高危人群进行健康管理，更具实际意义，不仅可以降低发病率，还可减少医疗资源的耗费，更具实际效益。

三、脑血管病患者的冬季自我健康管理

冬季作为脑血管病发病和恶化的高峰期，其低温会从多个方面影响到血液和血管，以至于减少血量供应，最终形成脑血管病。低温刺激会使血管收缩，导动脉管痉挛，这些状况使得血液流动缓慢、血液供应不足甚至中断，进而引发脑血管疾病。冬季的室内外温差过大，在两个极端环境的过渡过程中，心血管无法适应而痉挛收缩，造成管腔狭窄，进而诱发脑血管疾病。感冒作为冬季的常见疾病，也是导致脑血管病的重要因素之一。因此，老年脑血管病患者在寒冷的冬季，一定要做好自我防范工作。

(一)注意防寒保暖

0℃这个气象因子涉及高凝血，在此温度时，脑血管病发病率最高。因此，当接收到相关气象预报时，就需要随时注意气象的变化，及时增添衣物，避免着凉感冒。洗澡水水温一定要适中，洗澡时尽量缩短时间，主要是减少冷热交替的刺激。当室外温度过低时，外出前一定要在走廊处驻足一会儿，以适应温度的降低，在外时还需注意头部和四肢的保暖。

(二)积极锻炼身体

在刚进入冬季的时候，天气还不是特别寒冷，患有脑血管疾病的患者或者脑血管病高发人群应根据自身身体情况，进行适当的锻炼，参加一些文艺娱乐运动，如打太极、散步等运动，以增加身体素质，调和气血，为之后对抗疾病打下坚实的基础。此外，添加衣物时不要过度，让身体逐步提高对寒冷的适应能力。在进入寒冬后，最好是等在太阳升起后再去锻炼，气温的回升可以有效避免机体突然受到寒冷刺激而引发脑血管病。

(三)适量饮水

天气寒冷时，人体对渴的判定标准变低，所以患者及高发人群应该谨记注意补水，通过补水可以降低血液的黏稠度。饮水时，最好引用温开水，因为水温过冷或过热，可能对肠胃造成不良刺激，导致血管不正常收缩，最终引发脑血管疾病。

(四)合理安排饮食结构

遵循少盐低糖、少荤多素的原则。适当补充粗粮，多食用既营养丰富又比较容易消化的食物，例如水果、蔬菜等；一定要注意少吃或不吃肥肉及动物内脏，避免血脂过高，引起脑血管疾病。也禁忌大量喝酒抽烟。喝酒虽然能暂时御寒，但之后会让机体更加寒冷，危险系数增加。抽烟还会降低体内氧饱和度，不利于患者的气体交换。

(五)积极用药

寒冷引发脑血管疾病的主要原因是：低温 刺激血管内形成斑块，斑块进一步堵塞血管，减少了血液供应量。所以，抑制斑块形成，提升血管流畅度是预防的重中之重，因此，适当的服用通心络胶囊，既可以缓解血管痉挛，还可以 稳定斑块。对于"三高"人群，还要积极服用具有降脂、降压、降糖功能的药物，因为这些"三高"人群是脑血管疾病的高发人群。

（六）常备急救药物

为了应对一些无法预料的突发事件，脑血管患者最好常在身边配备如心痛定片等的急救药物。一旦遇上了突发事件，首先要保持镇定，其次要停止所有活动，再根据具体情况服用针对性药物，同时告知身边的人或向医院求救。

四、展望

（一）将健康管理与医疗保险相结合

现阶段，我们的医疗保险 未达到全方位覆盖所有人群的阶段，尤其农村人口、老人等弱势群体很少具有保险，而脑血管病的治疗费用高昂，很多患者都无法承受。所以我们应该借鉴美国的健康管理模式，将医疗保险与健康管理相结合，主体为保险公司，作为投资方，建立一些针对农村人口及老年人的健康管理保险，还要利用提供健康管理服务，来弥补仅仅依靠经济措施控制治疗费用的缺陷。

（二）将社区健康服务与脑血管病健康管理相结合

结合我国地广人多、区域间医 疗资源和服务发展水平严重失衡的特点，以健康为目标，以患者为中心，建立社区健康服务中心，该中心建立以家庭为基本单位。这项健康战略成本低，既有效缓解了医疗资源严重紧缺的现状，又完善了社区医疗服务的功能，为人们提供基本的健康保障，提升生活质量。总之，随着脑血管疾病问题的日益严重，此已经不仅是一个公共医疗问题，已经上升到了严重的社会问题高度。要严肃对待这个问题，即需要深化医药卫生体制改革，加强各级政府与各级部门对此症及相关慢性疾病的防治协调机制。完善疾病预防控制机构，重视基层医疗卫生机构的构建，全面提升医护人员的综合素质，充分动员社会力量，让广大人民群众都得以参与，从而形成对脑血管病等慢性病的防治社会环境。达到全民关注、全民了解、全民规范的目的。而对患者进行的健康管 理，不仅医护人员要行动起来，更要让患者也投入到健康管理的过程中去，这样也可以进一步提高患者的治疗依从性与自我管理能力，达到降低发病率、提高预防效果的目的。

（任宪雷）

第六节　缺血性脑血管病与血脑屏障研究进展

缺血性脑血管疾病(ischemic cerebrovascular disease, ICVD)是指各种原因致使脑血管堵塞，导致脑血管功能障碍，伴随相关症状。目前研究显示 ICVD 的损伤机制相对复杂，涉及多个方面，主要有自由基损伤、兴奋性氨基酸毒性、细胞内 Ca^{2+} 超载、细

214

胞凋亡以及一氧化氮（NO）含量增高。血脑屏障（blood brain barrier，BBB）是指血-脑脊液、血-脑与脑脊液-脑三种屏障的总称，是从血液进入脑组织的某些物质被脑毛细血管阻止的结构，以达到减少或杜绝循环血液中有害物质对脑组织损害的目的，而使脑组织内环境维持基本稳定。当脑缺血再灌注损伤(CIRI, cerebral ischemia reperfusion injury)后，BBB 中的微细结构会发生变化，使 BBB 的通透性呈现一定的规律性变化。本节着重从 CIRI 后 BBB 损伤的机制和 BBB 通透性时相的变化，评价 BBB 通透性的方法以及目前治疗缺血性脑血管病的药物制剂等方面进行阐述，以指导临床合理用药。

一、血脑屏障的概念、结构与功能

(一)BBB 的结构特性

与其他器官组织的毛细血管相比，BBB 具有结构特性如下：①无孔或者少孔的内皮细胞之间紧密相连、重叠覆盖。②脑毛细血管约 85% 的表面被基底膜之外的星形胶质细胞终足包围起来。③连续不断的基底膜把内皮细胞包围。脑毛细血管的这种多层膜性结构，成为脑组织的防护性屏障，防止大分子物质扩散而进入脑实质，以使神经系统内环境维持相对的稳定。

(二)BBB 的功能

BBB 的结构是由具有疏松连结的星形胶质细胞终足、连续基底膜和无孔或少孔的内皮细胞组成的断续膜，选择性地控制着血浆中各种溶质透过。通常条件下，只有相对分子质量小于 500 的脂溶性小分子与气体分子能通过 BBB；为使脑内环境维持相对的稳定，脑内过剩物质或者有害物质被 BBB 选择性地泵出脑外。

二、脑缺血再灌注对血脑屏障损伤影响的相关因素

缺血引起的相关组织损伤是致死性疾病的主要影响原因，正如冠动脉硬化引起的脑卒中、心肌梗死等相关疾病。在缺血性疾病的类似抢救和治疗的相关过程中，缺血本身对组织造成损伤并不被看作是主要因素，而是血液供应再次恢复后，重新得到血液供给的组织内的大多数细胞被过量的自由基攻击所导致的，这样的缺血损伤过程，就被称为"组织缺血性再灌注引起的损伤"。缺血性再灌注性所引起脑组织损伤的关键生理病理基础是血脑屏障(BBB)受到一定程度的破坏。疾病过程中伴随的细胞分子、黏附因子的有关表达同时又不同程度地促使缺血性损伤直接转变为炎性损伤等相关症状的出现，称为"缺血和再灌注的早期病理症状"。白细胞浸润、聚集、从而产生大量的有关蛋白水解酶、氧自由基以及其他相关的效应分子，因此导致的脑毛细血管基底膜和其大量的内皮细胞受到不同程度的损害，因而 BBB 功能结构受到一定的改变与某种程度的破坏，由此可知，脑缺血后水肿与相关的炎症反应等引起的一系列病理变化，其关键性变化的环节正是 BBB 结构功能的变化。

(一)水通道蛋白 4（AQP-4）

AQP-4 是由 Agre 等在 1994 年分离发现的，其广泛分布在室管膜细胞、星形胶质细胞膜及下丘脑渗透压感受区，是位于中枢神经系统内的一种水通道蛋白，其分布是所有水通道蛋白中最广泛的一种，具有特殊的运输与调节胶质细胞的作用，同时又能转运脑脊液及血管之间的水。Ke 等相关大量研究表明，局灶性脑组织受到一定程度的损伤

过程中，AQP-4 的相关表达明显增加，也可以导致 BBB 受到某种程度的损伤，因此，就导致血管性脑水肿等疾病的发生。刘新亚等有关实验研究也证实：于大鼠脑缺血性再灌注一段时间后，脑组织中所有水通道蛋白中，AQP-4 的相关表达在早期水平降低，自 12 h 逐渐升高，至 24 h 明显升高，3 d 达高峰。由此可见，AQP-4 表达增高与 BBB 的破坏具有相关性，可使 BBB 通透性增加。

(二)基质金属蛋白酶 (MMPs)

MMPs 是依赖于钙离子和锌离子的肽链内切酶，可降解多种细胞外基质(ECM)成分。实验研究结果发现，脑缺血再灌注后表达明显增加的肽链内切酶是 MMPs，特别以 MMP-2 和 MMP-9 最为显著。脑缺血早期，大量在缺血周边区的中性粒细胞和内皮细胞表达的肽链内切酶是 MMP-9。而再灌注晚期，大量存在于缺血区的巨噬细胞表面的肽链内切酶有 MMP-9 和 MMP-2，由此证实，与脑缺血再灌注后早相 BBB 开放相关的是 MMP-2 的表达，而与脑缺血再灌注后 BBB 第 2 相开放有关的是 MMP-9。

(三)血管内皮生长因子(VEGF)

VEGF 早期也被称为血管通透因子(vascular permeability factor, VPF)，是血管内皮细胞特异性的肝素结合生长因子，其既可以增加 BBB 的通透性又能在体内诱导血管新生。Zhang 等实验研究表明：脑缺血再灌注 1h 后，静脉注射 VEGF，发现在缺血半球 BBB 渗漏显著增加。张会玲等研究缺血预适应后局灶性脑缺血再灌注大鼠缺血侧海马 CA1 区低氧诱导因子 1α(HIF-1α)、VEGF 表达的变化，发现 VEGF 阳性细胞及蛋白表达显著增加，提示 VEGF 的表达上调可能是脑缺血预适的脑保护作用中的关键因素。目前，对 VEGF 在脑缺血病理进程中的作用仍然存有争议。其一，VEGF 在脑损伤中开放 BBB，诱发了中枢神经系统的免疫反应。其二，给予外源性 VEGF 可以减轻缺血再灌注后 BBB 损伤和脑水肿。

(四)自由基与 NO

脑缺血的整个过程中必然能导致线粒体受到一定程度的损伤，因而再灌注以后，线粒体便不能供给充足的电子而起到还原的作用，故大量的自由基和游离脂肪酸会随即产生。由此，基底膜和细胞膜上的大量不饱和脂肪酸被活性自由基所氧化，在一定程度上损伤了血管内皮细胞及其基底膜，故 BBB 的完整性受到一定程度的破坏。增加 BBB 的通透性，可以通过向脑表面灌注或者向脑内注射自由基生成剂；为了能减轻缺血再灌注后 BBB 的损害，可以注射一系列的自由基清除剂，如自由基捕获剂(NXY-509)、依达拉奉(MCI-186)、超氧化物歧化酶等。有研究发现：NO 的作用与自由基可互相转化，两者关系相当紧密，同时，已被学术界广泛认可的一项研究结果是 NO 对脑缺血再灌注引起 BBB 损伤的有关作用，因此可以大量采用一氧化氮合酶抑制剂(L-NAME)，为的是降低脑缺血再灌注后 BBB 的通透性，此作用已经被实验证实。

(五)其他因素

近年来，数篇文献报道，炎症因子、细胞间黏附分子等也能破坏 BBB 的通透性，致使脑水肿的发生。

三、脑缺血再灌注后血脑屏障通透性的时相变化规律

多项研究表明，脑缺血再灌注后 BBB 呈双相开放，缺血再灌注 3 h，血脑屏障的

通透性显著增加；再灌注 24 h，血脑屏障的通透性再次开始升高，至 48 h 达高峰；再灌注 72 h 以后血脑屏障的通透性逐渐减小。Belayev 等利用伊文思蓝(EB)法观察大鼠脑缺血再灌注模型(MCAO)的血脑屏障通透性开放时相的一系列变化，研究发现：BBB 开始逐渐开放是于再灌注后 4h 后发生的现象，实验测定的结果是：BBB 受损程度的最为严重部位是，损伤程度较缺血侧纹状体次之的是大脑皮质，除此之外，也有一定的开放部位是侧皮质；BBB 开放程度呈现显著降低趋势的时间段位于 24h 后；实验说明于 48 h 后，BBB 再次大量开放的仍然是缺血侧的，特点是其开放程度比 4 h 时更为严重，还显现皮质的 BBB 开放程度亦明显增高。由此可知，两种方案的实验结果，表明其两相的开放机制存在差异。

四、血脑屏障通透性的实验评价相关方法

目前，BBB 通透性的评价方法主要有：体内评价、体外评价和数学模型法，下面依次阐述。

(一)体内评价

通过测定实验动物脑组织与脑脊液中化学成分的含量是 BBB 通透性的体内评价方法。采用透过脑血比(即脑中化合物的稳定态相关浓度与血中的相同化合物的浓度稳定态的实验测定比值)的 BBB 化学成分的量来表示，一般为 1g (Cbr/Cb1)，其方法主要有脑微透析法和脑组织匀浆法。两种方案对比，脑微透析技术较脑组织匀浆法能更长时间地连续对保持清醒动物的脑内不同部位进行取样，脑组织损伤程度相对较小，人为的不确定因素也相对减少，明显提高了实验效率和实验数据的准确度。例如 Tung-Hu Tsai 等考查了川芎嗪的药代动力学,采用的微透析法得出的脑血比,证实川芎嗪可以透过 BBB。Bagger 等评价了具有亲水性而又极少能透过血脑屏障的荧光素钠，经嗅区吸收后，以大脑为靶向部位的可能性。而与此同时，脑微透析技术也存在手术难度大，回收率低等缺点，故有待于进一步改进探索。

(二)体外评价

找到与 BBB 结构有共同特征的细胞模型，利用其与 BBB 的相似性来考查药物性质的方法，被称为体外评价，主要分为两种：永久细胞系培养和原代细胞培养，为其机制性探究提供了有力的便利条件。鉴于培养原代细胞相对麻烦且不便于研究，因此，采用永久细胞系来进行 BBB 通透性实验的相关离体研究是目前很多实验室首选方案。

(三)数学模型法

测定脑血比采用实验手段非常困难，故原梅、熊山、蔡立婧等采用精确的计算来预测 BBB 的通透性，论证了数学模型法作为 BBB 通透性评价方法具有可行性。

五、缺血性脑血管病的临床用药

缺血性脑血管病的临床治疗目标是抑制缺血部位的炎症反应、供氧、恢复供血及维持神经结构的功能完整性。

(一)西药制剂

目前，临床上用于治疗缺血性脑血管病的西药制剂大致包括：抗血栓药物、扩血管改善微循环药物、自由基消除剂以及神经元保护剂等。杨红玉等连续 7d 应用马来酸桂

哌齐特注射液观察后循环缺血患者的临床症状改善情况,结果总有效率达95%,可明显改善后循环缺血症状。顾建新应用尼莫地平治疗114例缺血性脑血管病患者,可显著改善患者临床症状,有效改善患者预后。为观察拜阿司匹林联合阿托伐他汀治疗缺血性脑血管病的安全性和有效性,何苏等连续12个月为患者服用拜阿司匹林和阿伐他汀后发现:拜阿司匹林联合阿托伐他汀可明显降低缺血性脑血管病患者的血清氧化低密度脂蛋白(Ox LDL)和超敏C反应蛋白(hs-CRP)水平,同时对动脉粥样硬化斑块的逆转具有积极意义。

(二)中药制剂

改善微循环的药物居多,主要以活血化瘀类药物为主,其作用机制可分为:抑制血小板聚集、降低血黏度、增加血液活动性、增加脑灌注量、轻度扩张血管增加血流量及提高组织对缺氧的耐受力。卢霞等观察丹红注射液治疗急性脑梗死的临床疗效,结果总有效率为98.7%,表明丹红注射液可降血脂,改善血液循环,治疗急性脑梗死疗效确切。马新建等连续2周给予急性缺血性脑血管病患者灯盏花素注射液,使患者血清和肽素(copeptin)、N端前脑钠肽(NT-pro BNP)、NT-pro BNP、HIF-1α以及缺血修饰性白蛋白(IMA)含量显著降低,疗效确切。

(三)中西药联合治疗

临床上,治疗缺血性脑血管病的主要方法是西医药物疗法,但治疗有效率较低。近年来,中西医结合疗法在治疗此类疾病方面显示出良好的效果。李卫国采用随机平行对照法观察复方丹参滴丸联合阿司匹林防治缺血性脑血管病疗效,总有效率为93.33%,且治疗组疗效优于对照组、复发率低于对照组,可有效防治缺血性脑血管疾病的发生。陈磊等探讨氯吡格雷联合灯盏细辛注射液治疗急性脑梗死的临床疗效,可有效改善患者血流变和神经功能,值得临床推荐。许静等观察依达拉奉联合丹红注射液治疗急性脑梗死的临床疗效,结果较单纯依达拉奉疗效好,且能显著降低患者的神经功能缺损程度,改善患者日常生活能力。王英才采用中药注射用灯盏花素与川芎嗪注射液联合应用治疗脑梗死患者52例,治疗组总有效率达94.2%,优于对照组,疗效显著。

CIRI后BBB的通透性作为目前国内外重要关注的课题之一,CIRI后,脑组织损伤的机制是极其复杂的,是多因素与多种损伤机制互为因果共同参与后的结果,最终导致BBB的结构和功能发生相应的变化,引起神经细胞凋亡和脑水肿;同时CIRI病理生理的过程又受到BBB通透性变化的影响,两者相互作用、关系密切。具有特殊功能与结构的BBB,成为进一步研究CIRI生理病理机制的重要因素,为深入探究与CIRI相关的病理过程以及CIRI后的BBB通透性时相变化的相关规律提供了更大的研发思路,从而为优化临床治疗方案提供相应的理论基础与依据。近年来,缺血性脑血管病的发病率呈不断上升趋势,严重影响患者的日常生活甚至危及生命。根据病情发展一般分为急性期和恢复期:急性期多考虑采用西药进行溶栓、抗凝、降纤、抗血小板治疗;恢复期多以改善脑循环及营养代谢为主,可酌情加用中药制剂、针灸等治疗。

(陈惠军、高秀娟)

第七节　内质网应激与缺血性脑血管病

缺血性脑卒中是缺血性脑血管病最常见的类型，是指各种原因所致脑部血液供应障碍，导致局部脑组织缺血、缺氧性坏死，进而出现相应神经功能缺损的一类临床综合征。据世界卫生组织统计，每年约有 15 亿人发生缺血性脑卒中，是仅次于冠心病的第二位死因，严重威胁人类的健康。颈内动脉和椎-基底动脉系统的任何部位发生动脉粥样硬化(atherosclerosis, AS)，其斑块导致的管腔狭窄、斑块破裂和血栓形成是发生缺血性脑血管事件的主要原因。局部血液中断后，缺血、缺氧激活神经细胞内钙超载、兴奋性氨基酸细胞毒性作用、炎性反应等分子机制，参与细胞损伤和凋亡。

近年越来越多研究表明，内质网应激(endoplasmic reticulum stress, ERS)参与 AS 及缺血性脑卒中的发生、发展。内质网是真核细胞内参与分泌蛋白及膜蛋白正确折叠与分泌的重要细胞器，存在于除红细胞外的所有细胞内。内质网内环境的稳定是实现其功能的基本条件，内质网具有极强的内稳态体系-内质网质量监控系统。但仍然有很多因素，如缺血缺氧、氧化应激、同型半胱氨酸、脂代谢紊乱等多种物理、化学因素等均可导致内质网的内稳态失衡。ERS 作为一种适应性反应被触发，促进细胞的存活。但随着刺激的持续存在，其介导的凋亡通路被激活，促进细胞凋亡。ERS 分为 3 种类型：①未折叠/错误折叠蛋白质在内质网蓄积触发的未折叠蛋白质反应(unfolded protein response, UPR)；②正确折叠的蛋白质在内质网过度蓄积激活细胞 NF-κB 引发的内质网过度负荷反应；③胆固醇缺乏引发的固醇调节元件结合蛋白质通路调节反应。其中 UPR 是介导 ERS 最重要的信号机制。

一、ERS 相关通路

ERS 细胞信号转导通路至少 3 条：即蛋白质激酶 RNA 样内质网激酶(protein kinase RNA-like ER kinase, PERK)通路、需肌醇酶 1(inositol-requiring protein 1α, IRE1α)通路、活化转录因子 6(activating transcription factor 6, ATF6)通路。在静息状态下，上述 3 种跨膜蛋白均与内质网内葡萄糖调节蛋白 78(glucose regulated protein 78, GRP78)结合处于非激活状态。在缺血缺氧及脂代谢紊乱的条件下，未折叠/错误折叠蛋白增多，积聚在内置网中，竞争性地与 GRP78 结合时，促使 GRP78 与其解离，进而得以激活，并将此信号传递给下游信号通路。

(一)PERK 通路

在应激状态下，PERK 与 GRP78 解离后，通过二聚化及自身磷酸化激活。PERK 激活后，使真核细胞翻译起始因子 2α(eukaryotic translation initiation factor 2α, eIF2α)的 51-丝氨酸磷酸化。磷酸化的 eIF2α 抑制蛋白质的合成，促进内质网稳态的恢复。但 ATF4 不受上述通路抑制，可优先表达。在 ERS 早期，ATF4 上调分子伴侣、氨基酸转运蛋白的转录表达，有助于内质网稳态的恢复。若诱发 ERS 的刺激持续存在，ATF4 的过表达将上调凋亡诱导蛋白 CCAAT/增强子结合蛋白同源蛋白(CCAAT/enhancer binding protein homologous protein, CHOP)的表达，最终导致细胞凋亡。

(二)IRE1α 通路

ERS 时，解离后的 IRE1α 通过寡聚化和自身磷酸化激活。激活的 IRE1α 可剪接特定的 X 盒结合蛋白 1(X-box binding protein-1，XBP1) 前体 mRNA 的一个 26bp 内含子，翻译生成具有活性的转录因子 XBP1。XBP1 进入细胞核与 ERS 反应元件(ER-stress response element，ERSE)的启动子结合，诱导分子伴侣、内质网相关降解原件等的表达。随之增强内质网对未折叠/错误折叠蛋白的处理能力，促进内质网的内稳态恢复；通路的过度激活时，IRE1α 将不再具有识别 XBP1 前体 mRNA 的特异性，而泛化至对多种 mRNA 均有剪接作用，导致细胞的凋亡。

（三）ATF6 通路

在 ERS 时，GRP78 裂解 ATF6 的二硫键后，促进其转位至高尔基体，在 site-1 和 site-2 蛋白酶的作用下激活，激活后的 ATF6 转位至细胞核内，锚定在 ERSE 的 CCAAT(N)9CCACG 上，上调多种分子伴侣及二硫键异构酶的表达，抑制 CHOP 的表达，以缓解 ERS，促进细胞存活；持续 ATF6 激活也可以激活 CHOP 凋亡途径。

二、ERS 介导的凋亡机制

（一）caspase-12 介导的凋亡通路

caspase-12 是含半胱氨酸的天冬氨酸蛋白水解酶家族成员之一，是介导 ERS 凋亡的一种特异性蛋白酶，能够单独通过内质网途径，而不通过线粒体、死亡受体凋亡途径诱导细胞凋亡。在啮齿类动物中，发生 ERS 时，caspase-12 激活后，转移到细胞质中，激活 caspase-9，caspase-9 把信息传递给下游的 caspase 因子，引起细胞最终凋亡。体内和体外实验均已证实，在缺血缺氧的条件下，caspase-12 参与神经细胞的凋亡。虽然人类的 caspase-12 基因突变而丧失了调控凋亡的作用，但人类的 caspase-4 与啮齿类动物的 caspase-12 具有高度同源性，在 ERS 介导的细胞凋亡中起重要作用。

（二）CHOP 介导的凋亡通路

CHOP/GADD153 是一种 ERS 特异的核转录因子，属 C/EBP 转录子家族成员，参与缺血、缺氧状态下神经细胞的凋亡。正常生理状态下，CHOP 表达十分低。当 ERS 时，UPR 的 3 条通路均可诱导 CHOP 的表达，但 PERK 通路占主导作用。

三、ERS 与炎性反应

NF-κB 是一种重要的炎症调控因子，参与炎性反应各阶段的多种炎症介质的调控。越来越多的研究表明，UPR 通过 NF-κB 与炎症在多种水平相互偶联，参与脑血管病的发生、发展。PERK 通路介导半衰期较短的 IκB 合成减少，IκB/NF-κB 比值减低，游离的 NF-κB 增多；再者，IRE1α 与 ASK1 相互作用蛋白 1 形成复合体，促进 TRAF2 的募集和激活 IκB 激酶，激活的 IκB 激酶使 IκB 磷酸化，促进其降解，NF-κB 激活，转移到细胞核中，介导细胞因子和趋化因子等大量炎症介质的转录翻译。ATF6 也可调节 NF-κB 信号通路，但具体机制还尚未明确。研究发现，GRP78 通过诱导 ATF4 的表达，促进 eIF2α 的磷酸化，激活 NF-κB，参与炎性反应；抑制 GRP78 的活性或者耗尽 GRP78 后，炎性反应减弱。研究表明，IRE1α 还可通过裂解激活糖原合成激酶，参与白细胞介素 1、TNF-α 等炎性因子的调控。

四、ERS 与缺血性脑血管病

(一)ERS 与 AS

脑 AS 是缺血性脑卒中最重要的病因及危险因素,它与脑卒中的发生、发展、复发密切相关。脂质在血管壁的异常堆积,导致内皮细胞、巨噬细胞及平滑肌细胞的功能失调及凋亡,导致 AS 斑块的形成。内皮细胞的功能正常与否对于 AS 的发生及发生部位起决定作用。氧化型低密度脂蛋白胆固醇(oxidation low density lipoprotein cholesterol, ox-LDL)在易形成层流及低剪应力的分叉处的内皮细胞沉积是 AS 发生的关键。在 AS 的超早期,ox-LDL 通过氧化内质网中钙依赖的三磷酸腺苷酶抑制其活性,导致钙超载,触发 UPR。内皮细胞中的 IRE1α 和 ATF6 通路被激活,并伴随折叠蛋白酶和分子伴侣的升高,而 PERK 通路没有明显变化。在该阶段,UPR 作为一种保护机制应对内膜损伤。随着病程的持续,AS 区 XBP1 的表达及活化水平显著升高,过表达的 XBP1 通过下调 VE-钙黏蛋白及激活 caspase 家族,介导 AS 过程中内皮细胞的凋亡。内皮细胞受损后,ox-LDL 透过内皮细胞深入内皮细胞间隙,单核细胞迁入内膜,ox-LDL 与巨噬细胞的清道夫受体 CD36 结合而被摄取,CD36 可以使巨噬细胞无限制的摄取 ox-LDL,而 ox-LDL 又可以上调 CD36 的表达。CD36 介导的脂质堆积,上调 UPR 相关的 ATF6、IRE1α、GRP78 的表达,UPR 又通过协同 ox-LDL,上调 CD36 的表达,促使巨噬细胞摄取更多的 ox-LDL,导致细胞功能紊乱。在损伤的早期阶段,血管平滑肌细胞及巨噬细胞通过触发 UPR,阻止蛋白转录、翻译,减少内质网中蛋白质的积聚,并常伴随干扰素 β、蛋白激酶 B、细胞外信号调节激酶和自噬等促存活通路的激活,这些通路在 AS 早期阶段起保护作用。然而,随着不利刺激的增强及持续存在,这些通路逐渐失活,PERK-CHOP 促凋亡通路激活,介导巨噬细胞、平滑肌细胞的凋亡,促进斑块的进展。研究还发现,CHOP通路增加了斑块的不稳定性。CHOP 基因敲除的小鼠,AS 斑块的面积、斑块坏死的面积、斑块破裂的发生率明显减少。炎症贯穿 AS 整个过程。UPR 通路通过 NF-κB 促进白细胞介素 1、TNF-α 等炎性因子释放,参与炎性反应,使斑块的不稳定性增加,促进斑块的破裂。而炎症的负性免疫调节因子白细胞介素 35 和白细胞介素 10 表达增加时,可缩小 AS 斑块。

(二)ERS 与缺血性脑卒中

缺血初期,UPR 具有保护作用,促进内质网功能的恢复,促进神经细胞的存活。但持久和严重的缺血可介导神经细胞凋亡。血流中断后,氧气、糖类、能量耗竭,神经元开始去极化,释放储存的信号分子,大量释放的兴奋性神经递质谷氨酸促进细胞的进一步去极化,激活内质网上电压门控钙通道 RyRs(ryanodine receptor channels)、IP3Rs(inositol triphosphate receptor channels),导致内质网中钙离子的亏损和细胞质中钙离子的积聚。内质网中钙离子的匮乏,导致内质网中分子伴侣、钙联蛋白等钙依赖蛋白的功能受损,未折叠/错误折叠蛋白的增加,积聚于内质网中,影响内质网正常功能,这些因素通过触发 UPR,促进内质网内稳态的恢复。大脑中动脉永久性闭塞的脑缺血小鼠模型中,ATF6-转录激活因子-胶质纤维酸性蛋白通路激活,促进星形胶质细胞的激活及胶质瘢痕的形成及神经元的存活,对脑缺血起保护作用,而 ATF6α (-/-)的小鼠脑梗死区面积及神经元坏死数量明显增加,星形胶质细胞激活水平降低。体外实验证明，XBP1 通路激活对缺血再灌注损伤中的神经细胞保护作用。XBP1 可能通过上调 Bcl-2/Bax 比值，下调 caspase-3 发挥保护作用，缩小脑梗死面积。同时，越来越多的证据表明，在缺血早期，UPR 介导的 GRP78 表达增加，对缺血条件下的神经细胞具有保护作用。GRP78 通过促进蛋白的正确折叠，减弱 CHOP 介导的细胞凋亡，促进细胞存活。GRP78 还可通过上调氧调节蛋白 150，发挥对神经细胞的保护作用。但随着缺血时间的延长，UPR 的凋亡通路激活，参与缺血导致的脑组织损伤。在缺血诱导的 ERS 下，PERK/ATF4 通路促进泛素连接酶 Siah1/2 的转录翻译，Siah1/2 可以增强 ATF4 稳定性，促进其下游介导的 CHOP 凋亡通路，促进神经细胞的死亡，该基因敲除小鼠的脑缺血模型中，脑梗死面积减小。CHOP 可通过抑制氨基丁酸 B1 受体和氨基丁酸 B2 受体的二聚化，抑制受体转移到细胞膜外，减少神经元抑制，增强神经兴奋毒性，介导细胞凋亡。CHOP 基因敲除或抑制 CHOP 的表达，导致神经细胞对低氧-复氧介导的细胞凋亡的抵抗力增加。研究证实，脑缺血时，炎症介质表达增多、炎性细胞浸润，导致脑水肿、神经细胞凋亡。UPR 通路在 NF-κB 水平与炎症相互关联，参与缺血性脑卒中的病理生理过程。

总之，ERS 对缺血性脑血管病的发生、发展具有重要作用，但仍有一些问题尚需要进一步研究，①ERS 在疾病发生过程中，其保护作用与促凋亡作用的交叉点在何处；②激活或者抑制 ERS 是否能延缓或者阻止疾病的发生。对这些问题的阐明，将有助于开发新的靶向治疗药物。

(高秀娟、陈惠军)

第八节　醒脑静注射液在缺血性脑血管病中的应用

醒脑静注射液是由古验方"安宫牛黄丸"提炼而成，由麝香、冰片、山栀、郁金等组成，具有开窍醒脑、镇惊止痛、清热解毒、安神定志、凉血行气功效。主要用于气血逆乱，脑脉瘀阻所致中风昏迷，口眼㖞斜，肢体偏瘫，外伤头痛呕恶，酒毒攻心，神志昏迷抽搐(如急性脑血管意外、颅脑外伤、中枢神经系统感染、酒精中毒、高热)。现代药理研究发现，醒脑静注射液可迅速通过血-脑屏障，抑制炎症因子、抑制缺血再灌注诱导的脑神经细胞凋亡、降低脑脊液中内源性致热原、减轻脑水肿、清除自由基、改善大脑血氧供应、保护脑细胞、镇静。

一、实验研究

(一)抑制脑缺血再灌注自噬反应

通过磁共振成像检测大脑中动脉栓塞大鼠模型(pMCAO)脑梗死的体积，用免疫印迹法检测大鼠细胞内自噬相关蛋白的表达来研究醒脑静注射液腹腔注射 2ml 对急性脑缺血再灌注后缺血的神经保护作用，结果发现，醒脑静组脑梗死体积比例小于对照组，促自噬蛋白 Beclin1 和自噬相关蛋白 LC3 的表达量在醒脑静组均下降，抗凋亡蛋白 Bcl-2 的表达增加，醒脑静注射液提高损伤脑细胞的存活率的脑保护机制可能协同 3-甲基腺嘌呤的抑制自噬作用，拮抗雷帕霉素的促自噬作用，影响 Bcl-2/Beclin1 之间相互作用的方式抑制大鼠脑缺血再灌注的自噬反应产生的。

（二）减轻炎性反应

采用大鼠线栓法构建脑缺血 2h/再灌注 24h 损伤模型，醒脑静注射液(3.33、6.66、10.00ml/kg)能减少脑梗死体积，缓解神经功能缺损症状，降低脑组织中一氧化氮合酶(NOS)和过氧化酶(MPO)活性，减少血清白细胞介素-6(IL-6)、IL-1β 水平，其在脑缺血/再灌注损伤中的机制可能与抑制炎性介质释放，减轻炎性反应有关。采用结扎双侧颈总动脉法造成急性脑缺血模型，醒脑静注射液可降低大鼠血清肿瘤坏死因子-α(TNF-α)、细胞间黏附分子-1(ICAM-1)水平、减轻脑含水量及脑水肿程度、改善病理损伤。王万铁等发现醒脑静注射液也可降低家兔脑缺血再灌注损伤后 30、60、120min 血清 IL-8，改善脑组织脑超微结构的变化。醒脑静注射液能够减少脑缺血再灌注小鼠血清 IL-6 和 TNF-α 水平，起到抑制脑缺血再灌注损伤中炎性反应的作用。

（三）抗细胞凋亡

采用大鼠可逆性大脑中动脉梗死模型，以原位细胞凋亡染色、透射电镜和红四氮唑染色检测鼠脑组织的细胞凋亡，醒脑静治疗组可减轻脑组织水肿，缩小梗死面积，降低神经细胞凋亡数目，减轻脑组织病理损害，延缓氧自由基的产生，发挥抑制由缺血再灌注诱导的脑神经细胞凋亡，起到一定程度的神经保护作用。

（四）抗氧化作用

刘洋等采用大鼠 pMCAO 模型，分为模型组、醒脑静组、丁苯酞组，在缺血后 6～14d 醒脑静可显著降低缺血侧脑组织中丙二醛(MDA)水平，分别提高横木行走能力评分，提高前肢抓握力，降低神经功能缺损评分，缩短撕除潜伏期，醒脑静对缺血性脑损伤保护机制可能是通过抑制脂质过氧化反应产物 MDA 水平，从而改善氧化损伤进行的。马斌等采用双肾双夹肾血管高血压大鼠模型 1 个月后分成假手术组、模型组、醒脑静组，然后制备大鼠 pMCAO 模型，醒脑静组可提高脑组织中超氧化物歧化酶(SOD)、谷胱甘肽过氧化物酶(GSH-Px)活性，降低脑组织 MDA 活性，减轻神经损伤症状，能减轻脑缺血损伤，其神经保护作用机制可能与拮抗氧自由基损伤有关。魏倩等发现醒脑静可明显降低或改善 pM-CAO 大鼠行为障碍、脑梗死率，明显抑制脑组织 MDA 水平的升高和乳酸脱氢酶(LDH)活性的下降，并呈一定的剂量依赖性起到缺血脑损伤保护作用。

二、临床研究

（一）减轻免疫炎性反应

贾玉洁等在常规治疗基础上加用醒脑静注射液 20ml 治疗老年脑梗死，发现醒脑静注射液组可明显降低美国国立卫生研究院脑卒中量表(NIHSS)评分，抑制患者血清中 TNF-α、高迁移率族蛋白(HMGB1)、可溶性血管细胞黏附分子(sVCAM)-1 和 IL-18 的表达，减少继发性脑组织损伤。千玲玲等发现醒脑静注射液 20ml 可明显改善急性脑梗死患者中医症候评分和神经功能缺损评分，还能显著降低患者 IL-6、IL-8 水平，说明醒脑静注射液可通过抑制炎性介质的释放改善脑梗死患者的临床症状。杨波在抗血小板凝聚、神经保护、改善大脑血循环等常规治疗基础上，加用醒脑静注射液 20ml 治疗老年急性脑梗死患者 15d，发现醒脑静注射液可明显降低患者 NIHSS 评分，有效降低患者血清 IL-12 的水平，改善神经功能障碍。王明乐在西医常规治疗基础上加用醒脑静注射液治疗急性脑梗死 100 例，发现醒脑静注射液可明显降低神经功能缺损(NIH)评分，减少血清 IL-12 的表达，其脑保护的作用机制可能是抑制细胞因子 IL-12 表达，降低微环境。王峰在采用降颅压、抗凝、降纤维化、营养脑细胞、改善脑循环代谢等常规治疗基础上给予醒脑静注射液治疗脑梗死 3 周，发现醒脑静可显著降低纤维蛋白原、血脂和血液黏度，升高 Barthel 指数，改善 NIH 评分，降低血清 TNF-α、IL-10 的水平，其作用机制可能是通过抑制 TNF-α、IL-10 介导的炎性反应进行。李莹等发现醒脑静注射液治疗脑梗死急性期 7d，可明显降低 NIHSS 评分及证候积分，降低白细胞总数(WBC)、中性粒细胞比值(NE%)，抑制 TNF-α、血浆内皮素(ET)、IL-6 的表达，提示醒脑静注射液对缺血性脑卒中急性期的神经保护作用主要是通过抑制其免疫炎性反应，减轻脑水肿。也有临床研究发现，醒脑静注射液治疗急性脑梗死，可明显改善神经功能缺损程度评分，降低 IL-1、IL-6、IL-12 的水平，具有明显抗炎，改善脑功能及促进脑梗死临床康复的作用。张兰起等采用醒脑静注射液干预治疗急性脑梗死患者 14d 后发现血清基质金属蛋白酶-9(MMP-9)水平降至正常，尤其是大面积梗死亚组较明显，其减轻脑缺血损伤、再灌注损害及脑水肿作用可能与降低 MMP-9 水平密切相关。

（二）参与新生血管形成

张晓玲等在常规给予抗血小板聚集、他汀类药物治疗基础上加用醒脑静注射液 20ml 治疗急性脑梗死患者 14d，可减少脑梗死灶体积，降低 NIHSS 评分，促进血清血管内皮生长因子(VEGF)和血小板衍生内皮细胞生长因子(PD-ECGF)表达，参与新生血管形成，起到保护脑缺血后神经细胞作用。

（三）抗自由基

采用醒脑静注射液治疗急性脑梗死，临床观察发现醒脑静注射液 20ml 可显著升高 NIHSS 评分和日常生活能力缺陷评分(ADL)，降低血清 MDA、NO 和白三烯水平，提高治疗总有效率，加速患者神经功能缺损症状的恢复，起到减轻急性脑梗死后的自由基反应作用。

（四）其他

苗榕生等采用醒脑静注射液 20ml 治疗急性脑梗死 2 周后，用荧光活化的细胞分析(RACS)测定人血中 T 细胞亚群 CD4、CD8 及其比值的变化及细胞黏附分子 CD11b、CD54，发现醒脑静注射液可明显抑制 CD11b、CD54 表达，调节 T 细胞 CD4 的表达，增加 CD4、CD8 的表达，提高 CD4/CD8 比值，恢复免疫功能。钟楚锋等在常规治疗基础上，采用醒脑静注射液合用脑蛋白水解物治疗急性脑梗死 14d 后，观察到可显著性改善患者血管内皮依赖性舒张功能(FMD)，改善患者的神经功能缺损症状。张玲采用醒脑静注射液治疗老年脑梗死患者，通过经颅多普勒超声观察患者的血流动力学变化，发现治疗组双侧大脑中动脉(MCA)的峰流速(VP)及平均流速(VM)升高，双侧 MCA 流速对称性即差值(DVP, DVM)降低，明显改善了 MCA 血流动力学参数，提高 NIHSS 评分。伊艳清发现醒脑静能改善急性脑梗死患者 NIH 评分、Barthel 指数评分，降低全血黏度、血浆黏度、红细胞压积等血液流变学指标，减少神经功能损伤。李虹在常规治疗基础上加用醒脑静注射液治疗脑卒中，实现靶向神经血管单元保护作用，可明显提高其临床疗效，临床治疗总有效率为 93.9%，明显高于对照组的 75.8%。

总之，醒脑静对急性缺血性脑血管疾病多个病理环节进行一定程度的干预影响，充分发挥了中医药多靶点、多组分、多途径的整合调节的特点和优势,醒脑静为复方制剂,主要成分为麝香,为醒神回苏要药,冰片和郁金可辅助麝香开窍醒脑。其主要化学成分可能为麝香酮及樟脑,治疗缺血性脑血管病的作用机制可能是通过抑制脑缺血再灌注自噬反应、减轻炎性反应、抗细胞凋亡、抗氧化、参与新生血管形成、调节 T 细胞 CD4/CD8 的表达,降低血液黏度等环节进行,从而提高对缺血性脑血管疾病的治疗效果。但目前的研究仍存在一些不足,如该药具体使用时机缺乏统一标准;临床研究虽很广泛应用但标准不一致,无大量的样本资料及循证医学的证据;药代动力学的研究不够深入等。因此,今后的研究方面应进行分子水平靶点和整体效应的有机结合,有利于从更深层次上揭示醒脑静对急性缺血性脑血管病干预作用的内在机制,提高疗效与安全性;将实验研究与临床研究结合,对其进行规范化的深入研究,临床应用醒脑静注射液治疗急性脑梗死可能成为未来的一种趋势。

(李福田、张道远)

第九节　蛛网膜下腔出血后迟发性脑血管痉挛

蛛网膜下腔出血(subarachnoid hemorrhage,SAH)是脑底部或脑表面的病变血管破裂,血液直接流入蛛网膜下腔引起的一种临床综合征,占所有脑卒中的 5%～10%。SAH 分为自发性和继发性,而在临床上自发性 SAH(aneurysmal subarachnoid hemorrhage,a SAH)较常见。a SAH 最常见的病因为颅内动脉瘤和脑(脊髓)血管畸形,而颅内动脉瘤破裂引起的 SAH 更常见,占 50%～58%。其他原因有动脉硬化、脑底异常血管网症(烟雾病)、颅内肿瘤卒中、血液病、动脉炎、脑炎、脑膜炎及抗凝治疗的并发症。有研究显示:约有 1/4 的 a SAH 患者死亡,而在存活的患者中有一半遗留神经系统受损的表现。脑血管痉挛(cerebral vasospasm,CVS)是 a SAH 最常见的高危并发症之一,一旦发生常引起严重局部脑组织缺血或迟发性缺血性脑损害,甚至导致脑梗死,成为 SAH 致死和致残的主要原因。CVS 分为两种:一是 SAH 后破入脑脊液中的血液对脑血管的机械性刺激所致的暂时性或早发性 CVS;二是持续时间较长的、目前机制尚未明确的持续性 CVS 或称为迟发性 CVS(delayed cerebral vasospasm,DCV)。研究显示,颅内动脉瘤破裂后脑血管造影显示约 70% 的 SAH 患者存在 DCV,其中 20%～30% 的患者有临床症状,这些患者虽经积极治疗,但仍会有 15%～20% 患者因卒中致残或因缺血而死亡,可见 DCV 是 SAH 致死致残的重要因素,防治 DCV 是降低 SAH 致残率和病死率的关键。虽然目前对于 SAH 脑血管痉挛的研究层出不穷,但仍没有明确的发生机制及确切的治疗预防方案,对于脑血管痉挛仍处于摸索和临床验证阶段。SAH 的脑血管痉挛仍然是目前临床面临的一大难题。

一、蛛网膜下腔出血迟发性脑血管痉挛的发生机制

目前对于 DCV 的研究颇多,主要包括氧合血红蛋白的始动作用、NO 的减少、内皮素(endothelin,ET)的增多、自由基和脂质过氧化、钾通道活性的降低以及炎症反应等一

225

系列机制，在这些机制的共同作用下，血管收缩，严重时可出现脑缺血导致死亡。

（一）氧合血红蛋白

目前认为氧合血红蛋白是DCV的主要始动因素。颅内血管破裂血液进入蛛网膜下腔，颅内血管长时间浸泡在血性脑脊液中，血管正常的舒缩功能发生紊乱，使血细胞崩解，产生致痉挛物质。SAH后血管长时间浸泡于积血中，在自身氧化过程中产生过量自由基超氧阴离子和脂质过氧化物，致使生物膜破坏，K^+-Na^+-ATP酶活性降低，内皮细胞渗透压增高以及细胞内Ca^{2+}和1，4，5-三磷酸肌醇水平增加，使细胞去极化，进而发生DCV。此外，氧合血红蛋白由于脂质过氧化反应产生氧自由基，诱导ET产生并与NO结合，阻止NO的血管舒张作用，导致氧自由基和脂质过氧化物不断聚积，引起和加重血管痉挛。这些作用共同引起脑血管发生痉挛，导致DCV的出现。

（二）NO 脑血管中

NO的首要作用是松弛血管平滑肌，NO的消耗及其舒血管效应的缺失在脑血管痉挛中起着重要作用。SAH发生后不仅会使NO含量减少，还可导致血管平滑肌对NO的反应性下降，从而导致血管不能维持正常的舒张功能，导致血管痉挛。

（三）ET

ET是人体内血管收缩的主要物质，尤其是内皮素-1（endothelin-1，ET-1）。ET-1是血管内皮产生的一种21个氨基酸的血管活性多肽，具有强大而持久的血管收缩功能。SAH后脑脊液中ET-1浓度急剧增高，脑血管壁上的ET-1受体表达上调，而特异性内皮素B（endothelin B，ETB）受体依赖性血管舒张功能的减弱，这些均使ET缩血管的作用增强，从而加重脑血管痉挛。

（四）前列环素（prostacyclin，PGI2）与血栓烷

A2（thromboxane A2，TXA2）失衡　PGI2及TXA2是花生四烯酸（arachidonic acid，AA）的衍生物，PGI2可引起血管扩张，TXA2是强力的血管收缩剂，2者的动态平衡是维持脑血管张力和血管内血流通畅的生理基础之一。SAH性CVS模型中，发现脑脊液中PGI2浓度明显下降，而TXA2浓度升高，PGI2/TXA2比值异常，当这种平衡被打破时，就会引起脑血管痉挛。

（五）自由基（free radical，FR）及脂质过氧化

SAH后FR的生成显著增加，FR清除机制受到抑制，这被认为参与了DCV的发生，而通过抑制活性氧自由基产生减弱了SAH模型产生的CVS。

（六）K^+通道活性

动脉血管平滑肌细胞K^+通道的兴奋性或抑制性活动是动脉血管收缩或舒张的重要机制。脑血管平滑肌上存在多种具有不同功能特性和激活机制的钾通道，被激活后引起K^+外流和膜超极化，最终由于电压门控钙通道关闭，细胞内Ca^{2+}浓度降低，血管舒张。SAH后由于血管平滑肌钾通道活性降低，使平滑肌细胞去极化而导致血管收缩，是SAH后血管功能障碍的一个重要因素。

（七）炎症反应及免疫炎症因子

SAH后的炎症反应也被认为在SAH后的脑血管痉挛发病机制中起重要作用。SAH后的血管壁炎症反应非常明显，且在SAH后脑血管痉挛引起的缺血性神经功能障碍患者脑脊液中的白细胞浓度上升。SAH患者白细胞介素（interleukin，IL）-6、IL-28、单核细

胞趋化因子和可溶性黏附分子的含量均明显增加，尤其是 IL-6 水平增高最为显著，均参加了 CVS 的病理生理过程。

(八)蛋白激酶 C(protein kinase C, PKC)

PKC 是一类 Ca^{2+} 和磷脂依赖性蛋白激酶，在跨膜信号传递过程中起重要作用，是血管收缩信号转导系统下游的重要因子。SAH 后脑动脉 PKC 活性增强，提示 PKC 可能在发病机制中起作用。多种机制均是通过激活 PKC 途径引起脑血管痉挛的。

(九)高凝状态

SAH 后在血液内激发凝血-纤溶系统，导致患者血浆中呈高凝状态，造成脑的微小血栓形成。纤维蛋白降解产物(fibrin degradation products, FDP)、D-二聚体(D-Dimmer)均是反映高凝状态和纤溶亢进的分子标志物，这些均导致脑内微小血栓的形成，使脑血管处于高凝状态。SAH 发生后 FDP、D-二聚体明显升高，有研究显示血液高凝状态对于 DCV 的发生有一定的贡献。

(十)免疫反应

临床研究提示，SAH 患者伴有 CVS 表现者，其血清免疫复合物明显升高，且 CVS 发生的时间及强度与血清免疫复合物的变化明显相关，DCV 发生时，血清免疫复合物明显增加，提示免疫反应可能在 CVS 发病中起重要作用。以上这些因素均是目前公认的发病机制，但确切的发生机制仍不是很明确，脑血管痉挛仍是威胁 SAH 患者预后的关键因素。随着机制研究的深入，新的治疗方法也在不断地更新。

二、蛛网膜下腔出血迟发性脑血管痉挛的治疗进展

(一)维持等容量和正常循环血容量

1994 年指南提出在术后立即使用"3H 疗法"，即"高血压、高容量、高稀释度"以期改善患者血流动力学，这一观点提出后被广泛传播。但 2009 年发布的第二版指南却推翻了这一疗法，认为过早使用 3H 疗法不仅无助于改善临床预后，反而增加患者发生心功能不全风险。2012 年指南提出对于大部分患者维持正常血容量，尤其是避免高血流量可能更为有益，而仅对症状性血管痉挛患者行 3H 治疗。一旦患者出现迟发性脑缺血，在排除患者心功能不全或血压极高的情况下，可以采取诱导高血压的方式改善脑灌注。尽管目前尚无随机对照试验证实该方法的确切疗效，但在临床中可发现患者神经功能因血压升高迅速改善的现象。因此 3H 疗法在确诊的症状性迟发性脑缺血患者中仍是重要的治疗手段。另有很多文献报道，在血管内介入治疗中联合血管成形术和血管扩张剂治疗末端血管痉挛取得一定疗效，因此选择性动脉扩张治疗同样被写入指南，尤其对于 3H 治疗效果较差的可应用选择性动脉扩张治疗。

(二)Ca^{2+}通道阻滞剂

Ca^{2+} 通道阻滞剂目前已广泛应用，可以解除血管痉挛，相应的临床试验也支持其疗效。临床上多选用尼莫地平每次 40～60 mg，4～6 次/日，连用 21 d，静脉用药效果优于口服，但对已发生的 CVS 无效。其作用机制是部分阻断 Ca^{2+}，避免 Ca^{2+} 超载导致的脑血管平滑肌收缩，同时还能抑制血小板聚集抗血栓作用，有效缩小脑缺血后的梗死范围，减轻脑缺血后的神经症状，因此 2012 年指南将口服尼莫地平置于不容小觑的高度。但是钙离子拮抗剂可使心肌收缩力减弱、心输出量减少、大血管扩张及血压下降，反而导

致脑灌注压降低，因此应该保证血压无明显的下降。

（三）增加 NO 的利用度

一些防治 SAH 后脑血管痉挛有效的药物主要通过提高 NO 水平发挥效力。目前关于亚硝酸盐的研究已经告一段落，将亚硝酸盐注入蛛网膜下腔内，产生 NO，增加 NO 的利用度，使脑血管舒张。

（四）内皮素受体拮抗剂

内皮素受体拮抗剂具有较强扩张血管的作用，可缓解血管痉挛，是治疗血管痉挛最有前景的药物之一，有研究显示其有一定的效果，目前临床常用药物是克拉生坦，其为内皮素-1（endothelin-1）受体拮抗剂，正处于临床试验阶段。但是研究表明其并没有降低缺血性脑损害发生的比例，目前尚没有上市的药物。

（五）镁剂

镁离子作为生理性钙离子拮抗剂，可竞争性抑制钙离子，从而阻止血管平滑肌细胞钙离子内流，防止血管收缩。血液及脑脊液药物浓度检测表明：静脉给予镁剂后脑脊液中镁离子浓度呈延迟性增高，可以使动脉扩张。目前研究的镁剂多为硫酸镁和门冬氨酸钾镁。但镁剂过量可抑制呼吸和心肌收缩功能，严重者甚至可危及生命，因此应特别注意镁剂的剂量。

（六）氧自由基清除剂和过氧化抑制剂

由于 DCV 发生与脂质过氧化以及自由基产生有关，故氧自由基清除剂的运用可以减轻 DCV，也可以减轻痉挛缺血后形成的继发性脑损害。临床试验证明，氧自由基清除剂可以抑制氧自由基引起的脂质过氧化，舒张痉挛的脑血管，并改善后期的神经症状，降低病死率。

（七）罂粟碱

罂粟碱可抑制平滑肌细胞磷酸二酯酶的活性，引起血管平滑肌的扩张，改善脑灌注，已在临床被广泛应用。有研究显示，应用罂粟碱平均动脉直径增加 2.8%～73.9%（平均26.5%），证实罂粟碱对 DCV 有一定的效果。

（八）他汀类

不同的临床条件下，他汀类药物均表现出具有胆固醇类药物的低依赖性和多效性的特点，包括降低脑血管痉挛的发生率、减少严重脑血管痉挛的持续时间和降低 SAH 后的死亡率。他汀类药物被认为是通过下调炎症反应和上调、保留内皮型一氧化氮合酶（endothelial nitric oxide synthase，eNOS）和随后的 NO 释放来防止脑血管痉挛的发生而发挥治疗效果。他汀类药物可能还通过增强自体调节能力，保护神经元可用来预防DCV 的发生。有文献研究表明，辛伐他汀可使 DCV 的发生率由 60.10% 减少至 26.13%；普伐他汀使 DCV 减少 83%，病死率减少 93%。

（九）K^+ 通道活化剂

SAH 后血管平滑肌细胞的 K^+ 通道通透性降低、兴奋性增高导致脑血管痉挛。K^+ 通道活化剂，如克罗拉林（cromakalim）等的应用可以提高 K^+ 通道通透性，解除痉挛，在临床试验中也证明其有一定的作用。但临床应用仍较少。

（十）手术治疗

SAH 后出血多少也影响 CVS 的发生，即清除颅内血液是减轻 CVS 的重要方法。目前认为夹闭动脉瘤和清除颅内积血，可有效减少再出血的发生，改善预后。但手术时机仍有争议，有学者认为早期手术(72 h)可解除再出血风险，降低病死率，但早期手术由于脑水肿、高颅压及术中动脉瘤易破裂等因素致手术失败；晚期手术虽较安全，但SAH后的再出血早期即可出现，晚期手术则使部分再出血患者得不到及时手术而死亡，因此正确决策手术的时机将在很大程度上影响SAH并发症的发生和预后。

（十一）释放脑脊液

脑脊液引流可以降低脑脊液中红细胞分解物质对血管刺激，减少CVS发生。同时释放脑脊液疗法同样可降低脑脊液中红细胞，减少其释放物质对血管的刺激，每次放脑脊液10~20 ml，每周2~4次，可促进蛛网膜下腔血液吸收，缓解头痛，一定程度上减少CVS的发生，但应警惕脑疝、颅内感染和再出血的危险。此方法目前仍缺乏大规模、多中心、随机、对照研究支持。

（十二）动脉内栓塞治疗

动脉内栓塞是治疗动脉瘤和预防再出血的有效方法，是今后临床治疗动脉瘤和血管畸形运用较广的治疗方法，能改善SAH预后，但对改善CVS尚缺乏随机对照临床评价，多数学者在对动脉瘤破裂颅内动脉瘤采用栓塞治疗的研究中，取得了良好的临床效果。但是血管内治疗存在着与栓塞技术和材料相关的并发症，远期的治疗效果及最终的临床价值还有待于进一步研究。

（十三）经皮腔内血管成形术(percutaneous transluminal angioplasty, PTA)

PTA主要通过球囊的机械扩张作用，从结构和功能上改变痉挛血管，而达到扩张血管和防止再痉挛的目的。与药物相比，其作用相对持久。但是此法操作复杂，只能在有条件的医院进行，且对三级以下血管无效。

（十四）脑室冲洗引流

患者发生SAH后，其脑脊液中的红细胞可分解产生氧合血红蛋白、前列腺素产物等物质，这些物质与迟发性CVS密切相关，脑池冲洗引流可通过稀释及引流血肿，减少脑脊液中红细胞释放的化学物质浓度，从而预防SAH后CVS，降低致残率，临床实践中应注意引流管梗阻以及预防感染等。迄今为止，虽然CVS的治疗方法很多，但是并没有确切的治疗方案可以预防和治疗SAH引起的CVS，更合理的方案仍在探索中。

(李福田)

第十节　高同型半胱氨酸与缺血性脑血管病

同型半胱氨酸(Hcy)是作为含硫氨基酸之一，是蛋氨酸及半胱氨酸代谢的重要中间产物。近年来研究发现，高同型半胱氨酸血症可导致早期血管硬化，已成为引发心脑血管疾病的独立危险因素。

一、Hcy的生物学特点

（一）Hcy在体内的分布

Hcy 在血液中,一般以 3 种形式存在:第 1 类是与血浆白蛋白相结合的蛋白结合型,占 Hcy 总量的 70%~80%;第 2 类是自身结合或者与其他硫醇化合物结合而成的混合型二硫化物,占总量的 20%~30%;第 3 类是含量最少的游离型 Hcy,仅占总量的 1%;三者总和即为血浆总 Hcy 浓度。正常情况下,人体内 Hcy 的血浆浓度为 5~15μmol/L,并在新陈代谢作用下维持动态平衡。若代谢异常,Hcy>15μmol/L 即视为高 Hcy 血症,又可因其含量不等划分为轻度(16~30μmol/L)、中度(31~100μmol/L)、重度 (>100μmol/L)三个程度。

（二）Hcy 在体内的代谢

Hcy 在体内的代谢途径有 4 种:

(1)以叶酸作为一碳单位供体,维生素 B_{12} 为辅助因子,以维生素 B_2 为辅酶,Hcy 经再甲基化转换成蛋氨酸。

(2)在维生素 B_6 的作用下,Hcy 经转硫化途径形成胱硫醚。

(3)当细胞内蛋氨酸浓度达到一定程度时,Hcy 直接排到细胞外液。

(4)在肝脏及肾脏细胞中进行的再甲基化。上述任何一种代谢通路发生障碍,均可导致 Hcy 在体内的含量增加从而形成高 Hcy 血症。

二、导致 Hcy 增高的因素

（一）遗传因素

Hcy 代谢依赖于蛋氨酸合成酶(MS)、蛋氨酸合成还原酶(MSR)、甜菜碱 Hcy 甲基转移酶(BHMT)、亚甲基四氢叶酸还原酶(MTH-FR)、β-胱硫醚合成酶(CBS)等关键酶催化作用。当遗传因素引起这些酶的基因缺陷,酶的活性降低,影响 Hcy 的再甲基化或转硫化,导致 Hcy 含量升高。其中 C677T 突变点是 MTHFR 最为常见的基因突变,且其导致的高 Hcy 血症患者,即使将叶酸血浆浓度补充到正常范围,仍不能降低 Hcy 浓度。而 CBS 基因突变则以位于 287 密码子的 844ind68bp 及位于 307 密码子的 C919A 最常见。

（二）B 族维生素

Hcy 代谢过程所需关键酶活性,除了受基因直接影响,同时需要机体 B 族维生素辅助作用,包括在 Hcy 转化为蛋氨酸过程中所需的叶酸、维生素 B_{12}、维生素 B_2 以及转硫化中辅因子维生素 B_6。国外 Selhub 等报道显示:有 2/3 的高同型半胱胺酸患者存在一种或多种 B 族维生素缺乏。Remacha 等研究发现高 Hcy 及血栓栓塞患者对 B 族维生素存在吸收障碍,可能是引起 B 族维生素含量不足的原因。当机体内 B 族维生素含量不足时,Hcy 的再甲基化或转硫化途径的关键酶活性降低,则其代谢受阻,血浆浓度升高。体内 B 族维生素的缺乏原因有两种:摄入不足或排泄过量。最常见影响因素包括饮酒与吸烟。大量饮酒不仅导致小肠对维生素的吸收功能下降,而且会增加尿液对维生素的排泄;吸烟者则由于其饮食偏嗜,导致叶酸等 B 族维生素的摄入不足。

（三）性别、年龄与激素水平

Kim 等研究发现男性的血浆 Hcy 浓度高于女性,且其高 Hcy 血症的患病率也明显高于女性。但当女性绝经后,雌激素水平下降,其血浆 Hcy 浓度却随之升高。汤群等在对绝经后妇女的临床治疗中也发现,雌激素替代疗法患者与未使用雌激素者相比,其血浆 Hcy 浓度明显降低,提示雌激素对降低血 Hcy 有抑制作用。Leary 等发现随着年龄升高，维生素 B 族在机体内的停留时间缩短；Gartler 等发现 Hcy 代谢相关酶活性也随着年龄增长而降低；再加上肾功能减退等因素血浆 Hcy 水平随年龄增长而升高。

（四）疾病与药物

肾功能衰竭、甲状腺功能减退等疾病影响体内 B 族维生素代谢致血浆 Hcy 升高以及某些抗癫痫、抗肿瘤药物亦可引起血浆 Hcy 浓度升高。

三、高 Hcy 血症导致脑梗死的机制

高 Hcy 血症被认为是脑血管病的独立危险因素。何奕涛等经临床实验发现高 Hcy 血症与脑梗死后认知障碍呈正相关。汪亚坤等研究发现脑梗死伴随高 Hcy 血症者再发风险较高，但对神经功能缺损程度及脑梗死面积无明显影响。但关于 Hcy 致脑梗死的发病机制尚不清楚，目前有以下说法。

（一）内皮损伤

血管内皮不仅具有屏障功能，而且可以分泌一氧化氮等活性物质防止动脉粥样硬化，其功能异常也将对脑血管疾病产生影响。张向阳的实验研究表明高 Hcy 可导致血管内皮功能明显受损，进而导致动脉粥样硬化而诱发脑血管疾病。

（二）影响凝血及纤溶系统

高 Hcy 血症可影响凝血功能，主要表现在以下几方面：

（1）一氧化氮具有抑制血小板聚集的作用，当血浆 Hcy 升高时，血管内皮一氧化氮的合成减少而减弱其抗血小板聚集功能。

（2）Hcy 可增强部分凝血因子的活性，抑制 肝素的合成，使得血小板黏附性及聚集性增加。

（3）高 Hcy 血症可抑制前列腺素合成，增加血栓素合成而增加血小板黏附性。研究表明，高 Hcy 可通过改变花生四希酸的代谢而影响诱导血小板的聚集。

（三）影响脂类代谢

高 Hcy 血症可导致脂质代谢紊乱，加速低密度脂蛋白氧化而直接损伤内皮细胞；也可引起胆固醇代谢失常而导致其在内皮的生成和沉淀。以上变化均会导致血管内壁增厚硬化而导致血管的狭窄及弹性下降。

四、高 Hcy 血症的中西医治疗

B 族维生素可促进 Hcy 的甲基化及转硫化，故而在西医治疗中，尤以 B 族维生素控制体内 Hcy 为主。叶酸被证实具有降低血 Hcy 的作用。国外一项研究表明，采用高叶酸饮食，血浆叶酸明显升高，而血 Hcy 则显著下降，表明叶酸及 Hcy 具有负相关。另外一项研究发现，补充叶酸也可降低总 Hcy 水平。维生素 B6、B12 虽然参与同型半胱氨酸的再甲基化，但单独使用维生素 B6、B12 的疗效并不明显，需要配合应用叶酸才能显著降低血 Hcy。但值得一提的是，包括叶酸在内的 B 族维生素虽然可以降低血 Hcy 水平，但临床缺乏其能降低脑血管疾病的有力证据。国外大规模的临床研究表明，虽然叶酸等可以降低血 Hcy 的浓度，但并未降低脑血管病的发病率。中医认识方面，李卫丽将高 Hcy 病因归纳为先天禀赋不足及后天精微物质缺乏两方面。病机则归结为痰浊、血瘀范畴。中医治疗上，有学者提出活血化瘀的方剂或中药对高 Hcy 具有良好疗效。到目前

为止，用补充叶酸降低血中 Hcy 水平的治疗方法，对脑血管事件发生的预防作用仍存有争议。由于研究人群样本量少，叶酸使血中 Hcy 水平降低及其与脑血管事件再发风险之间的关系，在临床上至今仍未达成共识，专家之间亦存在争议，为此，我们期待更多的临床研究和流行病学调查，能够提供更加充分和科学的循证医学证据。

(任宪雷、董建民)

第十一节　动脉瘤蛛网膜下腔出血后脑血管痉挛的治疗

脑血管痉挛(cerebral vasospasm，CVS)是动脉瘤蛛网膜下腔出血(aneurysmal subarachnoid hemorhage，a SAH)后高致死率、致残率的主要原因之一，在急性发作后幸存的患者病死率可达 50%。尽管在过去 20 年治疗 CVS 的方法不断进步，使病死率降低了近 50%，但血管痉挛仍非常普遍，影响近 70% 的 a SAH 患者，CVS 一般在 a SAH 急性发作后的 3～5 d 出现，血管狭窄程度最严重一般发生在 5～14 d，2～4 周后逐渐缓解。在一半幸存的 a SAH 患者中，大约 30% 会出现延迟缺血性神经功能障碍(delayed ischemic neurological deficit，DIND)，即所谓的症状性血管痉挛。尽管各类血管内微创治疗不断改进，但是由于其风险性较高，发展受限，因此目前药物治疗仍是主要的治疗方法。

一、钙离子通道阻滞剂

(一)尼莫地平

尼莫地平是二氢吡啶类钙离子通道拮抗剂的代表药物，它可以缓慢地作用于动脉血管平滑肌，使血管舒张，它的半衰期约为 9 h，是被美国食品药品管理局唯一认可的治疗 CVS 药物。它的优势在于对神经保护的作用优于松弛血管平滑肌的作用。在 2011 年，Velat 等对于尼莫地平治疗 CVS 的安全性和有效性进行了 Meta 分析，证实了尼莫地平治疗动脉瘤破裂出血后的血管痉挛是安全有效的。尼莫地平还可以预防延迟性脑缺血(delayed cerebral ischemia，DCI)的发生。美国卒中协会制订的指南建议尼莫地平 60mg 口服，每 4 小时一次，连续使用 21d。也有一些专家提出了尼莫地平 30mg 口服，每 2 小时一次的方案更有利于缓解 CVS，尤其适用于血压低的患者。但其安全性及有效性还需要大样本的随机对照研究证实。英国的一项 3 个月的随机对照试验证实，口服尼莫地平可降低脑梗死的发生率，并且可以改善 a SAH 患者的预后，此外，尼莫地平还减小了 a SAH 后 CVS 患者继发脑缺血的风险。尼莫地平的疗效可以通过血管造影、临床结果和低并发症反映出来。动脉内注射尼莫地平是一种有效和安全的治疗手段。Hui 和 Lau 报道，尼莫地平使用 3.3 mg，可增加痉挛动脉的直径占痉挛部分的 66.6%。2009 年一个前瞻性随机临床试验报道，静脉注射和口服尼莫地平在预防脑缺血和改善预后方面差异无统计学意义。但最近一组随机对照试验表明，局部使用尼莫地平并没有显著改善 SAH 患者的脑血流量。这些发现与局部使用尼莫地平后明显减轻 SAH 患者 CVS 的结果不符。出现不同结果的原因还需要进一步的研究。尽管在实际临床工作中已经习惯使用尼莫地平治疗 aSAH 后的 CVS。但是还有很多临床和基础问题目前仍未解决，如尼莫地平是如何改善 aSAH 预后的；尼莫地平抑制 DCI 发生的作用机制，因此在未来需要更多的研究来阐明尼莫地平的作用机制。

（二）尼卡地平

尼卡地平也是二氢吡啶类钙通道拮抗剂的代表药物，可以选择性抑制钙离子进入到平滑肌细胞内，它是一种强有力的抗高血压药物。由于局部脑血管平滑肌的高选择性，使尼卡地平在治疗 aSAH 后血管痉挛越来越被重视，但由于该药可以加重急性期脑出血患者的出血量及升高颅内压，使其在临床上的使用很受争议。临床上使用尼卡地平治疗 CVS 主要是通过血管内注射来实施的，由此也带来许多并发症，如肺水肿、低血压和肾衰竭。CVS 患者动脉注射尼卡地平，4d 后经颅多普勒检查血流速度明显减慢，其中 42% 的患者临床症状可以得到改善，没有药物相关并发症的发生。Huang 等在最近 Meta 分析中得出尼卡地平可以降低 sSAH 后死亡或者植物状态的风险，可以降低病死率。尼卡地平是第二代的二氢吡啶类钙离子通道阻滞剂，由于其高选择性的脑血管扩张作用，使该药在神经保护及预防 CVS 方面具有巨大潜力，但由于临床患者存在个体差异，加上低血压并发症，使尼卡地平临床使用受到限制。因此，在常规使用该药之前还需Ⅲ阶段的临床试验来证实其安全性，将来还需要前瞻性、多中心联合试验验证目前得出的结论。

（三）维拉帕米

维拉帕米又名异搏定，与尼莫地平一样，维拉帕米属于电压-门控钙离子通道阻滞剂，可进入动脉的平滑肌细胞，拮抗钙离子内流，从而松弛血管平滑肌。维拉帕米在很长一段时间只是用于治疗冠状动脉血管痉挛。Keuskamp 等在 2008 年进行的一项研究显示，动脉注射维拉帕米是安全有效的。2012 年 Muroi 等一项前瞻性研究证实，维拉帕米动脉注射治疗 CVS 的过程中会影响患者全身血流动力学改变。2013 年 Mikeladze 等报道 1 例女性患者，颈动脉分叉处 aSAH 引起严重的 CVS，给予动脉注射维拉帕米，获得良好的疗效。尽管维拉帕米是钙离子拮抗剂的一种，但它是否可以选择性作用于脑血管仍然没有得到证实，而且动脉注射维拉帕米是否会影响全身血流动力学改变，仍然存在争议。研究报道，维拉帕米对血压、心率无影响。相反，2011 年 Stuart 等在回顾性研究中显示，动脉注射维拉帕米数小时后，会明显降低平均动脉血压。动脉内注射维拉帕虽然在理论上可以缓解 CVS，但由于维拉帕米血流动力学效应可以导致颅内压增加和脑灌注压减少，临床应用有限，而且动脉内注射维拉帕米对脑循环的影响持续多长时间仍然未知。还需要更多的研究来评估维拉帕米是否会预防延迟性脑血管缺血造成的神经功能障碍。

（四）法舒地尔

法舒地尔是一种新的抗 CVS 钙拮抗剂，它具有双重抑制蛋白质磷酸化的作用。据报道，各种各样的蛋白激酶，如蛋白激酶 C、轻链激酶和 Rho 激酶在 CVS 信号转导通路中发挥着关键作用。该药可以有效地缓解 CVS 而不显著降低血压，因此可以用于手术前预防性使用。Liu 等报道了一项关于颅外颈动脉支架植入手术患者给予法舒地尔预防血管痉挛的临床研究，178 例单侧颈动脉血管成形术和支架植入围术期，静脉注射法舒地尔预防 CVS。数字减影血管造影显示，80.9% 的患者局部未出现 CVS，而无症状 CVS

占 17.4%，有症状的 CVS 占 1.7%。Satoh 等使用犬和大鼠模型验证舒地尔治疗血管痉挛是有效的。法舒地尔是 Rho 激酶选择性抑制剂，有助于预防 CVS 发生，是潜在的治疗 a SAH 后 CVS 患者的代表药物。然而，Naraoka 等使用兔子脑出血的双模型调查法舒地尔联合 Rho A 抑制剂匹伐他汀治疗 CVS 和分别单独使用两种药物进行对比，结果显示只有法舒地尔联合匹伐他汀治疗组可以明显增加基底动脉的横截面积，而单独使用法舒地尔或匹伐他汀组差异均无统计学意义。Liu 等 Meta 分析显示，法舒地尔可以大大降低 a SAH 后 CVS 和脑梗死的发生率，可以明显改善患者的临床结果（通过格拉斯哥昏迷评分进行评估）。由于目前研究的样本数有限，将来仍需要大型的随机、对照临床试验进一步验证。

（五）硫酸镁

硫酸镁首次使用是用来缓解子痫前期孕妇子宫平滑肌的收缩。镁是一个非竞争性的钙离子拮抗剂，对于一些重要的大血管有一定的舒张作用，因此具有潜在的神经保护作用。初步证据表明，镁具有缓解 a SAH 患者 CVS 及 DCI 的潜力。如镁可以通过阻断电压门控钙离子通道和减少谷氨酸盐的释放，阻止钙离子进入细胞内。此外，镁还减弱了引起血管收缩的各类因子的作用，如内皮素 1，阻止氧自由基的形成。硫酸镁的这些潜在的扩血管和持久的神经保护作用，使得一些调查者开始研究镁在 aSAH 后防止 CVS 和 DCI 的作用。使用硫酸镁可以明显改善 aSAH 患者的功能结果。然而，2013 年一个 Meta 分析表明，镁没有增加获得良好神经系统结果的概率（RR＝1.02，95％CI 0.97～1.07，P＝0.49）或减少脑梗死的风险。最近一项随机对照试验的血管造影显示，高镁浓度患者血管痉挛的发生率低，但差异无统计学意义。关于硫酸镁治疗 a SAH 的相关研究很多，但对于其临床疗效也是众说纷纭，在临床上的应用也没有统一的标准。因此，未来的研究应集中在临床疗效评估、使用剂量和不良反应等方面。

二、他汀类药物

他汀类药物是 1971 年在日本被 Kuroda 和 Akira 发现，最初的目的是隔离微生物代谢产物抑制 3-羟基-3-甲基戊二酰辅酶 A 还原酶，从而阻止胆固醇的合成，之后，一些学者发现他汀类药物不仅有降低胆固醇的作用，而且还有其他作用（如降低炎症反应，升高内皮一氧化氮的合成）。他汀类药物是 3-羟基-3-甲基戊二酰辅酶 A 还原酶抑制剂，在预防血管痉挛方面有重要的地位。他汀类药物作用机制主要是通过增加 NO 的途径，扩张脑血管，增加脑血流灌注。2005 年，有 119 例患者接受普伐他汀或辛伐他汀治疗，结果显示明显减少了脑动脉的狭窄，减少了延迟的脑缺血事件发生，改善了患者的预后。2008 年，在实验大鼠的研究中显示，早期使用辛伐他汀可以明显减少 CVS 的发生。早期他汀类药物治疗 CVS 是有效的，但广泛应用于临床一直存在争议。2010 年的一项随机双盲对照试验研究和系统回顾显示，没有明确的证据证明他汀类药物对 a SAH 患者有益。2013 年一项前瞻性随机双盲对照试验显示，辛伐他汀可以缓解血管痉挛，降低病死率和改善预后。他汀类药物治疗 a SAH 后 CVS 是否有效，目前仍不清楚。只有大规模的Ⅲ期临床研究结果能给出明确的答案。

三、激素

(一)促红细胞生成素

促红细胞生成素是一种165-氨基酸糖蛋白。研究促红细胞生成素治疗aSAH的研究相对较少，多数研究是针对治疗SAH后贫血。早期的动物实验和体外实验表明，促红细胞生成素有脑缺血后的神经保护作用。虽然促红细胞生成素可以减少血管痉挛的发生，但其作用的确切机制仍不明确。有几种假说说明该药具有神经保护作用，包括控制炎症反应、抑制细胞凋亡、抑制氧化损伤以及促进神经再生。2010年，一项回顾研究显示，使用促红细胞生成素不一定减少SAH后CVS的发生，但它可以减轻其严重性及改善预后。2013年，一项随机对照动物实验表明，促红细胞生成素及时应用于SAH，可以预防延迟的CVS发生，但不能改善微循环或发挥直接的神经保护作用。促红细胞生成素治疗SAH后CVS仍然停留在动物实验阶段，缺乏大量的前瞻性临床研究，这种治疗方法可能是一个很有前途的治疗 a SAH 后 CVS 的方法。

(二)雌激素

17β-雌二醇具有强大的血管扩张、抗炎和神经保护的特性，雌二醇具有潜在的改善 a SAH 后 DIND 的特性。雌二醇是最强有力的内源性雌激素。与其他类固醇激素一样，雌二醇来源于胆固醇，是一个强大的血管舒张药，有可能阻止或逆转发生在 CVS 的血管收缩。一些实验表明，雌激素促进血管舒张有 3 个机制：①减少 a SAH 后升高的内皮素 1 受体；②诱导血管平滑肌细胞 L 型钙离子通道开放；③抑制 a SAH 后诱导的一氧化氮合酶的表达，诱导正常的内皮一氧化氮合酶的表达。

证据表明，雌二醇可能具有神经保护特性，可能的机制包括：①雌二醇通过减少 JNK 降低促炎细胞因子肿瘤坏死因子 α 的表达。②雌二醇可以增加抗氧化的硫氧化还原蛋白的表达，硫氧化还原蛋白能减少氧化损伤，抑制细胞凋亡。③神经珠蛋白是一种蛋白质，具有更高的结合氧能力，可以调节神经元的氧气分布，在神经元神经珠蛋白是重要的激素，它可以保护脑组织免受氧化炎症损伤，雌二醇可以增加神经珠蛋白的表达。④雌二醇被发现可以通过升高腺苷酸 A2a 受体和细胞外信号调节激酶 1 和 2 发挥抗凋亡作用。⑤目前 Kao 等在活体试验中显示，雌二醇可以开放 AKT 蛋白激酶信号通路，发挥神经保护的功能。雌激素，特别是雌二醇，具有强大的血管扩张、抗炎和神经保护的特征，但目前使用还停留在活体的 a SAH 动物模型中。雌二醇用于临床治疗 a SAH 后 CVS 和 DCI，还需要大量的临床研究提供证据支持。

四、磷酸二酯酶抑制剂

(一)米力农

米力农是一种磷酸二酯酶III抑制剂，它可以通过影响环磷酸腺苷信号通路(c AMP)来调节血管平滑肌的收缩和舒张。动脉内注射该药已被证明是一种安全、有效治疗 a SAH 后 CVS 的药物。一项研究调查显示，米力农治疗 14 例 CVS 患者，在脑血管造影下发现，可以显著缓解痉挛。米力农缓解 CVS 的具体机制尚不清楚，米力农可以改善脑微循环，并且不改变心排血量，但这些都没经过数据验证。有作者提出米力农是通过抗炎作用来缓解 CVS 的。这种通过抗炎缓解血管痉挛的机制在早期也被一些学者报道过，但仍然是有争议的。Anand 等报道 1 例严重血管痉挛患者接受连续动脉内注射尼莫地平和米力农，获得良好的效果，因此提出使用更高剂量的这些药物可以有效控制严重

CVS。尽管连续动脉注射米力农，特别是联合其他药物使用可以有效缓解 CVS，但米力农低血压的不良反应使其在临床应用非常有限，低血压的不良反应抵消了它使血管舒张增加的脑血流量作用，所以需要更多的前瞻性、随机的、多中心对照研究来确定米力农的最佳使用剂量。

（二）罂粟碱

与米力农一样，罂粟碱也是磷酸二酯酶抑制剂，罂粟碱主要用于动脉瘤外科手术时出现的血管痉挛，它可以直接作用于动脉壁，缓解血管痉挛。很长一段时间，罂粟碱已被广泛用于动脉内缓解血管痉挛。然而，在目前的临床实践中，由于其潜在的神经毒性，包括临时或永久眼睛失明，瞳孔放大，偏瘫、癫痫、灰质坏死，心肌功能障碍和呼吸暂停，已经不再是常规用药。此外，最严重的会导致颅内压增加，造成不可逆转的脑组织损伤。因为罂粟碱的并发症，使其在临床实际工作中的使用非常有限，即便如此，因为罂粟碱缓解痉挛效果更明显，外科医师手术过程中遇到 CVS，仍用它来缓解。为了更好地使罂粟碱在治疗 CVS 时发挥更大作用，使其并发症的发生率降到最低，还需要更多的前瞻性、随机、对照试验来进行验证。

（三）西洛他唑

西洛他唑是抗血小板药物，通过抑制血小板和血管平滑肌磷酸二酯酶的活性，增加 c AMP 水平，从而使血管舒张。Niu 等发表的系统回顾和 Meta 分析显示，西洛地唑明显降低 a SAH 患者症状性的 CVS、严重的 CVS、CVS 相关的脑梗死的发生率，用改良的 Rankin 量表评估预后，在随访中得分至少为 3 分，由此分析，西洛地唑可以减少 a SAH 患者 CVS 相关疾病的发生，但对病死率无影响。西洛地唑可以减轻 CVS 的具体机制还不清楚，Shimamura 和 Ohkuma 等研究报道，西洛地唑可以阻止平滑肌细胞的表型转换，但仍需大量的试验数据进行验证。治疗 CVS 的复杂性最终需要阐明其一般及潜在的机制。此外，随访疗效的研究和更详细的功能测量也是必要的，以确定西洛地唑对 a SAH 后神经认知结果的影响。

五、内皮素受体 1 拮抗剂

Clazosentan 人们普遍认为内皮素受体 1 拮抗剂和 NO 在 a SAH 患者维持足够的脑血管扩张和脑血流量方面是至关重要的。Clazosentan 是预防或逆转 CVS 最有潜力的药物。动物研究已经证明，clazosentan 是竞争内皮素受体 1 拮抗剂。Povlsen 和 Edvinsson 报道，适当增加 clazosentan 剂量可以改善 a SAH 患者预后。2013 年，Shen 等在一项 Meta 分析研究中验证 clazosentan 是否可以降低 a SAH 后 DIND 和 DCI 的发生率及能否改善预后，结果证实 clazosentan 可以明显降低 a SAH 后 CVS 相关的 DIND 和 DCI 的发生率。然而，随后一项随机、双盲、对照研究表明，clazosentan 不能降低 a SAH 后 CVS 相关并发症的发生率。clazosentan 治疗 a SAH 后 CVS 仍有很多争议，广泛应用于临床治疗仍有很长一段距离。进一步的研究需要阐明血管痉挛相关疾病发生率和各疾病结果之间的区别。

六、NO

NO 在脑血流量的调节方面是一个关键信号转导分子。蛛网膜下腔出血后引起血管痉挛的许多机制大多都是假设，没有更多的证据证实，其中一个重要机制就是 CVS 时减少了血液和脑脊液中的 NO。动脉瘤破裂后引起血红蛋白释放抑制内皮 NO 合酶的产生，减少 NO 的产生，减少 NO 对平滑肌细胞的作用，导致血管收缩。试验也已表明，血红蛋白及其降解产物的存在干扰了血管内皮和平滑肌底层之间信号转导。因此，NO 是潜在的血管扩张剂，它可以直接作用于血管平滑肌，使血管扩张，不仅如此，NO 还具有神经保护的功能。早期的研究报道在 SAH 后 10 min 后脑脊液中 NO 代谢物开始减少，这与血管收缩是紧密相关的。大脑与超氧化物阴离子反应生成的过氧亚硝基可以减少 NO 的生物利用度。尽管对于 a SAH 后 NO 功能紊乱存在争议，目前仍然停留在动物实验阶段。增加大脑 NO 的水平可以直接吸入 NO 或者间接使用 NO 供体，具有神经保护功能。因此，还需要更多的前瞻性随机对照试验，更深入地研究 NO 的临床应用，为临床应用提供更可靠的依据。

　　CVS 是动脉瘤破裂后第一个 24 h 幸存患者最常见危害性较大的并发症，近一半的患者会发生 CVS。随后 DCI 和(或)DIND 会大大增加这些患者的发病率和病死率，CVS 的早期预防和(或)治疗是非常重要的。目前，许多对 CVS 的药物，包括钙通道阻断剂、磷酸二酯酶抑制剂、内皮素拮抗剂、激素、一氧化氮等。用药途径也很多，包括口服、动脉内注射，静脉注射、鞘内注射等。目前，口服尼莫地平治疗 CVS 仍然是一个有效的方法治疗，也是美国食品药品管理局唯一批准的用于治疗血管痉挛的药物。CVS 的发病机制是一个复杂的过程，具体的发病机制仍然不是很清楚，因此治疗相对困难，在临床实际工作中，临床医生很少单独使用一种药物，主要是两种或三种或更多联合使用。腔内球囊扩张血管成形术可能是一个更持久的干预大脑后动脉的治疗手段，血管损伤的风险在这些血管似乎更高。血管成形术被认为是血管痉挛治疗的一种补充手段，血管成形术一般只适用于近端大血管，而血管舒张药治疗更有利于远端或弥漫性血管痉挛的治疗。尽管动脉注射这些药物可能会增加血管直径，但没有令人信服的改善患者的临床结果的证据。a SAH 后 CVS 仍然是一个具有挑战性的问题。其发病机制尚不清楚，尽管对于 CVS 的研究治疗在许多文章中都有报道，治疗的方法也很多，但是只有口服尼莫地平证明是有效的，差异有统计学意义，几个经动脉注射的血管扩张剂仅仅是增加了血管的直径，但没有令人信服的改善患者的临床结果。这种差异可能是由于血管痉挛并不是唯一造成患者不良结果的因素造成的，还将需要更多的关于 CVS 发病机制的深入研究，并有针对性的研究有效治疗手段，以改善患者预后、降低患者发病率和病死率。

(任宪雷、董建民)

第十三章 心脑血管病

第一节 概 述

总体来说，中国居民心脑血管疾病发病和死亡持续增加，尤其是心脑血管病危险因素暴露水平持续上升，导致中国心脑血管疾病负担持续加重。但同时，中国在社区人群心血管病防治工作进行了四十多年的探索与实践，主要是在高血压人群防治工作取得明显进展和实际成效。自本世纪初以来，导致国民死亡的头号杀手-脑卒中死亡率增长趋势明显趋缓，并于 2009 年前后出现年龄标化死亡率拐头向下趋势。

一、心脑血管病发病、患病与死亡情况

中国心脑血管疾病发病情况长期缺乏全国性监测数据，主要是冠心病的诊断难度比较大、费用高，很难在社区人群中开展队列监测。最近一项基于人群的脑卒中长期监测研究——天津大脑研究启动于 1985 年，共入选了 15438 名城镇居民，每年对脑卒中事件和死亡进行登记。由于 1992 年有了成熟的影像技术，为此，研究者分析比较了 1992年～1998 年、1999 年～2005 及 2006 年～2012 年间首发脑卒中的情况。结果显示，上述三个时间段年龄校正的首发脑卒中平均年发病率分别为 124.5/10 万、190.0/10万和 318.2/10 万，由此计算脑卒中发病率每年增加 6.5%，45 岁～65 岁男性发病率每年增加 12%。根据 2008 年中国卫生服务调查研究中第四次家庭健康询问调查的结果显示：城市缺血性心脏病的患病率为 15.9‰，农村为 4.8‰，城乡合计为 7.7‰，据此测算中国大陆缺血性心脏病的患患者数约为 1031.59 万人。《中国心血管病报告》多年来依据以往的调查测算中国脑卒中患者人数至少 700 万，近年来各地开展的局部调查数据提示中国脑卒中患者数持续增加，认为这一患者数是严重低估的。最近国家"十二五"科技支撑计划完成了一项全国脑卒中调查，调查结果仍未发布，估计 700 万的患者者数会得到刷新，有可能出现患患者数倍增的结果。心脑血管病死亡情况我国开展了长期报病监测研究。2014 年中国心脑血管疾病死亡率仍居各种疾病死亡原因的首位，心脑血管疾病占居民疾病死亡构成在农村为 44.60%，在城市为 42.51%。每 5 例死亡中就有 2 例死于心脑血管疾病。2014 年农村心脑血管疾病死亡率为 295.63/10 万，其中心脏病死亡率为 143.72/10 万，脑血管病死亡率为 151.91/10 万（脑出血74.51/10 万，脑梗死 45.30/10 万）；城市心脑血管疾病死亡率为 261.99/10 万，其中心脏病死亡率为 136.21/10万,脑血管病死亡率为 125.78/10 万(脑出血 52.25/10万，脑梗死 41.99/10 万)。中国疾病预防控制中心采用全球疾病负担 2013(GBD 2013)的研究方法，系统分析全国各省市人口学和流行病学数据。在 1990 年，只有 15 个省市的

首要死因是脑血管疾病；至 2013 年，脑血管疾病成为 27 个省市的首要死因。2013 年中国居民年龄脑卒中标化死亡率比 1990 年降低了 21%。期间缺血性卒中死亡率上升了 28.8%，而出血性卒中死亡率则下降了 37.7%。年度数据显示，中国居民脑血管病标化死亡率在 2009 年前后达到高点，近年来出现了下降趋势，提示与脑卒中发病和死亡密切相关的高血压防治工作取得明显成效。尽管年龄标化死亡率下降，但由于中国人口的老龄化等因素影响，目前，中国心脑血管疾病死亡的绝对数字仍在快速上升，尤其是心肌梗死死亡率呈现为持续上升，尤其是 2005 年以来上升趋势明显加快，从 2007 年起出现了一个新的现象是农村居民急性心肌梗死死亡率逐渐超过城市居民，而且于 2013 年开始大幅超过城市水平。2014 年中国急性心肌梗死死亡率城市为 55.32/10 万，农村为 68.6/10 万。2010 年中国慢性病和危险因素调查中国短暂脑缺血发作年龄标化患病率为 2.27%，而短暂脑缺血发作的知晓率和治疗率仅仅只有 3.08% 和 5.02% 的低水平。我们知道短暂脑缺血发作是脑卒中发生的前兆，积极干预能有效防治卒中事件的发生，调查显示只有 4.07% 的短暂脑缺血发作患者接受了指南推荐的治疗。可见，中国的心脑血管病防治形势仍然严峻。

二、心脑血管病主要危险因素流行概况

不断上升的人群心脑血管病危险因素水平是导致心脑血管病发病和死亡快速攀升的根源。随着我国老龄化、城市化发展进程，许多与社会决定因素和居民生活方式密切相关的心脑血管病危险因素还将不断暴露与增加。我们知道，导致心脑血管病发病的危险因素众多，下面就重点围绕高血压等四项主要生物危险因素的最新流行情况作一简要概述。

(一) 高血压

是最常见的慢性病，也是心脑血管疾病的最重要危险因素。我国分别于 1958、1979、1991、2002 和 2012 年先后进行过 5 次全国范围内的高血压抽样调查，高血压的患病率分别为 5.1%、7.7%、13.6%、17.6% 和 25.2%，呈现持续上升趋势。如果考虑时间因素，实际上是一条抛物线型的加速上升态势。根据最新的患病率水平并以 2010 年第六次全国人口普查数据测算，目前我国高血压患者数已达 2.7 亿。患病率的增加也与国民整体血压水平上升有关。近年来更高比例人群患高血压的同时，还呈现为更高比例人群成为高血压的后备军——血压正常高值状态。中国营养与健康研究(CHNS)分别于 1991、1993、1997、2000、2004、2006 和 2009 年在九个省进行了 7 次成人血压横断面调查，结果显示，血压正常高值的检出率从 1991 年的 29.4% 增加到 2009 年的 38.7%，呈明显上升趋势。我们知道，随着老龄化趋势的加快，更多居民罹患高血压也是自然趋势，关键是高血压防治"三率"水平。从 1991 年以来相关调查数据来看，我国高血压防治水平得到明显提升，人群高血压知晓率、治疗率和控制率水平同步提高，尤其是控制率水平呈现为每十年加倍提升的结果。由于高血压控制率的不断提升，近年来血压控制不佳的三级高血压人群逐渐减少，临床上高血压危象或是高血压急症越来越少见。与高血压密切相关的脑卒中，特别是出血性卒中事件明显减少，居民脑卒中标化死亡率出现下降趋势，我国取得了高血压防治初步成效。

(二) 高血脂

近年来，随着社会经济的发展，人民生活水平的提高和生活方式的变化，中国居民血脂水平和血脂异常患病率逐年升高。从 2002 年的中国居民营养与健康状况调查至 2012 年开展的中国居民营养与慢性病状况调查数据显示，中国 18 岁及以上居民的血清胆固醇(TC)水平从 3.81mmol/L 上升至 4.50mmol/L，高 TC 血症患病率(TC≥6.22mmol/L)从 2.9%上升至 4.9%，城市高于农村。2012 年成人血脂异常总体患病率高达 40.4%，其中以低高密度脂蛋白胆固醇患病率最高(33.9%)，其次是高甘油三酯血症(13.1%)。以此高患病率测算我国血脂异常患者数高达 4.3 亿人之众，血脂异常已经成为国民最多发的心血管疾病，还值得庆幸的是目前国民高胆固醇血症的患病率还比较低，给我国防治血脂异常和冠心病爆发性流行留出了有限的干预窗口期。比较 2002 年的中国居民营养与健康状况调查结果，居民血脂异常患病率水平从 18.6%提高到 40.4%的高水平，十年时间大幅提升了 21.8 个百分点，是四大主要生物危险因素指标中，血脂异常指标提升幅度最大。在血脂异常四个指标中又以低高密度脂蛋白胆固醇血症患病率提升幅度最大，从 2002 年的 7.4%提升到 2012 年的 33.9%，我们知道高密度脂蛋白胆固醇水平与体力劳动或是身体活动强度关系更为密切，提示近十年来随着科技进步，国民体力劳动强度大幅下降的同时，由于健康素养不足，不良健康生活方式盛行，尤其是身体活动明显欠缺。于此密切相关的超重肥胖以及动脉粥样硬化疾病大幅增加，冠心病发病和死亡增加，与脑卒中死亡趋势呈现反向走势。如不加以有效控制，我们很可能面临高比率脑卒中死亡的同时，出现心肌梗死死亡病例的大幅度增加，形成难以承受的双重疾病负担。为此，我们呼吁在国家层面开展国民血脂异常防治行动计划，在开展国民健康生活方式教育活动和健康生活方式行动的基础上，尽早将血脂异常防治工作纳入国家基本公共卫生服务体系，采取国家行动有效防控血脂异常的爆发性流行和冠心病发病和死亡的持续增加。2007 年～2008 年中国糖尿病和代谢异常研究调查了 20 岁以上人群高胆固醇血症的患病情况和防治"三率"水平，TC≥6.22mmol/L 者男、女患病率分别为 8.7%和 9.3%，知晓率分别为 27.6%和 20.7%，治疗率分别为 21.4%和 14.0%，控制率分别为 18.3%和 11.2%，特别是高胆固醇治疗控制率分别高达 88.1%和 78.4%，相比较目前高血压的治疗控制率 33.6%水平，提示高胆固醇药物控制效果更佳，防治效果更容易显现。2011 年中国血脂异常患者管理和胆固醇达标情况调查显示，39%的血脂异常患者接受降脂治疗，其中大多数使用他汀类药物。LDL-C 的达标率为 25.8%，心血管危险分层为高危和极高危者达标率分别为 19.9%和 21.1%。比较 2007 年《中国成人血脂异常防治指南》颁发之前的多个项目调查来看，近年来胆固醇控制水平得到明显提升。但到目前为止，获得的防治成效都还是项目研究或是局部地区的工作，由于国家层面血脂异常防治工作的缺失，与胆固醇水平上升密切相关的冠心病发病和死亡仍呈现为持续上升态势，必须引起政府和社会各界的高度重视。

(三)糖尿病

中国最近完成了三项重大的糖尿病全国流行病学调查数据。《中国居民营养与慢性病状况报告(2015)》的中国成人居民糖尿病患病率为 9.7%；2013 年的中国慢性病调查报告，根据既往诊断糖尿病和空腹血糖/餐后 2 小时血糖检测作为诊断标准，成人糖尿病患病率也为 9.7%，如果同时参考 HbA1c 水平，则糖尿病患病率为 11.6%。与 Yang 等 2010 年报告的患病率(9.7%)相同。糖尿病患病率城市高于农村，随着年龄的增加而增加，而且与社会经济的发展及国民超重/肥胖水平密切相关。二十世纪八九十年代，我国曾被世界卫生组织和国际糖尿病联盟列为糖尿病患病率很低的国家。近年，由于经济的快速发展和生活方式的急剧改变，以及寿命的延长和体重的增加等因素，我国的糖尿病患病率呈倍数增长，已经与发达国家的糖尿病患病率相近似，近 1 亿的糖尿病患者已经成为患者人数的第一大国。我国的糖尿病的流行趋势必须引起政府和有关方面的高度重视。中国糖尿病社区人群防治开展比较早，尤其是在国际上首次采用生活方式干预预防糖尿病大庆研究。在 1986 年~1992 年期间，在大庆石油产业工人社区采取随机分组、单纯生活方式干预预防糖尿病前瞻性研究，经过 6 年随访观察，对照组 67.7% 发生糖尿病，单纯饮食控制组为 43.8%，单运动组 41.1%，饮食加运动组则为 46.6%。校正体重指数及空腹血糖影响后，上述 3 个干预治疗组发生糖尿病的危险性分别减少了 31%、41% 和 46%。大庆研究是具有里程碑意义的糖尿病生活方式干预取得成效的经典案例。20 年后跟踪随访显示干预组糖尿病发病率比对照组降低 43%，干预组发生糖尿病比对照组平均晚 3.6 年。生活方式干预组 23 年心血管疾病死亡降低 41%，全因死亡降低 29%。

（四）超重/肥胖

《中国居民营养与慢性病状况报告（2015 年）》显示，2012 年中国成年居民超重率为 30.1%、肥胖率为 11.9%。超重率和肥胖率都是城市高于农村、男性高于女性。与 2002 年比较超重率和肥胖率分别上升了 7.3 和 4.8 个百分点。十年期间，全体国民身高有所上升，但体重增幅更大，尤其是农村居民体重增幅更快，可以预见，防治资源相对薄弱的广大农村地区的超重、肥胖及心血管病防控任务将更具挑战性。肥胖控制的关键是儿童青少年。相比较 2002 年数据，2012 年 7~17 岁儿童青少年超重率和肥胖率分别上升了 5.1 和 4.1 个百分点。1985~2010 年全国 5 次学生体质与健康抽样调查显示，2010 年超重、肥胖率（9.6% 和 5.0%）分别是 1985 年（1.1% 和 0.1%）的 8.7 倍和 38.1 倍，青少年的超重、肥胖率明显增加。从而导致少年儿童高血压的主要相关因素分析，关键因素就是超重与肥胖。超重/肥胖往往是高血压、血脂异常和糖尿病的共同通道，控制超重/肥胖是抓住了慢性病的源头和抓手。但在防控超重/肥胖领域，还缺乏成熟的经验和适宜有效工具，是亟待认真探索和解决的慢病防控重要领域。

三、高血压社区人群防治工作进展

中国高血压社区防治工作持续了 40 多年的探索与实践，社区防治工作由点及面逐步推广实施，防治工作在不断的探索中前行并取得明显成效，中国居民脑卒中标化死亡率自 2009 年以来出现了明显的下降趋势。我国高血压社区防治工作启动于 1969 年，阜外医院在首都钢铁公司建立了中国第一个心血管疾患者群防治基地，在对在职职工 10450 人进行血压普查基础上，开创性地建立起了心血管病防治专业队伍；以有效控制高血压为重点，以普及健康知识，改变不良生活习惯为源头，达到降低心脑血管病发病率目的；建立起了从厂区到社区，从工作区到居住区的心血管病健康管理三级防治网络体系，最终针对 13 万钢铁职业人群开展心血管病综合防治行动。取得了职工平均血压下降的同时，高血压控制率大幅度提升，脑血管病发病率成倍下降。是中国功能社区职业人群心脑血管病防治的成功典范，被世界卫生组织誉为"首钢模式"在全球推广。1997

年起在北京、天津、上海、浙江等 24 个省、自治区、直辖市开展了以高血压综合防控为重点的慢性病综合防治示范点工作，2005 年起国家心血管病中心启动了"全国高血压社区规范化管理"项目，目前，已在全国 28 个省市开展项目研究，直接管理 60 万高血压患者，许多省市在借鉴和效仿基础上扩大管理 300 多万高血压患者，取得了明显的防治成效。我国高血压防治工作最值得骄傲的是采取了国家防治行动。2009 年国家推出医改新政策，将高血压社区防治工作纳入国家基本公共卫生服务范畴，在全国层面开展人群防治工作，2014 年底全国超过 8600 万高血压患者纳入社区干预管理。这是我国高血压防治最具里程碑意义的工作，从此结束了高血压是不是公共卫生问题的长期争论，由此可以预见，我国高血压防治工作成效必将进一步显现，2009 年前后的脑卒中标化死亡率拐点形成能够得到有效保障。在我国，高血压社区防治工作还有许多成功示范和最佳实践案例。特别可圈可点的是近年开展的"开滦研究"。自 2006 年起开滦集团公司领导从构建和谐社会、和谐社区，关爱职工健康的角度出发，出资为全集团公司在职及离退休职工进行两年一次健康体检。就是这么一个看似平常的制度性健康体检工作，开滦人做到了将日常健康体检向全员健康管理的有效转化，建立起覆盖全体员工的四级安全健康保障网——井上井下全职场健康服务体系。并且准确查找维护职工健康的主要问题，涉及 28% 在岗职工的高血压患病情况，建立了高血压员工监测网络管理系统，实现高血压的信息化、系统化、规范化管理。开滦研究在综合干预与康复指导基础上，挖掘行政和功能社区资源，辅以免费廉价药物提供等干预措施和规范随访管理，取得了高血压防治"三率"水平的明显提升，特别是在 2008 年～2013 年间在岗猝死人数由 37 例下降到 2 例的综合防治成效，显著降低管理人群血压水平及心脑血管疾病的发生和发展。开滦人还通过整体规划和科学设计，将日常性的健康体检发展成为队列人群研究，通过数据统计分析，先后发表中华级学术刊物论文 50 余篇，SCI 文章 10 余篇。开滦高血压管理模式给我们的启迪是，充分利用日常性的职场员工定期健康体检，转化为高血压防控为重点的职场员工健康管理，是一种投入少，见效快，成效好的功能社区职场职工健康管理的有效工作模式，同时能显著减轻医疗保险负担和提升企业劳动生产力水平。开滦研究可以说是现代版的"首钢模式"，是目前城镇功能社区职场劳动力人群国家基本公共卫生服务处于边缘化和"阜外盲区"背景下，特别值得借鉴和推广的职业人群高血压防治模式。随着社会经济发展，城镇功能社区职业人群的不健康生活方式盛行，健康风险普遍暴露。但职业人群具备文化素质高、电子信息利用度高、定期健康体检参与率高、健康意识强等诸多优势，开展职业人群健康管理还具有纠正临床医疗过度与健康管理缺失矛盾现象。我们呼吁充分利用我国的体制优势和职业人群特别迫切的健康服务需求，开展以职业人群健康血压促进行动，维护国民的心血管健康。

(高秀娟、陈惠军)

第二节　和肽素与心脑血管疾病

由下丘脑的视上核及室旁核大细胞神经元产生的精氨酸加压素原(provasopressin,

pro-AVP)，通过轴突经过丘脑-垂体束运送到垂体后叶存储，在这一过程中通过激素酶原的作用使 pro-AVP 除产生抗利尿激素外，还同时产生神经垂体激素运载蛋白 II 与和肽素。当机体发生缺氧、血容量减少、低血压、酸中毒等病理变化时，它们以等摩尔量共同释放进入血液循环，和肽素浓度变化与精氨酸加压素基本一致，并且和肽素与精氨酸加压素相比具有稳定强，易于检测的优点，两者反映的病理生理信息也相同。所以目前已将和肽素代替精氨酸加压素用于临床研究。近年来大量研究表明和肽素与循环系统、呼吸系统、神经系统、泌尿系统等临床疾病均存在相关性，但目前和肽素对于心脑血管疾病的临床应用价值更加得到了众多学者的关注和研究。

一、和肽素的发现及精氨酸加压素的生理功能

1972 年，和肽素被 Holwerda 从猪的脑垂体首次发现，它是由下丘脑分泌的九肽，含有 39 个氨基酸序列，分子量大约 5 k D。血管加压素原是和肽素和精氨酸加压素(AVP)的共同前体，含有 164 个氨基酸 (pro-AVP)，其在激素酶原的作用下分解成精氨酸加压素(即 pre-provasopressin20～28)、神经垂体激素运载蛋白 II (pre-provasopressin 32～124) 和和肽素(pre-rovasopressin 126～164)组成，其中和肽素是精氨酸加压素原的羧基末端部分。

和肽素和精氨酸加压素一起由下丘脑分泌，共同作为精氨酸加压素原的一部分。精氨酸加压素是一种血管活性的脑垂体激素，是体液内稳态的关键调节器，其血浆渗透压与和肽素的浓度之间有密切的相关性。精氨酸加压素通过与精氨酸加压素受体 (V1a、V 1b 和 V 2)结合而发挥相关的生理功能：①通过与血管平滑肌细胞和血小板 V1a 受体结合引起血管收缩、血小板聚集；②通过与 V1b 受体作用，刺激促肾上腺皮质激素从垂体前叶分泌，从而调节肾上腺皮质激素的分泌；③通过与肾脏集合管的 V2 受体结合而激活腺苷酸环化酶起作用，促进水从管腔向简质流动而不影响溶质的排出，从而发挥抗利尿作用减少液体排出。由于 AVP 在调节内稳态中发挥着重要作用，当机体出现病理状态时，其在循环以脉冲的模式被释放，但不易测量，且其结构很不稳定的，易被等离子体迅速清除，这使得其不易应用临床中。而和肽素与精氨酸加压素相比在血浆中能够稳定存在，室温条件下，可保存 1 周到 2 周，检测方便，血浆中与 AVP 变化一致，而且两者反映的病理生理信息相同。因此检测和肽素可以间接反应 AVP，目前和肽素已作为 AVP 的替代物为人们所认识。

二、和肽素与心血管疾病

(一)和肽素与急性心肌梗死

近年来冠心病发病率正逐年上升，其中危害最大的是急性心肌梗死(AMI)，其病情发展快、病死率高。而降低急性心肌梗死死亡率的关键是对其能够早期、快速、准确地做出诊断。目前国内外把肌钙蛋白作为诊断急性心肌梗死的重要标志物，但研究发现在心肌梗死的 3～6 小时之后，肌钙蛋白才能在外周血中被检测出。这使得一些急性心肌梗死的患者没有被及时发现，而延误了病情。因此，为了更早的诊断和排出心肌梗死，寻找新的更加敏感的心肌缺血和坏死的生物标记物显得尤为重要。

T.Reichlin 等通过对 2006 年 4 月至 2007 年 9 月，因胸痛和心绞痛发作或在高峰过

去 12 小时内就诊于瑞士巴塞尔大学医院急诊室共有 492 例患者研究发现，最终确诊为心肌梗死的患者，和肽素的水平明显高于其他患者，并且在患者胸痛出现 0~4 小时内，和肽素的水平就已经明显升高了，而此时大多数患者血中肌钙蛋白仍未被检测出。由此可以看出和肽素与肌钙蛋白联合使用，能够提高心肌梗死的诊断率。并且当 copeptin<14 pmol/L 且 cTn T≤0.01ng/L 时排除 AMI 的灵敏度达到 98.8%，其阴性预测值也高达 99.7%，说明和肽素在排除急性心肌梗死方面有重要作用。国内钱洲楠等对 2010 年 10 月至 2012 年 5 月因胸闷或胸痛就诊且疑诊冠心病的 136 例患者进行和肽素对急性心肌梗死早期的诊断价值的研究也发现，心肌梗死组患者血浆和肽素、肌钙蛋白 I 水平明显高于其他组。根据受试者工作特征曲线（receiver operating characteristic curve，简称 ROC 曲线）分析，和肽素与肌钙蛋白 I 的曲线下面积（AUC）分别为 0.821、0.698，，95% 的可信区间分别为 0.753~0.889、0.576~0.820。这说明和肽素相比较肌钙蛋白而言具有更高的灵敏度及阴性预测值，其比 cTnI 能早期诊断出 12 例（40%）急性心肌梗死的患者。并且当和肽素<10.75pmol/L 时，其与肌钙蛋白 I<0.05ng/ml 相联合对于早期排除急性心肌梗死也有较大的价值，可以有效排除急性心肌梗塞（98.9%vs85.7%）。由此可见和肽素不仅对于早期预测心肌梗死有一定价值，而且对于排除心肌梗死的患者也有一定的价值。

（二）和肽素与心力衰竭

心力衰竭是指心血管疾病发展到一定严重程度，而造成心脏结构或功能的改变，导致心室充盈或射血能力受损，不能满足机体组织细胞代谢的一种复杂的临床综合征，其发生发展中有众多神经体液因素参与，根据患者的临床症状、体征有助于判断心力衰竭的发生，但缺乏敏感性和特异性。目前在对于心力衰竭的诊断、治疗效果及预后的判断中，生物标记物发挥着十分重要的作用。心力衰竭时，由于心脏的收缩功能受限心输出量下降，从而导致动脉充盈不足，此时颈动脉窦和主动脉弓的压力感受器便被激活，引起血管加压素的释放增加；当机体容量负荷过重或发生低钠血症时，血管加压素的释放亦增加。近几年研究发现，抗利尿激素与心力衰竭的预后也有着密切相关性。Neuhold 等对 786 例心力衰竭患者随访 1 年后进行统计分析发现，在众多生物标记物（如 BNP、NT-Pro BNP、和肽素等）中，对于心功能分级（NYHA 分级）Ⅱ～Ⅲ级患者病死率的预测，和肽素是最强预测因子，而对于心力衰竭Ⅳ级的（NYHA 分级）患者而言，血清 BNP 的预测作用较强，但和肽素可以提供较大的附加预测价值。Alehagen 等对 470 名心力衰竭患者进行了 13 年的随访调查也发现，和肽素水平与慢性心力衰竭患者的死亡率相关（P=0.01）。国内贾燕霞等进行血清和肽素、脑钠肽水平与心力衰竭发病的相关性分析的研究发现，心力衰竭组血清和肽素及脑钠肽（BNP）含量均明显高于健康的患者，差异均有统计学意义（P<0.05）。另外还发现和肽素及脑钠肽的含量与心功能分级间存在着显著的正向直线相关性（P<0.05）。总之和肽素不仅对于心力衰竭的死亡率能够提供很强的预测价值，而且其水平与心力衰竭病情严重程度有密切的相关性。

三、和肽素与脑血管疾病

脑血管疾病是指因颅内血液循环障碍，导致脑组织缺血、缺氧，严重时发生坏死，而产生相应区域神经功能短暂消失或缺失的一组疾病。其主要包括短暂性脑缺血发作

（TIA）、脑出血、脑梗死、蛛网膜下腔出血等。脑血管意外发生时，人体处于应激状态，体内的下丘脑-垂体-肾上腺（HPA）轴便被激活。下丘脑分泌促肾上腺皮质激素释放激素（CRH）及抗利尿激素（AVP），二者协同刺激垂体前叶释放促肾上腺皮质激素（ACTH），促进肾上腺皮质醇的分泌。另外也有报道称 HPA 轴亢进时，AVP 与皮质醇的水平升高可以加重脑卒中患者神经元的损害，并且与脑卒中的严重程度呈正相关。由于和肽素血浆中与 AVP 变化一致，而且两者反映的病理生理信息相同。并且 Katan 等研究和肽素、皮质醇与应激水平的相关性时，通过测定不同应激条件下和肽素及皮质醇的水平，通过统计分析发现和肽素在不同应激条件下变化更加显著（r＝0.46，P＜0.001），说明和肽素较皮质能更好的反映个体应激水平。所以目前用和肽素替代 AVP 对脑血管疾病进行研究。在脑血管疾病中 TIA 与缺血性脑卒中的发病率均较高，而且脑卒中对于患者及家人、社会的影响均较大，下面就和肽素与 TIA 及缺血性脑卒中的研究作以下叙述。

（一）和肽素与 TIA 短暂性脑缺血发作

经典定义是指：大脑局灶性缺血产生相应区域的神经功能缺失症状，并在 24 消失内完全缓解。2009 年美国心脏/卒中协会提出新的定义：由于局部脑、脊髓、视网膜缺血导致一过性的神经功能障碍，且无急性梗死的证据。其临床特点为：起病突然，持续时间短，可反复发作，完全缓解。一般持续几分钟～1 小时，多持续 2～15 分钟。发作时机体处于应激状态，刺激应激相关激素 AVP 释放，从而导致血浆中和肽素水平升高。De Marchis 等 对 302 例 TIA 患者，并随访所有患者 3 月发现 28 例患者（9.3%）出现复发性脑血管事件。但与未再发生脑血管患者相比，发现两者和肽素水平之间无显著性差异（P＝0.63）。而对于 11 例（3.6%）发生 3 个月内发生的脑卒中患者来说，和肽素水平明显高于未发生脑卒中患者。（脑卒中和肽素平均水平 24.3 pmol/L；范围 8.7～63.8，未发生脑卒中和肽素平均水平 5.8 pmol/L；范围 2.8～13.7；P＝0.02）。

（二）和肽素与缺血性脑卒中

缺血性脑卒中是指局部脑组织由于血液供血不足导致的脑组织坏死的总称。国外有统计显示缺血性脑卒中占所有卒中的 85%。我国目前人口老龄化严重，缺血性脑卒中的发病率明显升高，发生脑卒中患者的生活质量明显下降，也给家人和社会都带来沉重的负担。所以对于缺血性脑卒中的早期诊断和预后评价尤为重要。Katan 等通过对 362 例急性缺血性脑卒中患者的血浆和肽素水平进行测定并通过 3 个月随访发现：和肽素能够独立预测缺血性脑卒中发病后 3 个月时功能转归和死亡。国内何毅等通过对深圳市第二人民医院 2013 年 6～9 月的急性缺血性脑卒中的 100 例患者进行急性缺血性脑卒中患者治疗前血浆和肽素水平与近期预后的相关性的研究，发现急性缺血性脑卒中患者治疗前的血浆和肽素水平越高，近期预后越差。总之和肽素虽然对于 TIA 患者短期再次发生 TIA 的预测缺乏显著性差异，但高水平和肽素对于发生 TIA 后发生脑卒中有一定的预测价值，而且和肽素的水平与发生脑卒中患者预后存在着正相关。

和肽素作为一种新型的生物标记物，除对于心脑血管疾病外，其对脑卒中感染、低钠血症、脓毒血症、慢性阻塞性肺疾病等多种疾病的早期诊断及预后评价具有重要的临床意义。但近年来关于和肽素的研究多着重与其在心脑血管疾病中的价值。这主要是由于近年来心血管疾病的发病率呈逐年升高趋势，严重威胁着人类的生命健康。心脑血管疾病有着共同的特点，就是早期诊断及预后评价对其尤为重要。和肽素虽然特异性不强，但灵敏度高。与其他生物标志物联合使用可以提高疾病的诊断率，并有助于疾病的早期诊断。如上所述和肽素的水平对于心脑血管疾病（心力衰竭、脑卒中）的预后呈现正相关，这在心脑血管疾病中的应用尤为重要。和肽素作为 AVP 的替代物其在心脑血管疾病中的价值，已得到研究证实。和肽素生理功能目前还不太清楚，为了使其更好的应用于临床，还需进一步研究。

(任宪雷)

第三节　中药干预细胞能量代谢法治疗心脑血管病

能量代谢是维持机体内环境稳态的物质基础，对于维持机体正常功能具有重要作用。当机体受到损伤或超负荷时，其能量代谢发生改变甚至异常，影响了机体的正常功能。人们对细胞的能量代谢研究逐渐深入，提出从能量代谢角度治疗心血管疾病的新思路。而中药已被广泛用于治疗心血管疾病，且疗效显著。

一、细胞能量代谢障碍

是心脑血管疾病发生、发展的重要因素心脑血管疾病发生时常伴随着能量代谢障碍，对细胞造成损伤，进一步加重心脑血管疾病。

(一)细胞电解质平衡紊乱

当心肌或脑细胞缺血缺氧时，糖酵解增加，细胞产能降低，乳酸产生增加，导致酸中毒。质子梯度增加，通过离子交换，细胞内 Na^+ 增加，再通过 NCX 反转，维持离子稳态。但是 ATP 生成降低且被大量消耗，Na^+-K^+-ATP 酶活性显著降低，不能维持正常的跨膜离子梯度，细胞电解质平衡被打破。钾离子大量进入细胞间隙，伴随着大量钠离子、钙离子和水进入细胞内，导致细胞内钠水潴留、钙超载和细胞外钾离子浓度升高。而当细胞内 Ca^{2+} 超载时，受 Ca^{2+} 调节的磷脂酶、蛋白酶、核酸内切酶等被激活，导致膜磷脂分解，细胞骨架被破坏，细胞产生不可逆性损伤。细胞内离子稳态失衡，对脑组织来说，会造成脑水肿，影响脑微循环结构和功能，加重脑能量代谢障碍。对心肌的影响主要是：Na^+-Ca^{2+} 交换需要消耗 ATP，ATP 用于非收缩功能增多，心肌收缩功能减弱，心肌效能下降；ATP 供能不足，心肌收缩蛋白 ATP 酶活性下降，肌浆网从胞浆中摄取 Ca^{2+} 能力减弱，胞浆 Ca^{2+} 增加，心肌兴奋收缩偶联受损；酸中毒时，会促使 Ca^{2+} 与肌浆网牢固结合，减慢 Ca^{2+} 的释放速度，造成心肌舒张功能异常，加重疾病的发生。

(二)活性氧增加、线粒体功能障碍

当能量代谢障碍时，ATP 生成减少，ATP 大量水解生成次黄嘌呤和黄嘌呤，活性氧产生增加。活性氧增多，会促进线粒体通透性转换孔开放，导致线粒体肿胀，使线粒体内膜损伤，促使线粒体裂分增加、膜电位下降，细胞色素 C 释放增加，导致线粒体功能障碍。另一方面，活性氧增多，会引发线粒体内脂质过氧化损伤，丙二醛(MDA)等产生增加。MDA 对丙酮酸脱氢酶、α-酮戊二酸脱氢酶、呼吸链复合物Ⅰ、呼吸链复合物Ⅱ等有不同程度的损伤，进一步造成线粒体功能障碍，线粒体产能进一步降低，加重能量代

谢障碍。

(三) 细胞凋亡

已有研究表明，心脑血管疾病发生时，会促进细胞凋亡。当细胞能量代谢障碍时，ATP 生成减少，ATP 加速降解，活性氧产生增多，细胞内炎性因子增多，损伤细胞；线粒体膜损伤，释放细胞色素 C 增加；钙超载，膜磷脂分解，细胞骨架被破坏。上述情况都会促使细胞凋亡，加快疾病的产生。

二、中药干预细胞能量代谢

治疗心血管疾病许多研究已经证明，中药具有潜在调节能量代谢异常功能，可以减轻心脑血管疾病。

(一) 中药在增加细胞产能和能量储备方面的研究

改善细胞能量代谢障碍，最根本的是：增加有氧氧化，减少糖酵解，减少 ATP 的消耗，增加 ATP 的生成，加强细胞的能量储备等，使细胞功能逐步恢复正常。研究表明，中药能增加脑或心肌缺血缺氧后 ATP、ADP 的含量，减少 AMP，增加能量储备，改善能量障碍。卢金萍等在探讨葛根素对心肌缺血再灌注损伤能量代谢的影响时发现，葛根素可明显降低再灌注后 6h 血清及心肌组织中乳酸和脂肪酸含量，减少酸中毒，并提高心肌组织中 ATP、ADP 水平，增加心肌组织能源储备，改善能量代谢障碍。黄小平等在研究中发现：黄芪总苷和三七总皂苷配伍后可明显增加小鼠脑缺血再灌注后脑组织内 ATP、ADP 的含量和 Na^+-K^+-ATP 酶活性，调节细胞内离子稳态，改善能量负荷，增加能量储备。

(二) 中药在抗氧化和保护线粒体以改善能量代谢方面的研究

Song M 等研究了从丹参根中提取的一种水溶性多糖(SMP1)对心肌缺血再灌注的影响，发现 SMP1 可以显著增加心肌超氧化物歧化酶(SOD)，清除心肌内过多的氧自由基，减少自由基对线粒体的损伤。且 SMP1 可以增加 Na^+-K^+-ATP 酶和 Ca^{2+}-Mg^{2+}-ATP 酶的的活性，使 Ca^{2+} 运出细胞内增多，减少细胞内的 Ca^{2+}，减轻细胞线粒体膜通透性，稳定膜电位，增加线粒体的产能功能。细胞内钙超载减轻，可以降低受 Ca^{2+} 调节的磷脂酶、蛋白酶、核酸内切酶等酶的活性，减少对细胞的损伤，恢复细胞的正常功能，改善细胞能量代谢。靳荣光等的综述中提到红景天苷可降低缺氧/复氧模型和氧化损伤模型的心肌细胞培养液中 LDH 的浓度，增加 SOD 的活性，减少活性氧的产生，对心肌有较好的保护作用。邵莹等研究表明，淡竹叶黄酮对大鼠心肌缺血/再灌注损伤有一定的保护作用，即淡竹叶黄酮可明显抑制乳酸脱氢酶(LDH)和丙二醛(MDA)的活性，减少糖酵解，增加有氧氧化。而 MDA 减少，可以减少膜脂过氧化作用，保护线粒体结构，恢复线粒体呼吸链功能，增加产能，减轻细胞能量代谢障碍。李雪丽等在研究中药复方双参宁心方抗心肌缺血再灌注损伤作用时得出如下结果：复方双参宁心方能明显改善缺氧导致的心肌细胞胞内氧消耗的降低，减少 ROS 的产生，从而增加心肌细胞的氧代谢；且复方双参宁心方能减少心肌细胞线粒体膜通道的开放，降低线粒体的肿胀，升高线粒体膜电位，维持线粒体结构及形态，其功能逐步恢复正常，改善能量代谢。

(三) 中药在减少细胞凋亡方面的研究

中医药对于干预细胞凋亡以及抑制细胞凋亡方面的研究已有很多，李锦山等在研究中发现，川芎嗪可降低缺血心肌中乳酸脱氢酶的含量，降低心肌细胞凋亡指数，减少心肌缺血损伤导致的细胞凋亡。龚明玉等先用灯盏花素预处理大鼠，再采用结扎大鼠左冠状动脉前室间支的方法，制备心肌缺血再灌注模型，用流式细胞仪检测心肌细胞的凋亡情况，结果发现，灯盏花素预处理可明显降低缺血再灌注大鼠心肌细胞的凋亡率，保护心肌，维持正常功能。Hu 等发现预先服用芹菜素可保护大鼠心肌缺血再灌注后损伤，减少心肌梗死面积，caspase-3 活性降低，且上调抗凋亡蛋白 Bcl-2，下调促凋亡蛋白 Bax，心肌细胞凋亡数量减少。减少细胞损伤和凋亡，恢复细胞功能，改善能量代谢。

总之，中药主要通过以下途径调节能量代谢治疗心血管疾病：降低乳酸脱氢酶(LDH)的活性、减少糖酵解、增加有氧氧化；减轻 Ca^{2+} 超载、减轻线粒体膜损伤、稳定线粒体膜电位、维持线粒体功能；增加氧消耗、清除自由基能力增强、减少脂质氧化、减轻细胞损伤；减少炎性因子浸润和凋亡信号的产生，保护细胞，减少凋亡。各个路径相互作用，保护细胞，调节能量代谢，增加产能和能量储备，维持机体正常功能。以改善细胞能量代谢为切入点，开展中药防治心脑血管疾病的研究，为阐明中药治疗心脑血管的作用机制提供了新的思路，并为防治心脑血管疾病药物的开发提供了新的策略。

(陈惠军、高秀娟)

第四节　天然黄酮类化合物防治心脑血管病研究

天然黄酮类化合物(flavonoids)是泛指具有 15 个碳原子的多元酚类化合物，基本结构骨架为两个芳环之间以一个三碳链相连的苯基色原酮(C6-C3-C6)，多与糖类结合成苷，广泛存在于水果、蔬菜、豆类、茶叶和药用植物中。黄酮类化合物的结构类型复杂多样、药理活性广且毒性较低，具有广泛的药用功效，通过多途径、多靶点防治心脑血管疾病，具有抗动脉粥样硬化、抗氧化、扩张血管、降血压、抗血栓、抗血小板活性和抑制血小板聚集等作用。目前，芦丁(rutin)、葛根素(puerarin)、黄芩素(baicalein)、槲皮素(quercetin)、染料木素(genistein)、淫羊藿苷(icariin)和儿茶素(catechin)等是治疗心脑血管疾病常用临床药物的有效活性成分，黄酮类化合物的药理作用与其化学结构特征密切相关，治疗心脑血管疾病的黄酮类化合物主要分为黄酮类、黄酮醇类、异黄酮类、黄烷-3-醇和查尔酮五种类型。本节对近年来国内外黄酮类化合物调控心脑血管系统作用的最新进展进行简述，为研发更加有效的治疗药物和治疗策略提供理论参考。抗氧化应激作用人体氧化应激是指机体受到有害刺激或在病理状况下，引起活性氧自由基(ROS)在体内或细胞内蓄积，生理浓度的 ROS 能有效抵御外界感染源入侵，而过度积累的 ROS 会损伤心血管内皮细胞和间质细胞，并诱导细胞凋亡，促进炎症反应，引发多种心脑血管疾病。

一、提高抗氧化酶活力

机体自身的抗氧化酶系统主要包括超氧化物歧化酶(SOD)、过氧化氢酶(CAT)和谷胱甘肽过氧化物酶(GSH-Px)等。黄酮类化合物通过提高体内的抗氧化酶活力而清除 ROS，预防和减少心血管疾病的发生。田蓟苷(tilianin)、表没食子儿茶素没食子酸酯(epigallocatechingallate)和芦丁通过上调模型大鼠的 SOD、CAT 和 GSH-Px 活性,降低肝脏中脂质过氧化反应产物丙二醛(MDA)及清除 ROS,增强抗氧化能力,对抗氧化损伤。染料木素提高血管内皮细胞的 SOD、CAT 和 GSH-Px 水平,同时通过核因子-E2 相关因子-2(Nrf2)和过氧化物酶体增殖物激活受体(PPAR)-γ信号途径减轻 H_2O_2 诱导的内皮损伤,在细胞水平多途径多靶点对血管内皮损伤发挥保护作用。

二、清除 ROS 生物类黄酮含有的活性

酚羟基具有良好的抗氧化性,直接清除超氧阴离子($\cdot O_2^-$)、羟自由基($\cdot OH$)和过氧化氢(H_2O_2)等 ROS,在预防和治疗抗氧化应激方面具有明显的功效。红花黄色素(safflor yellow)提高 SOD 活性有利于清除 ROS,降低 MDA 和一氧化氮(NO)水平,对局灶性脑缺血再灌注损伤大鼠起到保护作用。染料木素通过清除 ROS 和抑制黄嘌呤氧化酶等途径对肠缺血再灌注损伤大鼠起到保护作用。黄芪总黄酮具有清除多种 ROS 的功效,并对 ROS 所致细胞膜蛋白质以及 DNA 损伤有保护作用。

三、调控 Nrf2/血红素加氧酶 1(HO-1)信号通路

Nrf2 是细胞氧化应激反应中抗氧化酶及Ⅱ相解毒酶的核心调节因子,Nrf2 与抗氧化反应元件(ARE)相互结合后,启动 Nrf2 下游靶基因抗氧化酶、HO-1 以及Ⅱ相解毒酶的表达,保护细胞避免发生氧化损伤。染料木素处理可诱导内皮型一氧化氮合成酶(eNOS)磷酸化水平升高并上调 Nrf2/HO-1 信号通路产生抗氧化作用,减轻脑缺血再灌注模型大鼠诱发的氧化应激损伤。表没食子儿茶素没食子酸酯通过 p38MAPK 促进 Nrf2 的合成和核转位,激活 Nrf2/HO-1 信号途径,刺激内皮细胞 HO-1 的表达,保护血管内皮细胞免受炎症反应的损伤。染料木素通过调节 Nrf2/HO-1 信号通路缓解β淀粉样肽(Aβ25-35)引起的氧化应激反应,逆转 Nrf2 和 HO-1 水平的下调,提高还原型/氧化型谷胱甘肽(GSH/GSSG)比例,明显降低 PC12 细胞的 ROS 水平。对脂类代谢的调节 1 调节血脂血脂含量可以反映体内脂类代谢的情况,血脂过多会造成脂质代谢紊乱,脂类物质在血管壁内膜沉积引起的动脉粥样硬化,产生冠心病和周围血管病。黄酮类化合物有提高脂肪酸氧化、能量代谢和调节血脂的作用。甜茶多酚、葛根素和山楂叶总黄酮显著降低模型大鼠血清中总胆固醇 (TC)、三酰甘油 (TG)和低密度脂蛋白胆固醇 (LDL-C)含量,提高血清高密度脂蛋白胆固醇 (HDL-C)水平,具有良好调血脂作用。

四、抑制脂质过氧化

血管内皮细胞产生的 ROS 及代谢中间产物可以将血浆低密度脂蛋白 (LDL)转化成氧化型低密度脂蛋白 (ox-LDL),ox-LDL 与巨噬细胞上的清道夫受体结合,导致巨噬细胞中胆固醇酯大量聚积,造成脂质过氧化;另外 ox-LDL 还会刺激内皮细胞分泌多种蛋白分子如黏附分子、血管平滑肌生长因子、集落刺激因子以及单核细胞趋化蛋白-1(MCP-1),主要通过这两种机制引起血管内皮功能障碍和动脉粥样硬化。银杏黄酮苷元活性成分主要包括槲皮素、山奈酚(iaempferol)及异鼠李素(isorhamnetin),通过抑制 NADPH 氧化酶降低 ROS 的生成,提高 SOD 活性和 eNOS,保护 ox-LDL 诱导氧化应激损伤

的人主动脉内皮细胞，从而减轻动脉粥样硬化病变。抑制炎性反应多种内外界刺激因素会诱发促炎细胞因子的产生，如肿瘤坏死因子(TNF)-α、白细胞介素(IL)-1和IL-6。促炎细胞因子诱导转录因子(NF)-κB的激活并启动下游炎症相关基因的表达，引发心脑血管的慢性炎症反应。黄酮类化合物可调节炎症细胞因子和炎症细胞，具有保护心血管系统的功能。

（一）下调炎症细胞因子表达

表没食子儿茶素没食子酸酯能够下调iNOS和MCP-1的mRNA表达，减少促炎细胞因子TNF-α、IL-6和IL-1β的产生，抑制细胞凋亡，缓解缺血再灌注引起的大鼠炎症反应。葛根素通过抑制ApoE-/-小鼠的炎症因子IL-6及TNF-α的表达，发挥抗动脉粥样硬化AS效应。大豆苷元(daidzein)通过降低炎性细胞因子TNF-α、IL-1β的表达对局灶性脑缺血再灌注损伤大鼠起到保护作用。

（二）抑制细胞黏附分子的表达

黏附分子主要包括细胞间黏附分子-1（ICAM-1）、血管细胞黏附分子-1（VCAM-1）、E-选择素和P-选择素，细胞表面黏附分子介导的炎症细胞与内皮细胞的黏附可以引起多种血管性疾病。JIA等进行的离体和在体的实验结果均表明染料木素通过PKA信号通路明显减少ICAM-1、VCAM-1和E-选择素等的产生，下调趋化因子IL-8和MCP-1的表达，有效预防TNF-α诱导的血管内皮炎症。荞麦花叶总黄酮明显减少VCAM-1和ICAM-1的表达，对糖尿病大鼠心血管病变具有保护作用。对心脑血管的保护作用1 保护血管内皮细胞 血管内皮在维持血管稳态、调节细胞的增殖及血管生成、预防血管内血栓形成、介导炎症与免疫反应等方面有重要作用，血管内皮损伤及功能失调与多种心血管疾病的发生密切相关。葛根素通过雌激素受体（ER）/PI3K-Akt信号通路，减少原代培养小鼠主动脉钙化血管平滑肌细胞碱性磷酸酶活性和骨钙素分泌，抑制血管平滑肌细胞的成骨分化，防止动脉钙化。黄芩苷通过抗脂质过氧化作用，可以剂量依赖性地减少H_2O_2诱导的ECV304细胞凋亡，明显减轻血管内皮细胞的氧化损伤。淫羊藿苷上调PI3K/Akt信号通路，呈时间和剂量依赖性地降低细胞培养液中的ROS含量，减缓氧化应激造成的细胞活力降低，缓解H_2O_2诱导的人脐静脉内皮细胞氧化损伤。染料木素通过抑制PKA介导的RhoA信号通路，改善凝血酶诱导的血管内皮功能障碍。

（三）调节血管舒张功能

黄酮类化合物通过促进内皮细胞和血管平滑肌释放NO、前列腺素（PGI）和阻断钙通道，促使血管舒张，增加血流速度和降低血压。红花黄色素降低犬心肌张力时间指数，同时增加主动脉及冠脉流量，发挥抗心肌缺血的作用。黄芩素通过eNOS/NO信号通路抑制氧化应激反应，激活eNOS产生内皮细胞舒张因子NO，维持血管张力，对冠状动脉结扎缺血模型大鼠心肌起到保护作用。白杨素（chrysin）可能通过激活钙激活的钾通道（KCa）、电压依赖性钾通道（Kv）、内向整流钾通道（Km）和ATP敏感性钾通道（KATP）四种K^+通道，减少细胞内钙离子浓度，对预收缩大鼠离体血管环具有浓度依赖性舒张作用。葛根素可能通过KCa及促使血管内皮释放NO，对离体大鼠冠状动脉血管环具有浓度依赖性的舒张作用。黄芩素通过开放线粒体KATP通道氧化信号通路，保护心肌细胞的缺血再灌注损伤。

（四）改善血液流变学指标

血液流变学异常促使血流速度变慢，容易引起微循环障碍和形成血栓。淫羊藿苷通过改善高脂血症兔血液中失衡的纤溶酶原激活物-1（PAI-1）和组织类型纤溶酶原激活物（t-PA）的失衡状态，减少血小板的黏附和聚集，调节血液流变学参数而防止血栓的形成。玉米须总黄酮可能通过增加胆固醇的逆向转运，清除外周组织细胞中过多的胆固醇，明显改善高脂饮食引起的大鼠血脂紊乱及血液流变学指标的异常变化。染料木素上调促红细胞生成素系统的表达，通过 PI3K/Akt/NO 信号通路促进 eNOS 提高 NO 的水平，明显改善慢性缺氧性肺动脉高压大鼠的肺部血流和血管重塑。芦丁浓度依赖性增大大鼠离体心脏的冠脉流量、左心室收缩压和左心室内压最大上升速率，对大鼠心脏有正性肌力作用。

（五）防止血栓形成

正常条件下，血小板以非活化的形式在机体中处于一种"静息"状态，当血管内皮损伤或在病理刺激因子作用，血小板发生黏附、变形、聚集和释放等活化反应，是诱发各种血栓性疾病的病理生理基础。淫羊藿苷通过抑制血小板的 Akt 磷酸化来抑制 PI3K-Akt 信号通路，呈浓度依赖性抑制胶原、凝血酶、U46619 所诱导的血小板聚集，有助于防止动脉血栓的形成。槲皮素和双羟基黄酮醇具有抑制胶原、腺苷二磷酸（ADP）和花生四烯酸诱导的血小板聚集，延迟动脉血栓形成的作用，改善血流。葛根素有效抑制 ADP 诱导的血小板聚集，显著降低血栓烷素 A2（TXA2）代谢相关产物水平，有效改善阿司匹林抵抗血小板治疗效果。

心脑血管疾病严重威胁当今世界的人类健康，具有发病率高、致残率高、死亡率高、并发症多等特点，预防和治疗心脑血管疾病是医学和药学研究的重点领域。目前的西医治疗效果因人而异、费用高、不良反应较多，长期效果不理想，研发更加安全高效的治疗心脑血管疾病药物是广大科技工作者的在肩重任，游离态的黄酮苷元、与糖结合的黄酮糖苷及天然黄酮混合物都具有调节心脑血管系统的明确功效，但是由于其溶解性差、药效缓慢、生物利用度不高、缺乏严谨明确的药理机制等有待深入研究的问题而限制了它们的临床应用。通过研究黄酮类化合物的活性结构和作用机制，有针对性和目的性地进行结构优化改造，提高药物的靶向性、药效性及安全性，进行系统科学的临床试验研究，为研发毒副作用低的高效心脑血管药物奠定坚实的基础。

（高秀娟、陈惠军）

第五节　陈皮抗心脑血管病机制研究

陈皮 Citri Reticulatae Pericarpium 为芸香科植物橘 Citrus reticulata Blanco 及其栽培变种的干燥成熟果皮，味辛、苦，性温，归脾、肺经，具有理气健脾、燥湿化痰的功效，用于脾胃气滞证、呕吐、呃逆证、湿痰、寒痰咳嗽及胸痹证。其传统功用为治疗消化系统和呼吸系统疾病等。流行病学调查显示食物中橘类黄酮的摄入可以改善心脑血管疾病，现代药理研究也发现陈皮及其成分具有良好的改善心脑血管疾病的作用，如调血脂、抗血栓、抗动脉粥样硬化、心脑保护等，且这些作用都与陈皮及其成分的抗氧化和抗炎作用密不可分。

一、调血脂和防治脂肪肝

陈皮的调血脂和防治脂肪肝作用已有文献报道,主要通过降低肝脂或血脂水平、增加脂肪酸氧化、保护肝脏等途径实现的。

(一)降低肝脂/血脂水平

研究发现陈皮整味药材及其成分(主要为黄酮类成分)均具有降低肝脂或血脂水平的作用。陈皮提取物可改善脂代谢,降低卵巢切除大鼠的脂蛋白、碱性磷酸酶(ALP)、丙氨酸氨基转移酶(ALT)、天冬氨酸氨基转移酶(AST)、肝脂水平,抗肝脂质沉积。橙皮苷可降低高血脂大鼠血清总胆固醇(TC)、低密度脂蛋白胆固醇(LDL-C)水平,升高高密度脂蛋白胆固醇(HDL-C)水平,而其苷元橙皮素可促进载脂蛋白-A1(Apo-A1)介导的胆固醇外流,进而增加 HDL-C 水平。多甲氧基黄酮类成分也具有该方面的作用,5-O-demethyl nobiletin 能抑制清道夫受体表达,抑制佛波酯(PMA)诱导的 THP1 单核细胞转化为巨噬细胞,降低泡沫细胞的形成,还通过上调胆固醇调节元件结合蛋白-2(SREBP-2)和抑制二酰甘油-O-酰基转移酶同源物 2 (DGAT2)的表达,促进低密度脂蛋白受体(LDLR)表达,改善 Hep G2 细胞的脂质平衡。羟化多甲氧基黄酮可抑制脂肪细胞的脂滴积聚,下调过氧化物酶体增殖物激活受体 γ(PPARγ)和 SREBP-1c 及其下游的 aP2、FAS、ACC 表达,激活 3T3-L1 脂肪细胞的腺苷酸活化蛋白激酶(AMPK)信号,降低高脂小鼠脂肪、AST、ALT、TC、三酰甘油(TG)水平。川陈皮素可降低高脂饮食诱导的肥胖小鼠的体质量及血脂、白色脂肪组织及血清 TG 水平,改善脂联素水平和糖耐量。

(二)增加脂肪酸氧化

橘类黄酮可通过抑制肝脂肪酸合成和增加脂肪酸氧化,防止肝脂肪变性、脂代谢紊乱。橙皮素、柚皮素可促进脂肪酸氧化和三羧酸循环,降低肝内脂肪酸的量,具有强氧化剂的作用。多甲氧基黄酮 sudachitin,具有降低 db/db 小鼠 TG 和自由脂肪酸(FFA)水平,改善糖耐量和胰岛素抵抗作用。甜橙黄酮能抑制胰岛素刺激的葡萄糖的吸收,增强脂肪酸β氧化。

(三)肝脏保护作用

橘类总黄酮可降低非酒精性脂肪肝(NASH)小鼠肝 TG、血清 AST 水平,增强肝脏抗氧化能力。高胆固醇饮食中添加 1.5%多甲氧基黄酮,可显著降低 AST 和 ALP 活性、血清肌酸激酶(CK)和乳酸脱氢酶(LDH)水平,可用于治疗或预防肝损伤。川陈皮素也具有保肝作用。

二、抗血栓

陈皮提取物和橙皮苷、柚皮素及其衍生物可通过抗血小板凝聚等实现抗血栓作用。陈皮能抑制大鼠血小板聚集,降低红细胞聚集。橙皮苷、橙皮素及其衍生物具有抗血小板聚集和抗凝作用。橙皮苷还能体内外抑制由胶原、花生四烯酸、ADP 和凝血酶诱导的大鼠血小板凝聚和延长小鼠尾静脉出血时间。柚皮素-7-葡萄糖苷(樱桃苷)可抑制血小板和红细胞聚集,改善血流变。

三、抗动脉粥样硬化

陈皮抗动脉粥样硬化作用研究最多的是其有效成分柚皮苷和柚皮素等二氢黄酮,除此外还有多甲氧基黄酮和柑橘果胶等。柚皮苷抗动脉粥样硬化作用主要表现在通过抑制羟甲戊二酰辅酶 A 还原酶(HMGCR)和酰基辅酶 A 胆固醇酰基转移酶(ACAT)活性来调节血脂、LDL-C、Apo-B 水平和 non-HDL-C 的量,通过抑制血管细胞黏附分子-1(VCAM-1)、单核细胞趋化蛋白-1(MCP-1)和细胞间黏附分子-1(ICAM-1)表达,抑制巨噬细胞渗入、平滑肌细胞增殖、免疫细胞黏附、内皮功能紊乱,从而减少高脂动物血管斑块的发展。柚皮素的体内外研究均表明其具有抗动脉粥样硬化作用,体外研究中发现柚皮素与其 II 相代谢产物能干扰与动脉粥样硬化相关的人巨噬细胞炎症基因的表达;橙皮素、柚皮素代谢产物可通过抑制动脉粥样硬化相关基因(如炎症、细胞黏附、细胞骨架组织)的表达,降低单核细胞黏附于内皮细胞上;柚皮素可通过促进血管平滑肌细胞(VSMCs)中血红素氧化酶-1(HO-1)的表达和活性,抑制 VSMC 的增殖和迁移,阻滞活性氧(ROS)的产生,从而抗动脉粥样硬化。体内研究中发现柚皮素对高脂饲料喂养 LDLR-/-小鼠,可减少肝巨噬细胞的渗入和炎症,减少胆固醇诱导的泡沫细胞的形成和炎症标志物的表达,从而防止动脉粥样硬化;柚皮素还可通过抑制 c-Jun NH$_2$ 端激酶而抑制高脂饮食诱导肥胖小鼠的脂肪 MCP-1 的量,从而抑制巨噬细胞的渗入而防止血管粥样硬化。甜橙黄酮、川陈皮素有抗血管生成作用,甜橙黄酮还可下调斑马鱼 flt1、kdrl、hras 基因表达,抑制细胞周期于 G0/G1 期。橘皮素能通过阻滞 PI3K/AKT 信号通路抑制大鼠主动脉平滑肌细胞(RASMCs)的增殖和迁移,预防和治疗动脉粥样硬化等血管疾病。Mac Kinnon 等研究发现柑橘果胶可抑制半乳糖凝集素-3(gal-3),减小 Apo E 和 gal-3 双敲除小鼠后期动脉粥样硬化的斑块,而降低动脉粥样硬化。

四、心肌保护作用

陈皮主治胸痹证,胸痹证的疼痛部位、性质、表现及预后等均与西医的心肌缺血、心肌梗死有不同程度的吻合,因此,陈皮具有抗心肌缺血/梗死、抗心肌损伤等作用。橙皮苷、橙皮素及其衍生物可抗心肌凋亡、抑制冠脉血管增殖和迁移,在心肌损伤、心脏重构、心肌缺血、心肌梗死方面均显示良好的作用。橙皮素通过降低凋亡细胞比率,caspsae-3 和 caspase-9 活性,实现抗心肌细胞凋亡和心肌细胞损伤保护作用。柚皮素可降低大鼠颈动脉气球损伤模型中新生内膜/中膜层的比例和血清 8-异前列腺素 F2α(8-iso-PGF2α)水平,说明柚皮素可用于心瓣血管成形术后再狭窄的预防;还可降低急性梗死大鼠由缺血-再灌注诱导的心肌损伤,而具有心肌保护作用。

五、脑保护作用

陈皮中的川陈皮素、橘皮素等具有大脑神经保护、大脑缺血-再灌注损伤保护和改善运动认知等作用。川陈皮素可改善老化和与年龄相关的神经退行性病变引起的学习和记忆障碍,以及氧化应激以及 tau 过度磷酸化;也可激活 ERK 通路及其环磷酸腺苷(cAMP)转录。川陈皮素还可降低脑缺血-再灌注模型大鼠脑梗死面积,抑制脑水肿和中性粒细胞侵入缺血区域,并降低脑缺血半球凋亡脑细胞的死亡,激活环磷腺苷效应元件结合蛋白(CREB),并改善脑缺血大鼠的运动功能障碍,从而保护大脑缺血-再灌注损伤。川陈皮素可通过增强多巴胺释放,改善帕金森模型小鼠的运动和认知障碍。川陈皮素对局灶性脑缺血、阿尔茨海默病神经具有保护作用，可以改善神经功能缺损症状，减轻脑水肿，减少脑梗死体积，其保护作用可能与激活 Akt/CREB 通路，上调脑源性神经营养因子(BDNF)、Bcl-2 和 claudin-5 的表达有关。川陈皮素和橘皮素可通过诱导线粒体轻度去极化而保护脑神经。

六、抗炎和抗氧化作用

陈皮及其成分具有广泛的治疗心血管疾病作用，包括调血脂、抗血栓、抗动脉粥样硬化、抗心肌缺血/梗死、脑保护作用等，上述作用多依赖于陈皮及其成分的抗炎和抗氧化作用。

(一)抗炎作用

陈皮发挥抗炎作用的主要有效成分是黄酮类成分，包括二氢黄酮和多甲氧基黄酮。其中二氢黄酮的抗炎作用，主要通过以下途径实现的：①降低脂质过氧化物，增强抗氧化应激能力；②抑制炎症因子表达；③抑制细胞黏附分子表达；④降低免疫细胞和炎性细胞浸润。二氢黄酮中抗炎作用研究最多的为橙皮苷、柚皮苷和芸香柚皮苷。橙皮苷、柚皮苷可降低亚硝酸盐、过氧化脂质(LPO)水平和谷胱甘肽过氧化物酶(GSH-Px)、超氧化物歧化酶(SOD)、过氧化氢酶(CAT)活性，降低血清中 CAT、血清丙氨酸转氨酶(SGPT)，且橙皮苷作用强于柚皮苷。研究发现橙皮苷、柚皮苷和芸香柚皮苷等橘类黄酮具有降低肥胖大鼠 γ 干扰素(IFN-γ)水平的作用；通过抑制 p38 MAPK 信号通路降低人脐静脉内皮细胞(HUVECs)ICAM-1 的表达；还可降低小鼠巨噬细胞 NO、白细胞介素-10(IL-10)、IL-12、肿瘤坏死因子-α(TNF-α)水平；降低大鼠 TNF-α 和 IL-1β 水平。

但通过对陈皮醇提物、水提物及橙皮苷部位的研究发现陈皮提取物的抗炎活性优于橙皮苷。多甲氧基黄酮也具有很强的抗炎能力。川陈皮素、橘皮素、羟基化后的 5-去甲基川陈皮素和橘皮素及其代谢产物均可抑制脂多糖(LPS)诱导的 RAW264.7 细胞炎症以及诱导型一氧化氮合酶(iNOS)和环氧合酶-2(COX-2)基因表达。3，5，6，7，8，3′，4′-heptamethoxyflavone、5，7，3′，4′，5′-五甲氧基黄酮也都具有抗炎作用。

(二)抗氧化作用

陈皮富含黄酮类化合物，具有很强的抗氧化活性。陈皮酶水解残留物具有抗氧化作用，并与总酚、黄酮(包括柚皮苷、柚皮素、橙皮苷、新橙皮苷)等呈正相关。柚皮素也具有降低小鼠脂质过氧化、增加 GSH 及其转移酶、还原酶和过氧化物酶，SOD 及 CAT 的活性等强抗氧化能力。其他研究表明柚皮苷、橙皮苷等也具有抗氧化应激、降低脂质过氧化物水平的作用。陈皮中的多甲氧基黄酮是橘类所特有的，也具有很强的抗氧化作用。柑橘皮中的多甲氧基黄酮尤其是川陈皮素有抗亚油酸氧化，浓度依懒性地抑制脂质体过氧化和清除•OH 自由基的能力，且多甲氧基黄酮的活性强于橙皮苷。川陈皮素可呈浓度依赖性地增加高糖诱导的 HUVEC 细胞总 SOD 活力和 NO 分泌量。橘皮素也能降低肾组织脂质过氧化和炎症性细胞因子、DNA 损伤标志物的表达，还可改善酶和非酶抗氧化作用，使肾 Nrf2/Keap 表达正常化，从而下调炎症因子和蛋白的表达。除了黄酮，陈皮挥发油可增强过氧化物酶、CAT、GSH、GSH-Px、SOD 活性、减少脂质过氧化产物丙二醛(MDA)的量，而具有抗氧化作用。

陈皮中含有的丰富的黄酮类成分，而其抗心脑血管疾病的药效成分主要是黄酮，目前研究最多是橙皮苷、橙皮素、柚皮苷、柚皮素，多甲氧基黄酮也在陆续的研究中。作为橘类所特有的黄酮类成分，多甲氧基黄酮具有很强的抗炎和抗氧化作用，而炎症和氧化应激在心脑血管疾病发生发展过程中起到了很大的作用，因此多甲氧基黄酮具有很大的应用前景，值得进一步深入研究。与名贵的治疗心脑血管中药相比，陈皮是一味常用中药，分布广泛，资源丰富，易于栽培，药用价值较高，毒副作用低，还可食用，是卫生部公布的 88 种药食两用中药之一，有很大的开发利用潜力，因而对其抗心脑血管功效进行深入研究有很重要的理论意义和实用价值。

(李福田、张道远)

第六节　丹红注射液治疗心脑血管病的机制研究

丹红注射液是在中医脑心同治理论指导下，采用活血化瘀中药丹参、红花为主要原料的一种制剂。近年来随着对丹红注射液的研究日益深入，其药理学作用也不断被发现，主要的药理作用包括抗炎、抗氧化、抗凝血、降血脂、神经保护以及促血管新生等。丹红注射液在治疗疾病时充分体现了中医 "心脑同治" 理论，见心病而兼治脑，见脑病同时兼顾心，符合中医异病同治，整体观念的思想，并广泛应用在心脑血管疾病的治疗。

一、丹红注射液的化学成分

丹参为唇形科植物，具有活血祛瘀、养血安神、调经止痛、凉血消痈的功效，主要有效成分包括脂溶性的丹参酮类和水溶性的酚酸类。丹参酮类主要包括丹参酮Ⅰ、丹参酮ⅡA、丹参酮ⅡB、隐丹参酮、次甲基丹参醌、紫丹参甲素、紫丹参乙素、丹参新酮、一氢丹参酮Ⅰ、丹参醇 A、丹参醇 B、丹参醇 C 等。酚酸类主要包括丹酚酸 A、丹酚酸 B、紫草酸、咖啡酸、丹参素等。红花的主要有效成分包括黄酮类化合物，如红花黄色素、羟基红花黄色素 A、红花红色素、芦丁等。用于治疗心脑血管病药理作用的化学成分研究最活跃的主要是丹参酮ⅡA 和红花黄色素。

二、药理作用

(一)抗炎作用

慢性炎症和氧化应激在动脉粥样硬化(As)的发生发展中发挥重要作用。As 斑块破裂是急性冠脉综合征(ACS)的重要原因，超敏 C 反应蛋白(hs-CRP)作为一种重要的炎症细胞是最常用和最敏感的炎症指标。ACS 患者血黏度、hs-CRP 和纤维蛋白原等生化指标均明显升高。有学者用高脂饲料喂养的载脂蛋白 E 基因敲除(Apo E-/-)小鼠和低密度脂蛋白受体基因敲除(LDLR-/-)小鼠研究丹红注射液对 As 的影响，对 Apo E-/-小鼠给予生理盐水和丹红注射液干预 16 周，对 LDLR-/-小鼠给予生理盐水和丹红注射液干预 20 周，然后对小鼠主动脉进行取材，测定小鼠的肿瘤坏死因子 -α(TNF-α)和 hs-CRP 等指标，结果显示，丹红注射液能够降低 Apo E-/-小鼠和 LDLR-/-小鼠主动脉根部 TNF-α 的表达，hs-CRP 的水平也降低，说明抗炎是丹红注射液抑制 As 病变发展的一个重要机制。高秀梅等人通过高通量筛选(HTS)与网络药理学分析相结合来探究丹红注射液抗炎的主要成分及机制，结果表明丹红注射液通过抑制核因子-κB(NF-κB)信号通路来抑制炎症反应。这与丹红注射液中存在的 NF-κB 抑制因子有关。在脂多糖(LPS)刺激的小鼠急性炎症模型中，丹红注射液通过抑制 TNF-α、一氧化氮合酶(iN-OS)、白细胞介素-1β(IL-1β)、白细胞介素-6(IL-6)和单核细胞趋化蛋白-1(MCP-1)的表达发挥多靶点抗炎作用。刘红霞等检测了应用丹红注射液治疗前后患者 hs-CRP 的表达水平，发现治疗后其表达水平显著下降，提示丹红注射液可能通过降低血清 hs-CRP 的表达来抑制炎症反应。另有研究表明，丹红注射液能有效降低血清基质金属蛋白酶-9(MMP-9)浓度，减轻冠脉内膜炎症，通过减轻氧化应激对血管内皮的损伤，改善经皮冠状动脉介入(PCI)术后血管内皮功能。

（二）抗氧化、保护心肌细胞作用

丹红注射液可能通过提高超氧化物歧化酶(SOD)活性，缓解钙离子过载及活性氧的产生，清除自由基引起的脂质过氧化反应，减轻自由基对心肌细胞的损伤，发挥心肌细胞保护作用。乳酸脱氢酶(LDH)和肌酸激酶(CK)是评价心肌缺血损伤程度较客观的指标，也是判断细胞从可逆到不可逆损伤的一个重要指标。丹红注射液能够抑制 CK、LDH 从受损心肌细胞中溢出，减轻心肌缺血时对心肌细胞的损害，发挥对心肌细胞的保护作用。慢性肺源性心脏病时，肺动脉高压和右心室肥大，血细胞比容、血液黏滞性及血流阻力增高，动脉血氧分压(PaO₂)降低、动脉血二氧化碳分压(PaCO₂)升高。丹红注射液能通过调节 p38 和 NF-κB 信号通路来发挥抗心肌肥厚的作用。

（三）抗凝血作用

丹红注射液能够抑制血小板的聚集、活化。病理状态下，血小板被激活，促使凝血反应发生和发展。血小板表面 P-选择素(CD62p)和溶酶体颗粒糖蛋白(CD63)被认为是血小板活化程度的特异性指标。曲娟等对 102 例短暂性脑缺血发作患者进行治疗，分为治疗组和对照组。对照组给予阿司匹林肠溶片 200mg 口服。治疗组在常规治疗基础上给予丹红注射液，两组疗程均为 7 d，结果治疗组 CD62p、CD63 水平下降，说明丹红注射液能够通过抑制血小板的活化，减少血栓的形成和发展。D-二聚体是主要反映体内凝血和纤溶状态的指标，纤维蛋白原在体内凝血系统激活中具有重要的作用。耿银东等探究丹红注射液对慢性心力衰竭患者 D-二聚体和纤维蛋白原水平的影响，给予丹红注射液治疗后，患者 D-二聚体和纤维蛋白原浓度较治疗前有所下降，提示丹红注射液能显著改善心功能不全患者的高凝状态。

（四）降血脂作用

高脂血症与 As 的关系十分密切，血清中胆固醇水平与 As 的发生呈正相关。乙酰基辅酶 A 羟化酶(ACC1)和脂肪酸合成酶(FAS)是脂肪合成的关键酶。过氧化物酶增殖物激活受体(PPAR-α)通过阻断 FAS 减少脂肪酸的从头合成，PPAR-α 的活化可调节肉毒碱棕榈酰转移酶 1(CPT1)的转录，进而促进脂肪酸氧化，有效调节脂质代谢平衡。在试验中用大鼠模型研究丹红注射液对高脂血症的预防和治疗效果发现，丹红注射液能够明显降低甘油三酯、总胆固醇、低密度脂蛋白及 As 指数。FAS 的表达明显减少，而 CPT1 和 PPAR-α 的表达明显上升，说明丹红注射液具有明显的降血脂作用。丹红注射液还能够通过改善血液流变学参数，调节血脂，减少 As 的形成。贾秋颖研究丹红注射液对老年患者血脂的调节作用，选择符合高脂血症中西医诊断标准的 48 例老年患者，随机分成两组，两组均采用常规降脂治疗，治疗组加丹红注射液治疗 4 周。结果治疗组患者的高密度脂蛋白水平上升而低密度脂蛋白水平下降，血脂改善明显优于对照组。因此，丹红注射液具有降血脂的作用。

（五）神经系统保护作用

生长分化因子-15(GDF-15)是一种应激反应蛋白，具有广泛的生物学活性，在神经系统中具有保护作用，能够减轻缺血导致的神经细胞损伤。有研究表明，丹红注射液在进入脑缺血再灌注大鼠体内后，可以通过上调 GDF-15 的表达来发挥神经系统保护作用。核因子相关因子 2(Nrf2)可以减轻氧化应激导致的组织损伤，超氧化物歧化酶(SOD)可消除氧自由基对身体的损害，谷胱甘肽(GFH)对血管和神经具有保护作用。丹红注射液能够增加体内 SOD 及谷胱甘肽(GFH)水平，降低体内丙二醇(MDA)的水平，上调缺血脑组织中 Nrf2 及下游分子 HO-1 和 NQO1 的表达，这表明丹红注射液可以通过激活 Nrf2/ARE 信号通路防止缺血再灌注引起的脑损伤，对神经系统起保护作用。B 细胞淋巴瘤/白血病-2(Bcl-2)具有抑制细胞凋亡的作用，而 Bcl-2 相关 X 蛋白(Bax)具有促进细胞凋亡的作用。在动物试验中，丹红注射液能够通过提高 Bcl-2 蛋白的表达，降低 Bax 的表达来发挥神经保护的功能。转化生长因子 -β1(TGF-β1)在脑缺血再灌注损伤中对大脑和神经细胞具有保护作用，是神经元存活的标志。脑缺血再灌注损伤后，TGF-β1 的表达明显增加，参与脑缺血缺氧的病理过程并能减轻脑损伤。高尔基基质蛋白(GM130)是高尔基体上的一个结构蛋白，在脑缺血时，其表达的下降可作为高尔基体破坏的分子标志物。丹红注射液能提高 TGF-β1 和 GM130 的表达，并维持神经元高尔基形态和结构的稳定性，改善神经功能评分，减轻脑梗塞和脑水肿，从而发挥神经保护作用。在脑组织中 MMP-9 主要由脑血管内皮细胞分泌，与脑缺血和缺血再灌注、颈动脉斑块关系密切；且与梗死体积呈正相关。临床研究中，丹红注射液治疗后血清 MMP-9 水平及神经功能缺损评分较低，说明丹红注射液可能通过抑制脑梗死后的炎症反应，促进神经细胞功能恢复，保护受伤的脑组织。TNF-a 和 IL-6 是机体炎症和免疫应答的重要介质，其表达的增加会加重急性脑梗死患者的脑组织损伤和发病危险。在临床研究中，丹红注射液能够降低血清 IL-6 和 IL-10 的水平，说明丹红注射液能抑制炎性因子的表达，减轻脑梗死患者的炎症反应，从而减轻脑组织的损伤，改善神经功能。血管性痴呆患者血清 β-淀粉样蛋白(β-Ap)、载脂蛋白 B(Apo B)升高，β-Ap 对神经细胞具有很强的细胞毒性作用，与痴呆的程度具有一定的相关性。金杰等探讨丹红注射液治疗瘀血阻络型血管性痴呆患者的临床疗效，治疗组予以丹红注射液，对照组给予银杏达莫注射液，两组均给予基础治疗，疗程均为 28 d。结果治疗组血清 β-Ap 和 Apo B 的含量明显降低，其机制可能是由于丹红注射液能够减轻 β-Ap 对神经细胞的毒性作用，从而起到改善智能、记忆和认知功能的作用。

（六）促血管新生

现代研究表明，血管内皮生长因子(VEGF)及碱性成纤维细胞生长因子(b FGF)具有明确的促进血管新生的作用，已用于冠心病患者的血管新生基因治疗研究。VEGF 在体内和体外主要作用于血管内皮细胞，具有促进内皮细胞分裂、促进血管生长和侧支循环建立的作用，丹红注射液能够通过减少氧自由基生成，提高细胞清除氧自由基能力，介导黏附反应、促进血管生成及抑制细胞凋谢、改善微循环。动物试验研究表明，丹红注射液能够通过激活 CSE-H2S-VEGF 轴来促进肢体严重缺血糖尿病小鼠的血管生成。李龙珠等的研究表明丹红注射液能够促进 VEGF 的分泌，对血管内皮细胞具有趋化反应，诱导血管内皮细胞增殖，参与维持成熟血管的完整性，促进脑血管损伤后血管再生内皮化，进而促使脑血管重塑的作用。

丹红注射液主要是由活血化瘀中药丹参和红花组成，具有活血和血、通脉舒络的作用。临床上广泛应用于心脑血管疾病的治疗，具有安全有效，副作用小的优点。抗炎、抗血栓、调节血脂、抗氧化是其治疗疾病的重要机制。新近研究表明，心脑血管疾病的发生发展与 DNA 甲基化为代表的表观遗传学机制密切相关，基因的 DNA 甲基化修饰异常能促进 As 的发生。但是现在就丹红注射液在表观遗传学方面发挥药理作用，治疗 As 及心脑血管病的相关报道较少。为此，我们将从药物干预的表观遗传学机制出发，探究丹红注射液对 DNA 甲基化等表观遗传学机制的影响，进而阐明丹红注射液干预心脑血管疾病的表观遗传学机制，这将为丹红注射液的临床应用提供新的理论依据。

(李福田、张道远)

第七节　丹参酮类心脑血管保护作用机制研究

传统中医药在上千年的临床应用中，在防治心、脑血管疾病的理论及实践方面均取得了较大的进展，一些中药如丹参、三七等具有较明确的临床疗效。丹参 (Salvia miltiorrhiza Bunge)属双子叶唇形科植物，始载于《神农本草经》，具有活血通络、祛瘀止痛、凉血消痈等传统功效。自 20 世纪 30 年代以来，国内外学者对丹参植物化学、药理、临床应用等进行了广泛而深入的研究，分离到了许多化学成分。丹参酮类 (tanshinones)是丹参中脂溶性松香烷型二萜类化合物，是丹参根部的主要成分。目前已从丹参中分离出丹参酮Ⅰ、丹参酮ⅡA、丹参酮ⅡB、二氢丹参酮Ⅰ、羟基丹参酮、隐丹参酮、异丹参酮、丹参酮甲酯等几十种丹参酮类。丹参酮类具有抗肿瘤、天然抗氧化、抗菌消炎等多种药理作用。本文对其抗动脉粥样硬化、改善心血管重构、抗血栓、抗心律失常以及抗缺血再灌注损伤等心脑血管活性进行综述。抗动脉粥样硬化作用动脉粥样硬化是一种以富含脂肪的斑块在大动脉壁聚集为特征的血管炎症性疾病，是多种心、脑血管疾病的主要病理基础。动脉粥样硬化病因、病理复杂，高血脂和内皮损伤是其发生、发展的重要因素。

一、丹参酮类对脂质的调节作用

低密度脂蛋白(LDL)进入血管内皮下刺激细胞产生活性氧(ROS)，氧化 LDL 形成氧化型低密度脂蛋白(ox-LDL)，直接损伤内皮细胞，增加单核细胞的迁移和黏附，增加血管内皮细胞黏附分子-1(VCAM-1)的表达。研究发现，丹参酮ⅡA 可显著降低肥胖幼鼠血清中低密度脂蛋白胆固醇(LDL-C) 含量，且明显升高高密度脂蛋白胆固醇(HDL-C)含量，并降低三酰甘油(TG)、总胆固醇(TC)的含量，同时增加胰岛素样生长因子-1(IGF-1)的水平。在高脂饲料喂养的家兔和ApoE基因敲除(ApoE-/-)小鼠的动脉粥样硬化模型，丹参酮ⅡA显著降低脂质在主动脉沉积，降低血清中TC、TG、LDL、极低密度脂蛋白(VLDL)、丙二醛(MDA)、核转录因子κB(NF-κB)、可溶性细胞间黏附分子-1(sICAM-1)、激活子蛋白-1(AP-1)和E-选择素的含量。同时，丹参酮ⅡA也增加血清中HDL和超氧化物歧化酶(SOD)的水平，减少主动脉的粥样硬化斑块体积。高脂诱导的泡沫细胞形成是动脉粥样硬化的关键环节之一。丹参酮类可通过抑制凝素样氧化型低密度脂蛋白受体-1(LOX-1)的表达抑制ox-LDL的吸收和ox-LDL诱导的泡沫细胞形成。在Apo E-/-小鼠中，丹参酮ⅡA减少巨噬细胞浸润、抑制泡沫细胞生成，此作用可能是通过抑制NF-κB信号通路从而降低LOX-1的表达、减少巨噬细胞的浸润、抑制脂蛋白的摄取。

二、丹参酮类对内皮细胞的保护作用

内皮细胞损伤是动脉粥样硬化的主要始动环节。内皮细胞受到损伤，内皮细胞表面的血管内皮黏附蛋白如细胞间黏附分子-1(ICAM-1)、VCAM-1、E-选择素、P-选择素等上调，并释放炎症介质和脂质介质，诱导白细胞黏附和迁移，从而启动动脉粥样硬化进程。CHANG等报道，丹参酮ⅡA通过抑制NF-κB通路，抑制肿瘤坏死因子α(TNF-α)诱导的人脐静脉内皮细胞(HUVECs)VCAM-1、ICAM-1和E-选择素的表达，从而起到抗动脉粥样硬化作用。在ApoE-/-小鼠与ox-LDL处理的HUVECs模型中，隐丹参酮抑制ROS生成和NF-κB活化，抑制LOX-1和基质金属蛋白酶-9(MMP-9)的表达，显著减少动脉粥样硬化斑块的形成和增强的斑块稳定性。同时，隐丹参酮显著降低血清中炎症介质的水平。此外，在体外丹参酮ⅡA可通过抑制ox-LDL的吸收、促进胆固醇流出从而减少泡沫细胞的形成。丹参酮ⅡA可减少ApoE-/-小鼠巨噬细胞和胆固醇的积累，减缓动脉粥样硬化斑块的形成。丹参酮类可以减轻内皮细胞的氧化损伤。丹参酮ⅡA可抑制细胞膜上的烟酰胺腺嘌呤二核苷酸磷酸(NADPH)氧化酶的激活，提高SOD的活性，清除氧自由基并抑制脂质过氧化反应，保护血管内皮细胞。隐丹参酮降低ox-LDL诱导的LOX-1 mRNA和蛋白表达，抑制由LOX-1介导的单核细胞与内皮细胞的黏附。此外，隐丹参酮抑制HUVECs中NADPH氧化酶4(NOX4)介导的ROS生成和NF-κB的激活，抑制ox-LDL对内皮细胞的损伤作用。隐丹参酮通过恢复一氧化氮(NO)的生物利用度，抑制内皮通透性升高。同时，隐丹参酮能降低ICAM-1与VCAM-1的表达，进而抑制内皮细胞损伤。此外，丹参酮ⅡA能够显著增强HUVECs中NO的释放，改善血管紧张素Ⅱ(AngⅡ)对猪主动脉内皮细胞分泌NO及内皮型一氧化氮合酶(eNOS)表达的抑制作用。丹参酮ⅡA抑制AngⅡ诱导的Ca^{2+}浓度升高，保护内皮细胞。改善心血管重构作用 高血压引起的心血管重构是心血管疾病的重要病理基础和危险因素。

三、丹参酮类改善心血管重构的作用

高血压诱导心、脑、肾等多种重要脏器的结构与功能，可导致这些器官的结构重构和功能衰竭。在自发性高血压大鼠模型中，丹参酮ⅡA显著降低收缩压、左心室质量指数、心肌细胞的大小和直径、胶原体积分数，并减少血管周围的环形区域和心肌细胞的凋亡指数，改善高血压引起的心肌肥大。平滑肌细胞增殖是血管重塑、卒中、高血压的发展过程中的一个显著特征。在内皮素-1(ET-1)诱导的大鼠颅底血管平滑肌细胞

(BASMCs)增殖模型中,丹参酮ⅡA 能降低 ET-1 对 PDK1/AKT 通路的活化,并通过调节细胞周期蛋白 D1 (cyclin D1)和 p27 蛋白的表达诱导细胞周期阻滞,导致细胞增殖抑制。在野百合碱诱导的大鼠肺动脉高压模型中,丹参酮ⅡA 磺酸钠降低右心室收缩压、平均右心室压力、右心室肥厚指数、管腔面积/总面积指数、壁厚/动脉半径指数。同时,它可增加过氧化物酶体增殖因子活化受体 γ (PPARγ)蛋白的表达。在两肾一夹法制备的高血压大鼠模型中,丹参酮ⅡA 降低 MDA 的含量,提高 SOD 的活性,降低 Caspase-3 活性和 Bax/Bcl-2 的比率,抑制高血压引起的心肌细胞凋亡。同时,丹参酮 ⅡA 可通过调节心肌细胞释放的旁分泌因子和转化生长因子-β/Smad 蛋白信号通路抑制心肌纤维化。电压门控 K^+ 通道 (Kv)参与慢性低氧性肺动脉高压形成。在急性缺氧的肺动脉平滑肌模型中,丹参酮 ⅡA 明显抑制电压门控钾电流 (IKv)的下降。此外,丹参酮 ⅡA 显著抑制慢性间歇性缺氧或持续缺氧诱导的肺动脉壁重塑,上调 Kv2.1 和 Kv1.5 的钾离子通道的基因表达,并恢复下调的 IKv。

四、抗血栓作用

心脑血管疾病的病理生理改变为血栓形成提供了条件,而血栓形成则加剧病情恶化。凝血酶激活和血小板活化是血栓形成中相互促进的两个主要环节。在家兔免疫性血管炎症模型中,丹参酮ⅡA 显著减少血小板数目、降低血小板总聚集率、减轻血液高凝状态及炎症病理损害、减少血小板相关血栓栓塞性疾病的发生率。在内毒素(LPS)诱导的新西兰兔弥漫性血管内凝血 (DIC)模型中,丹参酮 ⅡA 能剂量依赖性降低活化部分凝血活酶时间 (APTT)、凝血酶原时间 (PT)和纤维蛋白-纤维蛋白原降解产物 (FDP),抑制血浆纤维蛋白原和血小板水平的下降,抑制蛋白 C 和抗凝血酶Ⅲ的活性下降。然亦有文献报道,丹参酮ⅡA 在体外对胶原诱导的血小板聚集并无影响。在牛血清白蛋白引起的兔免疫血管炎模型中,丹参酮ⅡA 可通过抑制白细胞介素-1β(IL-1β)、TNF-α 分泌和血小板数目改善血管炎症免疫损伤。在败血症大鼠模型中也发现,丹参酮ⅡA 磺酸钠抑制 NF-κB 激活、抑制 ICAM-1 和 TNF-α 的分泌,改善凝血异常。丹参酮ⅡA 磺酸钠的抗凝作用也被认为与抑制 TNF-α 诱导的 ICAM-1、P-选择素的表达有关。此外,丹参酮ⅡA 剂量依赖性地抑制凝血酶诱导的人血小板表面 CD62P 的表达,显著降低全血血小板分子 CD41 和 CD62P 的表达,从而起到抗凝和抗血栓作用。

五、抗心律失常作用

研究显示,丹参酮类具有一定的抗心律失常作用。膜片钳全细胞式记录方法显示,丹参酮ⅡA 可抑制豚鼠单个心肌细胞 L 型钙电流和缩短动作电位时程,具有维拉帕米样 L 型钙通道阻滞作用。丹参酮ⅡA 抑制酶解分离的大鼠单个心室肌细胞的内向整流钾电流和瞬时外向电流,延长动作电位时程。在心肌梗死大鼠模型中,丹参酮ⅡA 显著降低心肌梗死急性心肌缺血和死亡的大鼠心律失常的发生,其机制可能与下调 miR-1 蛋白表达和恢复 Kir2.1 的蛋白表达有关。在豚鼠心肌肥厚模型中,丹参酮ⅡA 可降低肥厚心肌细胞上心肌细胞快激活延迟整流钾电流和慢激活延迟整流钾电流的密度,改善心肌肥厚电生理异常。在家兔心肌急性缺血室性心律失常模型,丹参酮ⅡA 能够改善心肌缺血时各项异常的电生理指标、显著减小跨室壁复极离散度、显著降低兔急性缺血心肌室性心律失常的发生率。在家兔急性心肌梗死模型中，丹参酮ⅡA明显降低偶发室性早搏、频发室性早搏和室速的发生率，明显减小梗死面积，明显降低心肌钙调蛋白、钙调蛋白激酶Ⅱ、L型钙离子通道 mRNA 表达，并明显增高钾离子通道 Kv4.2 mRNA 表达。值得一提的是，有研究显示，丹参酮ⅡA磺酸钠能显著降低急性心肌梗死缺血再灌注患者 QT 离散度和校正后 QT 离散度，同时升高心率变异性，从而明显降低恶性心律失常以及住院期间患者心脏事件的发生率。

六、抗缺血再灌注损伤作用

氧自由基增多、钙超载、能量代谢障碍、血管内皮细胞功能紊乱等是缺血再灌注损伤的重要机制。在沙鼠脑缺血再灌注模型中，丹参酮Ⅰ可以抑制 CA1 区神经元的死亡，其机制可能与维持铜锌超氧化物歧化酶（Cu Zn-SOD）、锰超氧化物歧化酶（Mn-SOD）、脑源性神经营养因子和胰岛素样生长因子-Ⅰ（BDNF-I）的水平有关。在大鼠脑缺血再灌注模型，丹参酮ⅡA 降低胶质纤维酸性蛋白、Caspase-3 和 Caspase-8 的表达，减少脑梗死面积。在大鼠局灶性脑缺血模型中，丹参酮 ⅡA 剂量依赖性抑制模型大鼠大脑皮质和海马 MDA 的生成、增加谷胱甘肽过氧化物酶（GSH-Px）的含量、降低谷氨酸和 γ-氨基丁酸的含量、减少神经细胞损伤。其保护作用可能与其抗氧化作用以及调节兴奋性氨基酸和抑制性氨基酸的作用有关。丹参酮 ⅡA 预处理也显著促进局灶性缺血大鼠脑星形胶质细胞活化增殖，减轻脑组织缺血损伤。在大鼠心肌缺血再灌注模型，丹参酮ⅡA 降低肌酸激酶、天冬氨酸转氨酶、高迁移率族蛋白 B1、MDA、TNF-α、IL-6 和诱导型 NOS（iNOS）的水平，增加 SOD 和 GSH-Px 的活性，从而抑制炎症，保护心肌细胞。在心肌细胞缺血再灌注模型中，丹参酮 ⅡA 也可通过活化 JAK2/STAT3 通路保护心肌细胞，从而抑制缺血再灌注损伤。

丹参作为传统的活血化瘀药，显示出较强心脑血管保护活性。虽然一些丹参成分、相关复方在临床广泛用于心脑血管疾病治疗和辅助治疗，但尚缺乏充足的试验数据支持。目前对丹参酮类的生物活性的研究多集中于丹参酮ⅡA、隐丹参酮等几个化合物，且最近的研究重点偏向其抗肿瘤活性。对心、脑血管活性的研究较为零散，缺乏系统深入的研究，多停留于简单的药效评价方面，缺乏对作用机制尤其是可能作用靶点的深入探讨。对丹参酮类毒性的研究也较少，需要进一步加强。此外，基于中药及天然产物药效普遍较弱的现象，对丹参酮类进行结构修饰和改造以期获得更为高效的衍生物也是一个重要的研究方向。

（任宪雷、董建民）

第十四章　针灸在临床中的应用

第一节　神经痛的针灸治疗

针灸疗法具有良好的镇痛作用，因此，神经痛是针灸临床的主要适应证之一。用针灸疗法治疗神经痛，首先要根据疼痛的部位选取穴位，可以在疼痛的局部或邻近部位选穴，也可以循经远取；其次，要根据疼痛的性质决定针灸的施术手法，实证用泻法，虚证用补法。

一、三叉神经痛

(一)针刺

主穴：第 1 支痛，攒竹、丝竹空、阳白、头维、合谷。

第 2 支痛，太阳、四白、下关、颧髎、迎香、合谷。

第 3 支痛，下关、大迎、颊车、夹承浆、合谷。

配穴：风寒型加风池、外关；风热型加曲池、内庭；肝郁化火型加行间；阴虚火旺型加三阴交。

刺法：局部穴位用平补平泻法，远取各穴实证用泻法，虚证用补法。留针 30min，每隔 10min 行针 1 次，疼痛剧烈者可延长至 1h。

(二)电针

取穴同上，针刺得气后接电针治疗仪，疏密波，输出强度以患者能耐受为度，通电 30min。

(三)耳针

主穴：神门、脑干、皮质下、面颊、交感。

配穴：第 1 支痛加枕、眼；第 2 支痛加内鼻、口；第 3 支痛加舌。用王不留行籽或磁珠固定按压或做埋针处理。

二、舌咽神经痛

(一)针刺

主穴：列缺、照海、人迎、扶突、天容、翳风。

配穴：咽干者加复溜、廉泉。

刺法：针刺得气后，留针 30～40min，中间行针 1 或 2 次，每日 1 次，10 次为 1 个疗程。

(二)穴位注射

取穴：合谷、扁桃体、天容、天突、翳风。

操作：用2％利多卡因1ml＋地塞米松5mg＋维生素B₁₂1000μg(或维生素B₁100mg)＋生理盐水4～6ml，每次每穴注射0.5～1ml，隔日1次。

三、眶上神经痛

(一)针刺

取穴：阳白、攒竹、印堂、合谷、太冲。

刺法：采用平补平泻手法，留针30min，每隔10min行针1次。

(二)穴位注射

选攒竹穴，常规消毒皮肤后，以1ml注射器抽取维生素B₁₂0.5ml，利多卡因少许混匀。左手拇指自眶上缘向下轻轻推开眼球，右手持针，避开血管，针尖朝上刺透皮肤，慢慢推进至眶上切迹骨壁，然后提插数次，待针下有"得气"感后，回抽无回血，将药液推入。每日1次，3次为1个疗程。

四、枕神经痛

(一)针刺

主穴：风池、翳明、玉枕、完骨、中渚、昆仑。

配穴：外感风寒配风门、列缺；外感风热配大椎、曲池；肝肾亏虚配肝俞、肾俞、太溪。

刺法：风池穴宜向鼻尖方向斜刺1～1.5寸，使患者有酸麻胀感向头顶部放散；翳明穴直刺1寸左右，使酸、麻、胀感向乳突方向放散；其余各穴均施以捻转或提插手法，使局部有酸、麻、胀感。实证用泻法，虚证用补法。留针30min，每隔10min行针1次。

(二)电针

取穴同上，针刺得气后接电针治疗仪，疏密波，输出强度以患者能耐受为度，通电30min。

(三)耳针

取穴：枕、神门、皮质下、内分泌。用王不留行籽或磁珠固定按压或做埋针处理。

(四)穴位注射

选取风池、阿是穴，用红花或当归注射液，每穴注射1ml，隔日1次。

五、臂丛神经痛

(一)针刺

取穴：颈夹脊、大椎、肩髃、曲池、手三里、外关、后溪、合谷。

刺法：发病初期疼痛较重者，用捻转结合提插泻法，刺激量由轻转重，不宜突然用强烈刺激，以免引起不良反应。病程较久，疼痛已趋缓和时，可用平补平泻手法。如疼痛伴有冷感或麻感者，可配合灸法。

(二)穴位注射

选颈夹脊、肩髃、曲池、手三里、外关，用维生素B₁和维生素B₁₂混合液，每次取1或2穴，每穴注射1ml，隔日1次。

（三）耳针

取穴：神门、交感、颈、颈椎、锁骨、肩。操作：用王不留行籽或磁珠固定按压或做埋针处理。

六、肋间神经痛

（一）针刺

主穴：夹脊穴（疼痛相应神经节段）、阿是穴、支沟、阳陵泉。

配穴：肝气郁结者加肝俞、期门、太冲；瘀血阻络者加肝俞、膈俞、血海、三阴交；邪犯少阳者加中渚、外关、足临泣；痰饮内停者加尺泽、列缺、天突、足三里、丰隆；肝阴不足者加肝俞、曲泉、三阴交、太溪。

刺法：实证用泻法，虚证用补法。

（二）穴位注射

选疼痛相应神经节段的夹脊穴，用维生素 B_1 和维生素 B_{12} 混合液，每穴注入 0.5ml，隔日 1 次。

（三）耳针

取穴：肝、胆、神门、交感、枕、胸。操作：用王不留行籽或磁珠固定按压或做埋针处理。

七、坐骨神经痛

（一）针刺

主穴：腰 4～5 夹脊、秩边、环跳、阳陵泉。

配穴：足太阳经分布部位疼痛加承扶、殷门、委中、承山、昆仑；足少阳经分布部位疼痛加风市、悬钟、丘墟；寒湿留着加命门、腰阳关；瘀血阻滞加膈俞；正气不足加肾俞、足三里。

刺法：针刺夹脊穴时，针尖略斜向脊柱，深 1.5 寸左右，进针后轻轻提插，以有强烈触电感或烧灼感等效果为佳。针环跳穴按 70°斜向内下方进针，施行提插捻转，使针刺感应沿足少阳经足太阳经放散。诸穴针刺得气后，虚证用补法，实证用泻法。留针 30min，每隔 10min 行针 1 次。

（二）电针

取穴同针刺法，每次选 2 或 3 对腧穴，负极接在主穴上，采用密波或疏密波，输出强度以患者能耐受为度，通电 30min。

（三）耳针

取穴：坐骨神经、臀、肾上腺、神门、腰椎、骶椎。操作：用王不留行籽或磁珠固定按压或做埋针处理。

（四）穴位注射

选腰 4～5 夹脊、秩边、环跳、殷门、阳陵泉等穴，用当归注射液、红花注射液或维生素 B_1 和维生素 B_{12} 混合液，每穴注射 0.5～1ml，隔日 1 次。

（董洪魁、张丽茹）

第二节　脑神经麻痹的针灸治疗

针灸治疗动眼神经麻痹、展神经麻痹、面神经麻痹等脑神经疾患有较好的疗效。治疗时辨证取穴与局部取穴并重，据虚实而施以补泻，并常配合穴位注射、电针等针灸疗法以提高疗效。

一、动眼神经麻痹

（一）针刺

主穴：丝竹空、攒竹、太阳、翳明、风池、合谷、外关。

配穴：内直肌麻痹配睛明，上直肌麻痹配阳白，下直肌麻痹配四白，下斜肌麻痹配瞳子髎。

刺法：所有穴位均用平补平泻法。得气后留针 30min，每隔 10min 行针 1 次。

（二）电针

取睛明、承泣、阳白、四白、攒竹、太阳、太冲、足三里穴，进针得气后，在阳白与四白穴、太阳与攒竹穴之间接电针治疗仪，用疏波，输出强度以患者能耐受为度，通电 30min。

二、展神经麻痹

（一）针刺

主穴：①肾俞、瞳子髎、翳明、外关、太溪；②膈俞、丝竹空、翳明、后溪、太冲。

配穴：外伤配血海；感染配曲池、合谷；动脉硬化配百会、足三里；代谢障碍配脾俞、胃俞；病因不明配足三里、光明。

刺法：两组主穴交替使用。肾俞、脾俞、胃俞、足三里及太溪用补法，其他穴位均用平补平泻法，得气后留针 1h，间隔 20min 行针 1 次。每日 1 次，10 次为 1 个疗程。

（二）电针

主穴：阳白、瞳子髎、承泣、上明、睛明、鱼腰。

配穴：风池、哑门、翳明穴。

操作：针刺得气后接电针治疗仪，用连续波，输出强度以患者能耐受为度，通电 30min。

三、面神经麻痹

（一）针刺

主穴：翳风、地仓、颊车、阳白、四白、合谷

配穴：不能抬眉者加攒竹；鼻唇沟变浅者加迎香；味觉消失者加廉泉；颏唇沟歪斜者加承浆；人中沟歪斜者加水沟。

刺法：急性期面部取穴宜少，刺激宜轻；恢复期和后遗症期可用强刺激手法。

（二）电针

电针宜于发病 2 周后应用，选取地仓、颊车、阳白、四白、合谷等穴，地仓和颊车为一组，阳白和四白为一组，得气后接电针治疗仪，用断续波，输出强度以患者能耐受

为度，通电 30min。

（三）穴位注射

选患侧翳风、下关、地仓、太阳、颊车、阳白、四白等穴，用维生素 B_1 和维生素 B_{12} 混合液，每次取 3 或 4 穴，每穴注射 0.5ml，隔日 1 次。

（董洪魁）

第三节　周围神经损伤的针灸治疗

针灸治疗周围神经损伤多选取损伤神经干两端、邻近部位及手足阳明经穴位。治疗的方法有针刺、电针、穴位注射、皮肤针、艾灸等，其中，以电针临床应用最广。研究表明，电针可以促进损伤神经的再生及其功能的恢复，是治疗周围神经损伤的有效手段。

一、桡神经损伤

（一）电针

主穴：肩髃、臂臑、曲池、手三里、外关、合谷。

配穴：血瘀明显者加三阴交、膈俞；肺热者加尺泽、肺俞；湿热者加脾俞、阴陵泉；气血虚弱者加足三里、肝俞、脾俞。

操作方法：针刺得气后接电针治疗仪，用疏密波，输出强度以患者能耐受为度，通电 30min。

（二）穴位注射

选肩髃、臂臑、曲池、手三里、外关、合谷等穴，用维生素 B_1 和维生素 B_{12} 混合液，每穴注射 0.5ml，隔日 1 次。

（三）皮肤针

用皮肤针叩刺手三阳经上肢循行部位。在上臂与前臂用较重腕力叩刺，使局部皮肤可见隐隐出血，有明显疼痛感觉；手背部宜轻刺激，使皮肤潮红、无疼痛感觉即可。每日 1 次，10 次为 1 个疗程。

二、尺神经损伤

（一）电针

取极泉、青灵、小海、支正、灵道、阳谷、养老、后溪等穴，针刺得气后接电针治疗仪，用疏密波，输出强度以患者能耐受为度，通电 30min。

（二）穴位注射

取少海、支正、灵道穴，用维生素 B_1 和维生素 B_{12} 混合液，每穴注射 0.5ml，隔日 1 次。

（三）皮肤针

用皮肤针叩刺患侧肘部以下手太阳小肠经皮部及手少阴心经皮部，中等刺激强度，使局部皮肤潮红、充血，但无渗血，患者稍感疼痛为度。每日 1 次，10 次为 1 个疗程。

三、正中神经损伤

（一）电针

取曲泽、郄门、内关、大陵、合谷等穴，针刺得气后接电针治疗仪，用疏密波，输出强度以患者能耐受为度，通电30min。

（二）皮肤针

选取循行颈部的督脉和足太阳膀胱经、患侧手厥阴经、手掌桡侧的感觉障碍区，用皮肤针强刺激重叩至皮肤隐隐出血为度。

四、腓总神经损伤

（一）针刺

主穴：环跳、阳陵泉、足三里、解溪、中封、太冲、丘墟。

配穴：瘀血重者加三阴交、血海；湿热偏重者加阴陵泉、脾俞；气血亏虚者加脾俞、血海。

刺法：虚证用补法，实证用泻法。

（二）电针

取穴同针刺法，针刺得气后接电针治疗仪，用疏密波，输出强度以患者能耐受为度，通电30min。

（三）穴位注射

选环跳、阳陵泉、足三里、解溪穴，用维生素 B_1 和维生素 B_{12} 混合液，环跳穴每次注射 1ml，其他各穴每次注射 0.5ml，隔日 1 次。

五、胫神经损伤

（一）针刺

主穴：肾俞、大肠俞、足三里、阳陵泉、委中、承山。

配穴：瘀血重者加三阴交、血海；气血亏虚者加脾俞、血海。

刺法：虚证用补法，实证用泻法。

（二）电针

取穴同针刺法，针刺得气后接电针治疗仪，用疏密波，输出强度以患者能耐受为度，通电30min。

（三）穴位注射

选取患侧足三里、阳陵泉、委中、承山穴，用维生素 B_1 和维生素 B_{12} 混合液，每穴注射 0.5ml，隔日 1 次。

（董洪魁）

第四节　针灸治疗帕金森病

帕金森病(Parkinson's disease，PD)又称为震颤麻痹(shaking palsy paralysis agitans)，是黑质和黑质纹状体通路变性疾病，临床上表现为静止性震颤、肌僵直、运动迟缓和平衡障碍四大主症。其发病机制尚不清楚，现代医学无特效治疗方法。目前针灸在治疗帕金森病上取得了较为确切的临床疗效，且副作用少。

一、病因病机

中医并无"帕金森病"病名，中医学认为此病多属"震颤""痉病""眩晕""内风"等范畴。《黄帝内经》中《素问·至真要大论》有对该病的描述："诸风掉眩，皆属于肝""诸暴强直，皆属于风。"而《灵枢·邪客》提出"邪气恶血，固不得住留，住留则伤筋络骨节，机关不得屈伸，故病挛也"。明代医家孙一奎在《赤水玄珠》中指出"气虚血虚均可引起颤证，颤振者，人病手足摇动，如抖擞之状，筋脉约束不住，而莫能任持，风之象也"；又指出"非寒禁鼓栗，乃木火上盛，肾阴不充，下虚上实，实为痰火，虚则肾亏"。王肯堂《证治准绳》提出"此病壮年鲜有，中年以后乃有之，老年尤多"。现代医家对该病的病因病机也有更深的认识。李如奎认为气血两亏泪干肾阴虚是病之本，风、火、痰、疲为病之标；李军艳等从现代分子生物学机制及治疗等方面分析，认为该病的病因病机是肾虚血疲。王刚等认为该病的病因为先天禀赋不足，后天失养导致肝、脾、肾等脏亏虚；该病的病位在脑，病在筋脉。多属本虚标实，本虚为肝肾不足、气血亏虚，标实为血疲、痰火、内风、内痰。杨明会等匡认为肾虚血疲为本病的病机。而王玲玲提出"阳虚生风"论，认为"阳气虚导致经筋失其温煦及濡养进一步引起动风"。马云枝从脾论治本病，认为长期脾虚不运，气血乏源，导致肝肾阴精渐亏，肝风扰动是帕金森病发生的主要病机。廉全荣认为肾亏脾虚是发病关键，水湿、风痰、疲血停蓄是病情加重的因素。多数医家认为该病基本病机为气血阴精亏虚，不能濡养筋脉；或疲血阻滞筋脉，新血不生，筋脉失养；或痰热奎阻筋脉，气血运行不畅，筋脉失养，而致肢体颤动。病性属本虚标实，气血阴阳亏虚，肝脾肾三脏受损为病之本，风火痰疲为之标，病久则成虚实夹杂之证。

二、可能机制

(一)肌电位改变

肌电位的变化可反映出四肢肌肉震颤的情况。施茵等发现头部穴位电刺激对震颤肌电位即刻变化明显，且震颤抑制的肌电位与震颤体征的减轻或消失同步，因此四肢震颤可通过肌电位的变化而显现出来，因此通过刺激头部穴位可缓解患者静止性震颤等临床表现。

(二)抗氧化酶系统变化

杨丹红等发现针刺可以调节小鼠尾核和中脑内过氧化氢酶、超氧化物歧化酶及丙二醛等，使过高的脂质过氧化反应恢复正常。张莉等发现眼针也可调节体内过氧化酶系统，进而改善帕金森病的症状。董氏等通过针刺治疗震颤麻痹，观察对患者血液中 LPO 和 SOD

含量的影响，发现头针与体针配合针刺可提高患者血中超氧化物歧化酶SOD的含量，尤以病程短的患者血中含量升高显著。罗恩丽等发现针刺可影响纹状体内谷胱甘肽过氧化物酶等激素的生成，减轻DAT的脂质过氧化反应，从而保护氧化应激引起的神经损伤。因此，上述研究说明针灸可能对帕金森病患者体内的抗氧化酶系统具有调整作用。

（三）多巴胺水平变化

王倩等通过针刺百会、风府、阳陵泉等穴位发现针刺能够提高纹状体多巴胺含量。姜雪梅对帕金森病患者纹状体DAT代谢水平的显像进行研究，发现头电针可改善双侧的DAT显像增加摄取，且减少DAT的丢失从而增加合成。梁氏等m二用不同频率的电针刺激线刀刺激内侧前脑束(MFB)建立帕金森病大鼠模型。通过减缓DA能神经元的退行性变并增强DA能神经元内BDNF和GDNF基因的表达，临床观察发现刺激患者基底节区残存神经元可使帕金森病患者血液中多巴胺含量显著升高，其代谢产物DOPAC也有升高趋势，从而改善帕金森病症状。

（四）脑部血流及葡萄糖代谢影响

帕金森病患者的脑血流量均有下降，主要以大脑中动脉为主，通过针刺头部相关穴位可增加脑血流。卓鹰等通过观察脑部血流葡萄糖代谢的分子水平显像，发现针刺头部相关穴位可增强葡萄糖在脑区的代谢水平并帮助帕金森病患者改善肢体功能。

三、临床研究

（一）头针治疗

因头部经穴密布，经络集中，与脑髓、气血脏腑有密切关系。任小群等采取头针配合阳陵泉、太冲、外关等穴，辨证肝肾阴虚型、气血亏虚型、痰热风动型，分别加三阴交、足三里、复溜，丰隆、阴陵泉，取得良好疗效。郭蕴屏等用头针配合体针治疗帕金森病，头针取运动区配合体针的穴位如合谷、曲池、阳陵泉等，治疗后震颤、肌肉强直、体位不稳等症状均有明显改善。王淑杰等对30例帕金森病患者头针取舞蹈震颤运动区、控制区、平衡区，电项针取风池，并供血进行治疗，结果显示针刺治疗有良好效果。孟振等研究发现头针通过疏通气血、改善脑部血液循环、调整人体阴阳，起到了治疗作用。符冰等对64例帕金森病患者针刺神庭、百会、上星、天柱穴位，结果显示在精神、情绪、运动、日常生活能力等方面均有良好效果。

（二）眼针治疗

冯月贵对治疗组采用眼针联合小剂量美多巴治疗帕金森病，而对照组行常规剂量美多巴治疗，结果眼针疗法能较快缓解帕金森病震颤症状，上肢加刺患侧中焦区，下肢加刺患侧下焦区，对改善肢体震颤及肌强直等有良好治疗作用。黄文燕通过眼针结合中药治疗帕金森病45例，与头针结合中药疗法疗效相似，证明眼针同样可作为一种有效的疗法治疗帕金森病。韩新强等以眼针配合体针依照八区划分法辨证论治，在眼区取3区上焦、8区下焦，辨证肝肾不足加肾、月干；痰瘀交阻型加肺、胃；配合百会、风池、太冲、人中、血海、丰隆等穴位进行治疗，取得显著疗效。

（三）体针治疗

目前治疗帕金森病最常用的穴位针刺方法是体针。李小军通过针刺神庭、四神聪、阳陵泉等穴，可减少多巴胺的用量，减少毒副作用。张沛霖等仁组提倡针灸治疗帕金森病应注重冲脉、任脉以调养肝肾，认为治风先治血，血行风自灭。杨晓军等仁级选择涌泉、太冲、照海、委中、足三里、肾俞、曲池等穴治疗，取得良好临床疗效。陈枫等将帕金森病患者分成针刺治疗组和美多巴对照组，针刺治疗组取穴：双侧风池、完骨、天柱及哑门共七穴，再配合辨证取穴。结果针刺治疗组比美多巴对照组效果更好，说明针刺与常规西药美多巴治疗比较，具有显著优势，且副作用少，复发率低，治疗成本低。庄小兰等建立熄风、扶正、通络三者兼顾的一组穴位，熄风穴位包括百会、四神聪、本神、风池等；扶正穴位有三阴交、足三里、太冲、丰隆、阳陵泉等，共治疗 29 例，总有效率 90%。何崇等针刺治疗血管性帕金森病综合征 9 例，选百会、身柱、环跳、关元、腰阳关、孔最，上肢震颤明显加曲池、下肢僵硬加曲泉，治疗 3 个月后，好转 8 例，无效 1 例。戴氏采用"天鼎"穴治疗帕金森病均取得较好疗效。程为平等以命门、百会为主穴，震颤较重者加申脉、照海以止颤；痉挛较重者加阳陵泉、悬钟以解痉；表情淡漠者配通里、太溪；盗汗者配太溪、气海；自汗者配气海、复溜；慌张步态者配舞蹈震颤控制区；便秘者配中极、天枢；小便失禁者配三阴交、次髎。经针刺治疗后患者自觉病情好转，服用美多巴剂量减少。常学辉等将 60 例患者随机分为两组，治疗组取神庭、百会、四神聪、风池、合谷、太冲、太溪、丰隆、阳陵泉并加头部舞蹈震颤控制区体针穴针刺治疗，对照组采用纯西药治疗，通过观察其疗效及帕金森病功能量表评分，结果针药组总有效率显著优于单纯西药组。

（四）腹针治疗

陈秀华等腹针组在服用美多巴的基础上加用腹针治疗帕金森病。腹部取穴滑门、中脘、下脘等，辨证脾虚加大横，肾虚加气旁，痰瘀型加水道、大巨，肝风内动加右侧上风湿点；对照组单纯服用美多巴。结果表明：腹针配合西药较单纯西药治疗原发性帕金森病可提高临床疗效，减少西药副作用。文幸等观察研究腹针配合艾灸治疗强直少动型帕金森病的临床疗效。治疗组采用腹针结合艾灸法加美多巴片治疗，对照组仅采用美多巴片治疗，通过观察两组治疗前后帕金森病评定量表中各项积分情况及有效率，结论显示腹针配合艾灸方法较单纯传统美多巴片治疗强直少动型帕金森病临床效果好，且副作用少。张红林等通过腹针治疗一位震颤麻痹患者，提出腹针对帕金森病综合征的治疗目标，应是改善肢体僵硬、改善脑供血不足，通过调和各脏腑的整体失调，减轻症状，提高帕金森病患者的生存质量。

（五）其他治法

除了头针、眼针、体针、腹针治疗帕金森病外，其他如穴位注射、透穴疗法等也有较好的效果。高春燕采用头针配合穴位注射治疗帕金森病患者，头针取穴舞蹈震颤区、感觉区、运动区；穴位注射取合谷、太冲、阳陵泉（双侧交替使用）注射复方丹参注射液，取得明显疗效。张汉棵等将梅花针与药物治疗相结合，用梅花针叩刺患者背部及四肢，选肩贞、阳池、中封、委中、幻天等穴施以针刺，通过临床疗效观察、帕金森病评定量表评分对比，梅花针治疗组有显著疗效。张京峰等以神阙穴隔药灸对帕金森病患者进行临床疗效观察，结果总有效率 83.5%。田蓄等将帕金森病患者随机分为两组，治疗组在口服美多巴的基础上取百会透曲鬓、脑空透风池、前神聪透悬厘并配合电针治疗。经治疗 4 周后，治疗组总有效率明显高于对照组。

四、实验研究

韩露等采用立体定位向 SD 大鼠脑部注射 6-羟基多巴胺建立 PD 大鼠模型，通过筛选造模成功的大鼠进行电针治疗，对照组用多巴丝肼药物治疗，疗程为 2 周。结果与 PD 模型组大鼠相比，电针治疗组的大鼠 ChAT 酶活性提高、学习记忆能力明显改善。电针治疗组与多巴丝肼治疗组相比，大鼠的学习记忆能力及脑部 ChAT 酶活性无统计学差异。罗恩丽等通过偏侧纹状体立体定向注射 6-羟基多巴胺建立 PD 大鼠模型，针灸针垂直刺入 PD 模型大鼠患侧 Gpi，并施行电针进行治疗。观察治疗组、模型组、空白对照组 3 组大鼠纹状体内 NOS 含量的变化。结果发现治疗组大鼠纹状体 NOS 含量较模型组大鼠明显降低。赵宇辉等通过建立 PD 大鼠模型，观察电针配艾灸治疗前后 PD 大鼠模型黑质细胞的凋亡情况。结果发现电针配艾灸治疗能明显抑制 PD 模型大鼠黑质神经细胞凋亡和旋转次数，其作用优于左旋多巴药物对照组，两组比较差异具有统计学意义。

目前灵长类动物模型的相关研究较少，丘脑底核(subthalamic nucleus，STN)电刺激(deep brain stimulation，DBS)是中晚期帕金森病的一项安全有效的治疗方法。该研究通过对 PD 模型猴偏侧 STN 的长期慢性高频电刺激，检测纹状体区多巴胺和其代谢产物及氨基酸的变化。结果发现长期慢性 STN 高频电刺激可以增加纹状体多巴胺，γ 氨基丁酸(GABA)、谷氨酸(Glu)和牛磺酸(Tau)的含量，此实验的成功为人类诊治帕金森病提供了新的方向。

帕金森病是一种难治病，针灸是传统中医中具有代表性的治疗手段，在缓解帕金森病症状方面具有一定优势。头针可以调整头部阴阳；眼针可以改善局部症状；体针、腹针在治疗帕金森病中也至关重要，可调整全身气血和阴阳，改善全身症状。此外，多种疗法综合应用，使针灸治疗帕金森病疗效不断提高。动物实验研究尤其是灵长类动物相对贫乏，对针灸治疗帕金森病缺乏实验验证，并缺乏统一疗效标准，重复性较差，降低了疗效的权威性；再者对针刺治疗帕金森病作用机制的明确有待进一步研究，同时，应加强现代科学技术的运用，选出最佳穴位治疗帕金森病。在医疗工作者不断地探索研究下，针灸治疗帕金森病会有更好的发展。

(董洪魁)

第五节　针灸治疗老年失眠

失眠通常指患者对睡眠时间或质量不满足，并影响白天社会功能的一种主观体验。表现为经常不能获得正常睡眠，入睡困难，睡眠时间不足，睡眠不深等，严重者彻夜不眠。老年失眠属"不寐""目不瞑""不得卧""不得眠"等范畴，是因为阳不入阴所引起的，以经常不易入寐为特征的一种病证。失眠是老年常见病，一旦长期失眠将有可能导致高血压、糖尿病、脑溢血、冠心病等多种疾病的发生。我国已进入人口老龄化社会，60 岁及以上人口占总人数的 13.26%。睡眠时间减少及失眠不仅增加意外摔伤的发生，还与过早死亡有密切联系。祖国医学针灸在治疗失眠方面具有良好的临床疗效，越来越受到广大人民的关注。

一、单一疗法

(一)体针

体针在中医基础理论的指导下辨证取穴，疏通经络，调和气血，安神定志，是治疗失眠症的有效疗法。任丽娜等采用常用穴位结合临床经验选穴治疗失眠 68 例，并与褪黑素组作对照观察，结果发现针灸治疗老年失眠与褪黑素疗效相当，尚能改善老年失眠患者的抑郁情绪。饶海以百会、神门、内关、三阴交为主穴，结合辨证配穴治疗老年失眠患者，有效率 75.70%。贾宁等采用百会、印堂配水沟、承浆等体穴配伍的方法治疗老年失眠，获得满意疗效。叶虹采用辨证分型常规针刺法治疗老年失眠患者 24 例，总有效率 95.80%。

(二)头皮针

头皮针是针刺头皮组织中特定部位和区域治疗疾病的一种方法。头为诸阳之会，头皮针具有疏通经络，促进血液循环，改善神经传导功能和调节神经肌肉兴奋性的作用，从而改善睡眠提高生活质量。卢金采用头皮针治疗失眠症 37 例，选用四神聪、额旁 2 线(左)，额旁 1 线(右)，额中线，并与体针治疗作对照。结果治疗组总有效率 94.6%，明显优于对照组。

(三)耳针

耳穴是用王不留行子贴压的方法刺激耳廓穴位。"耳者，宗脉之所聚也。"通过刺激耳部相应穴位，通经活络，调节阴阳，从而达到治疗失眠的作用。陈盼碧介绍路绍祖教授耳穴揿针治疗失眠的验案，路老耳穴以心、神门、皮质下为主穴，在临床上取得一定成效。尤敏采用耳穴(主穴取神门、心、交感、皮质下)治疗老年失眠患者 62 例，结果加用耳穴埋豆治疗失眠症疗效略优于每晚睡前服用地西泮片组，特别对长期失眠患者效果明显。

(四)腹针

腹针疗法是一种通过针刺腹部穴位调节先天、后天经络的新疗法，使脏腑和调，气血生化调节有度，则寐安。陈红采用腹针"十字坐标经典穴组"治疗老年失眠症 90 例，主穴：纵行：中脘、下脘、神阙、气海、关元；横行：大横、天枢、神阙、天枢、大横。一个月后治疗组总有效率 86.66%，临床疗效显著。孙远征等采用孙氏腹针一区配合常规针刺疗法 30 例，对照组仅采用常规针刺治疗。结果治疗组总有效率为 96.67%，明显优于对照组总有效率 76.67%。

(五)脐针

脐针疗法为易医大师齐永所创，脐针打破了神阙禁针的理论禁锢及传统针刺的定点治疗方法，运用坎和离两个方位调经气，对治疗不寐有一定疗效。张衍连运用脐针疗法治疗失眠 30 例，总有效率 90%。

(六)腕踝针

腕踝针疗法是在腕踝部特定刺激点行皮下针刺的治疗方法。毫针行于皮下，可以刺激交感神经和感觉神经并有双向调节作用，从而兴奋大脑皮层响应区，抑制失眠患者的皮层兴奋点，从而起到安眠效果和作用。宋媛等采用腕踝针治疗失眠症 48 例，腕踝针组：取腕踝针上 1 区、上 2 区。结果腕踝针组总有效率 93.8%，明显优于西药对照组。吴晓亮等运用吴旭教授治疗失眠的腕踝针经验，在临床上取得了较好的疗效。

(七)埋线

穴位埋线通过羊肠线对穴位的持续刺激作用来调整阴阳平衡，达到阴阳协调，阴平阳秘。刘卓兰等将 80 例顽固性失眠患者随机分为治疗组和对照组。治疗组予督脉压痛点埋线法治疗。对照组采用常规针刺法治疗。结果埋线组愈显率 72.5%明显高于针刺组 45.0%。

(八)灸法

艾灸不仅有温通作用，更重要的是激发和调畅机体组织器官气机的作用，能够调和阴阳，调畅气血，使神有所藏，眠自安宁。杨声强采用点燃清艾条于百会穴部位回旋施灸老年顽固性失眠患者 42 例，1 次/d，20min/次左右，睡前施灸。3 个月治疗组显效 26 例，有效 12 例，无效 4 例，总有效率 90.5%。宁余音等采用温阳药选穴贴敷阴经、阳经要穴改善老年失眠 128 例。隔天 1 次，每次贴敷 6h，连续贴敷 4 周，4 周后温阳驱寒天灸法对改善老年失眠患者的症状有显著疗效。

二、综合疗法

(一)针刺配合推拿

针灸推拿综合运用，可调畅气机、通达气血、安神定志，从而达到改善睡眠的目的。任莉赟等针刺配合推拿背部膀胱经治疗失眠 48 例，针刺主穴：百会、四神聪、风池等。推拿方法：先在背部膀胱经用滚法往返 5 次，再点按背腧穴，在心俞上下寻找压痛敏感点进行按揉弹拨，最后以擦法、拍法施术于背部膀胱经。结果：治愈 32 例，显效 8 例，有效 5 例，无效 3 例，总有效率 93.8%。

(二)针刺配合穴位注射

穴位注射通过针刺、穴位、药物共同作用于机体，可刺激穴位，又可使药物循经络传至脏腑，发挥药物的作用，以提高了临床疗效。冯新等采用针刺配合穴位注射治疗失眠患者 30 例。穴位注射用维生素 B_1 0.05g 和 B_{12} 0.1mg 混合在前神聪以 45°斜进针，至百会穴，进针向后神聪穴，再取双侧安眠穴。对照组设为单纯针刺。结果治疗组总有效率 93.3%优于对照组 76.7%。许卫国采用腕踝针结合穴位注射治疗失眠症 35 例。腕踝针取穴：上、下 1 区。穴位注射取穴，主穴：神门、三阴交、安眠。与单纯腕踝针组对比。结果治疗组疗效显著优于对照组。肖小艳等介绍冯国湘教授运用针刺配合安眠穴穴位注射治疗顽固性失眠 1 例。针刺选穴：神门、内关、百会等，配合安眠穴穴位注射天麻素，疗效显著。

(三)针刺配合拔罐

针罐疗法，通过整体调理脏腑的阴阳气血，引阳入阴，而达到阴平阳秘，恢复正常的"睡眠-觉醒"周期，为治本之法。堵靖舒采用俞募穴拔罐结合针刺治疗失眠 30 例。治疗组取仰卧面：双侧期门、日月、中府、膻中拔罐后针刺神门、内关、太冲、行间(均双)、百会。俯卧面：取肺俞、肝俞、胆俞，拔罐、留罐 5~10min，同时针刺风池、安眠穴(均双)。对照组仅用针刺。结果治疗组优于对照组。李华新采用针刺印堂、四神聪、安眠等主穴，取针后自项至腰部足太阳经背部侧线，行走罐。总有效率 92.00%，针罐并用治疗失眠症疗效确切。

（四）针刺配合药物

针药结合治疗老年性失眠，既发挥了针灸见效快的优点，同时以中药调节脏腑功能方面得到远期疗效。以整体辨证和补泻结合为原则更能发挥优势，使失眠治疗的效果更明显。张建博等将 30 例心脾两虚型老年抑郁性失眠患者随机分为治疗组、对照组。治疗组采用针刺结合归脾汤治疗，对照组采用常规药物米氮片治疗，结果治疗组疗效优于对照组。夏忠诚等给予老年失眠症患者针灸仪治疗，同时予益肾宁心安神方随证加减煎服，早晚各服用 200ml，10d 为 1 疗程，1 疗程后总有效率为 93.30%。韩冬梅等采用安神定志丸加减配合针灸疗法治疗老年气虚痰浊型失眠 60 例，结果治疗组总有效率96.60%。随着研究的不断深入，针灸在治疗失眠方面较常规西药有一定优势，尤其对于老年人，西药易致肝肾功能损害，甚至诱发肝肾衰竭，而针灸价廉效高，副作用小，无成瘾性。

(董洪魁)

第六节　针灸治疗缺血性中风

缺血性中风病又称脑梗死(cerebralinfarction)，是指各种原因引起的脑部血液供应障碍，使局部脑组织发生不可逆性脑损害，导致脑组织缺血、缺氧性坏死，包括动脉粥样硬化性血栓性脑梗死、腔隙性梗死、脑栓塞及分水岭梗死等，是临床最常见的、严重的神经系统疾病之一，具有高发病率、高死亡率、高致残率、高复发率、预后差等特点，位于我国人口死亡和致残因素的榜首，给人类生命和健康造成了极大的危害。所以，进一步深入研究缺血性中风的治疗方案，降低病发率，死亡率和致残率，特别是极大程度减少患者神经功能的缺失，更好地促进患者肢体运动功能以及日常生活能力的恢复，具有重要的科研价值和临床意义。针灸作为祖国传统医学的重要组成部分，运用于治疗缺血性中风的历史悠久。

一、体针

（一）醒脑开窍法

潘锐焕等证明醒脑开窍针法结合康复训练改善脑卒中后偏瘫患者运动功能和日常生活活动能力的疗效明显优于单纯常规康复训练的疗效。张爱娜将 219 例脑卒中后偏瘫患者随机分为治疗组 143 例，对照组 76 例，同时给予基础药物治疗的基础上治疗组采用石学敏醒脑开窍针法，对照组用传统体针疗法，结果治疗组有效率 77%明显高于对照组的总有效率 66%(P<0.01)，表明采用石学敏醒脑开窍法治疗脑卒中后偏瘫疗效明显优于单纯传统体针疗法。崔培秀探讨"醒脑开窍"针刺法治疗中风恢复期的疗效，将"醒脑开窍"针刺法与传统针刺法相比较，证明了"醒脑开窍"针刺法治疗中风恢复期总有效率明显优于对照组，也为临床治疗中风恢复期患者提供了依据。

（二）透刺法

董晓瑜等观察针（主要以透穴为主）药合用治疗中风恢复期患者的临床疗效并与单纯药物治疗相比较，证明了针药合用治疗中风恢复期疗效明显优于单纯药物治疗。区颖仪等将 105 例急性缺血性卒中患者随机分为针刺组 53 例和对照组 52 例。对照组予西医常规治疗，针刺组在对照组的基础上采用透穴针刺法干预治疗，治疗后针刺组神经功能缺损评分下降幅度及 FIM 量表评分增加幅度均大于对照组（P＜0.01），且神经功能缺损及功能独立性改善优于对照组（P＜0.01）。说明透穴针刺法治疗急性缺血性卒中具有肯定而确切的临床疗效，能够促进患者的早期肢体神经功能恢复及功能独立，提高患者生活质量。

二、头针

余蓝将 70 例中风后遗症患者随机分为治疗组 43 例采用头针联合体针、舌针疗法治疗，对照组 27 例采用体针、舌针治疗，均治疗 5 个疗程后观察疗效。与对照组相比，治疗组治疗后神经功能缺损评分明显降低（P＜0.01）；治疗组总有效率 95.3%高于对照组总有效率 77.8%，说明头针联合体针舌针比体针舌针治疗有效，可以提高针灸治疗中风后遗症的疗效。丁彦博将 160 例急性缺血性中风患者分为观察组 80 例和对照组 80 例，两组均采用西医常规治疗，观察组加用针灸治疗，以头穴为主。治疗后观察组有效率 92.5%显著高于对照组有效率 75.0%（P＜0.01）；在神经功能缺损程度的积分方面，两组均有显著下降，但观察组下降的幅度更大（P＜0.01），说明观察组的治疗效果更为显著。总之头针治疗急性缺血性中风有显著的临床疗效，更有助于患者恢复，提高生活质量。

三、眼针

黄春元研究说明眼针可以调节人体脏腑气机活血通络，能够有效的改善脑梗死患者肢体的运动和神经功能的恢复，应用眼针与体针结合治疗脑梗死偏瘫疗效更为突出。赵阳阳等采用眼针联合功能锻炼治疗急性脑梗死并与体针联合功能锻炼相比较，结果发现眼针组总有效率 93.75%，体针组总有效率 68.75%，说明眼针组的临床疗效明显优于体针组。张威等观察比较"八区八穴"取穴眼针疗法与"八区十三穴"取穴眼针疗法对中风病患者的疗效差异，治疗后两组患者的神经功能缺损评分均显著降低（P＜0.01）；两组患者的血清内皮素及可溶性细胞间黏附分子浓度均显著降低（P＜0.01）；两组血清降钙素基因相关肽及一氧化氮浓度均显著升高（P＜0.01），研究证明针刺眼针穴区可调节中风急性期患者血清中 ET-1、CGRP 平衡，改善病灶局部血流量，有很好的临床疗效。

四、舌针

李敏雅等研究表明舌针治疗配合综合康复吞咽功能训练可以有效的改善患者的吞咽功能，逐渐恢复自主吞咽，减少感染等并发症，提高患者的生活质量。王涛然等探讨舌针配合语言疗法治疗中风运动性失语的临床疗效，将以 Schuell 刺激疗法进行语言康复训练的对照组 30 例与语言康复训练后进行舌针治疗的治疗组 30 例患者相比较，结果发现治疗组有效率 90.0%明显优于对照组 76.7%。黄康柏等把 62 例急性脑卒中后吞咽障碍患者随机分为对照组 30 例和治疗组 32 例，对照组给予常规药物治疗，治疗组加用舌针治疗。结果治疗组有效率 86.7%大于对照组有效率 75.0%，说明舌针治疗可以改善急性脑卒中患者的神经功能，缓解吞咽障碍。

五、电针

代蓉等将给予电针和运动疗法（治疗组）和仅给予运动疗法（对照组）的两组在治疗 1 月后相比较，结果治疗组疗效优于对照组（P＜0.01），说明电针结合运动疗法能够更好地促进急性脑卒中患者肢体运动功能的恢复。楚海波等采用电针联合吞咽障碍治疗仪（综合组）治疗脑卒中后吞咽障碍，并与电针组、治疗仪组的疗效相比较，治疗后洼田饮水试验评分和 SSA 评分有显著性差异（P＜0.05）；综合组总有效率为 94%，电针组与治疗仪组总有效率各为 74%，且在肺炎发生率方面综合组低于其他两组（P＜0.05）。这些都证明了电针联合吞咽障碍治疗仪是治疗脑卒中后吞咽障碍的最佳的方案，并能显著的减少肺炎的发生率。帅记焱等观察发现头穴透刺电针配合运动再学习治疗缺血性中风能有效地改善患者运动、步行功能，是缺血性中风偏瘫后步行功能重建的有效方法。

六、其他

郭毅坚等运用现代生物化学方法观察血海穴穴位注射灯盏细辛注射液与传统针灸结合对血液流变学相关指标的影响，研究发现灯盏细辛注射液穴位注射血海穴的方法治疗缺血性中风不仅临床疗效显著，能有效改善内环境，促进肢体功能康复，且操作方便，用药量少，安全性高，值得临床推广应用。姚宝农研究发现艾灸百会穴能改善缺血性中风患者脑血液循环，减轻神经功能缺损程度，提高治愈、好转率，降低致残率。宋琴琴等观察穴位贴敷腹部神阙穴、中极穴治疗脑卒中后尿潴留的临床效果，结果穴位贴敷腹部穴位治疗脑卒中尿潴留的有效率明显高于常规针刺治疗，有绝对的优势。温雅丽等观察隔姜隔盐灸神阙穴治疗缺血性中风后急迫性尿失禁的临床疗效，治疗后患者平均白天排尿次数及夜间护理人员被叫醒次数减少，尿失禁程度量表评分降低，Bar-thel 指数评分提高（P＜0.01），说明隔姜隔盐灸神阙穴可以有效改善缺血性中风后患者的尿失禁，提高患者生活质量。

总之，针灸作为中医的独特疗法在治疗缺血性中风方面已经取得较好的临床疗效，也逐渐被广大人民所接受，但也存在许多的问题亟待解决。例如选取样本量少，样本存在差异性，治疗后患者的随访无法完全做到等。对于针灸这一治疗方法本身，没有统一的量化标准，治疗的间隔时间、疗程时间长短不一，各位专家在取穴、针刺手法、刺激强度、留针时间长短问题上也存在许多争议。随着广大学者对针灸治疗方法的不断研究发掘，以及对缺血性中风这一疾病的深入认识，最终会形成规范化、系统化、统一化的针灸治疗本病的模式。

（董洪魁）

第七节 中风后痉挛性瘫痪的针灸治疗进展

中风，又称脑卒中，主要分为缺血性和出血性两种类型，是一种高发病率、高死亡率、高致残率的疾病，严重威胁人类的生命健康及生活质量。随着医疗水平的发展，中风病的致死率有所下降，但常留有严重的后遗症，痉挛性瘫痪是其主要的后遗症之一。近年来，中医在对痉挛性瘫痪的治疗方面做出很多探索并取得了一定的研究进展，尤其是针灸疗法对该病的治疗显示出独特的优势。

一、中医理论对中风后痉挛性瘫痪的认识

(一) 阴阳失调

中医学阴阳理论认为，中风后肢体痉挛状态是阴阳失调所致。中风患者痉挛期身体两侧阴阳气血不均衡，上肢表现为阳缓阴急、下肢表现为阴缓阳急。《灵枢·根结》曰"用针之要，在于知调阴阳"，故针刺宜疏导通调精气，使机体归于"阴平阳秘"，以恢复正常的生理机能。廖方容等采用调和阴阳针法配合康复训练治疗中风后痉挛性瘫痪患者 60 例，先刺阴侧穴位，得气后施提插捻转泻法，强刺激，再刺阳侧穴位，行提插捻转补法，弱刺激，对照组 60 例采用传统针法配合康复训练，结果治疗组总有效率优于对照组。陈勤等取穴以上肢以手厥阴经结合手阳明、手少阳经为主，下肢以足阳明、足太阳经结合足太阴、足厥阴经为主，手阴经、足阳经给予强刺激，手阳经、足阴经给予弱刺激，取得了良好疗效。姚庆萍等采用头针配合张力平衡针刺法与常规针刺法比较，张力平衡针法第一组穴：上肢屈肌侧极泉、尺泽、大陵；下肢伸肌侧血海、梁丘、照海，快速进针，行柔和均匀的捻转手法，以不出现肌肉抽动为度，出针轻慢。第二组穴：上肢伸肌侧肩髃、天井、阳池；下肢屈肌侧髀关、曲泉、解溪、申脉，快速进针，行较强的提插捻转手法，以出现较强针感为度，出针较快。结果治疗组和对照组总有效率分别为 87.5%、63.4%。李旗等采用"烧山火、透天凉"补泻蹻脉法治疗中风恢复期下肢痉挛患者 90 例，在阴蹻脉照海、交信应用透天凉泻法，操作三度，以泻阴经，解拘挛，通经疏络；在阳蹻脉申脉、仆参、跗阳、居髎、臑俞、地仓、巨髎应用烧山火补法，操作三度，以振奋阳经之气，使阴阳互济，阴阳平衡，解除痉挛。对照组 90 例采用传统体针法治疗，结果实验组优于对照组。马娟春等采用太阴阳明平衡刺法治疗脑卒中下肢偏瘫患者 30 例，患侧足太阴脾经穴取箕门、血海、阴陵泉、地机、三阴交、公孙。足阳明胃经穴取伏兔、梁丘、足三里、上巨虚、解溪、内庭，按照阴阳平衡针刺法，足太阴脾经穴位采用补法，足阳明胃经穴位采用平补平泻法，与对照组常规针刺 30 例对比，疗效显著。

(二) 窍闭神匿

脑为元神之府，《内经》云"五脏六腑之精气，皆上注于目而为之精……上属于脑"，各种原因引起的头部气血失和，窍闭神匿，神不导气，气机逆乱，经络循行受阻，均可引起中风。临床要想从根本上改善脑卒中患者痉挛性瘫痪状态应注意改善患者的脑功能，通过调神治疗来调节脏腑经络之阴阳，阴阳平衡则挛急解除。张红岩等采用通督调神针刺法治疗中风后痉挛性瘫痪 30 例，以百会、风府、大椎、至阳、腰阳关为主穴，上肢

痉挛配以极泉、尺泽、手三里，下肢痉挛配以风市、阳陵泉、悬钟等穴，设康复训练对照组 30 例进行疗效观察，结论前者优于后者。吕静等采用醒脑开窍针刺法治疗中风后上肢痉挛性瘫痪 30 例，并设传统体针法对照组 30 例进行疗效观察，主穴：印堂、双侧内关、患侧三阴交；配穴：患肢极泉、尺泽、风池、完骨、天柱、肩髃、肩髎、臂臑、曲池、手三里、外关、合谷、上八邪，总有效率治疗组为 93%，对照组为 83%。王京军等采用朱氏头皮针留针疗法配合肢体训练治疗 36 例，选取顶颞前斜线（患肢对侧）为主穴，配以顶中线，额中线。对照组 36 例给予稳定血压、保护脑细胞、活血化瘀药物治疗，结论治疗组优于对照组。

（三）经筋失养

经筋是十二经脉的附属部分，是十二经脉之气"结、聚、散、络"于筋肉、关节的体系，十二经筋各起于四肢末端，结聚于关节和骨骼部，具有联络四肢百骸、主司关节运动的作用。正如《素问·痿论》所说："宗筋主束骨而利机关也。"说明各经筋之间通过结聚散络协调着人体的运动。中风后肢体痉挛状态表现为筋肉拘急、屈伸不利，当属"经筋病"范畴。闫毓茜采用经筋恢刺法治疗中风后上肢痉挛患者 30 例，在经筋的结聚之处选取穴位：肩髃、肩贞、天井、曲池、尺泽、曲泽、外关、阳池、阳溪、阳谷、合谷，对照组 30 例采用常规针刺方法。治疗组和对照组总有效率分别为 93.33%、86.67%。陈炜吉等采用燔针劫刺法治疗 42 例，取穴按照"以痛为腧"的原则，选取痉挛肢体经筋结聚之处，按常规进针得气后，每次上肢和下肢分别选取 2 个穴位行温针疗法，对照组 42 例采用传统针灸方法治疗，治疗组疗效优于对照组。聂文彬等采用温针经筋刺法治疗卒中痉挛性肩痛 62 例，针刺痛性经筋结节点，得气后均匀提插捻转 2 min，于针尾固定并点燃艾条，每穴灸 2 壮，燃尽后起针，研究结果显示温针经筋刺法缓解疼痛，降低肌张力疗效显著。相永梅等取鱼际、尺泽、通里、大陵、曲泽、血海、阴陵泉、照海、三阴交、太溪等穴，实施经筋刺法，针刺结束后，选取 3~4 个穴位，用维生素 B_{12} 注射液进行穴位注射，取得了良好的疗效。

（四）综合治疗

在以上 3 种理论的指导下，综合调神、调和阴阳、疏通经筋治法取穴治疗，刘婧等采用阴阳调和透刺法治疗中风后痉挛性瘫痪患者 45 例，头部取患肢对侧百会透太阳穴，行快速进出针、快速小捻转间断平补平泻法，上肢取患侧极泉、尺泽、曲泽、内关、大陵、合谷、后溪等穴，下肢取患侧环跳、商丘、太冲、阴陵泉、三阴交、阴谷、承山、申脉、照海等穴，照海透申脉、商丘透丘墟、三阴交透绝骨、阴陵泉透阳陵泉、膝阳关透阴谷，经筋部腧穴采用恢刺法行针，同康复训练对照组 45 例进行对比，治疗组优于对照组。郎建英等采用"靳三针"疗法治疗缺血性中风后痉挛性偏瘫，头针为颞三针（以耳尖直上入发际 2 寸为第 1 穴，水平向前、向后各旁开 1 寸为第 2、3 穴），采用快速进、出针，快速小捻转间断平补平泻方法，可疏通肝胆经络之气血，平肝潜阳，鼓舞少阳生发之机，生髓益脑。体针为上肢挛三针（极泉、尺泽、内关）与下肢挛三针（鼠蹊、阴陵泉、三阴交）。挛三针疗法通过提插捻转手法达到泻急补缓，平衡阴阳之效。尺泽、阴陵泉位于经筋结聚之处，故针刺能缓解肌痉挛，改善关节活动不利的状态。

二、结合现代康复医学理论取穴治疗

（一）针刺拮抗肌腧穴

根据现代康复医学理论和偏瘫的恢复发展规律，在痉挛性瘫痪的治疗中应以协调肌群间肌张力平衡为重点。针刺对痉挛肌群有拮抗作用的肌群部位的腧穴，兴奋此类肌群的运动神经元通路，以抑制痉挛肌群的运动神经元，抑制痉挛肌的活性和异常运动模式，从而达到缓解痉挛的目的。哈静等采用针刺拮抗肌组腧穴治疗患者 40 例，上肢取穴：肩髃、曲池、合谷、外关；下肢取穴：委中、阴临泉、三阴交、承山。对照组 40 例采用康复易化技术，结果实验组与对照组的平均愈显率分别为 77.5% 和 62.5%，实验组优于对照组。张红岩等采用拮抗肌透刺法治疗 40 例，取穴：上肢痉挛：肩髃→臂臑，臑会→天井，三阳络→外关，阳溪→温溜。下肢痉挛：阳陵泉→悬钟，曲泉→阴包，丘墟→足临泣，太冲→中封，以观察到所属肌群收缩产生拮抗作用为度，设阳明经针刺法为对照组进行疗效观察，治疗组疗效明显优于对照组。

（二）针刺夹脊穴

现代康复医学认为，脑卒中后偏瘫肢体肌张力增高是由于上运动神经元受损后脊髓反射活动增高引起，以速度依赖性牵张反射增强为特征的肌肉张力异常，以牵张反射亢进为核心的运动控制紊乱所致。夹脊穴区不但分布有脊神经后支，还涉及前支与交感神经干，针刺有可能影响脊髓和运动神经元相互作用，调整脊髓牵张反射以及平衡运动系统功能，从而调整肢体肌张力状态。同时通过感觉神经将针刺刺激传入，促进脑血管建立起侧支循环，改善脑组织的缺血缺氧状态，促进脑细胞的再生及功能重组。何剑炜等采用颈腰夹脊刺配合温针灸治疗 96 例，取颈 2～3 夹脊，腰 1～5 夹脊，颈夹脊沿脊柱方向以 75°左右刺入 0.5～0.8 寸，腰夹脊穴以针尖稍向内侧方向直刺 0.8～1 寸，进针至所需深度后均行小幅高频捻转，得气后留针 40 min。要求颈夹脊针感向同侧上肢放射，腰夹脊针感向小腿或同侧下肢放射。留针时颈、腰夹脊各取 2 穴行温针灸。与对照组常规体针法比较，治疗效果优于对照组。李焕芹等取王氏夹脊穴，第 2、4、6、8、10、12 胸椎棘突下，第 2、4 腰椎棘突下旁开三分，共 16 穴，直刺进针，以有抵触感为度，再行候气，进针后要求针柄直立，横平竖直，上下左右成行，在治疗卒中后痉挛方面取得了良好的疗效。

三、其他

（一）眼针

彭静山教授以中医脏腑、经络理论为基础，结合眼与五脏六腑、十四经脉关系，通过几十年临床经验，独创了眼针疗法。田迎春等采用眼针结合运动疗法治疗脑梗死恢复期硬瘫患者 30 例，取上焦区、下焦区、肝区、肾区，用 32 号 0.5 寸毫针，右手持针在距眼眶内缘外 2 mm 处刺入(1.2 ± 2)mm，不施手法，患者感到酸麻胀痛即可，留针 10～20 min，气虚血瘀加心区(双)肝阳暴亢加肝区(双)肾区(双)，每日 1 次，连续 5 日，休 2 日，4 周为 1 疗程。对照组 30 例采用体针结合运动疗法，治疗后治疗组日常生活活动能力明显优于对照组(P<0.05)；治疗组痉挛发作次数较对照组明显减低，两者显著差异(P<0.05)。

（二）皮部浅刺

《内经》云"浅内而疾发针，无针良肉，如拔毛状，以取皮毛"，浅刺针法起源于半刺、毛刺等理论。由于"卫气先行皮肤，先充络脉"，应用浅刺针法"刺卫出气"，以激发经气，疏通经络，调和气血，从而驱除病邪。黄东挺等采用皮部浅刺加药线点灸治疗卒中后痉挛性瘫痪 50 例，头部取患肢对侧运动区，体部取患侧上、下肢拮抗肌群阿是穴施以皮部浅刺。用 15 mm 的 32 号毫针与皮肤呈 30°快速刺入皮下（上肢均向手指方向，下肢均向足踝部方向），沿皮下刺入针长的 2/3，随即将针体留在皮下组织浅层，患者有酸、胀、麻、痛或无感觉均可，留针 30 min，1 次/天，10 次为一个疗程。对照组 50 例采用常规取穴针刺法，治疗 3 个疗程，治疗组优于对照组。

（三）针刺井穴

井穴为经穴中的特定穴，位于十二经脉之气"始生始发"的部位，《灵枢·九针十二原》云："经脉十二，络脉十五，凡二十七气，以上下，所出为井。"意指井穴为诸脉气所出之处。从标本根结理论而论，井穴又为十二经之根部所在。针刺井穴易于激发经气，调节脏腑经络功能。李东霞等采用针刺井穴治疗脑梗死后肢体痉挛状态 31 例，取穴涌泉、中冲，配合常规基础药物治疗，对照组 30 例仅采用常规基础药物治疗。治疗28 天后，针刺井穴的临床疗效较好，优于药物组，两组有显著差异（P＜0.01）。

（四）循经往返灸

循经往返灸即沿着经脉循行路线进行艾条悬灸的，和固定穴位的点灸法比较，能更快的激发循经感传，畅通经脉气血，能够有效疏通经络，起到艾灸温通的最佳效应。迟振海等采用循经往返灸加反射抑制模式治疗脑卒中后痉挛性偏瘫患者 30 例，治疗组用点燃的纯艾条在患者体表距离皮肤 3 cm 左右，在上臂沿手阳明经、手太阳经、手少阳经循行往返匀速移动施灸，以患者感觉施灸路线温热为度，时间为 30 min，同时采用康复治疗中的反射性抑制模式。对照 1 组仅采用循经往返灸，对照 两组仅采用反射抑制模式治疗。结果：治疗组临床疗效总有效率为 93.33%，对照 1 组为 63.33%，对照 两组为 73.33%，治疗组临床疗效优于 2 个对照组（P＜0.05）。

痉挛性瘫痪出现在脑卒中恢复期，由弛缓性瘫痪发展而来，表现为运动时肢体发动、调节和维持精确动作困难，甚至导致运动失能。以上肢的屈肌和下肢的伸肌肌张力增高相对明显，被动运动上下肢时起始的阻力大，以后迅速下降，呈折刀样肌张力增高，严重限制了患者运动功能的锻炼，制约了其日常生活活动能力的改善和生活质量的提高。针灸治疗中风偏瘫的疗效众所公认，而在取穴、针刺手法方面呈多样化，以中医理论为依据选方配穴，是针灸治疗中风后痉挛性瘫痪的特色。随着康复医学的发展与普及，中医针灸与现代康复医学相结合，进一步提高了康复疗效，给广大患者带来了福音。但目前的临床研究在研究方法上尚存在众多不足，如多数研究主观性强，缺乏公认的多中心、大样本、随机对照研究的支持。在今后的临床研究中，应结合针灸学和康复医学在治疗上的优势，制定与两者相吻合的治疗原则，研究不同针灸方法的疗效差异，使针灸对脑卒中后痉挛性瘫痪的治疗更加规范化，以形成解决该病的重要优势疗法。

（董洪魁、张丽茹）

第八节 针灸治疗癌痛研究进展

癌症疼痛(癌痛)是由癌症本身或与癌症相关因素所导致的疼痛。它是癌症患者最常见和最难忍受的症状之一。因此，癌痛一直以来是恶性肿瘤的重点治疗内容之一，世界卫生组织(WHO)已将其纳入癌症综合规划治疗内容。据 WHO 数据统计，在全球每年新增的 700 万患者中，52%~63%的患者有不同程度的疼痛，中重度疼痛患者可达 30%以上，其中有多达 70%左右的患者未能接受有效的缓解癌痛的治疗。在我国，由于医疗条件有限以及资源分布不均，很大一部分患者在确诊后已属中晚期，癌痛成为影响患者生存质量的首要问题之一。目前，临床上大都采用 WHO 提出的癌痛三阶梯规范治疗方案，但患者对药物产生的成瘾性、耐受性以及不良反应都是难以解决的问题。基于上述问题，采取积极有效的治疗措施刻不容缓。针灸作为一种简、便、廉、效的治疗手段已被广泛应用于临床，其对癌痛的治疗也有不错的效果。

一、针灸治疗癌痛的临床研究

(一)毫针、电针

癌痛在中医基础理论中属"痛"的范畴，郑丽丹认为疼痛的原因不外乎"不通则痛"和"不荣则痛"。癌痛产生的原因分虚实两大类，实者外邪犯正，正邪交争，致使体内气血运行不畅，气血瘀滞阻络，不通而痛。虚者病久伤正气，气血亏虚，不荣而痛。黄静认为针灸本身特有的疏通经脉、活血化瘀的功效给中医治疗癌痛提供了一个可行的思路。孙思邈的《备急千金要方》中就说到"凡病皆由血气壅滞不得宣通，针以开导之"。针灸可以直接作用于疼痛部位，同时结合整体辨证论治观念加强了整体治疗效果。闫静伟等用调神活血止痛针法治疗癌痛，取水沟、双侧内关、郄门、阴郄、血海、照海，用提插泻法，治疗 2 周后患者每次服药后的镇痛时间至少可延长到 12 h，期间无阵发性腹痛，针刺治疗效果明显。郑凯等观察针刺对中重度肺癌患者的临床疗效，针刺组以毫针针刺，取穴于手太阴肺经、手阳明大肠经以及背俞穴。经过 2 个疗程后，结果针刺组效果优于对照组，差异具有统计学意义。Mallory MJ 让 20 位乳腺癌患者在住院期间每日接受针刺治疗，结果示视觉模拟量表、满意度问卷以及是否值得采取此治疗手段问卷都给予满意答案，证明针刺对于缓解乳腺癌患者疼痛有效。陈丽贤等采用单盲、随机、对照、交叉试验将患者分为电针组和对照组，电针组根据疼痛部位选取主穴为三阳络、足三里、内关、合谷、支沟，配以相应的背俞穴，选疏密波电针刺激，连续 4 周后再间隔 2 周，再用电穴疗法治疗 4 周。电穴疗法采用电极片贴穴位，穴位选取与电针疗法相同。对照组先用电穴疗法 4 周间隔 2 周后用电针疗法4 周，结果显示 10 例电针患者神经痛症状得到改善，优于对照组。

(二)艾灸、温针灸

明·李梴《医学入门》中说"凡病之不及，针之不到，必须灸之"。灸法可以弥补针刺的不足之处，其温经通络之效在临床上往往能取得意想不到的疗效。曹莹等采用艾灸辅以耳穴埋籽控制胃癌患者晚期癌痛症状，将 97 例患者随机分为对照组与观察组。对照组使用三阶梯止痛法，观察组在三阶梯止痛法的基础上给予每天 2 次穴位艾灸及耳穴按揉，14 d 为 1 个疗程。基于疼痛评分的结果显示，经过 1 个疗程的治疗后观察组止痛效果明显优于对照组，差异有统计学意义。秦飞虎等观察艾灸治疗原发性肝癌癌痛效果，取穴于足厥阴肝经，在各穴位按摩 81 次后行艾灸，每日 3 次。经过 1 个疗程的治疗后有 12 例患者的疼痛得到了完全控制，13 例患者好转，11 例无效，总有效率为 69.44%。赖洪康等观察温针灸治疗癌痛的效果，将肿瘤科收治的患者 105 例随机分为 3 组，分别为西药组、温针灸组及针药结合组，每组 35 例患者。温针灸组主穴选取：内关、合谷、支沟。胸部疼痛患者配穴少府、丰隆；胁肋疼痛患者配穴丘墟、太冲；腹部疼痛患者配穴足三里、三阴交；同时依据患者实际病变部位配以相应的背俞穴。西药组为三阶梯口服药，针药结合组在口服药的基础上予以温针灸。结果显示，西药组和温针灸组镇痛效果相近；针药结合组与其他两组比较差异均具有统计学意义，针药结合组的镇痛效果明显优于其他两组。

（三）穴位注射

穴位注射作为中医针灸的一个分支，该疗法将穴位与药物有机结合，从而达到快速治疗的目的。有关文献中记载穴位注射控制癌性疼痛的有效率可达 90% 以上。沈丽贤等观察晚期肝癌癌痛患者穴位注射丹参注射液联合吗啡缓释片的疗效，对照组患者接受常规量的吗啡缓释片治疗，联合组在缓释片的基础上注射复方丹参注射液，治疗 4 周后，联合组明显优于对照组，差异有显著性，说明穴位注射可有效控制癌痛。刘晓芳采用分别于足三里注射吗啡及普通肌注吗啡的方式观察穴位注射的效果，结果示穴位注射足三里的镇痛起效时间及维持时间均优于普通肌注，有很好的增强免疫力、疏通经络、调畅气血、缓解疼痛的作用。同时联合运用吗啡，调节胃肠道平滑肌，作用于中枢痛觉神经，达到强有力的止痛效果。有学者采用口服奥施康定及耳穴穴位注射野木瓜注射液治疗癌痛，结果示耳穴穴位注射的镇痛及起效镇痛时间都优于口服奥施康定。刘合芬等在足三里注射强痛定注射液观察其治疗癌性腹痛的效果，将符合纳入标准的患者 50 例随机分为治疗组与对照组，治疗组在足三里穴位进行注射，对照组采用常规肌内注射，观察结果显示治疗组明显优于对照组。沈秋萍等采用耳穴注射野木瓜注射液治疗中重度癌痛患者，观察其临床疗效。结果示耳穴注射野木瓜注射液镇痛较西药起效时间更快、镇痛维持时间更长，其机制可能与提高体内 β-EP 水平和降低 ET-1 水平有关。

（四）耳针

耳针是用针刺或其他方法刺激耳穴，以防治疾病的一种方法。钟敏钰等观察耳穴压豆在中、重度癌痛治疗中的减毒增效作用，结果示耳穴压豆联合强阿片类药物治疗中、重度癌痛疗效确切，并能减少阿片类药物用量，有效降低消化系统毒副反应。章旭萍等探讨耳穴压丸配合药物治疗对癌痛伴抑郁患者的影响，用耳穴压丸结合西药镇痛治疗，并与单纯西药治疗进行比较。结果示耳穴压丸结合药物治疗在缓解疼痛方面与单纯药物治疗比较效果更优，且可以改善患者抑郁症状，减轻药物不良反应。

（五）综合治疗

综合的癌痛治疗手段在临床上也是普遍使用的，发展前景越来越可观。张惠玲等观察针刺联合中药外敷对晚期食管癌疼痛患者的疗效，针刺取穴：双侧百会、人中、合谷、偏历、足三里、三阴交、涌泉。止痛膏中多采用活血化瘀、理气止痛的中药研磨打粉调糊涂于患处。结果显示针刺联合外敷有效。吴继等采用针灸联合耳穴的方治疗癌性疼痛，肺癌取孔最、少府、内关；胃癌取足三里、合谷、梁丘、中脘；肝癌取阳陵泉、期门、章门、三阴交、中都；肠癌取温溜、养老、上巨虚、下巨虚；骨转移取大杼、肾俞、阿是穴。耳穴取皮质下、神门、交感、上耳根、下耳根，依据肿瘤原发部位分别选择肺、胃、肝、大肠、小肠及骨转移相应部位。对照组采用假针灸假耳穴的方式。结果表明治疗组的癌性疼痛缓解程度变化、辅助止痛药物使用变化、止痛药不良反应变化等都明显优于对照组。

二、针灸治疗癌痛的实验研究

目前针刺镇痛的实验主要集中于对脑内神经递质和内啡肽变化的研究，P 物质的降低与内啡肽的增加是针刺镇痛的原因之一。尹梅等对实验动物学方面有关镇痛机理的研究进行总结发现，镇痛机制主要集中在神经、体液方面。高树中认为针刺止痛的机制与促进人体镇痛物质（如脑啡肽等）的分泌、提高痛阈、解除肌肉痉挛、促进局部为循环等有关。陆琪赟等观察不同电流强度的电针对胫骨癌痛大鼠的镇痛作用及对外周血 β-内啡肽含量的影响，结果示 1 mA、2 mA 两种电流强度对癌痛大鼠的痛阈值均有提高作用，电流强度越高镇痛效果越明显，电针可能通过刺激外周血中 β-内啡肽的分泌和释放达到缓解大鼠胫骨癌痛的效果。赵文麟等通过电针攒竹穴观察对骨癌痛大鼠行为学及 β-内啡肽含量的影响，将 40 只大鼠随机分为假手术组、模型组、电针组、空白组。电针组和模型组大鼠通过胫骨注入细胞悬液制成大鼠骨癌痛模型，假手术组大鼠注入等量无菌 0.9％氯化钠注射液，空白组不作处理。采集各组大鼠术前及术后热痛敏及机械性痛敏的变化，同时对大鼠下丘脑 β-内啡肽进行检测。结果显示电针可以有效地调节机体的热痛敏及机械性痛敏阈值并且抑制大鼠下丘脑内因骨癌痛而被激活的 β-内啡肽。杜俊英等将 90 只大鼠随机分为电针组、假电针组、对照组及模型组，对照组于胫骨内注入无菌磷酸盐缓冲液，其余组均于胫骨内注入肿瘤细胞建立骨癌痛模型，对照组和模型组不干预，电针组取双侧"后三里""跟端"穴，用不同频率刺激。结果显示电针能有效地控制骨癌疼痛，其作用机制与提高外周阿片受体和阿片前体 m RNA 表达有一定相关性。一些研究认为，癌痛可能包括神经痛和炎症痛两种，但又与之有区别。杨长江等观察发现胫骨癌痛时机械性痛觉超敏显著而热痛觉过敏不显著，提示癌痛有独特性，同时电针对癌痛的作用有别于炎症痛与神经痛。目前，实验所提供的有效信息还是很有限的，因此对针刺癌痛镇痛机制还要做更多的探究，这将是今后实验研究的重点攻克内容。

三、体会

针灸凭借其安全、高效、毒副作用小及无成瘾性等优势成为临床上不可或缺的治疗手段。针灸疗法的多样性给予临床治疗更广阔的思路与更全面的治疗方案。文献表明不管是单一的针刺灸法还是综合的应用以上两种方法都会取得不错的疗效。从现阶段的理论研究来看，针灸治疗癌痛在文献中并没有特别明确的机制探讨，仅仅是停留在一个更为宽泛的层面，这一点也可能与中医的整体辨证论治观念有关。因此，要想更为科学地去把握这一治疗手段，应从现代机理入手，剖析更为细小深刻的层面。目前来说，临床上对于中医辨病论治以及辨证论治原则的把握仍不到位，这也造成了镇痛不全、有效率难以继续提高的问题，这将是今后的发展方向之一。同时，在止痛选穴上大都以医生临床经验为主，因此制定规范化的标准是极有必要的，也为推进针灸治疗癌痛提供更为科学的发展方向。此外，针灸治疗癌痛的实验研究大都停留于单因素，对于更深层面的镇痛机制还是未能探究清楚，这种局限与目前科研投入力度、重视程度有关。同时针灸作为一种纯中医的治疗理念还未能完全适用于西医为主导的临床治疗模式，探求一种合理高效的中西医结合治疗癌痛方案成为今后的发展重点。针灸治疗癌痛是一门较新的课题，临床疗效可观，极具研究价值，希望医学界的有识之士集思广益，把针灸治疗癌痛的标准合理化、规范化，造福更多的患者。

(任宪雷)

第九节　膝骨性关节炎的针灸治疗

骨性关节炎(osteoarthritis)是一种慢性、非炎症性关节疾病，病理变化最初发生于关节软骨，以后侵犯软骨下骨板以及滑膜等关节周围组织，以关节面及其边缘的软骨变性以及新骨形成为主要特征；膝关节是临床上最常见的骨关节炎。膝骨性关节炎(KOA)属中医骨痹、痹症等范畴。早在《黄帝内经》就提出"风寒湿三气杂合而为痹"，祖国传统医学认为，骨痹以内因肝肾亏虚和外因风寒湿邪侵袭合而发病，治疗以温补肝肾、活血祛瘀，佐以温经散寒、宣痹止痛。2013 年《膝关节骨关节炎循证医学指南》(第二版)中的推荐：对于症状性膝关节骨关节炎患者，我们不建议使用针灸疗法。而根据临床观察，给予患者一段时间常规治疗，再给予针灸治疗后，患者感觉疼痛较前明显缓解，针灸对于治疗 KOA 还是有较好的临床疗效。

一、单纯针刺

针刺通过对患者膝关节周围穴位的刺激，促进机体释放内源性镇痛物质来提高痛阈，达到镇痛的目的。

(一)常规取穴

蒙昌荣等选取符合 KOA 肝肾亏虚 35 例，瘀血阻滞证 38 例，寒湿阻滞证 37 例，选内外膝眼、阳陵泉、梁丘、血海、膝阳关针刺。应用 Lysholm 膝关节量表进行评分，肝肾亏虚组总有效率 97.1%，瘀血阻滞组总有效率 100%，寒湿阻滞组总有效率 100%。针刺对不同证型 KOA 的疗效有差异。张昕等将患者随机分为 21 例治疗组和 21 例对照组。治疗组深刺犊鼻、内膝眼、鹤顶、阳陵泉、阴陵泉、血海、梁丘等穴位；对照组常规深度直刺相同的穴位。依据《中药新药治疗骨性关节病的临床研究指导原则》制订的记分标准和采用视觉模拟标尺法(VAS)作为观察指标，治疗组总有效率为 90.48%，对照组总有效率为 80.95%，针刺深刺治疗膝骨关节炎疗效优于浅刺。

(二)特殊取穴

李颖等将 60 例患者随机分为 30 例治疗组和 30 例对照组，治疗组腹针取穴患侧的滑肉门、外陵、下风湿点、中脘、关元；体针阳陵泉、悬钟及内、外膝眼(患侧)。对照组为口服氨基葡萄糖胶囊。疗效评价标准按 Lysholm 膝关节评分，治疗组总有效率为 90%，对照组总有效率为 73%，针刺腹四关为主穴结合局部取穴治疗 KOA 疗效明显优于硫酸氨基葡萄糖。刘康等将患者随机分为 20 例内关、太冲组和 24 例常规组。内关、太冲组取穴：健侧内关穴和患侧太冲穴，若两侧同时患病，取双侧内关和太冲穴；常规组取穴：患侧阳陵泉、阴陵泉、内膝眼、犊鼻、足三里、梁丘、血海。两组治疗后 VAS 评分、WOMAC 量表的评分均明显低于治疗前，在 VAS 评分上内关、太冲组优于常规组，在降低的 WOMAC 各项评分上两组的疗效相当。针刺内关、太冲穴治疗 KOA 与常规局部取穴的疗效相当。

二、单纯灸法

灸法主要是借灸火的热力给人以温热性刺激，通过经络腧穴的的作用，以达到防治疾病目的的一种方法。于丹等将患者分为 30 例热敏组和 30 例静息组，采用视觉模拟评分 (VAS) 评价疼痛程度并且评价临床疗效。先探查穴位点为热敏态腧穴，热敏组对患侧内膝眼、外膝眼、鹤顶同时施灸，灸至热敏感消失、局部皮肤灼热为止；静息组取内膝眼、外膝眼、鹤顶穴区，同时施以艾条悬灸。治疗后热敏组总有效率为 80%，静息组总有效率 46.67%；停止治疗半年后随访，热敏组总有效率 79.17%，静息组总有效率 42.86%，热敏组优于静息组 (P<0.01)。腧穴热敏状态灸法治疗 KOA 临床疗效优于静息状态。杨晓初等将 120 例患者随机分成 两组，治疗组采用膝关节附近温针灸肌肉刺激法，对照组西乐葆口服治疗。治疗前后及治疗结束后 3 个月进行 VAS 评分、Lequesne 指数、疗效评价及治疗后进行不良反应的评价。治疗后 3 个月治疗组总有效率为 96.6% 高于对照组的 78.3%，温针灸极弱刺激疗法治疗 KOA 有较好疗效。

三、单纯电针

电针是在针刺入腧穴得气后，在针上通电流以刺激穴位，以达到止痛、镇痛、促进气血循环等作用的一种疗法。黄文念将早期 KOA 患者分为治疗组 38 例和对照组 38 例，治疗组使用毫针针刺患者膝关节局部穴位然后接入连续直流电刺激，对照组根据患者情况使用药物对症治疗。采用 VAS 分值评分为疗效标准，治疗组总有效率 94.74%，对照组总有效率 76.32%，治疗组的临床效果优于对照组；随访中发现治疗组疼痛复发率均低于对照组。姬晓兰等治疗经临床检查和影像学检查确诊疗 120 例 KOA 患者，选内膝眼、犊鼻、鹤顶、阳陵泉、阴陵泉、血海、梁丘、阿是穴针刺，得气后内膝眼、犊鼻穴处电针治疗。通过 JOA 评分、VAS 评分、大腿周径比较，表明电针可显著缓解 KOA 疼痛，促进关节功能康复，并对关节滑膜肿胀的康复疗效显著。

四、单纯穴位

电离子透入在直流电电场(或低频脉冲电场)的电解作用下，将药液电离，并使离子经皮肤处穴位进入人体的一种治疗，具有软坚散结、活血化瘀、抗炎镇痛等作用。卢心宇将患者随机分为中药离子导入组、单纯醋离子离子导入组、扶他林组，每组各 35 例。方药由川乌、草乌、红花、乳香、没药、杜仲、川芎、威灵仙、白芍等制成中药离子导入液，单纯醋离子导入组用陈醋予以导入，中药离子导入组与单纯离子导入组的电流量根据患者的耐受能力而定，扶他林乳膏剂外用组膝关节患部涂抹乳膏。结果 3 组都比其的治疗前膝评分和功能评分提高，中药离子导入优于其他两组。

五、单纯针刀

针刀疗法通过对 KOA 的传统发病机制充分研究的基础上，结合针刀的临床治疗优势(对松解组织粘连、消除硬结条索、减轻组织压力等)从而改善局部的血供，降低局部疼痛、消除炎症，达到消炎祛痛、恢复功能的目的。杨义靖等治疗轻中度 KOA 患者 30 例，先局部麻醉，针刀垂直进针于膝关节内外两侧的关节间隙，注意避开体表静脉，深达骨面，作切割剥离，然后用针刀于松解处作骨面的钻孔，用力将针刀扎到松质骨让其自然出血。采用自拟的疗效评定标准，患者均获得随访，随访时间 6 个月至 1 年，本组治愈 12 例，显效 12 例，好转 5 例，无效 1 例。

六、配合其他疗法

(一)中医综合

是指针灸中几种疗法间的联合治疗或者是针灸中的一种或多种疗法配合其他中医疗法治疗 KOA 的综合疗法。关雪峰等采用针灸配合中药透皮外治技术治疗 KOA 患者 82 例，先予中药透皮技术治疗，针刺取膝眼、犊鼻、鹤顶、血海、阴陵泉、阳陵泉、足三里、丰隆、梁丘、膝阳关、曲泉等，配以中药外敷膝关节加 TDP 照射。结果总有效率 90.2%。随访 6 个月至 3 年，平均随访 11 个月，病情稳定。吕雅妮等将单纯性肥胖病并伴有 KOA 的患者随机分为 32 例治疗组和 18 例对照组。治疗组患者依据中医辨证论治，分为寒湿痹阻型、气滞血瘀型、肝肾亏损型、痰湿型，根据不同证型而采用不同的取穴，然后于膝关节局部内膝眼、犊鼻、鹤顶、血海、阿是穴行温针灸治疗。对照组仅在膝关节行温针灸治疗。以观察针灸治疗前后患者肥胖指标和疼痛程度的数字等级评分法作为观察指标，治疗组有效率 87.50%，对照组有效率为 72.22%，治疗组在临床有效率上明显优于对照组，治疗组针灸治疗前后患者肥胖指标的比较以及关节疼痛指数较前明显改善。夏秋芳将患者随机分 38 例治疗组和 38 例对照组，治疗组腹针于中脘、气海、关元、气旁、下风湿点针刺，血海、内膝眼、外膝眼、阴陵泉、足三里、鹤顶行温针灸；对照组单纯采用温针灸治疗，取穴与治疗组相同。参考《中医病证诊断疗效标准》和 Lysholm 膝关节评分标准作为疗效评价标准，结果整体疗效比较治疗组治愈 23 例、好转 15 例，对照组治愈 17 例、好转 19 例；膝关节功能评分比较治疗组和对照组分别 89.5%、76.3%。黄开云等将 KOA 患者随机分为 241 例治疗组和 217 例对照组，治疗组以鹤顶、内膝眼、外膝眼、阳陵泉、阴陵泉为针刺穴位，艾条插于鹤顶、内膝眼、外膝眼针柄上，灸法的程度以穴位局部皮肤深度潮红而不起水泡为度；对照组针刺穴位同治疗组相同，内、外膝眼一组，阳陵泉、阴陵泉一组电针刺激。结果：治疗组总有效率 97.93%，对照组为 68.20%，两组比较有显著差异(P＜0.05)，温针灸治疗膝骨性关节炎疗效明显，对纳入病例追访 8～22 个月，平均 13 个月，治疗组总有效病例复发率 49.51%，对照组复发率 88.51%，KOA 复发率高。凌云等采用随机、双盲、对照的临床研究方法，患者分为 80 例治疗组和 80 例对照组，治疗组离子渗透治疗使用将中药川乌、草乌、威灵仙、艾叶、透骨草、红花、独活、乳香、没药于治疗包内绑住病变关节部位，高温治疗后低温治疗，继续热敷治疗，常规针刺取穴犊鼻、膝眼、梁丘、血海、阳陵泉、阴陵泉、足三里、三阴交、太溪同时将灸盒置于患膝正中；对照组口服美洛昔康分散片。参照美国风湿病学会（ACR）判定标准，治疗组总有效率 93.%，对照组 81.6%。

（二）中西医结合

中医和西医相结合的一种疗法。丁国强将患者随机分为 73 例治疗组和 73 例对照组，治疗组于外膝眼、内膝眼、阳陵泉透阴陵泉、足三里、委中、绝骨、丰隆穴、三阴交、梁丘、曲池、阿是穴等针刺，内服六味地黄丸加减，中草药舒筋活血散外敷，取外膝眼处关节腔内注射得宝松和透明质酸钠；对照组为单纯针灸治疗。疗效标准以《中医病证诊断疗效标准》。治疗组总有效率 95.9%，对照组总有效率 79.5%。张秋红等将患者分 24 例治疗组和 24 例对照组，治疗组选髌骨内缘与髌骨上缘交点或髌外缘与髌骨上缘交点作为进针点注入玻璃酸钠注射液联合针刺治疗，取穴为足三里、梁丘、阳陵泉、血海、膝眼、犊鼻；对照组仅膝关节腔注射玻璃酸钠。参照《中医病证诊断疗效标准》为疗效标准。治疗组总有效率 91.7%，对照组总有效率 62.5%。宋素艳等将 196 病例随机分为 98 例治疗组和 98 例对照组，治疗组用针刀松解并于针眼处注入醋酸曲安奈德并口服 3 d 抗生素；对照组穴位注射利多卡因和曲安奈德。观察指标参照《中药新药临床研究指导原则》中的分级标准，结果治疗组总有效率为 94.5%，对照组总有效率为 50.9%，针刀配合穴位注射治疗 KOA 疗效显著。喻霞等将患者随机分为治疗组和对照组。治疗组采用正清风痛宁和透明质酸钠关节腔内连续注射，配合血海、内膝眼、梁丘、阴陵泉、阳陵泉、足三里、曲池针刺，大小在膝眼和双侧脾俞、膀胱俞施灸，自拟熏洗剂熏洗。对照组单纯采用正清风痛宁和透明质酸钠关节腔内注射。治疗组痊愈率、总有效率分别为 60.00%、98.30%；对照组痊愈率、总有效率分别为 30.00%、50.00%。

七、体会

从目前的临床整理文献来看，单纯针灸的治疗方案以简单、方便、安全的特性在临床保守治疗 KOA 上得以运用，而针灸配合其他疗法的综合治疗有较多的文献记录，在临床上广泛应用，但还有许多不足之处，例如：穴位选择不统一，治疗时间长，治疗步骤复杂，不能根治等。大家关于 KOA 患者的纳入标准不完全一致，将不能很合理的进行纵向比较，并且采用了不同主观性疗效评价指标，容易引起偏差，有相关文献比较理化指标在治疗前后的数值变化，正处于研究阶段，IGF-1、COMP、IL-21 等理化指标也处于假说阶段，没有得到广泛认可，需要进一步深入研究。同时在同一篇文献有关针灸的综合疗法和单纯针灸治疗比较的文献等相对较少，一般综合疗法都同临床有疗效口服药作比较，所以无法合理的来对比各种方法的优越性。检索的近年来文献单纯一种针灸疗法同针灸的综合疗法的文献比例约为 1:3，随着关于针灸的综合治疗 KOA 的文献逐年增多，综合疗法以成为一种趋势。我们要发挥中医的辩证论治理论优势，取其长处，明确诊断以后，根据不同的症型制定科学的治疗方案，同时在挑选各种治疗方法时，要以措施简单、收效快的方法为首选。因人制宜，根据患者的具体情况和病情作充分、全面的考虑，制定周密的计划，循序渐进，使用综合治疗，探索各种疗法如何配合以达到最佳疗效，但同时要有一个完善的理论体系来支撑。要发挥中医的"治未病"理论，未病先防、已病防变、愈后防复。防病于未然是治病的最高境界，在没有出现本病前预防；

既病之后防其传变，强调早期诊断和早期治疗，合理的治疗方案，及时控制疾病的发展演变；预后防止疾病的复发及治愈后遗症。对于目前关于治疗 KOA 无明确统一疗效评价标准，大多是主观指标，客观指标少，需要有一个统一的量化指标来全面评价治疗后的疗效及康复程度，对疗效评定进行量化、客观化，使之具有科学性、可比性、可靠性。在规范 KOA 的中医证型、治疗机理和综合疗法的规范化、系统化方面，还有许多要改进和完善的地方，需要中医工作者不断的努力来完善。

(董洪魁、张丽茹)

第十五章　康复在临床中的应用

第一节　冰刺激对脑卒中后吞咽障碍患者的康复研究

　　吞咽障碍是脑卒中的常见并发症，22%～65%的脑卒中患者会出现吞咽功能障碍。吞咽障碍患者易出现营养不均衡、免疫力下降；误吸、呛咳而引发吸入性肺炎甚至窒息死亡；长期留置鼻胃管，进餐时出现焦虑、抑郁等负面情绪，严重影响了患者的生活质量及心理健康。且脑卒中后吞咽障碍患者康复时间长，多数未康复到最佳状态就面临出院。因此，脑卒中患者吞咽障碍功能的康复需依赖患者及照护人员，其方法应简便易掌握且安全有效。冰刺激在吞咽障碍患者康复中因其安全、有效、易操作的优点而被推崇。

一、冰刺激治疗脑卒中后吞咽障碍的机制

　　吞咽障碍主要是由于吞咽、迷走和舌下神经核性或核下性损害引起真性延髓麻痹和双侧大脑皮质或皮质脑干束受损引起假性延髓麻痹，导致舌、唇、颊、咽部肌群肌无力、运动协调性降低，表现为吞咽启动不能或犹豫、咽肌推进力弱和喉关闭不全，造成食物不能充分咀嚼和搅拌成食团送到咽部，软腭麻痹和喉口遮盖不严，从而引起剧烈呛咳、误吸等。冰刺激能有效地提高软腭和咽部的敏感性，增加感觉输入，兴奋运动通路上的各级神经元，促进神经元轴突再生，树突侧支长芽及突触阈值改变。另有研究报道，治疗可以兴奋高阈值的 C 感觉神经纤维，易化 r 运动神经元，有助于感觉的恢复，发挥储备或休眠状态的神经功能，调节神经元的兴奋性，重建神经功能网络，实现功能重组，从而恢复吞咽功能。有学者研究了机械、冷刺激及化学物刺激咽颚弓对健康年轻女性吞咽功能的影响，结果发现冷刺激是引起吞咽反射的主要刺激，能显著缩短吞咽潜伏时间及提高吞咽频率。但冰刺激治疗吞咽困难的分子机制尚未完全明确，目前主要以受体学说为主，研究指出人的喉咙部存在温度敏感性通道蛋白受体，刺激这些通道蛋白受体可明显增强咽喉部感觉信息的传入，这可能是冷刺激治疗吞咽困难的病理生理基础。

二、冰刺激治疗脑卒中后吞咽困难的操作方法

　　根据国内关于冰刺激治疗脑卒中后吞咽困难的报道来看，其操作方法基本大同小异，主要是嘱患者取 30～45°仰卧位或半卧位，张口充分暴露会厌部，必要时使用开口器，用浸过生理盐水并冰冻过的医用棉签或自制冰棍，以悬雍垂为中心行局部冷刺激，范围包括前后腭弓、软腭、咽喉部、舌后壁，应尽量做到大范围、长时间地碰触刺激部位，上下、前后、左右交替进行，动作轻柔以不引起患者呕吐反射为宜。每次操作时间数分钟至 30min，每天进行 2 次～5 次，每次刺激后嘱患者进行吞咽练习，具体强度、疗程、

频率需视病情而定。也可同时采用软冰袋对口腔周围及咽喉部皮肤进行冰按摩，每次20min～30min。一般治疗14d～60d后效果明显。

三、冰刺激治疗脑卒中后吞咽障碍的相关研究

(一)冰刺激能有效促进脑卒中后吞咽障碍

患者的康复刘伟将96例脑卒中并发吞咽功能障碍的患者随机分为治疗组和对照组，各48例，治疗组在对照组应用药物治疗同时给予冰刺激训练30d后评定吞咽功能，结果发现：治疗组疗效明显优于对照组；胡维等将76例急性脑卒中后吞咽困难患者随机分为治疗组和对照组，各38例，对照组采用护理干预、吞咽相关口腔肌肉自主锻炼及药物治疗，治疗组在对照组的基础上加用咽部冰刺激治疗两个疗程后评定吞咽功能康复情况和吸入性肺炎发生情况，结果发现：治疗组总有效率显著高于对照组，同时吸入性肺炎发生率更低。国外学者研究了不同温度生理盐水对卒中后反复发生肺炎的老年人吞咽反射的影响，结果表明：盐水温度接近人体温度时，吞咽反射潜伏期最长，而较低温度的生理盐水可明显缩短吞咽反射潜伏期，提示低温生理盐水改善了脑卒中患者吞咽功能。

(二)冰刺激联合特定的康复治疗可以有效改善脑卒中后吞咽功能障碍

目前主要报道联合疗法较多的有电刺激联合冰刺激疗法、针刺配合冰刺激疗法等。吴卓华等选取老年脑卒中后吞咽障碍患者128例并随机分为观察组与对照组，每组64例，观察组患者给予vitalstim电刺激吞咽治疗仪联合咽部冰刺激综合治疗，对照组患者仅给予vitalstim吞咽治疗仪治疗，结果两组治疗后各期吞咽功能评分均明显高于治疗前，观察组患者的治愈率及总有效率明显高于对照组，提示冰刺激及其联合电刺激能有效促进吞咽功能改善，但冰刺激联合电刺激治疗效果更佳。方针等将60例脑卒中并发吞咽困难患者随机分为治疗组和对照组，各30例，治疗组给予相应穴位针刺配合冰刺激治疗，对照组仅采用针刺治疗，治疗4周后治疗组的总有效率高于对照组，提示冰刺激能有效增强针刺疗效，这与冰刺激有效地提高软腭和咽部的敏感性，增加感觉输入，兴奋运动通路上的各级神经元，促进神经元轴突再生，树突侧支长芽及突触阈值改变有关。另外，冰刺激联合酸刺激对脑卒中并发吞咽障碍也有确定疗效。凌彩坚等选取76例急性脑卒中后中度吞咽障碍患者分为观察组(40例)和对照组(36例)，对照组予以康复治疗及常规护理、冰刺激治疗，观察组在此基础上含服自制酸冰块刺激口咽部，干预4周后，观察组吞咽障碍改善程度明显优于对照组，且观察组发生误吸率较低，提示酸刺激联合冰刺激能有效改善吞咽障碍，这与舌部对酸极度敏感，提高了敏感度，加强了吞咽功能有关。

四、冰刺激治疗脑卒中后吞咽障碍的时机

(一)吞咽障碍的治疗时机

目前，大多数学者主张对脑卒中后患者在生命体征平稳、意识清楚、症状不再发展后48h内介入康复训练。研究表明，功能训练介入越早，脑的可塑性越大，越有利于促进中枢神经的功能重组。对于有吞咽困难的患者，早期诊断、早期治疗、早期训练可防止口腔、食管肌肉、腺体发生失用性萎缩，保护上消化道黏膜，有利于吞咽功能恢复。

吞咽障碍与肢体运动障碍相同，如果不积极地尽早进行功能训练，就会错过恢复的最佳时期，影响最终恢复程度及生活质量。刘明伟将 142 例脑卒中吞咽障碍患者随机分为对照组和观察组，各 71 例，对照组 71 例中恢复期 46 例、急性期 25 例，观察组 71 例中恢复期 48 例、急性期 23 例；对照组予以常规治疗和康复训练包括冰刺激，观察组在对照组基础上加针刺治疗 60d 后，对两组不同分期脑卒中患者吞咽功能改善情况分析，结果发现两组患者急性期吞咽障碍改善程度均明显优于恢复期，提示对脑卒中后吞咽功能障碍者治疗时间越早越有利于吞咽功能的改善。

（二）在摄食前给予吞咽障碍者

冰刺激，可取得更优疗效肖琴等将 4 例脑卒中后吞咽功能障碍的患者随机分为两组，均给予常规治疗和康复护理，试验组 3 餐前 20min 进行咽部冰刺激干预，对照组于 3 餐后 2h 进行咽部冰刺激，干预 30d 后，发现餐前 20min 咽部冰刺激比餐后 2h 冰刺激更能改善脑卒中患者吞咽功能，预防吸入性肺炎发生的效果更优。对这一结果，作者做了以下几点解释：一是冰刺激能增强吞咽前感觉冲动的传入，刺激吞咽反射产生，提高吞咽功能；二是进食前给予适当的刺激，使患者在具有良好吞咽意识的状态下进餐；三是反复刺激可形成餐前吞咽动作的条件反射；四是有效防止"学"与"用"脱节，使患者在冰刺激中会做吞咽动作，在实际进餐中得到应用，既强化了吞咽功能，又利于食物顺利通过咽部，有利于促进脑卒中患者吞咽功能的重建，降低吸入性肺炎的发生率。

脑卒中后吞咽障碍患者康复时间长，但长期住院进行康复训练存在困难，经治疗符合出院标准结束规范治疗后，多数未康复到最佳状态。目前，脑卒中后吞咽障碍的疗法包括心理疏导、吞咽功能训练、电刺激、冰刺激及中医针刺等多种方法，各种疗法都有一定的疗效。冰刺激疗法因其简单、安全、有效，医护人员、患者及照护人员都较容易掌握，得到了较多学者认可。应加大冰刺激治疗卒中后吞咽困难在医务人员、患者及照护人员中的推广，践行医院-社区-家庭的康复模式，弥补患者住院期间康复不完全的弊端，缩短康复时间，节约卫生资源。但目前对冰刺激治疗吞咽障碍的研究，主要以临床观察为主，研究样本小，实验设计不严格，疗效评判标准不一，质量良莠不齐，缺乏大规模多中心的临床随机对照研究，难以形成统一的治疗标准。

（董洪魁）

第二节　针刺结合康复技术治疗脑卒中肢体偏瘫的研究

脑卒中后患者存活率不断提高，但大部分都残留有不同程度的运动功能障碍——偏瘫，严重影响到患者生存质量。近年来针刺结合康复技术缓解肢体偏瘫的优势日趋显现。

一、针刺结合康复技术方法

（一）体针结合康复技术

任亚平将 60 例偏瘫患者分为体针与本体感觉神经促进技术相结合疗法组和单纯体针疗法组，治疗 12 周以后发现，体针与本体感觉神经肌肉促进技术相结合对于改善脑卒中偏瘫患者的日常生活活动能力(activities of daily living，ADL)疗效更显著。张虎研究发现，康复结合体针、单纯体针和单纯康复治疗急性脑卒中偏瘫患者6周以后，三组 Fugl-Meyer 上肢运动功能评分(Fugl-Meyer assessment of motor function，FMA)、Barthel 指数(Barthel index，BI)较治疗前均有显著提高，其中康复结合体针的疗效优于其他两组，更能促进急性脑卒中偏瘫患者早期运动功能和日常生活活动能力的恢复。马云枝采用体针结合运动疗法治疗脑卒中后痉挛性瘫痪，能有效降低患者的肌张力和提高患者的生存质量。

余青选取首次发病脑卒中后肢体运动功能障碍患者72例，随机分为体针联合本体感觉神经肌肉促进技术(pro-prioceptive neuromuscular facilitation，PNF)组和 Bobath 疗法组，针刺选取患侧的颈臂、合谷、绝骨透承山，下肢运动功能障碍患侧取环跳、委中、阳陵泉透阴陵泉，留针 15min。治疗 4 周后发现体针联合 PNF 组更能明显提高脑卒中痉挛偏瘫患者的运动功能，也能更有效地防止并发症及废用综合征的形成。

(二)头针结合康复技术

张慧敏将 90 例脑卒中痉挛偏瘫患者随机分为针刺加康复技术组(针康组)、体针组和药物组，每组 30 例。药物组给予神经科常规药物治疗，针康组在药物组治疗之上加头穴(顶区、顶前区等)针刺配合康复技术，体针组同样在药物组治疗上选取(肩髃、风市等)配合持续电针，共治疗 8 周。各组治疗前后分别采用临床疗效评价、FMA 评分、改良的 Ash-worth 痉挛量表、关节活动度(range of motion，ROM)测量等为观察指标进行康复学评定。结果显示，针刺加康复明显优于其他两组，能够有效防治脑卒中患者异常模式的产生，对提高患者生存质量具有重要意义。李文运用运动疗法结合汤氏头针治疗早期脑卒中偏瘫，选穴(按汤氏针定位)：心区、三焦区、腰骶区、语智区、上肢阴阳区、下肢阴阳区、风线、静线、血线，采用改良 Barthel 指数(modified Barthel index，MBI)评分，结果显示，此方法有助于提高脑卒中偏瘫患者的日常生活能力。李小军将 78 例脑卒中患者随机分为两组，即治疗组采取头针留针时同步进行 Bobath 技术，对照组采取先头针后 Bobath 技术操作治疗。结果显示，头针留针时同步进行 Bobath 疗法，疗效优于先头针后进行 Bobath 疗法。胡东霞运用康复技术结合头针治疗脑卒中痉挛患者，康复技术包括主、被动运动疗法，软组织牵伸、Bobath 及 PNF 方法等，头针主选四神针、颞三针、脑三针、智三针、百会等穴位，治疗 4 周后发现，康复技术结合头针治疗可显著改善脑梗死后肢体痉挛患者的肌张力及神经功能。

(三)电针结合康复技术

周立志将 70 例病程为 2 周内的偏瘫患者随机分为治疗组和对照组。两组均给予常规药物治疗，治疗组采用电针配合促通技术治疗，对照组仅采用促通技术治疗。采用 Fugl-Meyer 指数对下肢功能进行评价，而步行能力采用 Lindmark 指数进行评价，治疗两个月后，结果显示，两组患者治疗后 Fugl-Meyer 及 Lindmark 指数评分与同组治疗前比较差异均具有显著性意义($P<0.01$)，且治疗组优于对照组($P<0.01$)。彭力运用电针配合 Brunnstrom 分期训练治疗脑出血偏瘫患者，发现电针配合现代神经康复技术可以明显改善脑出血偏瘫患者肢体功能。李和平采用体针结合神经肌肉促进技术治疗脑卒中后偏瘫患者，软瘫期取穴以传统三阳经配穴法为主，而痉挛期以针刺夹脊穴为主，接通电子针疗仪，疏密波，频率为 10～15Hz。电流强度以患者能耐受为度，留针 20min；

神经康复技术主要以 Bobath 技术为主。经治疗后发现，此方法能明显改善脑卒中后偏瘫患者的日常生活能力，提高生存质量。王苈斌将 50 例脑卒中下肢偏瘫 Brunnstrom 分期为Ⅱ-Ⅳ期的患者随机分成三组，即 100Hz 组、50Hz 组、2Hz 组。三组分别采用100Hz、50Hz 和 2Hz 的电针配合常规康复技术进行治疗。结果显示，电针配合康复技术有助于降低脑卒中患者下肢的痉挛程度和提高步行功能，100Hz 的刺激参数疗效可能更佳。

(四)综合疗法

王振江将 100 例脑血管病偏瘫患者随机分为治疗组和观察组，两组患者均采用神经内科常规的药物治疗和针刺治疗，治疗组在此基础上再配合运动疗法。体针选用主穴：双侧内关、人中、患侧三阴交；电针治疗取患侧肢体肩髃、外关、环跳、足三里，接通电针仪；头针选顶颞前斜线、顶旁 1 线及顶旁 2 线。治疗 2 个月后采用功能独立性评定量表(functional independence measure，FIM)评分，结果显示，治疗组的评分明显高于对照组(P<0.05)。李树强采用 Bobath 疗法结合体针、头针治疗急性缺血性脑卒中偏瘫，疗效优于单纯运用 Bobath 疗法治疗。李成国将 129 例患者随机分为观察组 69 例和对照组 60 例，对照组患者给予神经内科常规药物治疗和运动康复训练，观察组患者在对照组基础上给予针刺治疗，头针选用双侧顶颞前斜线、顶旁 1 线、顶旁 2 线，施以捻转补泻手法进针；体针取肩髃、曲池、极泉等针刺单侧，软瘫期针刺健侧，硬瘫期针刺患侧，施以提插捻转手法。治疗 8 周后，神经功能缺损程度评分、肌力分布、Fugl-Meyer 评分及 BI 评分与治疗前比较均有改善(P<0.05)，且观察组的改善作用明显优于对照组(P<0.05)。

二、针刺结合康复技术的机制

(一)康复技术

对针刺的意义传统的理论认为，脑卒中后肢体瘫痪包括偏瘫有两种形式，一种是中枢性的瘫痪，也称为硬瘫；另一种是周围性的瘫痪，习惯上称为软瘫。但这只是表象，没有深入到实质。而现代康复理论认为脑卒中偏瘫是高级中枢丧失了其对随意运动功能的控制能力，取而代之的是低位中枢控制下以痉挛为基础的异常运动模式。Brunnstrom将偏瘫的恢复分为 6 个阶段，即弛缓期、痉挛期、联合运动期、部分分离运动期、分离运动期、运动大致正常期。因此康复治疗原则是促进偏瘫早期软弱无力肌群的收缩，抑制偏瘫后期出现的肌痉挛，即强化上肢的伸肌、下肢屈肌的运动，协调主动肌与拮抗肌的张力，促进共同运动向分离运动转换，在治疗中不断纠正异常的运动模式。而不是单纯的肌力的量变，如只让患者一味地进行提高肌力的训练，则会使痉挛加重，强化异常的运动模式，将引入功能的恢复误区。①针刺可能是形成新的中枢—肢体运动传导通路的有效手段，但这并不意味着就已获得了正常的运动模式。康复技术通过向肌肉和关节输入正常的运动模式来打破脑卒中后肢体异常的运动模式，从而促进正常功能模式的建立，导致大脑皮质运动区"运动定型"的完成。姚舜将 60 例脑卒中患者随机分为观察组(针刺结合康复训练)和对照组(针刺)，每组 30 例，采用 FMA 评定两组患者治疗前后上肢运动功能。结果显示，观察组的疗效优于对照组。②早期介入现代康复技术可以提高针刺的疗效。高强采用运动疗法(以 Bobath 技术为主)结合针刺治疗脑卒中偏瘫，有效地防止废用和肌肉萎缩，提高了患者运动的协调性和随意性，提高了其生活自理能力。

（二）针刺对康复的作用

脑的可塑性和功能重组是脑血管病偏瘫康复的理论基础，在条件适宜时部分神经元可以再生。脑卒中病变部位在脑，而大脑功能十分复杂，但对缺血、缺氧耐受能力较差。另一方面，脑血管自身有很强的自动调节作用，但随着年龄增长等因素的出现，供应脑部的血流量减少，不能满足大脑的需要时，就会出现缺血性的脑损伤，故在时间窗内尽量增加缺血脑组织的氧与血流的供应是防治的关键。①针刺可以改善局部脑血液循环：陈新勇将 30 例脑卒中患者分别采用头针针刺病灶侧和非病灶侧顶颞前斜线，利用经颅多普勒(transcranial Doppler，TCD)观察比较两者对患者大脑动脉收缩期血流速度的影响。结果显示头针针刺病灶侧顶颞前斜线和非病灶侧顶颞前斜线均可增加两侧脑血流量，与治疗前比较差异均具有显著性意义($P<0.05$)。②针刺可提高大脑代谢状态：岳增辉将 64 例患者随机分为电针组和手针组。两组均采用 Bobath 易化技术康复和药物治疗，均穴取偏瘫侧曲池、合谷、阳陵泉、三阴交等，留针 30min，手针组在留针期间行手法运针 1min，电针组在手针针刺基础上行电针疗法。经治疗后显示，两组 SIAS 评分均显著提高，两组治疗后血清 Glu 的含量及 Glu/GABA 值均降低，GABA 的含量均升高，提示其作用机制可能与调节血清中的 Glu、GABA 含量有关。③针刺可缓解肌肉痉挛，在患者生命体征平稳后及早地进行针刺治疗，可提高神经细胞的兴奋性，诱发肌张力或缓解肌张力，减少后遗症的发生。孙凡采用针刺夹脊穴结合康复训练治疗脑卒中后痉挛性脑瘫，经治疗 1 个疗程后发现胫神经 H 反射潜伏期均有所延长，Hmax/Mmax 比值均有所减小且改善程度更优于康复组。④脑卒中偏瘫患者大多伴有感觉功能障碍，但现代康复技术还没有有效的针对感觉障碍的训练方法，此时针刺头针感觉区和患侧肢体，有利于感觉功能的恢复。针刺结合康复技术治疗脑卒中偏瘫肢体功能的恢复可能在于刺激运动通路上的神经元，调节其兴奋性，提高肌力，促进随意、自主的分离运动的出现，促进偏瘫肢体的恢复，且针刺配合康复技术介入的时间越早，疗效越好，其恢复机制可能与脑的可塑性有关。

针刺结合康复技术治疗脑卒中后偏瘫临床效果已得到肯定，不论是体针结合康复技术、头针结合康复技术、电针结合康复技术，还是综合疗法，对脑卒中后肢体偏瘫，无论是弛缓期的瘫痪还是痉挛期的瘫痪都有很好的疗效。同时仍存在一些待完善之处：①缺乏高质量的多中心、大样本、随机对照研究支持；②临床报道中，没有建立起科学、系统的疗效评价体系，导致评定标准不统一、评定内容不全面；③对机制探讨研究深入不够；④大多数缺乏随访，或者随访时间较短(短于 3 个月)。这些问题都需要研究者进行更深入的研究探讨，以便使针刺结合康复技术更加稳定可靠。

（董洪魁、张丽茹）

第三节 脑卒中后吞咽障碍的康复治疗进展

吞咽障碍是脑卒中后患者的常见并发症,约 51%～78%的脑卒中患者急性期会出现吞咽困难的症状，同时吞咽障碍又会导致一系列并发症，如误吸和吸入性肺炎、脱水、营养不良。Sharma JC 等研究脑卒中患者 90 d 内病死率与各种相关因素的相对危险度，其中吞咽障碍为 2.6，糖尿病为 2.4，大于 75 岁高龄为 1.8，冠心病为 2.1，故吞咽障碍是其中的一个较重要因素。同时患者心理会产生一系列变化，如恐惧进食、抑郁、焦虑等症状，对患者生活质量产生严重影响。

一、基础训练

(一)吞咽相关肌群运动

包括颊肌训练、喉上提训练、舌部运动、发音运动训练、呼吸训练以及特殊吞咽技术等。Schulz RJ 等研究卒中后吞咽障碍的插有鼻饲管的患者及未用鼻饲的患者，两组患者分别接受言语治疗师的功能训练，包括口腔感觉及运动技能、学习补偿技术，结果两组患者均较前有显著提高，且未用鼻饲的患者显示出更强的沟通能力及语言清晰度。所以早期的吞咽相关肌群的训练对轻度吞咽患者更有意义。杨华观察了吞咽功能训练对卒中后吞咽障碍患者的疗效，吞咽功能训练组给予患者吞咽相关肌肉肌力强化、闭锁声门练习等，治疗 7 d 后，吞咽功能训练组吞咽功能评分及吞咽造影检查评分均高于常规药物治疗组，且组间差异具有统计学意义($P<0.05$)。

(二)感觉促进综合训练

Cola PC 等采用温度为 8℃ 的冰块及 pH 为 2.84 的柠檬汁对患者咽部交替刺激，采用电视 X 线透视计算患者吞咽所用时间，结果表明酸刺激与冰刺激联合较单独酸刺激及冰刺激能减少吞咽所需时间。卢彩霞等研究表明每日 2 次、每次 15 min 的冰刺激治疗吞咽障碍患者治愈率为 91.43%，肺炎发生率为 11.43%，每日 1 次冰刺激患者的治愈率为 77.14%，肺炎发生率为 20%，故频率为每日 2 次的冰刺激对改善吞咽功能，预防吸入性肺炎的发生更有意义。

二、直接摄食训练

选择的进食环境要安静，进食的体位可以半卧位，食物的性状为糊状及进食一口量，进食前后要保持口腔清洁，最大程度地减少误吸的发生。对于理解力低下或有认知障碍的患者，Kojima C 采用 K 点刺激法，该点位于腭舌弓和翼突下颌帆的中央黏膜位置，用压舌板刺激此点有助于患者张口，诱发吞咽反射，可帮助患者口腔健康护理和喂养。

三、针刺治疗

针刺是根据祖国医学辨证论治的原则"经脉所过，主治所及"及腧穴的"穴位所在，主治所在"的原理，可远近选穴组方，现代医学理论基础认为，针刺可以调节自主神经功能和激发与吞咽有关反射的再建立。通过刺激咽部感受器，引起吞咽相关肌肉兴奋，也使得环咽肌的痉挛受到抑制。此外，针刺还可以促使颈动脉及椎动脉系统的血供得以改善，促使脑部病灶侧支循环早期建立，促使损伤的神经功能恢复，从而使吞咽障碍症状得以改善，也有观点认为针刺咽部的肌肉、神经产生的神经冲动，可通过传入冲动的方式激活"延髓中枢模式发生器"进一步实现反射性吞咽，针刺可以帮助吞咽中枢"苏醒"从而加速吞咽功能恢复。李宝栋等采用颈部廉泉穴(位于舌骨 L 缘凹陷处)及两侧吞咽穴(舌骨与喉结之间，正中线旁开 0.5 寸凹陷处)，对脑卒中后吞咽障碍患者 14 d

治疗后，采用洼田饮水试验评定，各组患者吞咽功能均较前改善，颈部针刺联合吞咽训练洼田饮水试验分级较康复训练组改善显著，组间差异均具有统计学意义（P<0.05）。刘波等取穴双侧风池、翳风、完骨、人迎、吞咽（同上）、治呛（舌骨与喉结之间凹陷处）及舌三针（上廉泉和两侧廉泉穴），经针刺及吞咽治疗仪联合吞咽训练治疗后，联合组患者吞咽功能明显高于单纯吞咽训练组，组间比较差异具有统计学意义（P<0.01）。曹锐等治疗中风后吞咽障碍患者 30 例，其采取通关利窍针刺法，辨证取穴，结合咽后壁点刺，每周 6 次，2 周为一疗程，分别在治疗前、治疗一疗程后、治疗 2 个疗程后采用藤岛一郎吞咽疗效评价评分、洼田饮水试验评分和 SWAL-QOL（吞咽障碍特异性生活质量）量表评分评定，结果随疗程延长，均较前差异有统计学意义（P<0.01），表明通关利窍针刺法对于患者饮水、吞咽能力及生活质量的提高有显著疗效，且增至两个疗程会获得更好的疗效。

四、电刺激

目前采用 Vital Stim 系列吞咽治疗仪对患者进行电刺激治疗较多，反复的电刺激吞咽相关肌肉产生感觉和运动效应，可预防废用性吞咽肌萎缩、增加咽部肌肉的运动能力及吞咽协调性。姚利民等应用 vocastim-Master 吞咽治疗仪，将患者随机分为经皮电刺激组和传统针刺组，研究表明 两组均能改善吞咽困难的程度，但经皮电刺激组疗效优于针刺组（P<0.05）。周国赢等治疗假性延髓麻痹吞咽障碍，经皮神经电刺激的电极贴片位置为胸锁乳突肌的肌腹和前缘之间，电流强度调至患者喉部有明显运动或刚刚能耐受为度，经皮电刺激加电针与吞咽康复训练相结合为治疗组，疗程后组间比较，治疗组明显优于对照组（P<0.05）。Jin-woo Park 等将 20 例卒中后吞咽障碍患者随机分两组，采用 vocastim 治疗仪（80 Hz 频率，700μs 脉冲）分别行经皮电刺激，实验组刺激量调至患者出现喉部肌肉收缩且舌骨运动受到抑制，而对照组刺激量调至患者刚出现麻刺感，每天 20 min，经 4 周治疗后，采用纤维内窥镜观察，实验组较对照组喉的最大垂直位移显著增加（P<0.05）。舌骨的最大垂直位移和食管上括约肌开放程度也增加，但增加并不显著（P=0.066）。故 Jin-woo Park 认为有效刺激量应为刺激至患者出现喉部肌肉收缩且舌骨运动受抑制为止。Fraser C 等通过肌电图示波幅增加最有效的频率为 5Hz、时间为 10 min、刺激量为最大耐受力的 75% 的电刺激，此时患者吞咽延迟的时间缩短，误吸也会减少。Barnett TA 等将双极电极直接插入颏舌骨肌、双侧下颌舌骨肌、双侧甲状舌骨肌，调节频率 30 Hz、双相 200μs 脉冲、0.5~6 mA 的刺激量，喉上抬和吞咽速度可增加，喉上抬可达正常吞咽的一半。Shigematsu T 等将 20 例吞咽困难患者随机分为经颅直流电刺激组和假刺激组，电极放置吞咽运动皮层的投影区，刺激组给予电流强度为 1 mA，20 min/次，一天一次，经一个月治疗后采用吞咽困难严重程度评估表评定，刺激组较假刺激组评分提高具有显著意义（P=0.029），故经颅直流电刺激可显著改善脑卒中后吞咽障碍。

五、肌电生物反馈吞咽障碍

出现运动和协调性降低时，生物反馈训练可首选，并可能成为未来的主要治疗工具之一。谢镇良等观察了 Myo Trac 系列生物刺激反馈仪、Vocastim-Master 治疗仪和康复训练对脑卒中后吞咽障碍患者的疗效，各组均每天行 30 min 的治疗，20 d 后采用洼田饮水试验对患者吞咽功能进行评定，结果表明肌电生物反馈训练治疗的疗效明显优于神经肌肉电刺激疗法(P<0.05)，且亦优于吞咽训练组(P<0.05)。Mc Cullough GH 等采用肌电生物反馈与门德尔松手法强化治疗脑卒中后吞咽障碍患者，经过为期 2 周的训练，每天 2 次，每次 30～40 个门德尔松手法练习吞咽，电视透视吞咽功能检查结果显示食管上括约肌的开放时间延长，舌骨保持向上和向前最大位移的持续时间显著提高，且误吸和食物残留的程度亦能减轻。

六、经颅磁刺激

(TMS)经颅磁刺激通过运动诱发电位来调节运动皮质的兴奋性，不同频率的刺激会对皮质产生不同的兴奋或抑制作用，目前应用于认知等方面的研究较多，吞咽功能则较少研究。Chuanyu Liu 等研究示经颅磁刺激能减少梗死后大鼠的神经损伤，增加锥体细胞突触的数量，能减少突触间隙的宽度，同时经颅磁刺激联合康复训练能显著增加大鼠锥体细胞树突的总长度及树突的分支点，从而提高补偿梗死后大鼠神经系统的能力。Khedr EM 等将 26 例卒中后吞咽障碍患者随机分为 14 例经颅磁刺激组(单脉冲模式，120%手运动阈值)和 12 例假刺激组，连续治疗 5 d 后分别在治疗前、治疗后、治疗后 1 个月及治疗后 2 个月对患者吞咽功能、Barthel 指数等进行评估，结果示患者在 2 个月时出现了较显著的吞咽改善，故其认为经颅磁刺激可作为卒中后吞咽障碍的常规辅助疗法。

七、球囊扩张

对于表现为咽与食管上括约肌(UES)运动协调不能而导致的吞咽障碍，多采用球囊扩张术。王珺等对 32 例脑卒中后吞咽障碍的患者采用球囊扩张术治疗，采用了前瞻性的随机对照法，通过观察和分析疗效，发现治疗组患者经球囊扩张治疗后，2 例有效，8 例显效，5 例痊愈；而对照组 11 例有效，5 例显效，1 例痊愈，组间差异具有统计学意义(P<0.05)，表明球囊扩张疗效优于常规康复训练。兰月等对 30 例脑干卒中患者采用球囊扩张治疗，观察到患者的咽部及食管上括约肌的生物力学发生了较多变化，其采用高分辨率固态压力测量系统评估，发现食管上括约肌松弛的功能受损是脑干卒中患者出现吞咽障碍的主要原因之一，通常该类患者还会出现食管上括约肌静息压的下降，结果示经球囊扩张后患者 FOIS(功能性经口摄食量表)评分均值较治疗前增加 3.5 分，常规治疗组患者治疗后 FOIS 评分均值比治疗前增加 0.63 分，差异有统计学意义(P=0.001)，故球囊扩张治疗优于常规康复训练。

八、星形神经节阻滞(SGB)

曾西等观察神经阻滞联合吞咽训练与单纯训练疗效对比，神经阻滞药品为利多卡因及维生素 B_{12}，位置为患者 C7 横突部位，用药后患者如出现阻滞侧 Honer 综合征阳性则表明神经阻滞成功，左右侧交替阻滞，每周治疗 2 次，1 个月后对 两组患者采用洼田饮水试验评定比较，结果发现吞咽训练组总有效率为 72.5%，而神经阻滞联合吞咽训练组总有效率为 92.5%，经统计学比较后，发现组间差异具有统计学意义(P<0.05)，

故星形神经节阻滞具有显著疗效。谢镇良等将 60 例脑卒中后吞咽障碍患者随机分 2 组，在吞咽训练的基础上进行神经肌肉电刺激治疗联合超激光星状神经节阻滞为治疗组，吞咽训练联合神经肌肉电刺激为对照组，治疗前后采用洼田饮水试验评定吞咽功能，结果示治疗组总有效率高于对照组，治疗组的胃管留置率亦低于对照组，且治疗前后比较差异具有统计学意义（$P < 0.05$）。

九、其他

方文兵等观察了运动想象疗法与神经肌肉电刺激联合治疗脑卒中后吞咽障碍的疗效，其诱导患者想象正在慢慢咀嚼自己最想吃的美食，而条件反射会使唾液分泌增加，结果表明运动想象疗法联合神经肌肉电刺激患者吞咽功明显优于常规康复训练联合电针组（$P < 0.05$）。金海鹏等采用耳穴磁疗贴治疗卒中后吞咽障碍，结果示耳穴磁疗贴改善卒中后吞咽障碍患者疗效优于针刺治疗，误吸、食物滞留、营养不良的发生率均少于针刺组（$P < 0.05$）。通常脑卒中患者会伴有不同程度的偏瘫或失语症状，性格通常变得焦虑甚至抑郁，崔燕等观察了心理康复对并发认知、心理障碍的脑卒中吞咽障碍患者的疗效，将 120 例患者分为 两组，均行吞咽训练及低频电刺激治疗，而实验组在此基础上给予心理治疗（包括支持性、行为性心理治疗及精神分析治疗等），经过一个月治疗后，对 两组患者进行评定，结果示实验组洼田饮水试验、简易精神状态检查（MMSE）评定明显高于对照组（$P < 0.001$），实验组汉密尔顿抑郁量表（HAMD）、汉密尔顿焦虑量表评分均显著低于对照组（$P < 0.001$）。故吞咽障碍患者的心理治疗也应该得到重视，应尽早采取心理干预及健康教育，鼓励患者树立起战胜疾病的信心。此外，肉毒毒素注射治疗环咽肌痉挛也取得显著疗效。

总之，对于脑卒中后吞咽障碍的患者，应该尽早评定，康复早期介入，及早实施个性化康复治疗方案及综合治疗，最大限度地减少并发症，使得患者的生命质量得以提高。但目前大部分治疗技术仍然缺乏循证医学的证据基础，需要进一步临床试验来确定其技术参数以及疗效，而对于脑卒中后吞咽障碍的治疗还有待于进一步研究和完善。

（董洪魁、张丽茹）

第十六章　麻　醉

第一节　头颈部手术麻醉

一、眼科手术麻醉技巧

(一)特点

1.外眼手术麻醉的要求　要求麻醉镇痛完全、安全，达到一定麻醉深度即可，预防和避免发生眼-心反射、眼-胃反射。

2.内眼手术麻醉的要求　除外眼手术所要求的之外，要防止眼压升高。

3.麻醉选择　眼科的大部分手术麻醉均可在表麻、局麻和神经阻滞下完成。唯有小儿、不合作者、手术时间长者、破坏性眶内肿物摘除者等大手术选用全麻。

(二)麻醉前准备

1.降眼压　有严重青光眼的患者要降眼压。常用口服甘油 120 ml，或 20％甘露醇 200ml 静脉输注。

2.治疗并发病　对术前合并的疾病，如老年患者的糖尿病、高血压、慢性支气管炎、前列腺肥大和习惯性便秘等，给予适当治疗。

3.麻醉前用药　青光眼患者禁用阿托品，用东莨菪碱；镇痛药和安定类量稍偏重。

(三)麻醉处理

1.全麻　以全凭静脉复合麻醉常选用。

(1)诱导：静脉诱导，快速插管。即以硫喷妥钠 3～5 mg/kg、维库溴铵 50 mg、琥珀胆碱 50～100 mg，完全肌松后气管内插管，避免呛咳、激动、咬颌等。

(2)维持：咪唑安定、冬眠合剂、芬太尼和异丙酚等均可选用，也配合吸入恩氟烷等，使麻醉保持一定深度。用潘库溴铵静注、间歇性正压换气(IPPV)控制呼吸。

2.局麻。

(四)麻醉管理

1.全麻维持不能过浅　眼内手术不用吗啡，用哌替啶或芬太尼。小儿选用氯胺酮和地西泮麻醉，也可不做气管内插管，加强呼吸道管理，面罩或鼻导管吸氧，SpO_2 监测；术前球后注射 2％利多卡因 2～3 ml，可减少全麻药用量，预防眼-心反射。

2.避免眼压(IOP)增高因素　内眼手术麻醉要注意避免使 IOP 增高的因素。

(1)所用麻药及方法要避免升高眼压。

(2)保持气道通畅：解除气道梗阻，防止通气量降低、缺氧、二氧化碳蓄积。要降低气道的阻力。可降低眼内血管扩张。

(3)降低血压：若有高血压时降压；减低颅内压，勿使 IOP 增加。

(4)预防静脉瘀血：控制输入量，输血补液勿过量。

(5)用降眼压药物：眼压高时，用镇痛药、镇静药和甘露醇脱水；头高于胸 10～15°。

(6)麻醉平稳：诱导和维持力求平稳，避免呛咳、躁动和呕吐，可降低静脉压力升高。过度通气；吸痰时麻醉深度要足够深。不用琥珀胆碱和氨酰胆碱，选用潘库溴铵或卡肌宁诱导，不用吗啡和氯胺酮等静脉诱导。

(7)避免眼压增高：正常值 10～15 mmHg，＞15 mmHg 为 IOP 增高。其后果可使伤口裂开，眼内容物脱出，甚至可压迫视神经，导致失明等严重后果。

3. 预防眼-心反射及眼-胃反射　术中过度牵拉眼肌(尤其是内直肌)或压迫眼球时，会出现反射性心律不齐、心动过缓、血压下降，甚至心跳骤停，即称为眼-心反射。也会引起恶心、呕吐，即称为眼-胃反射。

防治措施：

(1)注射阿托品：术前注射，发生眼-心反射时静注阿托品。

(2)术中心电监测：一旦发现眼-心反射时暂停手术操作。

(3)球后注射：以 2%普鲁卡因 1～2 ml 或 2%利多卡因 2～3 ml，球后封闭，或用 1%丁卡因点眼，或术中做眼直肌的局麻药浸润等。

(4)避免用引起心律不齐的药物：如氟烷。

(5)避免缺氧和二氧化碳蓄积：一旦发生时，改善通气，充分吸氧。

(6)手术操作轻柔：避免牵拉和压迫眼球。对原有心脏病的患者更应注意。

(7)保持麻醉深度：若为深麻醉时，不良反应可避免。麻醉深度要达到眼球固定是不可少的。

4. 严密观察和监测　麻醉科医师虽然远离患者头部，但要仔细观察、监测 ECG、SpO$_2$、P$_{ET}$CO$_2$ 和肌松情况。加强呼吸管理、做好控制呼吸，必要时过度换气。一旦心跳骤停，立即复苏抢救。

5. 恢复期管理　恢复期必要时用阿托品或胃长宁加新斯的明拮抗残余肌松药作用，促使恢复自主呼吸。拔管时麻醉不宜过浅，要预防拔管时咳嗽反射，以防缝合刀口裂开。应在患者呼吸不受抑制、安静时拔管，保护性反射恢复后，送回病房。术后 3 h 禁食水，给止吐药以防术后呕吐，必要时术后镇痛。

(五)常见手术麻醉技巧

1. 眶内容物剜除术麻醉　手术创伤性大、有时涉及到眶周围骨膜；手术时间长，创面出血易流入口腔而进入气道，故选用气管内全麻，并需将口腔与呼吸道隔开。诱导和维持要达较深度麻醉，术中出血多应注意补充失血量。

2. 巩膜缩短术麻醉

(1)麻醉选择：因手术时间长，选用气管内全麻。诱导前吸氧 5～10 min，静注哌替啶 50mg、咪唑安定 2.5～5 mg，2.5%硫喷妥钠 5～10 ml、潘库溴铵 2～4 mg，控制呼吸后气管内插管，充气套囊，固定稳妥。维持麻醉要达一定深度，避免诱导和维持中呛咳。拔管前吸净口腔及气管内分泌物，避免强刺激。否则呛咳可使 IOP 升高，对手术效果产生负影响。吞咽反射恢复，即可拔管送回病房。

(2)全麻的优点：①全麻中反射迟钝或无反射，无呛咳。②不缺氧，控制呼吸后使患者不缺氧，且使麻醉更加平稳。减低了患者的氧耗量。③术后恢复平稳。患者安静、无躁动、无恶心呕吐，保护头部固定位置，术后顺利康复。

3. 青光眼手术麻醉

(1)麻醉前准备要全面：青光眼患者麻醉前应得到彻底治疗。虽经治疗，而未能完全控制病情者，不急于手术，待病情完全控制后再手术。术前用噻吗心安或碘磷定等治疗者，要注意到两药的全身作用。即噻吗心安是长效β-阻滞剂，有蓄积作用，可引起全身毒性作用。碘磷定是假性胆碱酯酶抑制剂，可延长和增强琥珀胆碱的肌松作用。麻醉前阿托品 0.007 mg/kg、哌替啶 0.7 mg/kg、氟哌利多 2.5~5 mg 肌注。禁用地西泮、苯巴比妥类降低眼压，如要测定眼压，不宜应用。

(2)麻醉管理重点：青光眼手术麻醉的关键是控制眼内压，保护视力。避免 IOP 增高的因素：①禁用使 IOP 升高的药物。②预防各种原因引起的散瞳。③用间断滴眼毛果芸香碱缩瞳药、避免低血压。④免用球后神经阻滞。⑤避免麻醉中呼吸抑制、缺氧。⑥麻醉药选用硫喷妥钠、芬太尼、氟哌利多、异丙酚及氟烷、恩氟烷等吸入。氯胺酮、琥珀胆碱等使 IOP 升高不宜用。

4. 小儿眼科手术麻醉　小儿眼科手术选全麻。麻醉具有小儿麻醉与眼科手术麻醉特殊要求相结合的特点。

(1)特点：①小儿气道解剖特点是头大颈短，声门高又狭小，多有咽部腺样体增殖，扁桃体肥大，黏膜富于血管，组织脆，腺体分泌旺盛等，易发生上气道机械性梗阻。②代偿能力差，因呼吸肌不发达，大脑发育不完善，易缺氧。③呼吸管理困难，眼部手术野被敷料掩盖，使呼吸管理存在困难。④预防气管内插管的并发症，因手术时间不长，小儿的气管细，气管插管又易损伤声门、声门下，以及造成气管粘连，产生喉水肿。故一般麻醉不行气管内插管，加强气道管理，监测 SpO₂。若行气管内插管，要预防其并发症。

(2)麻醉前准备：①以气道准备为重点，排除上、下气道感染，当气道有炎症时，麻醉操作中易发生喉痉挛，出现险情。故术前常规用抗生素，控制炎症。②急症又为抢救性眼内手术，避免用硫喷妥钠、吸入麻醉药，慎用氯胺酮。③术前 6 h 禁食，4 h 禁饮。术间吸引设备功能好，一旦呕吐时有效吸引，勿造成误吸。④患儿取平卧位，头稍高于胸，入睡后肩下垫薄枕，使头略后仰。消毒前摆好体位，保持呼吸道通畅。⑤术前 1 h 肌注阿托品 0.1 mg/kg，或东莨菪碱 0.007 mg/kg十分必要，以减少分泌物，对抗迷走神经作用。

(3)麻醉处理：①门诊手术大多手术时间短，需清醒快，多用基础麻醉加局麻。注意预防呼吸抑制，术中吸氧，加强气道管理，术后无呕吐发生。②手术时间长的眼科手术，同成人麻醉，插管操作要轻柔，避免损伤，术后防治喉水肿。③要注意对斜视患者手术中的体温监测和异常反应。④白内障手术操作要求眼球绝对安静，眼压不过高，以防手术困难，玻璃体外溢，而致眼的永久性损害。维持适当的麻醉深度，眼球固定，眼肌松弛。球后注射局麻药，既止痛又能降低眼压。注意呼吸的变化，保护气道通畅。⑤虹膜手术的眼压已增高者，尤其是先天性双侧青光眼，以基础麻醉加局麻较适宜。必要时辅助静脉麻醉药。⑥眼球穿透伤时，IOP 为零，即为大气压。诱导时 IOP 升高使眼内容物溢出，导致眼球的永久性损害。急症修补术时，注意按饱胃原则处理。面罩吸氧时，面罩不要压迫眼球，不用琥珀胆碱，用维库溴铵 0.15 mg/kg 诱导，肌松完全时插管，同时持续压迫环状软骨。插管后按全麻原则处理。

二、耳鼻咽喉科手术麻醉技巧

(一)特点

1.患者身体较佳 病变局限于头颈部，全身情况尚佳，对麻醉有耐受性。

2.以部位麻醉为主 头颈部神经支配为颅神经及颈丛神经，其骨性标志明显，易于寻找和定位。耳鼻喉各部位器官表面被以黏膜，故大部分手术可用表面麻醉和神经阻滞麻醉来完成。

3.手术麻醉的特点 在头颈部进行手术操作，其麻醉特点是：

(1)麻醉前镇静药要重：因手术操作的刺激强烈，患者所受的精神刺激远比其他部位手术强。无论是局麻还是全麻，麻醉前镇静药要重。

(2)误吸的发生率高：手术直接在呼吸道上操作，易干扰呼吸，误吸发生率较高。

(3)维持气道通畅：采用气管内插管很有必要，不应片面追求局麻。

(4)浅全麻：耳鼻科手术对麻醉要求不需要太深，因不需要肌肉松弛，维持浅全麻即可完成手术。但咽喉部手术要求咽喉反射减弱，需较深麻醉。

(5)禁忌吸入麻醉药：耳鼻喉科手术野极小，暴露困难，止血不便，头颈部血供又极丰富，创面不大，但失血量多；常用肾上腺素溶液局部浸润及肾上腺素纱条填塞压迫止血。要禁忌吸入麻醉药，以免导致严重心律失常。肾上腺素用量也限制在 0.1～0.2 mg 以内。

(6)麻醉观察患者困难：手术操作在头颈部，头颈部被手术敷料单覆盖，麻醉医师离患者头 部较远，影响对患者的观察，增加了麻醉管理和判断麻醉深浅的困难。要加强责任心，加强监 测，确保患者安全。

(二)麻醉处理

1.麻醉选择 只能选局麻或全麻。

(1)局麻：大部分手术在表面麻醉、局麻、局麻加强化麻醉下进行，操作简单，由手术医师自己操作完成。

(2)全麻：适用于小儿、老年、创伤大、出血多、手术时间长、患者要求、手术复杂或手术部位在喉、声门或气管内的大手术。

(3)基础麻醉：使用硫喷妥钠或氯胺酮。当不进行气管内插管时，要防止发生喉痉挛。

2.全麻 近年来全麻的比例不断增加。

(1)诱导：一般以硫喷妥钠、琥珀胆碱静注，控制呼吸，快速插管。

(2)维持：以全静脉复合为主。时间短的手术要在深麻醉下进行；长时间的手术要在浅麻醉下进行，根据手术操作的需要，适当调节麻醉深浅。必要时辅助芬太尼、肌松药，控制呼吸。

(三)常见手术麻醉技巧

1.扁桃体腺或腺样体手术麻醉 为耳鼻喉科中的常见手术，在小儿多施行扁桃体摘除及腺样体刮除术。手术操作局限在咽部、口腔内，操作牵拉、器械的刺激及血腥气味的刺激，在局麻下往往成人都难以忍受，更何况小儿，故小儿除扁桃体挤切术外，均在全麻下进行。

(1)麻醉特点：①手术小，但需要深麻醉。因手术操作在气道的关口部位，迷走神经分布丰富，手术操作刺激或血性分泌物均能刺激迷走神经兴奋而致喉痉挛。②必须保持气道通畅，保证口腔内干净。③麻醉医师与手术医师紧密配合，增加麻醉安全性，保证气道通畅主要靠术者。④气管内插管可保证平稳的深麻醉，保持气道通畅，进入气道的分泌物很少，还可从气道反复吸除分泌物，使气道通畅。但经口插入的导管妨碍手术操作；会对喉头声带带来损伤；导管还可能脱出气管外到口咽部，而产生危险。⑤以异丙酚加琥珀胆碱输注，或异丙酚、芬太尼静脉全麻，或异丙酚、氧化亚氮复合麻醉维持。氯胺酮静注麻醉发绀率较高，有不同程度的喘鸣，偶尔有吞咽动作，影响手术操作，失血量也多，故应用时注意观察。

(2)全麻摘除扁桃体：曾患有心肌炎或心率快者，麻醉前用东莨菪碱，不用阿托品。双侧鼻孔滴入 3% 麻黄碱溶液数滴，以收缩黏膜血管，使鼻腔空隙变大，减少出血，并利于鼻腔插管。病儿扁桃体大，诱导入睡后最好放一口咽通气管，以保持气道通畅。要达到一定的麻醉深度，使咽喉反射减弱，便于手术操作，避免麻醉忽深忽浅。吸口腔分泌物可保持气道通畅，但吸引管不要接触创面，以防创面再次出血，致拔管后误吸而发生气道阻塞。扁桃体窝部位，接近颈动脉窦及迷走神经反射区，操作压迫不宜过重，操作时要注意观察呼吸、脉搏、血压的变化，防治颈动脉窦反射。

(3)二次手术止血术麻醉：若扁桃体摘除术后出血不止者，需再次急症手术止血的麻醉较困难，病儿小，不可能合作，须全麻。以小剂量芬太尼、氟哌利多或异丙酚静注，咽部表麻，半清醒气管内插管，较为安全。诱导时可能有大量胃内陈旧血块反流，阻塞呼吸道，甚至误吸，诱导前要做好气管造口术器械和吸引器的准备。一旦有呕吐致误吸严重，出现窒息或呼吸道梗阻、发绀时，应立即行气管造口术，从造口处置入气管导管，吸除气管内陈旧血液或分泌物，保持气道通畅后，将气管造口导管接麻醉机，维持麻醉。

2.气管异物取出术麻醉　大部分成人或婴儿的气管异物，均能在表麻下完成，但病儿多次取异物，且有合并症者，则需在全麻下完成。

(1)麻醉要求：因气道被阻塞，出现急性呼吸困难，或部分阻塞引起呼吸道炎症、肺不张或在局麻下取异物已损伤气管，有皮下气肿、气胸等。麻醉必须要较深些，否则会有迷走神经反射、呛咳、支气管痉挛等。有的异物(如钉鞋钉等金属物)取出须在 X 线引导下，暗室内操作，对麻醉观察征象及麻醉管理造成一定困难，气管异物取出的麻醉，绝对不是"小麻醉"。重点是时刻警惕缺氧及各种不良反应的发生，针对原因及时处理。术中不断补充药量，以维持较深麻醉。

(2)麻醉处理：根据年龄、异物大小、呼吸困难程度、肺部感染情况等而选择合适的麻醉方法。最常用的是静脉麻醉方法。常用药物为芬太尼、氟哌利多、氯胺酮、异丙酚等静脉注射。

(3)麻醉管理：①配合表麻，对喉头、气管内施行表面麻醉，即以 0.5%～1% 丁卡因 1～2 ml 或 2% 利多卡因装入空针内，前接一长塑料管，经声门置入气管内，将局麻药推入气管内，使表麻力求完善，避免呛咳或支气管痉挛。②持续吸氧，在气管镜边置入气管内的同时，边经气管镜侧孔持续给予纯氧吸入，或经高频通气呼吸器给氧。③加强监测和观察，因约有 50% 异物取出术在放射科暗室施行，对观察病情不利。麻醉中要连续监测 HR、BP、ECG、SpO_2，要严密观察呼吸和脉搏，麻醉大多数能顺利进行。④并发症为分泌物增多、恶心呕吐、心率减慢、喉痉挛或支气管痉挛、呼吸暂停、窒息和呼吸抑制等，应及时发现，分别针对原因处理。如有呼吸抑制或发绀严重，应立即停止手术操作，停止麻药输注，给氧并给予辅助呼吸，待情况好转后，再行麻醉和手术操作。⑤术后管理，异物取出后，宜继续吸氧数分钟，待患者清醒后，病情稳定送回病房。

3. 鼻咽部肿瘤切除术麻醉　鼻咽部肿瘤切除是一种出血多、创面大、易于引起失血性休克的手术。以鼻咽部血管瘤为常见，成年人多见，须在全麻下手术。

（1）麻醉特点：①麻醉前用药量要重，阿托品 0.5 mg、哌替啶 50 mg、异丙嗪 25 mg、地西泮 10 mg，术前 30 min 肌注。②麻醉深度要深，因手术操作部位在咽喉部，刺激大、创面大，麻醉止痛完善，麻醉要够深。③气道保持通畅，预防分离瘤体时血性分泌物进入气道，阻塞气道。也要防止手术操作挤压气管导管发生畸形阻塞。④出血多、止血困难，要配合控制性低血压以减少创面出血，为手术创造良好条件。避免出血性休克发生。⑤补充术中失血，若术中出血较多时，应及时输血，补足血容量。⑥麻醉操作要方便手术操作，若术后要以气管造口进行呼吸管理时，应于术前先行气管造口术，后经气管造口处插管，施行麻醉，便于手术操作。

（2）麻醉处理：①诱导以静注硫喷妥钠加琥珀胆碱，控制呼吸，气管内插管，导管气囊充气密封，防止血液和分泌物流入气管内。②维持输注异丙酚或芬太尼静注加深麻醉。③以 SNP 50 mg 加入 5% 葡萄糖 500 ml 输注控制性降压。开始 $1\mu g/(kg \cdot min)$，将 SP 维持在 80 mm-Hg 后，减低滴数，将 SP 控制在 70 mmHg。同时补充失血，不要使 SP <60 mmHg。

（3）麻醉管理：降压时间尽量缩短，主要手术步骤完成后，即停止 SNP 滴入。降压完毕，术后要彻底止伤面出血。降压期应保持气道通畅，充分吸氧，避免缺氧和二氧化碳蓄积。对失血要予以补充。降压时患者头高 15～30°。

4. 鼻窦恶性肿瘤根治术麻醉　多为老年患者，选气管内插管全麻。

（1）麻醉处理：①麻醉前应充分准备，了解心肺肝肾功能，准确地判断患者全身情况及对麻醉和手术的耐受能力。②手术创面大，失血多，为减少术中出血，选用控制性降压或作同侧颈外动脉结扎术。麻醉了解有无动脉硬化、冠心病和潜在肾功能不全等降压麻醉的禁忌证。若瘤体不大，出血不多，可不用控制性降压。③诱导以硫喷妥钠、琥珀胆碱静注，快速诱导插管。④维持以芬太尼、异丙酚加深麻醉。

（2）麻醉管理：①SNP 50 mg 加于 5%Glu 500 ml 中输注，将 SP 控制在 70～80 mmHg。②对术中失血应等量补充。降压时间不宜过长，降压幅度不宜过大。③术毕务必将气管内、口腔内的分泌物吸干净，患者清醒后拔管。患者清醒不彻底，拔管后易引起喉痉挛。一旦发生喉痉挛，当即静注琥珀胆碱后再次气管内插管，行控制呼吸，病情立即好转。继续观察，待患者完全清醒，病情稳定后拔管。观察 10 min 左右，无不良反应，送回病房。必须重视此类患者拔管管理。④若肿瘤已浸润脑硬膜，手术操作的强烈刺激可致循环、呼吸紊乱，应密切观察 P、R、BP 等，以保证患者安全。

5. 全喉切除术麻醉　全喉切除术是对声带及其邻近组织恶性肿瘤的手术治疗方法，为耳鼻科最大的手术之一。采用气管内插管全麻。

（1）麻醉前准备：①麻醉前病情评估，患者年龄较大，在 40 岁以上，多合并心肺疾病等。充分评估患者体质状况、病变部位、范围及手术时间的长短等。②心理治疗，因术后患者失去说话能力，往往顾虑重重，麻醉前应做好思想工作和心理治疗。③术前还应注意禁烟、肺功能测定，并给予祛痰、抗生素、理疗和支气管扩张药等，治疗慢性气管炎。④经气管造口置管安全。喉头已长有新生物，使呼吸道有梗阻的危险，因气管内插管易致出血或脱落，造成更严重的呼吸困难。为安全，宜先用局麻行气管造口术，置入带套囊的气管切开导管，套囊充气，防止血流流入气管而误吸。导管接麻醉机，给予麻醉。⑤麻醉前 30 min 肌注阿托品 0.02 mg/kg 或东莨菪碱 0.004～0.008 mg/kg。

(2) 麻醉处理：①诱导采取静脉复合麻醉，常用异丙酚 2.5 mg/kg、芬太尼 2.5 μg/kg、琥珀胆碱 1.2～2.0 mg/kg 静注。②维持以异丙酚复合麻醉，或静吸复合麻醉维持，使麻醉深度更易调节，平稳，心血管应激反应轻，苏醒快，较理想。③控制性低血压麻醉，应严格掌握适应证，方法同鼻窦恶性肿瘤根治术控制性降压方法。

(3) 麻醉管理：①加强监测，因术者在颈部及气道上施术，麻醉医师远离患者头部，要加强责任心，警惕导管与麻醉机脱落之意外。手术操作易失血，且手术离大血管近，易发生颈动脉窦反应，出现低血压及心动过缓，严重时可致心跳骤停，应注意监测，发现低血压及心动过缓时，应立即停手术，作颈静脉窦周围封闭，或静注阿托品 0.5 mg 等处理。②保持静脉通畅。③预防静脉气栓。颈部大静脉破裂时可能发生气栓。

6. 乳突手术麻醉　乳突手术包括电子耳蜗植入术、乳突根治术、改良根治术和乳突单纯凿开术等。

(1) 特点：①神经刺激大，因手术靠近鼓膜附近，神经分布密集，对疼痛刺激敏感。②麻醉深度够深，钻骨及凿骨时声音及振动大，患者难以忍受。局麻效果较差，手术操作在中耳内操作，须辅助强化或分离麻醉。③麻醉要求甚高，以手术时刺激患者不躁动即可。

(2) 麻醉处理：①成人选局麻强化麻醉或全麻，小儿选全麻。②全麻行快速诱导、气管内插管，控制呼吸。③维持以异丙酚、芬太尼、地西泮等加深麻醉，患者在手术刺激下不躁动即可，术后清醒后拔除导管。

(3) 麻醉管理：麻醉医师离患者头部较远，且手术野被手术敷料单覆盖，气管内插管后，呼吸管理较方便，但应防止连接管脱落而发生意外。全麻不插管也可施行手术，但要特别注重呼吸道的管理。术前并发耳源性颅内并发症者，如局限性或弥漫性脑膜炎、脑脓肿及迷走神经炎时，应进行输液、抗生素等治疗。

7. 悬雍垂腭咽成形术麻醉　阻塞性睡眠性呼吸暂停综合征(OSAS)是指每小时睡眠呼吸暂停＞5 次，每次发作呼吸暂停＞10 s，伴动脉氧饱和度下降超过 4%，或每晚睡眠 7 h 中呼吸暂停＞30 次。而阻塞性睡眠性呼吸过浅过慢(OSH)是指睡眠中呼吸气流下降 50% 以上，持续时间＞10 s，且每小时发作＞15 次，伴有打鼾，伴动脉氧饱和度下降超过 4%。OSAS 和 OSH 患者都会因过度的努力通气而觉醒，使正常睡眠受干扰，致患者日间嗜睡和呼吸循环功能的改变。OSAS 和 OSH 是成人中常见的疾病，在中年男性和女性中的发病率高，分别为 4% 和 2%，其中 60%～90% 的患者合并肥胖。在全麻下施行悬雍垂腭咽成形术(UPPP)是效果满意的手术治疗方法。

(1) 特点：①全麻下行此种手术的死亡率高达 4.8%。②OSAS 和 OSH 患者气管插管比正常人困难。③拔管后气道阻塞的危险陡增高。④术后疼痛较重，但术后镇痛时上呼吸道梗塞的危险性增加，须紧急处理。⑤术中导管受压或脱落。

(2)病情评估：①潜在致死危险因素，肥胖是 OSAS 和 OSH 最重要的独立致病或危险因素之一。打鼾逐年加重，夜间从睡眠中憋醒，常合并循环、呼吸、中枢神经系统病变，一般合并有高血压、冠心病、心律失常、糖尿病、肺心病和红细胞增多症等。引起低氧血症和高碳酸血症，使患者发生 PAH 和高血压，严重时导致心室肥大和心功能障碍。夜间睡眠时 SpO_2 90%～94%或更低，并发脑血管疾病等，均为潜在的致死危险因素。②麻醉风险较大，UPPP 为部分患者治疗和缓解症状带来希望，但麻醉的风险和困难较大。麻醉处理不当，术中术后可危及生命。③对中枢抑制剂物很敏感。

(3)麻醉前准备：①麻醉前明确诊断，术前访视。明确 OSAS 或 OSH，是中度还是重度，有什么并发症，做好控制气道的充分准备。②身体处于最佳状态，并发症得到合理治疗，脏器功能处于正常、ECG 及有化验项目在正常范围，患者处于稳定期。③尽快解决气道通气，若 SpO_2<90%时，应术前行气管造口术，解除咽部梗阻和致命性窒息。④麻醉前用药仅以阿托品 0.5 mg，术前 30 min 肌注，不用镇痛药和镇静药。⑤麻醉技术和经验要全面，操作熟练、麻醉管理要准确、有效。⑥监测 BP、ECG 和 SpO_2 等。

(4)麻醉处理：因手术时间不长，也可用局麻下手术。但局麻满足不了手术要求，也不安全。选择气管内插管全麻。肥胖的患者气管内插管比正常人难，OSAS 患者气管内插管失败率为 5%，为正常人的 100 倍。①诱导是关键，尽快建立通畅气道。气道评估无困难者，快速诱导，控制呼吸，气管插管。高度评估插管困难者，采用清醒镇静插管。上呼吸道完善的表面麻醉和患者的配合是成功的关键。若有困难时采用纤维支气管镜明视插管，不失为一种减少插管损伤和意外的可靠方法。经鼻插管便于手术操作，但导管直径更细、技术难度大，呼吸道管理较困难，一般多选经口插管，对手术操作没有更大的影响。②维持以吸入 1%～2%恩氟烷或七氟烷，或 N_2O-O_2，或分次静注芬太尼，以阿曲库铵等肌松药分次静注维持肌松。③术毕沿手术切口缝线黏膜下注射地塞米松 10 mg。常规应用新斯的明、阿托品拮抗残余肌松药作用。在患者完全清醒后，持续抬头>5 s、最大呼吸时，动脉血 $PaCO_2$>34 mmHg，呼吸道通畅，呼吸和循环稳定后拔管。拔管后早期患者通气良好，送回病房。必要时以口咽或鼻咽通气管保持口咽部气道开放。

(5)麻醉管理：①预先充分给氧对于静脉诱导插管非常重要，因为 OSAA 患者功能残气量通常相对地减少，SpO_2 下降。喉镜显露声门时，患者应处于最佳的体位，即麻醉诱导前使患者处于最易吸入气体的体位，获得最佳的通气效果，即一人托起下颌，一人封住面罩，使气道内产生持续气道正压。清醒插管时，事先对咽喉部充分表麻，利于减轻插管不良反射，减少全麻用药量，减轻术后局部疼痛，使患者安静。②选用芬太尼、N_2O、阿曲库铵、异氟烷和七氟烷等短效易控药物，患者术后清醒快，不致因气道梗阻或气道分泌物阻塞而发生意外。不用麻醉性镇静镇痛药。③严密监测观察，密切注意导管和气道通畅情况，及时发现和处理气管受压、气管脱出等。④OSAS 患者术后主要危险是拔管后的气道阻塞。要严格掌握患者完全清醒后再拔管的指征，拔管后加强监测，密切注意呼吸的变化，及时处理呼吸困难。或将患者带管送入 PACU 或 ICU，进行一般时间的机械呼吸。若插管时面罩通气困难，气管插管难度大，手术时间长，手术损伤大，患者的肥胖指数大，中、重度 OSAS 等，及清醒后高碳酸血症、慢性肺疾病和肌营养不良等，术后不拔管。机械通气至病情稳定。常规准备气管造口包，必要时行气管造口术。凡清醒患者取半卧位或坐位,可减少腹腔内容物引起的膈肌压迫,减少上呼吸道阻塞。提高 SpO₂,尤其中、重度 OSAS。若患者术后 1～5 天均有低氧血症时,应调节吸入氧气浓度,如不能改变 SpO₂,则应送入 ICU 密切监护治疗。

8. 内耳手术麻醉　内耳手术均较大;如迷路造孔和鼓室成形术等重要步骤须在手术显微镜或手术放大镜下进行,要求患者绝对不能躁动;手术野要十分清晰,术野无血迹;处理迷路的手术操作也很精细等。

(1)麻醉处理:①局麻下手术切开,进入迷路步骤时,患者往往出现恶心、呕吐反应,甚至眩晕。辅助哌替啶,或氯胺酮,或氟哌利多等,防治恶心呕吐等不良反应。或以 2%利多卡因滴入手术野,或用利多卡因棉片贴敷,行表面麻醉,以加强镇痛。药液应加热,减少冷刺激给患者带来的恶心、呕吐及眩晕等不适。②全麻对患者有益。气管内插管可用快速诱导,或清醒插管。用静吸复合麻醉维持。麻醉不可过深,用浅麻醉维持即可,但要平稳,要求患者不躁动。因头部的轻微动度,即可对手术产生很大的影响。禁用 N₂O,因其可大量弥散进入鼓室,使鼓室压力迅升,遇鼓咽管狭窄者其压力可猛升至 385 mmHg,致鼓膜破裂。③为达到术野干净、无血迹,如无禁忌证,可用 SNP 输注,控制性降低血压,使血压处于正常低值状态,头高 15°即达到手术野清晰,便于手术操作的目的。

(2)麻醉管理:①辅助强化麻醉的患者变动体位时,应防止体位性低血压。②手术后管理,特别是术后拔管应十分慎重。充分吸除口咽腔及气管内分泌物;待患者恢复了吞咽、咳嗽等保护性反射,或完全清醒、无呼吸抑制时拔管。拔管后观察 10～15 min,无缺氧,气道通畅、循环平稳,可送回 PACU 或 ICU 或病房。术后要预防呕吐等并发症。

三、口腔颌面外科手术麻醉技巧

(一)特点

1. 手术复杂　颌面部主要为三叉神经分布区域,其神经的分布有明显的解剖标志,麻醉操作易达到完善的神经阻滞效果,故小手术绝大多数在神经阻滞麻醉下完成。但手术操作细微复杂,涉及范围广泛及手术时间冗长的必须在全麻下进行。

2. 手术操作与麻醉操作相互干扰　手术单覆盖手术野和手术操作的干扰影响,对麻醉的观察和管理增加了难度,只能依呼吸、BP、P、肌松程度、反射抑制程度等,来综合分析、判断麻醉深度。手术中呼吸道的分泌物清除很不方便,易污染手术野。麻醉机、监测仪等设备要远离手术区,以便于手术操作的进行。

3. 经鼻腔插管便于手术操作　有的患者颌骨发育差、口裂小、张口受限,若为肿瘤压迫呼吸道,如烧伤瘢痕、颞颌关节僵直和下颌骨骨折错位等病理生理异常,应用气管内插管全麻时,增加了诱导和经口腔气管内插管的困难,必须经鼻腔插管;若病变已在口腔内,也必须经鼻腔插管,以便于手术操作。

4. 凡是全麻必须行气管内插管　手术部位接近气道,有的患者术前已有不同程度的气道阻塞,手术切口血液可随时流入气道,若不行气管内插管,气道难以保持通畅,呼吸管理困难。

5. 口腔插管要带导管套囊　经鼻腔插管者,用细纱布条填塞咽喉部气管导管周围,以防止血液从导管周围流入气道内。当口腔内出血较多较剧时,将患者头部放低 15～

20°，以减少血液顺导管周围流入气道的量和误吸量。

6. 及时补充血容量　口腔颌面部血管丰富，若出血、渗血多时，要及时补充失血，补充血容量。术者要注意止血，防止休克。

7. 预防呕吐发生　口腔整形手术多，为防止切口感染，麻醉中、后应避免呕吐发生，围术期应有预防措施。

8. 免用抑制呼吸药物　当口腔颌面有肿瘤等阻挡或压迫气道而使气道梗阻时，麻醉前用药避免使用镇静药和镇痛药。

(二)麻醉处理

1. 麻醉前准备

(1)治疗并发症：注意对其他全身疾病的治疗。

(2)术前检查治疗应仔细：注意检查有无并存其他先天畸形。如先天性唇腭裂病儿，有无并存先天性心脏畸形；小儿应注意纠正营养不良，控制上呼吸道感染等。

(3)镇静和镇痛药要重：一般手术，因手术部位离大脑组织近、神经丰富、手术刺激大等，故镇痛和镇静药量要偏大。

(4)颠茄类药：绝对不能偏少，且量要偏大。

2. 麻醉选择

(1)局麻：一般手术可在局麻或神经阻滞下完成。如先天性唇裂修补术，成人行双侧眶下孔的眶下神经阻滞；上颌骨切除术，成人行同侧卵圆孔上颌神经阻滞；下颌骨切除术，可选同侧卵圆孔下颌神经阻滞等。

(2)全麻：对于创面过大、手术时间长、出血多的大手术必须选全麻。如癌肿根治术、小儿手术、呼吸道难以保持通畅的手术及整形手术等以全麻最安全。

3. 诱导　麻醉前评估气管插管困难者，采用清醒插管。认为面罩通气和气管插管都有困难者，应遵守 ASA 困难气道的处理原则，气管插管在患者清醒下施行。清醒插管是安全有效的方法。

(1)清醒插管的适应证：①口裂缩小或呼吸困难病例，包括颞颌关节强直、颜面软组织挛缩、下颌短小或下颌骨骨折、唇部肿瘤、舌体肥大或巨大肿瘤。②头颈部活动或头后仰受限病例，包括颈颏瘢痕挛缩及颈颊胸瘢痕挛缩、肥胖、颈部粗短、颈项部大肿瘤、颈椎关节僵直或颈部巨大肿瘤。③解剖变异病例，包括门齿过长、会厌短小或扁长、喉结过高及声门移位等难以显露声门。④气管移位病例，包括甲状腺癌根治术后瘢痕、甲状腺肿瘤及周围肿瘤挡住视线，使声门看不到。⑤呼吸道难以保持通畅者。

(2)经鼻腔插管适应证：经鼻腔明视(能张口者)或经鼻盲插管。适应证：①口腔小，张口受限，难以置入喉镜甚至导管入口内者。②巨大肿瘤，包括颌面部肿瘤和咽喉部囊肿。③局部瘢痕：包括严重颈颏、颌颏胸部挛缩。④颞颌关节强直，使张口受限，不能获得良好的声门显露。⑤颈项部病变：颈椎关节僵直或颈部巨大肿瘤。

(3)清醒经鼻插管困难病例处理：对已有多次插管失败的病例，手术应延期进行，也可采取如下处理：①用纤维喉镜或纤维支气管镜明视下插管，可减少插管损伤和意外。②手术干预，局麻下行手术松解瘢痕组织后插管，颈部就可充分后伸，表麻下气管内插管。③麻醉前先行气管造口术，插入气管导管控制气道后再行麻醉。

4. 维持　多以静脉复合麻醉或静吸复合麻醉维持较理想。

(1)静脉复合麻醉：多以神经安定镇痛、异丙酚等复合。

(2)静吸复合麻醉：以恩氟烷、异氟烷辅助吸入，或 N₂O 吸入效果好，麻醉维持平稳。

5.控制性降压　对于估计手术出血多、手术大，时间长的手术患者，以 SNP 静脉输注，配合控制性低血压麻醉，以减少出血量。

(三)麻醉管理

1.体位　头后仰过久，易出现颈内静脉高压现象，使术中出血增多。

2.拔管　术后患者清醒后，通气量满意，咳嗽、吞咽反射恢复、能半卧位时，为拔管时机。先彻底吸净口腔内和气管内分泌物，取出咽腔内纱布条，拔除导管。拔管后无缺氧、无发绀者，送回 PACU 或 ICU 或病房。

3.术后并发症　术后防治气道梗阻和呕吐等并发症。

(四)常见手术麻醉

1.先天性唇裂修补术麻醉　成人选神经阻滞，小儿以基础麻醉加局麻为宜。多见于小儿。

(1)麻醉前准备充分：具有小儿麻醉、颌面及口腔内麻醉的特点。常规体检、称体重、胸透、化验及心电图检查等准备外，还要重点准备：①控制气道炎症，当气道有炎症时，应激性增高，麻醉的危险性增高，为麻醉绝对禁忌。应给抗生素，控制炎症后再手术。②麻醉前禁食 6 h，禁饮 4 h。备吸引装置，处于最佳功能状态，以防呕吐后造成误吸。③肩下垫薄枕，保持头略后仰手术体位，以保持呼吸道通畅，又可防止术中出血流入气管内，局限在口腔内，便于吸出。④术前阿托品 0.02 mg/kg，或东莨菪碱 0.006～0.007 mg/kg 肌注，减少气道分泌物，确保气道通畅，对抗迷走神经的兴奋作用。

(2)基础麻醉：小于 3 岁儿，以硫喷妥钠或氯胺酮肌注基础麻醉下，配合完善的局麻。用 0.25% 布比卡因或 1% 利多卡因加 1:40 万肾上腺素双侧眶下神经阻滞，每侧 2 ml，共 4 ml，鼻小柱 0.5～1 ml。布比卡因总量<2 mg/kg，利多卡因<5 mg/kg。术中分次静注或肌注氯胺酮，维持麻醉。大于 3 岁病儿身体发育较强壮，单独基础麻醉效果较差，辅助哌替啶 1 mg/kg，可取得满意效果。

(3)静脉复合麻醉：以氯胺酮 2 mg/kg 静注的同时，辅助异丙酚 4～15 mg/(kg·h)，局麻药如基础麻醉用量。尤其用于大于 3 岁身体强壮者。

(4)重度唇裂手术：小于 3 岁病儿，可经口插入较粗的导管，不影响通气。5～6 岁以上病儿可经鼻腔插管。

(5)麻醉管理：加强麻醉管理，减少并发症，增加术中安全性。应做到：①预防术中误吸，尽量不要使血液流入咽部，而发生喉痉挛，或气道阻塞。术者予以配合，吸出口腔内的血液；头低位，以免血流流入下呼吸道。②胸前用听诊器听诊，观察指甲、口唇及伤口流血的颜色，将经验管理和现代监测技术相结合，细心观察。

2.先天性腭裂整复术麻醉　从麻醉安全角度来讲，以 5～7 岁病儿手术较为安全。但目前多为 3 岁左右，若从病儿语音发育上讲，趋向于 2 岁学语前手术好。手术是唯一修复治疗方法。

(1)麻醉前准备：同先天性唇裂修补术。

(2)气管内插管：小儿多不合作，肌注氯胺酮 4～8 mg/kg，基础麻醉后，建立静脉通道，静注咪唑安定 0.1～0.3 mg/kg、芬太尼 3～5 μg/kg、维库溴铵 0.1 mg/kg，控制呼吸后插管。①经口气管内插管：小于 5 岁病儿气管细，经鼻腔插管的导管很细，影响通气；婴幼儿鼻腔黏膜嫩脆，血管丰富，易损伤出血；鼻出血使手术操作不便；且导管不易固定，左右移动容易脱出或造成喉水肿。②经鼻插管：6～7 岁病儿鼻腔较大，导管易固定且牢靠，方便手术操作。但导管细、内径细，影响通气。

(3)麻醉维持：①分次静注氯胺酮 2 mg/kg、地西泮 0.2 mg/kg 或咪唑安定 0.1～0.3 mg/kg，保留自主呼吸，以细导管经鼻给氧，顺利完成手术。②吸入异氟烷或恩氟烷，间断静注氯胺酮、维库溴铵，控制呼吸。或以吸入麻醉为主，间断静注芬太尼维持，控制呼吸。③吸入 60%N_2O 加 40%氧，恩氟烷紧闭吸入麻醉，调整恩氟烷的吸入浓度，维持适宜麻醉深度，结束手术前 20 min 停吸恩氟烷，手术结束停吸 N_2O，吸纯氧至病儿清醒。

(4)麻醉管理：为方便手术操作，麻醉医师远离病儿头部，给呼吸管理带来不便，且术中操作损伤、器械压迫舌根、血液和口腔分泌物易堵塞气道。应注意：①咽腔填塞：无论是经口还是经鼻置管，咽腔均要填塞油纱布条，以隔离口腔和气道。②保持气道通畅：呼吸管理是关键。将病儿头位稍放低，及时吸出口腔分泌物；仔细监测 SpO_2、HR、BP；时刻判断呼吸道是否梗阻。若出现 SpO_2 下降，或呼吸困难，要查清原因，及时处理。③预防喉水肿，常规静注地塞米松 5 mg，预防喉头水肿及舌体受压肿胀所致的拔管后呼吸困难；选择比估计小一号的导管，以减少插管损伤喉头、气管而致喉水肿。④拔管指征要严，通气正常、吞咽、咳嗽反射恢复，呼之能应，无气道梗阻和缺氧，可拔管。拔管后观察 10 min，无异常送 PACU 或 ICU 或病房。

3.口腔恶性肿瘤与颈淋巴结清扫术麻醉　手术创伤较大，失血较多，手术时间长；双侧颈内静脉易受阻，颅内压可增高。需选全麻、降压、降温麻醉。术中温度降至肛温 30～34℃。配合脱水药及激素的应用，将 ICP 降低，减轻脑水肿。延至术后 1～2 天常规行脑脱水和激素治疗。

(1)气管内插管：需要经口、经鼻，或经气管造口插入气管内导管，气管造口可在局麻下完成，以保证气道通畅。气管导管套囊以低压充气，或咽部用油纱条填塞，以隔离口腔和气道，防止导管脱出，也防止伤口出血顺导管流入气道。

(2)麻醉管理：可保留自主呼吸。等量补充术中失血，保持静脉通道畅通。术毕取出咽腔填塞物，吸净口腔鼻腔和气管内分泌物。拔管原则同头颈部大手术。

四、颈部手术麻醉技巧

(一)特点

颈部手术可在颈丛阻滞麻醉下简单、安全地完成。但对颈前巨大肿物压迫气道或已有气道梗阻者，或施行广泛的颈深部手术时则需行全麻。

1.气道难以保持通畅　病变因素及手术操作因素，使气道内径变细，甚至完全梗阻，造成气道梗阻。麻醉中不易维持气道通畅。

2.声带麻痹可致窒息　若颈部手术损伤双侧喉返神经，导致声带呈内收型麻痹，声门闭合，气流不通，立即发生窒息。

3.拔管后气道易梗阻　气管内全麻时，因颈部手术操作反复牵拉气管，或手术体位的变动，可造成黏膜损伤。术后声带水肿，压迫气管引起黏膜坏死，故拔管后易出现气道梗阻。

4. 拔管后气管软化窒息 有的肿瘤长期压迫气管，使气管壁软化。肿瘤切除后，失去支撑组织而塌陷，拔管后发生窒息。若在拔管后，各种反射恢复或患者清醒后，仍有呼吸困难，应怀疑有气管软化，需立即再次插管，或在手术台上行气管造口术，以策安全。

5. 术中出血多 颈部血运丰富，手术体位又常用头后仰卧位，使静脉回流受阻影响，出血即增多。术中术者注意彻底止血，补充失血量，术后以免发生血肿压迫气管导致窒息。

6. 防治局部反射 广泛的颈部手术，刺激颈动脉窦、体的压力感受器，反射性干扰循环，出现心率过缓、血压剧降、呼吸减慢及脑内血流减慢。麻醉应及时发现，准确处理。

7. 做好大量输血的准备 颈部手术中有意外大出血的可能，如术中误伤大静脉，断端回缩，难以找到出血点止血，短期内出现失血性休克、严重低血压，甚至心跳停搏，极度危险，术中应行大量输血。

8. 防治静脉气栓和栓塞 颈部手术损伤静脉后，因胸腔的负压吸引作用，静脉壁与颈筋膜粘连牵拉，使静脉裂口不易闭合而发生气栓或栓塞。当颈后仰过度时，自主呼吸强烈，应注意气栓和栓塞的发生。

(二)麻醉处理

1. 麻醉前准备

(1)治疗并发症：对全身并发症予以治疗，如呼吸道感染，应控制感染后手术较安全。

(2)提高对麻醉和手术的耐受力：加强营养，纠正病理状态，如纠正贫血、低蛋白血症等。

(3)维持正常的呼吸循环功能：如控制肺部感染、补充血容量、纠正电解质紊乱。

(4)全面检查：颈、胸部 X 线正侧位片及 CT 片以了解气管受压、移位、管腔狭窄部位及大小、心肺有无异常改变。对气管移位者应作 MV 摄片、气管断层摄影等检查，了解有无气管软化；声音嘶哑者应作间接喉镜检查，了解声带情况。常规检查电解质、心电图、肺功能和血气分析等。

2. 诱导 对于无呼吸困难、无气道压迫的慢性患者，如复杂的甲状舌骨瘘、恶性癌肿等手术，可选颈丛阻滞麻醉，而对广泛淋巴结清扫术、颈部外伤血流流入气道而致气道梗阻者，可快速诱导，气管内插管。吸出呼吸道积血和分泌物，控制呼吸，保持气道通畅。对有呼吸道压迫、气管移位、气道内经变窄、喉头解剖关系已改变或呼吸困难者，应清醒插管。

(1)清醒插管：麻醉前镇静药和镇痛药均减量或不用，以免加重呼吸困难。患者清醒，自主呼吸和咳嗽反射存在，有克服呼吸阻力的能力。

(2)插管途径：争取经口明视插管，可减少损伤。对经口明视显露声门困难者，可经口盲探，或经鼻腔盲探插管。

(3)导管选择：一般要比估计管号小一号的气管导管。将导管通过狭窄区气道下 1～2cm。导管质量应有韧性，或用金属螺纹防压导管，以防导管术中受压后内径变窄。

(4)拔管：清醒后，咳嗽、吞咽反射恢复后，应先将导管退至气管受压部位上方，若发生极度呼吸困难，则应将导管插入，直至施行气管造口完成，吸净分泌物后拔导管，经气管造口插入气管切开导管。正常拔管后未有呼吸困难者，在转送中应有气管造口包准备，以防万一。

3.维持　无呼吸困难和气道受压者，可用任何全麻药。要注意术后清醒快、恶心呕吐少。对气道有梗阻或肺部常有炎症者，以对呼吸道黏膜刺激小的吸入麻醉药或静脉麻醉药为宜；用麻醉后清醒快、术后无恶心呕吐及术后反应小的麻醉药。

4.麻醉管理　其重点是保持呼吸道通畅。

(1)急救准备：麻醉前应做好抢救用具、药品及输血的准备，保持两条静脉通路。

(2)维持适宜的麻醉深度：一般在浅麻醉下手术，不必过深。

(3)加强监测。

(4)积极抢救和处理意外：颈部重大手术，可能造成胸膜破裂，出现气胸、大出血或迷走神经反射性血压下降、心律不齐，甚至心跳骤停，均须暂停手术，积极抢救和处理。

(三)常见手术麻醉

1.特点　以颈部外伤为例。

(1)一般为开放性：严重伤及喉、气管、食管、动静脉和神经等，有大出血、空气栓塞、纵隔气肿及血液误吸而窒息；闭合性可出现血肿、皮下气肿、休克或呼吸困难等。

(2)抢救性麻醉：麻醉配合抢救复苏、气管插管、液体复苏、抗休克、边复苏边抗休克边手术。

2.麻醉选择　根据外伤的部位、范围，手术的范围和要求、患者的具体情况选择。

(1)局部麻醉：局部麻醉下气管造口、动脉损伤结扎缝合等。颈丛阻滞麻醉下行颈部外伤、气管断裂伤修补术，术中适量辅助芬太尼等，局部麻醉患者清醒合作，术后恢复快。

(2)全麻：对颈部大动脉、大静脉损伤的修补、创伤严重复杂病例的清创，或血管吻合、结扎颈内或颈总动脉术等。

3.麻醉管理　其重点是麻醉平稳、维持血压和防气栓。

(1)保持气道通畅：首先要采取一切措施挽救生命；吸氧；注意加压包扎颈部对呼吸的不利影响。必要时辅助呼吸，使 $SpO_2 \geqslant 96\%$。

(2)止血和输血：颈部血运丰富，外伤后出血多，术者要彻底止血；以等量输血等措施预防和治疗休克。开放 2 条畅通静脉。

(3)脱水：合并肺、脑损伤者，在确认无活动性出血后，应用甘露醇等脱水药脱水。

(4)加强监测：常规监测 BP、P、SpO_2、ECG 等。

(5)麻醉平稳：麻醉以平稳、安全为主；机械通气保证有效通气量，麻醉药量酌减，以维持血压，防止气栓形成。

(马鲁华、肖作珍)

第二节 泌尿外科手术麻醉技巧

一、特点

(一)麻醉对肾的影响

1. 麻药对肾的毒性　如甲氧氟烷损害肾小管。

2. 肾脏对麻醉药的排泄　肾对水溶性或低脂溶性麻醉药易排泄。正常肾对排出麻醉及其代谢产物无影响。肾功能受损时，经肾排泄的三碘季胺酚等部分非去极化肌松药、巴比妥、新斯的明、阿托品、洋地黄等药效延长，药物毒性显著或不良反应加重。不同麻醉药或麻醉方法对肾的作用为：高平面腰麻，平面达胸 1～2 时，肾血流量约减少 18%；若收缩压下降 20%，尿量则减少 86%；而硬膜外麻醉时，血压下降同样幅度，而尿量反而增加；硫喷妥钠用后，尿量减少或无尿，与抗利尿激素的增加及肾小管功能抑制有关；氯胺酮使肾血流阻力增加，肾血流量就相对减少；N_2O 浅麻下，交感活跃，肾血管痉挛；镇痛药使肾血流减少。

3. 麻醉技术对肾的影响　缺氧时肾血流减少，高压氧时肾血流减少 45%；当二氧化碳复吸相当 30% 的浓度时肾血流降低 25%～60%。失血、脱水失液使血压下降；升压药使肾血流量降低，甘露醇使肾血流增加 31%。

(二)肾功能评估

1. 尿　尿量及尿的质量反映肾功能情况。

(1)尿量：1000～2000 ml/d，<450 ml 为少尿；<30 ml 为无尿。>2500 ml/d 为多尿性肾功能衰竭。

(2)尿比重：1.015～1.020 为正常肾功能，1.010～1.012 为肾功能不全。

(3)尿渗透压：600～6000 mmol/L 为正常值。尿渗透压与血浆渗透压(280～310 mmol/L)之比<1.7，为轻度至中度肾功能受损；其比值<1.1 为重度受损，经常出现，为肾疾之兆。

(4)尿有形成分：尿蛋白、血球、管型尿示有肾疾。

(5)尿浓缩试验：正常值>1.022；尿渗透压>1000 mmol/L。比重 1.010～1.012，<1000 mmol/L 示。肾功能异常值。

2. 血液检验反映肾功能情况。

(1)BUN：正常值 3.2～7.14 mmol/L，<10.7 mmol/L 示轻度损害；10.7～35.7 mmol/L 示中度受损；>35.7 mmol/L 为重度损害。

(2)血肌酐(Cr)：正常值 61.88～132.6/lmol/L；176.8～265.2 μmol/L 轻度受损；265.2～707.2 μmol/L 中度受损；>707.2 μmol/L 重度受损。

(3)血钾(K^+)：正常值 4.1～5.6 mmol/L；5.6～6.0 mmol/L 轻度受损；6.0～6.5 mmol/L 中度受损；>6.5 mmol/L 重度受损。

(4)碱剩余(BE)：负值减少，为代谢性酸中毒，说明肾受损。正常值±4 mmol/L，>-8mmol/L 轻度受损；-8～-15 mmol/L 中度受损；<-15 mmol/L 重度受损。

(5)内生肌酐清除率(Cr)：代表肾小球滤过率，可作肾损害的定量检测。正常值 80～125ml/min；50～80 ml/min 轻度受损；10～50 ml/min 中度损害；<10 ml/min 重度受

损。

(6)酚红排泄试验(PSP)：15 min 时，25～40 ml/min 为正常值，15～25 ml/min 为肾轻度受损；10～15 ml/min 为肾中度受损；<10 ml/min 为肾重度受损。

(三)肾功能严重受损症状的临床意义

1.高血压　体内水分潴留不能排出，导致充血性心力衰竭、肺水肿、脑血管病及冠心病。

2.贫血　红细胞减少，寿命缩短，携氧能力减低。

3.出血倾向　血小板功能低下，易出血。

4.感染　免疫力降低，容易感染形成败血症。

5.电解质失衡　电解质失衡主要表现症状为：

(1)低钠血症：因体内潴水，将钠稀释，严重时水中毒。

(2)高钾血症：肾排钾减少，代谢性酸中毒致组织释放钾，出现心律失常。

(3)低钙血症：肠吸收钙有障碍，维生素 D 的活性化障碍。出现继发性甲状旁腺功能亢进。

6.代谢性酸中毒由于酸性代谢产物不能由肾排出，肾小管再吸收 HCO_3 功能障碍，表现为呼吸深大。

二、麻醉选择

(一)椎管内麻醉

1.腰麻用于膀胱、外生殖器的手术，适宜用中、低位腰麻，麻醉效果满意。术中控制好血压，术后防治头痛并发症等。

2.硬膜外麻醉适用于所有泌尿外科手术，国内应用广泛。

(1)肾手术麻醉用药量要足，麻醉范围胸 6～腰 2，麻药浓度要高。

(2)广泛肾及输尿管联合等手术麻醉，采用两点穿刺两管法，以保证麻醉范围在胸 4～腰 2，用药量要足，用药浓度要高，上、下两管调节用药。

(3)输尿管上段手术麻醉同肾手术麻醉，用药特点是量足、高浓度。

(4)前列腺手术麻醉，需两点穿刺两管法，麻醉范围要达胸 10～腰 4。

(5)膀胱及结肠代膀胱手术要选择好穿刺点，用药量要足、浓度较高。

3.腰硬联合麻醉(CSEA)　宜用于泌尿外科的肾脏移植、前列腺摘除等手术。

4.骶麻或鞍麻　适用于外生殖器手术及膀胱镜检查手术。

(二)全麻

全麻是泌尿外科手术最适宜的麻醉方法之一，适用于手术时间长、手术复杂、心肺功能较差、术中血流动力学变化较大的严重疾病患者的手术麻醉；或用于硬膜外麻醉禁忌者；或患者不合作者手术麻醉。

三、常见手术麻醉

(一)前列腺手术麻醉

1.适应证　前列腺手术包括经膀胱前列腺摘除及经尿道前列腺电切术等。

2.特点

(1)病情评估：前列腺增生肥大或前列腺癌患者多为老年人，多伴有老年退行性病变和尿道梗阻而继发肾功能损害。甚至并发尿毒症而昏迷。

(2)治疗并发症：所并发的老年病，如高血压病、糖尿病、心脏病、贫血、低蛋白血症及水电解质紊乱等，麻醉前应积极治疗，使患者身体处在最佳状态下手术。

(3)麻醉前准备：禁食 12 h、空腹、防止呕吐误吸。

(4)做好大量输血的准备：经膀胱前列腺切除术出血较多，或前列腺癌手术会有意外出血。麻醉前应做好大量输血的准备，术中要适量补充全血，术中止血要彻底。有报道在前列腺摘除后将过氧化氢溶液倒入膀胱内止血效果较优。

3. 麻醉处理

(1)麻醉选择：硬膜外麻醉是前列腺手术最常用的麻醉方法，基本可满足手术要求。硬膜外麻醉禁忌的患者，腰椎畸形、黄韧带钙化和严重骨质增生的患者，或不合作者选用全麻。

(2)硬膜外麻醉，老年人用药应少量分次注药。

4. 麻醉管理

(1)防治急性水中毒：急性水中毒是经尿道前列腺电切术的严重并发症。前列腺电切术，需要大量的灌注液。现用 5%葡萄糖液，或山梨醇及甘露醇合剂(山梨醇 2.7g 或甘露醇 0.54g/100 ml 溶液)，或 1.5%甘氨酸液等。这些低渗液体，可通过前列腺创面或膀胱内黏膜吸收入血循环中，有报道对灌注液吸收达 10～30 ml/min，吸收后大量入血，造成低钠性水中毒，也称低渗性综合征。水中毒时血液稀释、低钠血症、血浆蛋白渗透压下降及间质水肿。细胞外液增加，脑细胞增加、颅内压升高。表现为头痛、嗜睡、烦躁、胸闷、呼吸困难、SpO_2<95%，进而昏迷、癫痫样痉挛，有肺水肿时，低氧血症；心功能不好的患者出现循环衰竭。查血电解质表现 为明显的低钠。根据临床表现和低钠即可确诊。即用 3%～5%氯化钠 6～10 ml/kg，以 100～200 ml/h 输注；紧急时可用 10%氯化钠缓慢静注。利尿药脱水利尿；同时暂停灌注液和手术；用强心药；有低血钾时从静脉补充 KCI；有酸中毒时用碳酸氢钠予以纠正；有严重高血糖时，可在输液中加入适量的胰岛素降低血糖，但要注意避免出现低血糖。

(2)液体管理：以 10 ml/kg 输注速度补液，在一般前列腺手术，要预防输液量不足，而前列腺电切术，应适当限制液体。出血量不好准确估计时，测定血色素，以判断出血量，指导输血。若患者体质差、年龄大、有出血时，要及时输血。出血量>500 ml 或 Hb<100 g，应及时输注红细胞悬液；若出血量>1000 ml 宜输全血，或输入红细胞的同时适当输入血浆，避免出现低蛋白血症。

(3)手术后出血：前列腺癌手术后，容易出现严重出血，因此病纤维蛋白溶酶原生成增多，使溶纤维蛋白活性增强的缘故，应注意防治。

(4)术后镇痛：前列腺手术后的膀胱内新鲜创面，被肾分泌的尿液浸渍刺激后，会发生膀胱痉挛性疼痛，患者表现为大汗淋漓、十分痛苦，故术后镇痛很有必要。①硬膜外术后镇痛，因用药量少、镇痛效果好、副作用小、对神志影响轻等优点而被临床广泛选用。镇痛液为吗啡 6 mg 加布比卡因或罗哌卡因 200 mg 加氟哌利多 2.5 mg 加入生理盐水 100 ml 中，作为维持量，48h 内输注完(机械泵)，首剂负荷量吗啡 2 mg 注入硬膜外腔后，连接止痛泵。也可选用芬太尼 0.05 mg 为首剂量，注入硬膜外腔后，接着输入布比卡因或罗哌卡因 200 mg 加芬太尼 0.5 mg 及氟哌利多 2.5 mg 加入 100 ml 生理盐水中，48 h 泵入。②静脉术后镇痛泵，因用药量较大，患者呈睡眠状态，副作用也较大。如用芬太尼静脉机械泵输注，即芬太尼 0.8～1 mg 加氟哌利多 2.5 mg 加入生理盐水 100 ml 中，48 h 内输注完。

(二)急性肾功能衰竭患者手术麻醉

1.病情评估　急性肾功能衰竭患者择期手术应禁忌，急症手术危险性很大，应提高警惕，以防万一。

2.麻醉前准备　因急症手术时间紧迫，要抓紧时间认真准备。

(1)纠正低血钾：血钾要调整在正常范围。

(2)心电图要正常：如异常，应行血液肾透析。

(3)及时补充失血：防止低血容量。

(4)纠正心衰：心衰患者应先积极纠正心衰，心衰控制后再行麻醉和手术。否则为绝对禁忌。

3.麻醉处理　因有高危险性，故应准确选择麻醉。局麻药都从肝代谢离解，对肾无害，可选用。即硬膜外麻醉、低或中位腰麻、神经阻滞或局麻均可适用；全麻药除 N_2O 及氟哌利多外，都对肾功能有影响，均避免应用。

4.麻醉管理

(1)维持血循环稳定：及时纠正低血压；心律失常及时予以纠正；及时补充失血，防止低血容量。因低血压、血容量不足等都会加重肾损害。

(2)及时供氧：加强呼吸管理，保持呼吸道通畅，防止缺氧，因缺氧会加重肾损害。

(3)预防感染：全部操作用具必须无菌，遵循无菌操作原则。

(4)硬膜外麻醉：防止辅助用药对血压的影响及注意出血倾向患者可能造成硬膜外血肿。

(5)全麻：急症手术选用全麻，以氟哌利多 2.5 mg、芬太尼 0.05 mg、硫喷妥钠 150 mg 静注，吸氧去氮，表麻下气管内插管。维持麻醉以 $N_2O：O_2＝3：2$，或氟芬合剂 1/2 分次静注、潘库溴铵 2～4 mg 静注维持麻醉。

(6)加强监测：常规监测 ECG、BP、CVP 和尿量，及时了解血钾、少尿和无尿情况，以便及时处理。

(7)液体管理：在 CVP 指导下谨慎输液；少尿和无尿时用利尿剂治疗；如血钾增高时，应立即静注 25%GS 250 ml 高渗糖液、胰岛素 10～20 U 加 5%氯化钙 20～50 ml 缓慢静注、碳酸氢钠 50～100 ml 缓慢静注处理，或透析，使血钾降至正常或以下。

(三)肾切除术麻醉

1.病情评估　了解肾病情况、病肾大小、与周围组织器官的关系，病侧肾为脓肿、囊肿、结石或肿瘤，做好术中相应处理准备。健侧肾功能是否良好、功能受损的程度等应予以了解。为术中保护肾功能，维护水电解质、酸碱平衡做好思想准备。

2.治疗并存病　纠正心肺功能、贫血、低蛋白血症及凝血功能障碍，待病情稳定后再手术。

3.麻醉处理

(1)麻醉选择：全麻可保证患者安全，为手术操作创造有利的条件。健侧肾功能良好者可按一般方法麻醉诱导。诱导不要用对肾功能影响和有害的药物。可用氟哌利多、芬太尼、异丙酚、阿屈可林等。以异氟烷吸入、静脉微泵静注异丙酚维持麻醉。硬膜外麻醉用于肾切除术对呼吸循环影响较小，穿刺点取 T11～12 或 T12～L1，向头端置管，平面达 T_4，可得到较好的麻醉效果。用 1%利多卡因加 0.375%布比卡因或 0.5%～1%罗哌卡因，辅助用药可用哌替啶等。

(2)麻醉管理：①呼吸管理要保持气道通畅，及时清除气道的分泌物，防止支气管痉挛；根据 SpO_2、$P_{ET}CO_2$ 或血气分析调整通气量，避免缺氧和二氧化碳蓄积。②监测心电、CVP，保证畅通输血补液通道。防止出现严重高血压、休克及使用大剂量的血管收缩剂，注意维护肾功能。

(3)术后镇痛管理：硬膜外术后镇痛多选，有镇痛外用药量小、镇痛效果好、对患者的神志影响小等优点。有时也选用静脉术后镇痛，具体方案见前列腺手术麻醉后镇痛。

(马鲁华)

第三节　门诊手术麻醉技巧

一、特点

(一)门诊手术麻醉得到长足发展

1.控制医疗成本的需要　门诊手术价格合理又得到最佳的治疗效果。门诊手术麻醉已成为麻醉学的重要课题之一。

2.短效、超短效麻醉药出现的结果　因为异丙酚、雷米芬太尼等麻醉药起效快、作用时间短、手术结束后即清醒，导致了门诊手术麻醉的大量增加。

3.门诊手术麻醉数目增加　美国门诊手术麻醉占麻醉总例数的30%～50%。且70%的手术都在门诊进行。包括外科手术麻醉、人工流产手术麻醉、各种内窥镜(胃镜、肠镜、膀胱镜、支气管镜、宫腔镜等)检查的麻醉，以及心导管检查、脑血管造影和拔牙的麻醉等，通过完善的麻醉，可使患者绝对安静，保证手术和特殊检查顺利进行，取得准确的检查治疗效果。

4.麻醉器械的发展是门诊手术麻醉发展的前提　除麻醉药的超短效进展外，麻醉机、监护仪及喉罩等确保患者呼吸道通畅的麻醉器械的进步是门诊手术麻醉大规模开展的前提。如喉罩的使用不需要气管内插管，可保证患者呼吸道通畅，使门诊手术麻醉安全进行。

(二)麻醉方法因人而异

1.成人　成年患者大多数诊断检查均可在黏膜表面麻醉、局部麻醉下完成，或辅助地西泮、氟哌利多等完成。部分患者选用镇痛药芬太尼加安定药咪唑安定，或异丙酚，或异丙酚加芬太尼静脉麻醉完成。主要用于精神紧张者或手术操作镇静镇痛需要。

2.小儿　在基础麻醉或全麻下进行。

(三)麻醉工作环境特殊应重视防护

1.暗室环境　诊断性检查的麻醉多在暗室中进行，不安全因素多，能见度差，对观察患者病情或麻醉操作造成不便、不利，对麻醉技术及麻醉医师水平要求较高。

2.高压电环境　诊断性检查有的要在 X 线暗导引下进行，X 线机为高压电装置，一旦漏电，对人体危险性大、危害性也大；麻醉时禁止应用易燃易爆全麻药。

3.重视防护　麻醉中麻醉医师要观察病情，不能离开患者，故在 X 线曝光瞬间也要和患者一样接受相当量的 X 线辐射，对机体造血细胞或性腺细胞产生损害，故必须重视防护。

4.抢救工作不方便　麻醉工作环境为治疗室、工作间等，面积小，一旦发生麻醉意外，会妨碍麻醉工作或抢救复苏的顺利进行。

5.备好设备和监测装置　检查或手术的麻醉中要维持呼吸循环的稳定。注意手术体位对呼吸循环的干扰，体位不好也影响检查和治疗的效果，甚至会导致气道阻塞等意外，应予以防范和处理。术前备好急救、气管内插管、心肺复苏及监测的设备等。

6.增强环保意识　若使用吸入麻碎药，检查室的空气可被吸入麻醉药严重污染，应予以注意。

（四）预防不良反应和严重意外危险的处理

1.预防造影剂不良反应　造影剂可引起不良反应，约有 5% 为严重反应，要注意预防治疗。

(1)心血管反应：表现为心肌收缩力抑制。CO 减少、BP 降低、HR 减慢和心肌缺血等。以造影剂的浓度、电解质含量和渗透压等决定其严重性；还与造影剂的容积和注射速度有关，大量快速注入造影剂，使血容量骤然升高，甚至诱发肺水肿；当主动脉造影时，造影剂大量进入冠状动脉，可直接抑制心肌收缩力而致低血压和心动过缓；脑血管造影时，快速注入造影剂可引起迷走神经反射性低血压和心动过缓。

(2)药物反应：造影剂与某些药之间相互存在不良反应。如用洋地黄的患者，用泛影葡胺钠可导致洋地黄样的心律失律；而醋碘苯酸钠可增强巴比妥类睡眠作用而引起苏醒延迟。

2.预防诊断、检查和手术操作误伤　诊断检查中可有一定的副损伤，应预防和处理。

(1)脏器穿孔破裂：如食管镜、胃镜、直肠镜等检查中，有可能引起脏器穿孔破裂意外。

(2)血管壁损伤：心导管动脉穿刺或导管插入有可能引起血管壁损伤或严重出血；也可引起气栓、严重心律失常和感染等意外。

(3)动脉瘤破裂：当主动脉造影时，如加压注射造影剂，可导致主动脉瘤破裂的严重后果。

（五）适应证的掌握

1.原则　如何判断患者是否适合门诊手术，现有的文献及标准指南不多。适应证不断扩大，不适合门诊手术的患者种类越来越少。

2.适应证　适用于各年龄组患者，包括老年人，ASA 3～4 级患者，采用术前评估系统严格筛选。决定患者适应门诊手术的因素有：

(1)患者身体健康：全身情况健康良好，属 ASA 1～2 级。如为 ASA 3～4 级，其内科并存的疾病得到良好的控制，术前稳定的并发症并不影响术后并发症的发生率。并进行简单的门诊手术。

(2)手术时间<2 h。

(3)术后并发症发生率低：术后不会发生手术出血、气道阻塞、排尿困难或软组织肿胀压迫肢体血运等。

(4)术后恢复快：术后无禁忌早期下床活动的手术。

(5)能配合及理解者：即患者及其成人陪伴亲友对"术前及术后护理指导"有充分理解能力者。

(6)年龄太大：因年龄太大术后易并发呼吸系感染、排尿困难、心脑血管意外或暂时性精神病者，不宜列为适应证对象。新生儿或小婴儿仅可施行表浅手术为妥。

3.禁忌证　不适合门诊手术麻醉者为：

(1)全身情况不稳定患者：即 ASA 3～4 级病情不稳定者。

(2)恶性高热患者：有恶性高热病史或疑有可能发生恶性高热的患者。

(3)高危婴儿：包括早产儿，仍有窒息、呕吐、喂养困难、生长发育迟缓、有呼吸窘迫综合征，有已插入气管内导管并行机械通气的婴儿，呼吸道发育异常，或<6 个月婴儿。

(4)精神病或社会心理问题者：如未控制的癫痫患者，不愿接受门诊手术治疗的患者，或不愿听指导者。

(5)病理性肥胖或重度睡眠性呼吸暂停患者：合并有心、肺、肝或肾的病理性肥胖及严重睡眠性呼吸暂停者应住院治疗。

(6)服用 MAO 抑制剂患者：由于服用 MAO 的患者麻醉中循环功能难以维持稳定，择期手术患者停药至少 10～14 天。

(7)家中无人陪同及无监护人者。

(8)急性吸毒者：吸毒者接受麻醉时有易发生难以处理的心血管反应。

二、麻醉处理

(一)麻醉的要求

1.总原则

(1)解除患者痛苦和不适。

(2)尽可能避免麻醉原因对检查结果正确性和手术效果的干扰因素。

(3)麻醉药、麻醉器械及麻醉方法要适应诊断性检查的环境。

2.麻醉效果确切、镇痛完善，作用时限可控性强。

3.麻醉诱导迅速，不良反应少，尽可能不出现或少发生生理紊乱，代谢快，早苏醒。

4.安全　对重要器官无不良影响，病理生理变化对药代动力学影响轻微。

5.麻醉后无恶心呕吐，能较舒适地离开门诊。

(二)麻醉的条件

1.有资格的麻醉科医师参加。即有临床经验的麻醉医师，尤其是对于危重病患者。

2.技术装备应便于给药，有监测器械和仪器。

3.手术操作熟练　术者的手术操作达到熟练水平，手术时间越短越好。

4.有成人家属陪同。

5. 交通电讯方便便于联系。

(三)麻醉前准备

1. 麻醉前评估　门诊手术量的持续增长使麻醉医师开始担当新的角色，即不仅关心如何给患者好的麻醉，还要掌握医疗服务技巧。

(1)有经验的麻醉医师对患者进行术前访视和评估。

(2)对高危患者、潜在的和发展中的内科病进行适当的治疗，保证术中安全。

(3)实验室检查：化验结果有助于评估有关病情的治疗效果，判断可否接受手术和麻醉。应检查血红蛋白，血细胞比容，尿常规，ECG，CBC，电解质，BUN，Cr 和血糖。胸部 X 线拍片。

2. 手术通知单　当手术预约后，应将一份含有必要信息的知情手术通知单交给患者。内容：术前必须进行的实验室检查、禁食要求、到达手术室的时间、各种准备及患者同意手术、麻醉签字。尽可能消除患者的紧张和恐惧。

3. 基础麻醉和麻醉前给药　一般者不用。

(1)恐惧、不合作、反复多次手术、低智儿及娇惯儿等，阿托品 0.02 mg/kg 麻醉前 1 h 肌注，入手术室时 2.5%硫喷妥钠 20 mg/kg 或氯胺酮 5 mg/kg 肌注。

(2)精神过分紧张、急性焦虑者，地西泮 5～10 mg 术前 2 h 口服，或咪唑安定 2.5～5 mg 肌注。

(3)有剧痛者，可口服美沙酮 10 mg。

4. 禁食禁饮　禁食 12 h，禁饮 6 h。

三、常见手术麻醉技巧

(一)诊断性检查麻醉技巧

1. 气管支气管镜检的麻醉技巧　有急症及择期镜检之分。择期者主要是诊断疾病，危险性较少；急症镜检为气道异物和支气管排痰等，小儿多见，危险陡大。

(1)麻醉前准备：禁食禁饮 4～12 h。阿托品 0.5 mg，小儿 0.02 mg/kg，咪唑安定 2.5 mg、小儿 0.07～0.15 mg/kg 术前 1 h 肌注。吸氧。

(2)麻醉选择：成人用表面麻醉，可辅助哌替啶 25 mg 静注。小儿及精神紧张者，静注 1 mg/kg 氯胺酮，或 2～2.5 mg/kg 异丙酚静注。

(3)麻醉管理：防止表面麻醉药逾量中毒。预防心律失常、喉水肿及喉痉挛、呕吐、纵隔气肿等并发症。

2. 支气管造影检查的麻醉技巧　适应于支气管扩张、肺囊肿、肺脓肿、支气管、肺或胸腔肿瘤等。有明显的呼吸道症状，即咳嗽、咯痰或脓痰、呼吸困难或发热等。凡 2 周内咯血者应禁忌。

(1)麻醉前准备：咳嗽多痰者于数天前开始控制痰量和体位引流排痰。麻醉前 4～12 h 禁食水。成人阿托品 0.5 mg 加哌替啶 50 mg、小儿 0.02 mg/kg 阿托品加哌替啶 1 mg/kg，术前 1 h 肌注。

(2)麻醉选择：成人及年长儿童可在表麻下插入经鼻细导管，或在静脉麻醉下插入气管内导管或气管内双管麻醉法，放入总支气管或一侧总支气管，注入造影剂。气管导管接麻醉机，麻醉维持吸入 $N_2O:O_2$，或静注氯胺酮或异丙酚，静注短效非去极化肌松药，控制呼吸，注入造影剂，摄片时停止机械通气。造影完毕，清除气道内造影剂及分泌物，造影剂大部分排出、清醒、咳嗽反应恢复时拔管。

(3)麻醉管理：要预防因造影剂、痰液或血性分泌物等堵塞气道，窒息的发生率较高。要严格掌握造影剂的用量；对痰多者，应先吸除干净后再注入造影剂可预防气道堵塞。心搏骤停继发于气道阻塞、严重缺氧和二氧化碳蓄积，也可因对气管及气管黏膜的刺激，反射性发生心搏骤停，预防为插入双管法，可保证气道通畅、呼吸通气量良好，必要时辅助呼吸；如有呛咳、脉率变慢及时处理，如加用表麻药等。

3. 食管镜及胃镜检查麻醉技巧

(1)麻醉前准备：按全麻处理，术前禁食禁饮，纠正水、电解质紊乱。麻醉前成人用足量的阿托品加哌替啶，小儿用足量阿托品和咪唑安定，或氯胺酮，或异丙酚基础麻醉。

(2)麻醉选择：成人选表面麻醉，辅以咽喉部表面麻醉。或用2%利多卡因1 mg/kg加异丙酚2～2.5 mg/kg静注，停药后3～5 min清醒。或芬太尼2～5 μg/kg静注。

(3)麻醉管理：保持气道通畅，婴幼儿镜检时镜管压迫气道后壁，使食管前突使气道受压引起气道受阻，一旦出现呼吸困难或青紫时，应立即退出镜管，辅助吸氧或呼吸，待缺氧改善后再继续镜检，以确保镜检安全，避免心搏骤停的危险。镜检操作有可能损伤食管黏膜、食管穿孔和继发纵隔炎，甚至死亡，应预防。手术者动作应轻柔，麻醉深度适宜，避免小儿躁动挣扎。

4. 心导管检查和心血管造影麻醉技巧　右心导管检查为诊断先天性心脏病的一种重要手段，大多为小儿和青少年。经肘前静脉或上臂静脉，或股静脉插入导管，在X线导引下，导管尖端至大静脉至肺动脉。如有未闭的卵圆孔或左右心腔及不正常通道时，则导管可进入左心腔。在导管尖端进入心腔或肺动脉内采取血标本，检查血氧含量，测压或注入造影剂[成人<55 ml/次，小儿<0.2 ml/(kg·次)]。左心导管检查可诊断后天性心脏病和大血管病变，同时行造影术，以确诊主动脉狭窄、瓣膜病或冠状动脉病的受损部位和严重程度。经皮穿刺或先切开皮肤，由肱动脉或股动脉逆行将导管插入左心室，采取血标本、测压或注入造影剂。大多数为成人，循环功能受损显著，心脏对导管的刺激一般均较敏感，并有一定的危险性。麻醉处理不当可影响血流动力学和血气检查结果的正确性。要求患者平卧安静，不能移动；保持循环稳定，避免血压、心率波动；保持气道通畅，保留自主呼吸，避免缺氧。

(1)麻醉前准备：尽量纠正生理紊乱，控制肺内感染。禁食禁饮4～12 h。除PAH婴儿外，均给予麻醉前用药，但不用阿托品或东莨菪碱，以免引起窦性心动过速。

(2)麻醉选择及处理：心导管检查的麻醉在成人采取局麻加地西泮0.2～0.4 mg/kg静注，或咪唑安定，0.07 mg/kg静注，以求充分镇静。新生儿可不用镇静药，但在导管检查前静注10%Glu 10～20 ml，以防低血糖意外。静脉全麻，婴幼儿肌注氯胺酮5～7 mg/kg，或2～5 mg/kg静注，或异丙酚2～2.5 mg/kg静注；检查时间过长或危重患者，选气管内插管全麻较安全。

心血管造影，尤其是左心造影，将造影剂加压快速注入时，引起疼痛或并发症，要麻醉深些，用面罩吸高浓度的氧数分钟，自心导管注入1%～1.25%硫喷妥钠2～3 mg/kg，或氯胺酮2 mg/kg，或芬太尼0.003～0.005 mg/kg等，及琥珀胆碱0.5～1 mg/kg，立即施行控制呼吸，此时可迅速注入造影剂，同时面罩加压呼吸，以提高肺内压力和肺循环阻力，使静脉回心血流减慢。使造影剂在心腔内存留的时间延长，可使左心造影的图像更清晰。患者的呼吸可在 5 min 内恢复，5～20 min 患者全清醒。插入气管导管应防止导管滑脱、扭折，均应保持气道通畅，以防气道阻塞或呼吸抑制。

(3)麻醉管理：麻醉力求平稳，严密观察病情和监测，防止 CO_2 蓄积和缺氧，做好心肺复苏的准备。在心导管检查前常规静脉输液，及时防治心律失常、低血压、心力衰竭、急性肺水肿、心肌梗死、呼吸抑制、晕厥、急性脑缺氧和体温过低等并发症及意外。婴幼儿体温应≥35℃。

5.脑血管造影的麻醉技巧　经颈内动脉或椎动脉穿刺，注入造影剂，拍摄头颅血管造影 X 线片，以协助诊断颅内病变，分择期和急症两类造影方法。用于颅脑外伤，或颅内占位性病变病情恶化出现脑疝的患者；病情紧急危重，伴有颅内高压、呕吐、厌食、脱水和电解质紊乱，有的呼吸已停止。麻醉原则为不继续增高颅内压，尽可能维护呼吸循环功能，注入造影剂期间患者不躁动。

(1)麻醉前准备：按全麻准备，术前禁食禁饮，麻醉前用药给足量的苯巴比妥钠、哌替啶和阿托品。

(2)麻醉选择及处理：成人在局麻下施行脑血管造影术，在注入造影剂的瞬间，患者头部或眼球后有严重疼痛或精神紧张，应静注芬太尼，或氯胺酮，或异丙酚等镇静镇痛药，以防止患者头乱动而致摄片效果不佳。儿童选基础麻醉或全麻，以异丙酚或氯胺酮分次静注。氯胺酮禁用于颅内压增高患者。对危重、衰竭或呼吸接近停止的患者，均应在气管内插管全麻下施行脑血管造影术。以静脉复合麻醉维持，必须避免血压下降，充分吸氧，必要时控制呼吸。

(3)麻醉管理：要备齐抢救器材，针对不同并发症的原因防治。常见并发症有颈动脉血肿、失血，对婴幼儿失血量更应慎重，要输全血预防低血压。低血压时静脉输注高渗糖液可恢复，因低血压为造影剂的刺激后血管扩张所致，故应加深麻醉可预防。有脑水肿、暂时性意识丧失和一过性颜面潮红；颅内动脉血栓形成可致失明，或长时间呼吸抑制，甚至心搏骤停等，要针对不同并发症的原因注意防治。

6.脑室造影及气脑造影麻醉技巧　脑室穿刺后，将氧或空气注入脑室，行颅脑 X 线对比性摄片，为脑室造影。气脑造影系经腰椎穿刺后，注入氧气或空气，行颅脑 X 线摄片。

(1)特点：要移动患者的头和身体体位，甚至取直坐位，故有气道梗阻和血流动力学骤变的危险，麻醉处理要维持呼吸循环功能稳定。对气脑造影术者，术前必须确诊证实无明显颅内压增高，否则造影过程中有可能并发枕骨大孔疝，或小脑幕切迹脑疝而猝死，麻醉医师要有足够认识。近年来由于 CT 和脑血管造影的进展，使脑室造影及气脑造影已很少应用。

(2)麻醉前准备：按全麻准备。术前禁食禁饮。麻醉前成人给苯巴比妥钠或地西泮肌注，小儿加用颠茄类药肌注。患者对造影中注气后产生一过性脑压增高头痛了解，有思想准备。

(3)麻醉选择及处理：成人选用局麻，患者出现注气期间的头痛能予以配合，同时静注芬太尼或异丙酚予以辅助。少儿以异丙酚静注，或无明显颅内压增高者，以氯胺酮静注或肌注。也可在表麻下施行气管内插管，异丙酚静脉麻醉，可顺利在摄片过程中安置各种头位，保证气道通畅。最好不选 $N_2O：O_2$ 麻醉方法。

(4)麻醉管理：坐位时可因禁食导致低血糖反应，或因血流动力学骤变发生低血压或循环虚脱。一旦发生，立即取平卧位，并以高渗糖液静注。因颅内注气增高颅内压而出现心动过缓、恶心、呕吐和面色苍白等症状，与脑疝区别，并及时处理。

7.CT与MRI检查麻醉技巧　CT与MRI是颅脑、五官、骨科、胸科和普外等科室广泛采用的检查诊断方法，操作中患者任何移动都会严重影响诊断结果和价值。检查时所特有的强磁场会对监护仪、麻醉机和呼吸机等产生独特的影响。CT检查中还需静注造影剂，以显示胃肠道病变，以免误诊。麻醉后可使患者不动、安全舒适，达到佳效。

(1)麻醉前准备：按全麻准备。禁食禁饮。小儿禁食 6 h、禁饮 4 h；腹部CT检查前 2 天，吃少渣饮食，给予软泻剂，不需清洁灌肠。选好CT与MRI的适应证。<1 岁小儿静注咪唑安定和阿托品，不合作者可给予基础麻醉。对严重幽闭恐怖症患者，需使用抗焦虑和麻醉药物。

(2)麻醉选择及处理：麻醉选择以患者体质、年龄、是否建立静脉通道及麻醉机、呼吸机等设备配备情况而决定。一般选异丙酚静注，2～3 mg/kg 静注后持续静脉给药。或连续输注氯胺酮 1 mg/kg 和地西泮 0.2 mg/kg，或咪唑安定 0.05～0.07 mg/kg。保留自主呼吸，密切观察呼吸与循环变化。患者的体位要有利于通气。微泵不在磁场中使用，即使使用也要使微泵尽量远离(>1.8 m)MRI 扫描器。对严重幽闭恐怖症患者选用全麻。进入扫描器后，肥胖患者气道梗阻的可能性大，一般不使用阿片类药，除非患者因疼痛而不能平卧。而急性腰椎损伤的患者必须仔细评估和安置好体位，尽可能使用镇痛药和镇静药。

(3)麻醉管理：必须加强监测，包括心电图、血压、SpO_2 和 $P_{ET}CO_2$ 等。麻醉平稳，勿过深。做好急救和心肺复苏的准备。CT与MRI有电离辐射(放射性)损害，检查时间长要注意保护。MRI 检查时间 8～10 min，患者绝对不能移动，以达到检查的最佳效果。

8.放射介入操作麻醉技巧　放射介入操作的疼痛明显，要求患者平卧并不能移动，虚弱的患者要严密观察病情和监护。可选用静脉麻醉或全麻。经颈静脉肝内门静脉系统分流术(TIPS)适用于严重肝病所致的门脉高压患者。此类患者可存在反复的静脉曲张破裂出血、难治性腹水及肝功能障碍等。经右侧颈内静脉置管，经右房进入右肝静脉，因导管和导丝要经过心脏，在操作中有诱发心律失常的可能。

(1)麻醉的处理关键：进入门静脉时需控制呼吸动度；当急性胃肠道出血时需紧急控制气道；肝静脉破裂可能导致腹腔内出血。

(2)麻醉选择：由患者疾病的轻重程度及腹水的量来决定。采用静脉全麻较安全，达到可控性。

9.神经放射介入技术麻醉技巧　适用于中枢神经系统疾病，分择期或急症进行。称神经放射介入技术为 INR。

(1)麻醉选择：采用静脉全麻，气管内插管。达到暂停通气、患者不动，有利于提高图像质量；平卧位下控制气道；易于实施控制性低血压；有利于控制已升高的 ICP；闭塞性疾病，有利于提高血压；有利于神经损伤患者接受急救手术。以达到最佳的治疗效果。

（2）麻醉处理：术前患者情况可能正常或很差，应考虑患者神经功能评价及可能出现的损伤。术中调控血压、处理 ICP 升高及易出现脑缺血等。此类患者的麻醉尽管并没有更好的麻醉药物，但是可采取能迅速控制循环功能和应付紧急情况的麻醉技术。

（3）麻醉管理：监测神经功能、有创动脉压及 CVP 监测等。包括颅内压的动态最佳调节及控制性高血压或低血压，操作完成后患者迅速恢复意识。INR 有造影剂反应、栓子脱落及栓塞、动脉瘤破裂及正常动脉的误栓塞等并发症，注意预防。

（二）门诊手术麻醉技巧

1. 种类　门诊手术麻醉涉及到外科手术的各个领域。其指征呈现不断扩大的趋势，不断突破。

（1）口腔手术麻醉：拔牙、牙体恢复术及畸形牙矫治等。

（2）耳鼻喉科手术麻醉：增殖体切除、上颌窦造口术、显微喉镜检查、鼓膜切开术、鼻息肉切除术、扁桃体摘除术。

（3）眼科手术麻醉：白内障摘除术，睑板腺囊肿切除术、眼压检查术、鼻泪管探查术、眼睑下垂矫正术、斜视矫正、麻醉下检查等。

（4）皮肤科：皮损切除术。

（5）外科手术麻醉：活组织检查术、内镜检查肿物及切除术、痔核切除术、疝修补术、脓肿切开和引流术、曲张静脉剥离术等。

（6）妇科手术麻醉：活组织检查术、扩宫术、刮宫术、引产术、巴氏囊肿造漏术、宫腔镜和腹腔镜检查等。处女膜修补术、阴道紧缩术。

（7）腔镜中心麻醉：支气管镜检、内镜检查、乙状结肠镜检查等。

（8）骨科手术麻醉：腕管减压术、外生骨疣切除术、神经节切除术、手及上肢、下肢及足部手术。

（9）疼痛科手术麻醉：化学性交感性神经阻断术、硬膜外注射神经阻滞术。

（10）门诊外科手术麻醉：活组织检查术、粘连松解术、缝合后拆线术等。

（11）美容手术麻醉：瘢痕切除术、眼睑成形术、外耳成形术、鼻梁隆起术、鼻中隔手术、酒窝再造术、隆胸术、巨乳切除术等。

（12）泌尿外科手术麻醉：包皮环切术、膀胱镜检术、输尿管镜检术、疝修补术、阴茎系带切除术、尿道外口切开术、尿道扩张术等。

2. 麻醉方法根据患者的病情、手术部位、年龄，采取黏膜表面麻醉、局部浸润、区域阻滞、周围神经阻滞、局部静脉麻醉、臂丛麻醉、椎管内麻醉或全麻等，需要不断地调整临床麻醉方式方法，达到门诊手术麻醉的最佳选择。门诊手术静脉全麻方法简单有效，醒的快。在门诊手术的有限时间内，满足门诊手术患者在心理和药理上的需求。

3. 麻醉管理

（1）监测加强：ECG、BP、P、R、SpO_2、T 等。

（2）输液：大于 15 min 的手术均应输液，以维持体液平衡、术中治疗用药、静脉麻醉药的输注。

（3）预防误吸：麻醉前口服 H_2 受体拮抗剂。

（4）呼吸管理：全麻患者可以气管插管，也可以气管不插管，但要保持气道通畅，必要时吸氧。

(5)预防麻醉药中毒反应：门诊手术部位麻醉是最佳选择，也最常用。但要预防局麻药中毒反应。发生因素尤其硬膜外麻醉，用药量大；小儿血液循环快等，增加了局麻药毒性反应的危险。一旦出现中毒症状，应立即紧急处理。

4.麻醉后管理　门诊手术麻醉后不良反应发生率高，但不需要特殊处理。发生因素与个体差异(多性多)、手术时间长短(＞20 min)有关。常见症状有嗜睡16％～18％、头痛13％～44％、肌痛15％～45％、恶心12％～22％、不适感8％～12％、眩晕6％～33％、呕吐4％～8％、喉痛、嘶哑、喉炎等。要最大限度地降低门诊术后的住院治疗率。

(1)麻醉后留观：患者术后应在观察室稍事观察(0.5～1h)即可离院。如离院后步行路程较长时，要认真考虑会否发生气道问题、出血的可能性及延迟的术后疼痛等。手术当日不能赶回住地时，应劝告其距门诊最近的住处过夜，留下患者的住址及电话号码，以便复诊或联系。

(2)预防恶心呕吐：门诊手术麻醉后容易发生恶心呕吐，与麻醉药的催吐有关，也与药物、手术或术后疼痛有关。用阿托品、外压药，如麻黄素、地西泮类药可减少恶心反应。不必要住院治疗。

(3)门诊手术麻醉后住院治疗：术后出现严重的、难以控制的呕吐、喉头水肿、支气管痉挛、延迟发生的无法控制的头痛、大出血、手术意外事故，如肠灼伤、穿孔、子宫穿孔等急症患者，应收住院治疗。

5.术后患者离开门诊标准　术后患者立即从手术室转入留观察，达到以下4条标准后即可回家。

(1)恢复辨认能力：意识、定向力恢复正常，下肢的感觉和肌张力恢复正常。辨清时间、地点及亲友。

(2)生命体征稳定：BP、P、R正常稳定。

(3)患者无眩晕、咳嗽或呕吐症状。嘱患者站立后无摇摆、站立不稳现象。

(4)离开门诊时需有成人亲友陪伴。

继留观察：未能达到以上4条标准，应继续留床观察一个时期，必要时输注液体或补充糖液，对体弱或小儿尤为需要。待达标准后再离开。

6.术后镇痛　术后疼痛处理应及时、增强效果。门诊手术后，80％患者在离院后感到疼痛，其中82％的患者认为是中等、严重或极为严重的疼痛。绝大部分使用非阿片类药物镇痛有效，对无效者可用阿片类药物。

(三)激光手术麻醉

1.特点

(1)激光手术应用日益增多：目前外科领域内使用激光进行治疗的范围逐渐扩大，在各学科、多种手术中应用。如眼科的视网膜病、耳鼻喉科的喉及气管肿瘤、皮肤科的皮损病变、妇科的尖锐湿疣及宫颈糜烂、外科手术激光刀止血、内镜下的激光器和激光治疗、外科肝肿瘤行肝叶切除术等。

(2)麻醉处理有特殊性：激光刀替代手术刀颇具优点，但激光手术的麻醉有其特殊性及一定的危险性。

(3)激光对机体的损害：激光应用中有危险，应强调安全防护措施。激光有以下对机体的损害：①电击可引起机体损害。②激光释放毒气污染大气，如紫外线激光器排放有毒气体和电源产生臭氧，或染料激光器释放毒气，激光引起组织液化时可产生的烟霉及 $0.3\mu m(0.8\sim0.1\mu m)$ 微粒被吸入肺内，沉积于肺泡，引起肺炎等。要求使用激光的场地需有排气装置。医用口罩只能滤去 $>3\mu m$ 的微粒，防护效果差，应专用特制的细孔口罩，以策安全。③电离辐射：激光所产生的 X 线，电离辐射标准 $>40\mu W/cm^3$，可对机体产生损害。④光脉冲可致组织损伤。⑤燃爆可发生于气道手术中。如引燃气管内导管灼伤气管组织局部，继发产生火焰及毒气，导致肺实质的损害。燃爆时热力可损伤声门下、舌基部及咽部组织。⑥伤害正常组织及眼睛，激光被金属面反射而导致正常组织的意外损伤，眼睛为最易受损的部位。若激光能量瞬间全部进入眼球，严重时可致盲。强调医务人员及患者戴防护眼镜。⑦组织器官穿孔，因操作不慎或因烟雾引起患者剧咳致身体移动时，发生误伤意外，如肠管、内脏及大血管($>5mm$)穿孔或气胸。固体激光器 NDYAG 激光所致的内脏器官穿孔，不易当时发现，往往术后数天才出现症状被发现。⑧气栓多见于子宫镜或腹腔镜二氧化碳激光手术，与激光刀的冷却气源有关。用冷盐水冷却激光刀可避免气栓的危险。

(4)激光器分类的性能标准：激光器的性能指标，依其功率和可能造成的损害程度分 5 类。1 类功率低，安全，不要求特殊防护。2 类功率低，长期照射后眼受损害，较安全，眼应有特殊防护，控制照射时间。3 类功率低，但短时间直接暴露可引起损害，较安全，必须有特殊防护，避免直接暴露。3a 类，功率低，$<5mw$，短时间直接暴露有可能引起损害，较安全，必须有特殊防护，避免直接暴露；3b 类，功率小，$5mW\sim0.5W$，短时间直接暴露有可能引起损害，较安全，必须有特殊防护，避免直接暴露。4 类，功率 >3 类，为极高功率者，短期直视和反射光对眼、皮肤有损伤，不安全，达激光辐射水平，必须有完善的特殊防护措施，有火险可能，要预防。

2.二氧化碳激光治疗的特点　二氧化碳激光手术兼有切割、凝固、止血和汽化等功能。

(1)多种功能：其优点是二氧化碳激光刀不但能切割组织，也能凝固、止血。其适应性能较其他波长的激光器更广泛。

(2)组织损伤轻微：比其他如红宝石激光器等在外科手术使用中的注意事项少，防护要求低。

(3)激光束被组织吸收：所产生的激光在透过 100 μm 水层时，99.9% 能量均被吸收，故也可被生物组织所吸收。

(4)表层组织汽化：激光束可呈线状，将软组织进行无血汽化，被汽化的组织和血浆散发出蓝色云雾。

(5)周围组织损伤轻：其手术刀对周围组织的损伤较少，术后组织肿痛也轻，组织愈合快，瘢痕小。

3.麻醉前准备　同全麻准备。禁食禁饮。还要注意：

(1)可使麻醉药分解：激光功率虽低，可使三氯乙烯分解为卤化物。可选用氟烷、恩氟烷等不被分解。

(2)冷盐水冷却激光管：以缓流的自来水冷却使用时的激光管，而不用氮或空气作为冷却气源，比较安全。

(3)预防电击：激光管从一般插座电源引出 15 A 的电流，要预防被电击。

（4）预防燃爆：严禁使用可燃可爆麻醉药。减少照射区易燃物，如乳胶、橡皮、丝织品、硅酮类、塑料制品、气管导管等，不直接暴露在激光照射区。

4.麻醉管理

（1）麻醉选择严格：激光手术麻醉只可选用静脉麻醉、硬膜外阻滞麻醉、部位麻醉，吸入麻醉药只宜选异氟烷、恩氟烷、七氟烷或地氟烷等无燃爆性吸入麻醉药。

（2）保护气管导管：若激光手术区接近气管导管，必须严密保护导管，以防激光束损坏或被烧。可在气管周围包绕一层铝箔薄膜，即可达到防损坏和燃烧的目的。

（3）保护气管造口管：如气管造口管为塑料、橡胶、乳胶等质地，又在激光手术区，可用湿纱布或铝箔膜包绕，以防被燃。但气管套囊未被保护，应十分注意。

（4）其他防护措施：将手术野所使用的金属仪器表面、激光的反射面等尽可能用湿纱布掩盖，避免激光束的光辐射到可燃物品造成损坏和燃烧。

（5）个人防护：首先做好医务人员和患者的安全防护。要熟悉激光器的功率类型按规定使用二氧化碳激光器要戴普通眼镜，避免角膜损害。患者眼睛也要防护。对手术区以外的正常组织，用湿纱布垫覆盖保护。对孕妇无损害。

5.常见呼吸道激光手术的麻醉　以呼吸道激光手术麻醉为例。

（1）麻醉前准备：因麻醉操作与激光手术均在气道内进行，增加了麻醉难度。术前充分了解气道的通畅度、选择适宜的通气技术，应用颠茄类药，气道不畅者慎用镇痛、镇静药。

（2）全麻：激光手术中患者绝对不能移动，必要时用肌松药控制躁动和咳嗽。吸入氧浓度达25%～30%即足。麻醉维持不宜过深，术后早醒。因气管插管易燃，且妨碍视野，故可不插管，保留自主呼吸，只给氧浅麻醉，适用于小儿激光手术，因气道开放，手术室空气被污染。不用 N_2O 吸入。

（3）喷射通气：是较好的麻醉方法，激光烟雾可妨碍视野，以高流气驱散，避免碰触肿瘤组织，如肿瘤组织触碰出血时，可用1%肾上腺素纱条止血。估计气道通畅度，宜高压通气。喷射通气有充分通气、不妨碍手术视野、不易起燃等。

（4）防并发症：喷射通气管置于声门上方，可保证烟雾及碎屑组织清除，术后不致发生肺炎或肺水肿。氧浓度<30%，要预防高频喷射通气压伤气胸、纵隔气肿的并发症。

（四）人工流产手术麻醉技巧

1.特点　即无痛人工流产手术，减轻孕妇人工流产术中的疼痛，也叫无痛人流术。

2.理想麻醉要求

（1）镇痛满意：操作简便，镇痛确切，达到无痛境界。

（2）起效迅速：药物起效快，作用时间短，苏醒快，离开医院快。

（3）不良反应小：用药量小，无呼吸循环抑制，无术后眩晕呕吐等后遗症。

（4）符合门诊手术麻醉的特点和要求。

3.麻醉前准备　向患者及家属讲清手术的必要性，解释术中如何配合，消除紧张、恐惧心理。禁食禁饮6～12 h。麻醉前用咪唑安定2.5 mg、阿托品0.5 mg术前30 min肌注。

4.麻醉处理　静脉麻醉是人工流产最良好的麻醉方法。异丙酚2～3 mg/kg 静注，或氯胺酮0.5～2.0 mg/kg 静注，或芬太尼0.1 mg 静注，咪唑安定0.1～0.2 mg/kg 静注。

5. 麻醉管理　加强监测，入室后测 BP、P、SpO_2、HR 等。静脉用 2～3 种药联合，以提高麻醉效果。减少不良反应，保持内环境稳定。术后有恶心呕吐须留观察室观察。

(马鲁华)

第四节　产科麻醉进展

产科麻醉是临床麻醉学重要亚学科之一。产科麻醉关系到母体和胎儿的生命安全，从事产科麻醉除了必备麻醉学方面的专业知识和技能外，还应该掌握孕妇妊娠期的病理生理变化以及麻醉方法和药物对母体、胎儿的影响等方面的知识，确保母婴的安全，舒适地度过围产期。目前，我国已全面放开二胎政策，对产科麻醉提出新的挑战。

一、产科麻醉机遇与挑战并存

随着人类文明进步及生活水平的提高，产科麻醉的内涵，如高龄产妇、分娩方式、胎儿手术、产科血液回输等新观念的更新，我国产科麻醉安全性面临巨大的机遇与挑战。

(一) 高龄产妇和瘢痕子宫患者增多

根据我国近年的人口统计资料，我国的产妇初育年龄已经由 1970 年的 22.8 岁推迟到 2007 年的 26.6 岁，30 岁及以上累计生育率占总和生育率的比重上升了一倍多。自 2013 年 11 月我国开放二胎政策以来，截至 2015 年 8 月，约 70 万对夫妻申请二胎许可，62 万对获许，预计今后一段时间内人口出生率将有所增加。2016 年 1 月 1 日我国二胎政策已实施，二胎政策伴随着高龄、瘢痕子宫再次妊娠的比例随之提高。另外，随着产妇的年龄增高，患高血压和冠脉疾病的几率也越来越大，麻醉医师应高度关注此类产妇围生期心肌缺血、心律失常、大出血等发生和处理。高龄产妇中死胎、早产的比例升高，也是麻醉医师面临的新问题。

(二) 分娩镇痛的新观念及新的药物和给药方式

使产妇在清醒状态下无痛苦和安全地分娩，一直是人类追求的目标。分娩镇痛为广大育龄妇女带来了福音，但是分娩镇痛中的安全性却不容小视。多种麻醉方法都可用于分娩镇痛，包括椎管内、肌肉或静脉给予阿片类镇痛药物和/或局麻药，以及吸入 N_2O 等。目前，椎管内阻滞是应用最为广泛、最为安全有效的分娩镇痛方法。需要强调的是椎管内分娩镇痛应个体化，应根据麻醉和产科危险因素、患者意愿、产程进展和医疗条件来选择。近年来，随着临床和基础研究的深入，椎管内分娩镇痛的时机、给药技术、影响因素和安全性等观点得到了一定的更新。此外，其可能引起的产间发热等并发症也引起了越来越多的关注。

(三) 产妇的肥胖问题

肥胖已经成为产妇死亡的独立危险因素。英国妇女儿童健康咨询委员会的数据显示，最近几年死亡的产妇中，许多与肥胖相关。肥胖会引起产妇高血压、糖尿病、分娩期胎儿呼吸窘迫等。同时肥胖也会导致麻醉管理困难，如椎管内操作，气道管理等。如何降低肥胖产妇围术期风险，包括麻醉方法的选择，合适的麻醉剂量，超声及可视化麻醉技术的应用等值得重视。

（四）多胎产妇麻醉的处理

由于试管婴儿的增加，双胞胎，甚至多胞胎的产妇增多，多胞胎实施剖宫产的几率增加。在即将分娩时，由于胎儿处于活跃状态而相互拥挤，容易造成胎盘紧缩和脐带缠绕，严重时会对胎儿生命构成威胁，也令产妇极度痛苦，所以绝大部分多胞胎产妇会选择剖宫产。多胎妊娠常发生仰卧性低血压，常合并妊娠高血压综合征（妊高征）和贫血，早产、产后出血发生率较高。早产儿的血脑屏障发育不全，药物容易通过而作用于中枢神经系统。选用硬膜外麻醉，对母儿较为安全。使产妇保持 20～30°左侧卧位，有助于预防仰卧位低血压发生。

（五）高危产妇麻醉处理问题

由于医学的发展，以前很多不适合妊娠的妇女（如心脏病、糖尿病、甲亢等），现在都能受孕妊娠加之危重产妇（如前置胎盘、妊高征、羊水栓塞等）逐年增加，给临床麻醉工作增加了难度和挑战。对于这样的患者，要警惕产妇的心脏功能和胎盘的血流量变化，要做到良好的镇痛，防止血压的剧烈波动。一般情况下，首选硬膜外麻醉，但是对特殊的患者，如血流动力学不稳定，预期会大出血的患者，全麻可能是更合适的选择。

（六）胎儿宫内手术

胎儿宫内手术对麻醉提出更高的要求，麻醉药物的选择及麻醉深度的调节有一定特点，尤其是妊娠中期胎儿手术难度更大。

二、目前产科麻醉的发展令人欣慰

在几代人的努力下，中国产科麻醉发展不断取得进步。尤其是产科麻醉学组成立以来，一直致力于提高产科麻醉质量、降低产科麻醉的并发症和不良反应发生率。学组邀请相关专家制定我国产科麻醉的专家共识，并在全国建立 20 余个产科麻醉培训基地。学组依托培训基地，在全国各级医院举办产科麻醉医师中、高级培训班，培训产科麻醉骨干，提高产科麻醉质量和水平。同时，我们也欣喜的看到，中国产科麻醉基础和临床研究发展势头良好，获得十余项国家自然科学基金的资助，取得了多项省部级以上的科研成果，发表了近 30 篇 SCI 文章，尤其是南京医科大学附属妇产医院（南京市妇幼保健院）沈晓凤教授等，在麻醉学顶级刊物《Anesthesiology》发表封面文章，并配有编者述评，标志着我国产科麻醉基础和临床研究已步入国际前列。得益于产科麻醉的快速发展，我国的产妇死亡率和新生儿死亡率明显降低，无痛分娩率明显提高。

（一）基础机制研究

基础机制研究的目的是解决临床问题。文献指出纤维蛋白原对产后出血的严重程度和进展速度有较好的预测价值，使用纤维蛋白原治疗产后出血有较好的止血效果。产后出血是围产期孕产妇死亡的主要原因之一。对于严重的产后出血病例，需采取一系列措施挽救患者生命，包括液体复苏、血制品输注、子宫动脉栓塞、结扎甚至子宫切除等。有文献从妊娠期间纤维蛋白原改变、产后出血的凝血功能改变机制、纤维蛋白原与产后出血的关系、如何监测纤维蛋白原和如何补充纤维蛋白原的角度阐述了纤维蛋白原在产后出血的监测和治疗中的重要性。有学者从基因多态性的角度来阐述产妇在分娩镇痛时产程进展不同的原因。分娩镇痛后，一部分产妇由于产程进展缓慢等原因无法完成自然分娩的过程，需要转剖宫产手术。β2-AR Arg16Arg 基因纯合子产妇硬膜外镇痛后分娩产程时间显著延长，分娩镇痛后转剖宫产率也显著升高。这个结论可能有助于预测产妇自然分娩产程进展及转剖宫产的发生率，指导选择最佳分娩方式。研究虽然还存在其他影响产程的众多因素和尚需大样本量研究等不足之处，但应鼓励中国产科麻醉医师大力开展这方面的相关基因研究，有助于更精准预测产妇自然分娩产程进展及转剖宫产的发生率，为产妇提供更无痛和舒适的分娩。

(二) 高危产妇

高危产妇的麻醉一直是麻醉医师关注的难点和热点。高危产妇和新生儿的发病率及死亡率均明显高于正常妊娠。高危产妇的患者较少，但是临床病例分析的意义较大，可以给所有的麻醉医师一些经验或教训的积累。麻醉方式的选择并不仅仅根据疾病的种类，还需要考虑患者的整体病情。有研究报道，接受全麻的产妇死亡率更高。但很可能是因为这些产妇病情更加危重，不能平卧或合并其他妊娠期合并症如 HELLP 综合征、弥散性血管内凝血(DIC)等椎管内麻醉的禁忌才只能选择全身麻醉。产妇在硬脊膜穿破后出现硬脊膜穿破后头痛(post duralpuncture headache, PDPH)的临床表现，经过平卧及补液治疗后缓解，但经过 MRI 检查确诊为可逆性后部白质脑病变综合征(reversible posterior leuoencephalopathy syndrome, RPLS)。这提醒产科麻醉医师，临床上 PDPH 和 RPLS 难以鉴别，是临床工作的挑战，对于不能用 PDPH 来解释的病例，必要时完善影像学检查，避免误诊。

(三) 产科急症

产科急症是指妊娠期间各种威胁产妇和新生儿生命安全的突发事件，常见的有前置胎盘出血、胎盘早剥、胎儿宫内窘迫、胎儿难产、产科大出血、羊水栓塞和子宫破裂等。产科急症的处理需要产科医师、麻醉医师、产科护士和新生儿科医师等医务人员的通力配合。羊水栓塞(amniotic fluid embolism, AFE)是产科麻醉可能面对的最凶险的产科急症之一。少数羊水栓塞患者在阴道分娩或剖宫产后 2 h 内，不经心肺功能衰竭及肺水肿阶段，直接进入凝血功能障碍所致的大量阴道出血或伤口渗血阶段，称为迟发型羊水栓塞(delayed amniotic fluid embolism, DAFE)。DAFE 因缺乏急性 AFE 典型的临床表现，甚至仅表现有大量阴道出血，且休克程度无法用出血解释，容易误诊而延误治疗。因为 AFE 发病"缓急"不一，临床表现"轻重"有别。典型 AFE，发病急，症状重，需立即确诊；不典型或迟发型 AFE，发病缓或隐匿、症状轻，易漏诊误诊，甚至延误或恶化治疗。一般认为，分娩即刻、剖宫产术中或产后 30 min 内发生的 AFE 为"急"，余则为"缓"。对高度怀疑 AFE 的患者，如循环能维持稳定，则可视为"轻"；如循环不能维持稳定，则应视为"重"。"轻重缓急"点出了产科麻醉中 AFE 的诊断治疗要点：警惕不典型或迟发型 AFE 的临床征象，有利于早期诊断和早期干预；对临床高度怀疑 AFE 的患者，应积极根据 AFE 症状的轻重和疾病发展的不同阶段，采取有针对性的治疗措施。

(四) 分娩镇痛

分娩疼痛是产妇人生中经历的最剧烈疼痛之一。疼痛对胎儿和产妇不利，严重者甚至造成母体和胎儿内环境紊乱，发生胎儿窘迫。硬膜外镇痛是分娩期间减轻产痛最常用的方法，但是还需要更多的研究来解决分娩镇痛中的疑惑：①哪一种硬膜外分娩镇痛的给药方案最佳；②哪一种硬膜外分娩镇痛的药物组合最佳；③硬膜外分娩镇痛对胎儿和母体的影响；④各种分娩镇痛的方式对比；⑤初产妇和二胎经产妇分娩镇痛的区别等。目前常用的硬膜外分娩镇痛的方式有两种：持续背景量输注＋患者自控镇痛方案和无背景量输注＋患者自控镇痛方案。持续背景量输注联合产妇自控给药的硬膜外分娩镇痛方案相对于单纯产妇自控给药方案，能更有效地缓解第二产程的疼痛，并且对最终分娩方式没有影响，不增加产后出血的风险。这篇研究还需要加大样本量进一步证实其安全性和有效性。

目前硬膜外分娩镇痛用药常为局麻药复合阿片类镇痛药，但阿片类药物常导致一些不良反应，如母体恶心、呕吐、瘙痒、尿潴留、产间发热，以及胎儿心动过缓、新生儿呼吸抑制等。硬膜外分娩镇痛用药是否需要复合阿片类药物有较大争议。0.125%罗哌卡因在 PCEA 给药模式下用于分娩镇痛，相比于 0.125%罗哌卡因复合 0.3 μg/ml 舒芬太尼，有效性相当，而分娩镇痛不良反应发生率更低，新生儿 1 min 的 Apgar 评分≤7 分的比例更低，可考虑在临床工作中推广应用。争议不是一两篇临床研究文章可以解决的。但是我相信随着大样本量多中心的临床研究，产科麻醉医师最后可以提出最佳的硬膜外分娩镇痛药物组合。硬膜外分娩镇痛对于胎儿和母体血流的影响尚不清楚。目前国内外判断持续硬膜外分娩镇痛对母婴影响的指标中一般不包含胎儿血供和血流的监测。传统观察指标包括胎心监测在一定程度上能反映出持续硬膜外分娩镇痛对产妇和胎儿的影响，但存在一定的滞后性。应用多普勒超声监测技术观察硬膜外分娩镇痛期间胎儿的大脑中动脉、脐动脉的血流，结论是硬膜外分娩镇痛对胎儿的大脑中动脉、脐动脉血流无明显影响，对产妇和新生儿是安全的。胎儿多普勒超声检查具有无创、准确、及时、安全性高的特点，是目前产科首选的影像学检查方法。麻醉医师也可以运用多普勒超声监测技术来监测产妇的心脏功能、胎盘和胎儿的血流、胎儿的运动等。多普勒超声监测技术终将会成为麻醉监测中必不可少的一部分。

（马鲁华）

第十七章 小儿疾病

第一节 小儿咳嗽变异性哮喘治疗进展

咳嗽变异性哮喘是小儿发生慢性咳嗽的主要原因，临床又称为过敏性咳嗽、咳嗽性哮喘及隐匿性哮喘等，慢性咳嗽是患儿唯一或主要表现，咳嗽症状可持续或反复发作 1 个月以上，且在夜间或清晨症状明显，运动后症状加重。近年来，临床对小儿咳嗽变异性哮喘的关注越来越多，治疗研究也不断深入。

一、西医发病机制及治疗研究

(一)西医发病机制

小儿咳嗽变异性哮喘的发病机制与哮喘基本相同，遗传因素、环境因素、感染因素、理化因素是导致该疾病发生的主要原因，持续性气道炎症反应、气道高反应为主要病理生理改变。病毒感染可对人体气道造成损伤，增加胆碱能神经纤维敏感性，受到刺激后可增加支气管平滑肌反射性，局部小气管收缩，从而对末梢咳嗽感受器造成刺激，引起咳嗽反射，患者一般无哮喘症状。近几年临床不断深入研究哮喘病因及相关影响因素，发现肺炎支原体是导致哮喘急性发作或缓解困难的主要病原体。另外，肺炎支原体感染还能够生成特异性抗体 IgE，特异性 IgE 免疫应答反应可释放大量化学介质，引起支气管痉挛、气道高反应性以及气道炎症，导致疾病迁延不愈。

(二)西医治疗

1. 糖皮质激素 现阶段，在小儿咳嗽变异性哮喘治疗中糖皮质激素为临床常用药物，药理作用广泛，且通过雾化吸入方式给药，药物可直接对气道多种炎症细胞、炎症介质起作用，可有效缓解患者临床症状。郭青等人将 60 例咳嗽变异性哮喘患儿为研究对象，将其分为观察组与对照组，两组患儿均给予止咳化痰、支气管扩张等常规治疗，在此基础上对照组给予丙酸氟替卡松气雾剂治疗，观察组给予布地奈德混悬液雾化吸入治疗，观察组总有效率为 96.6%，明显高于对照组的 70.0%，差异有统计学意义(P<0.05)。

2. 白三烯拮抗剂 白三烯拮抗剂属于非甾体抗炎药，患者用药后药物可与白三烯受体结合抑制气道内白三烯分泌量，避免血管通透性增加，有良好的抗炎、解痉作用，从而减轻患儿气道高反应性，有效抑制咳嗽变异性哮喘咳嗽受体的敏感性来改善患者咳嗽症状。许丽将 60 例咳嗽变异性哮喘患儿作为研究对象，分别给予布地奈德雾化吸入合孟鲁司特钠片治疗，对照组总有效率为 80.00%，低于观察组的 100.00%，且观察组 IgE、EOS 水平改善效果更佳。

3. 茶碱类药物 茶碱类药物不仅能够有效抑制磷酸二酯酶水平，提高平滑肌细胞内

cAMP 浓度，还对支气管黏膜肥大细胞、中性粒细胞、嗜酸粒细胞、巨噬细胞中炎症介质的释放有良好抑制作用，可改善呼吸肌收缩能力，提高气道纤毛清除功能，通过静脉滴注给药或口服给药可改善患者咳嗽症状。李锦，黄巧玲等人选取 86 例咳嗽变异性哮喘患儿为研究对象，对照组给予普米克气雾剂吸入治疗，实验组在对照组基础上联合氨茶碱治疗，观察组总有效率为 90.9%，对照组总有效率为 76.2%，差异有统计学意义（P＜0.05）。

4. 抗胆碱能药物　抗胆碱药物能有效阻断大气道 M 受体、松弛支气管平滑肌、降低患者迷走神经兴奋性，增高咳嗽反射阈值，从而改善患者咳嗽症状；另外，抗胆碱药物对支气管平滑肌的作用具有较强的选择性，与阿托品的抗胆碱能力相当，与异丙肾上腺素的解痉作用相近，临床给予患者雾化吸入治疗，药物可直达病灶，局部药物浓度高。刘阳英将 148 例患儿作为研究对象，对照组给予常规治疗，观察组在此基础上给予万托林（硫酸沙丁胺醇）雾化吸入、爱全乐（异丙托溴铵气雾剂）治疗，观察组总有效率为 94.59%，高于对照组的 71.62%；观察组 IL-6、TNP-a 指标改善情况优于对照组，住院时间短于对照组，差异有统计学意义（P＜0.05）。

5. β2-受体激动剂　β2-受体激动剂可有效促进支气管平滑肌舒张，从而抑制患者内源性致痉物质以及介质导致的局部水肿现象；还可增强支气管黏膜纤毛的清除能力，促进痰液清除，保持呼吸道通畅。王秀华，郭红等人将 112 例儿童咳嗽变异性哮喘患儿作为研究对象，对照组给予 β2-受体激动剂盐酸丙卡特罗治疗，观察组给予 β2-受体激动剂盐酸丙卡特罗联合白三烯受体拮抗剂顺尔宁治疗，观察组总有效率为 91.08%，高于对照组 73.22%，差异有统计学意义（P＜0.05），且两组患儿均无严重不良反应发生。

二、中医发病机制及中医结合治疗

在中医学上，尚无完全和咳嗽变异性哮喘完全相对应的名称，但中医对哮喘、咳嗽的研究较多，咳嗽变异性哮喘患者主要有少痰、干咳、咽痒等临床症状，部分患者可见气喘、胸闷等症状，病程长且迁延不愈；大多数中医学者认为咳嗽变异性哮喘发病机制较为复杂，提出"五脏六腑皆令人咳"，并不是只有肺部病变引起咳嗽，最终将咳嗽变异性哮喘划分为"咳嗽"、"喘证"等范畴。咳嗽变异性哮喘的发生主要是由升降失常、气血失和、肺气上逆导致的，属正虚邪实、虚实夹杂之证。现阶段，在多种疾病治疗中，中西医结合取得了良好的应用效果，可实现标本兼达的治疗作用。王璐璐对 160 例咳嗽变异性哮喘患儿进行研究，对照组患儿给予常规西医治疗，观察组患儿给予中医治疗，对照组总有效率为 76.3%，观察组总有效率为 92.5%，数据差异有统计学意义（P＜0.05）。唐为红等人将 70 例咳嗽变异性哮喘患者为研究对象，将其分为治疗组、中成药对照组与西药对照组，分别给予黄龙合剂口服、麻甘颗粒口服、孟鲁司特联合特布他林口服治疗，治疗总有效率分别为 93.3%、60.0%、50.0%，治疗组总有效率明显高于中成药对照组与西药对照组，差异有统计学意义（P＜0.05），且治疗后治疗组症状总积分、中医症候积分均低于中成药对照组与西药对照组，差异有统计学意义（P＜0.05）。高作良等人将 40 例咳嗽变异性哮喘患儿作为研究对象，分别给予西药治疗与中西医结合治疗，研究组总有效率为 87.5%，明显高于对照组的 65.0%，差异有统计学意义（P＜0.05）。另外，针灸、穴位外敷等中医手段在该疾病治疗中也有良好的应用价值。李云龙等人对 154

例咳嗽变异性哮喘患儿进行研究，分别给予中药敷贴、中药敷贴联合穴位注射方法治疗，对照组总有效率为 76.3%，明显低于观察组的 90.79%，差异有统计学意义(P<0.05)。

　　小儿咳嗽变异性哮喘属于特殊的哮喘类型，持续性慢性咳嗽为患儿主要临床表现，无感染现象，长时间接受抗生素及支气管扩张剂治疗，效果一般，且病情易反复发作。从中医、西医方面对小儿咳嗽变异性哮喘的发病机制及治疗方法进行分析，临床可根据患儿具体情况给予中西医结合治疗，来缓解患者临床症状，促进身体恢复。

(张丽茹、董洪魁)

第二节　小儿推拿治疗小儿哮喘研究进展

　　小儿哮喘是常见的肺系疾病，是由于外邪引动体内伏痰而致痰气交阻、肺失宣肃的一种小儿病证。初发年龄以 1～6 岁多见，大多在 3 岁以内起病。四季均可发病，以冬春气候变化时发作居多。元代朱丹溪所著《丹溪心法•喘论》首先记载了哮喘的病名，并提出哮喘的治疗："病未发时以扶正为主，既发则以攻邪气为急"。许多哮喘患儿在年龄很小的时候发作，但由于失治、误治或调护不当常导致病情迁延难愈。因此，在哮喘患儿早期探求一种简便、安全、廉价、有效的治疗方法具有十分重要的意义。小儿推拿具有无针、无药、无创伤、无不良反应、简单、有效、安全等优点，在临床上越来越受到重视。

一、单纯小儿推拿手法治疗

(一)小儿哮喘急性期的治疗

　　田福玲等运用小儿推拿推、揉、捏等手法疏通经络、行气活血、温化痰饮、补阳益气固本，治疗小儿哮喘急性期；具体操作：补肺经、清肝经及补益脾经、肺经和肾经 15 min，推三关、推六腑 100 次，揉天突穴和定喘穴 50～150 次，分推膻中 20 次，按揉乳根、肺俞各 150 次，推坎宫和太阳各 20 次；结果显示，小儿哮喘急性期大气道功能明显改善，缓解了哮喘急性期大小呼吸道功能障碍。林彩霞和王莹在小儿哮喘急性发作期通过小儿推拿降气化痰、止咳平喘，从而达到迅速缓解病情、加快康复的目的；具体操作：清肺经 100～300 次，运内八卦顺时针 50 次，推三关 100～300 次，推天柱骨 300 次，揉外劳宫顺时针 50 次，推膻中 100～300 次，揉肺俞 200 次。倪玉婷等运用摩法治疗哮喘患儿，取得了较好的效果；具体操作：轻摩手法作用于穴位，快速、轻浅摩法，以中指进行快速摩 10 min，动作轻柔，速度均匀，达到调理患儿气血、阴阳平衡、脏腑调和、防治疾病和康复机体的目的。

(二)小儿哮喘缓解期的治疗

　　王莉莉等应用健脾益气推拿法治疗缓解期小儿哮喘，能够减轻哮喘发作症状，有效降低小儿哮喘的发作频率；具体操作：补脾经、肾经各 300 次，运内八卦和分推膻中各 100 次，按揉天突 3 min，捏脊 10 次；结果显示，健脾益气推拿法治疗小儿哮喘缓解期安全、简便，临床疗效显著。李旗等运用小儿推拿手法对 80 例哮喘患儿缓解期进行干预,达到预防和治疗哮喘的目的;具体操作:补脾、肺、肾经,清肺经和肝经 15 min,逆运八卦 15 min,推三关和六腑各 100 次,揉天突 50 次,揉定喘 150 次,分推膻中和开天门各 20 次,按揉乳根、乳旁和肺俞各 150 次,推太阳和坎宫各 20 次;结果发现,小儿推拿可有效改善哮喘患儿体质,提高临床疗效。林彩霞和王莹在小儿哮喘缓解期通过小儿推拿扶正固本,调整机体功能,减少哮喘复发;具体操作:补肺经 100~300 次,补脾经 50~100 次,补肾经 150~300 次,揉外劳宫顺时针 50 次,捏脊 6 遍,分推腹阴阳 50~100 次,摩腹先顺时针 2min,然后逆时针 0.5min,频率 50~80 次/min,且在推拿治疗过程中根据不同证型进行加减。陈偶英等通过中医捏脊疗法治疗 34 例哮喘非发作期患儿,并多方加强护理,因此减少了哮喘的复发,明显提高了患儿的生活质量;具体操作:采用健脾、益肺、补肾等传统捏脊手法,患儿取俯卧位,施术者用抹法从大椎穴沿脊柱直至龟尾呈直线状抚摩 3~5 遍,后双手对称用力提拿皮肤,同时交替捻转挤捏,随后自龟尾穴沿脊柱向上,最后移动至大椎穴;重复第 2 遍时使用"捏三提一法",最后用双手拇指指腹按揉脊柱两旁膀胱经各穴,自上而下重复 3 遍,每日 2 次,30 d 为 1 个疗程;结果发现,中医捏脊疗法通过手法反复刺激背俞穴和夹脊穴,调节督脉和膀胱经的气血,具有扶正固本的作用。王梅和高改宏运用足穴推拿治疗 24 例非发作期哮喘患儿,具体操作:使用 45℃左右的热水泡脚 10 min,随后使患者处于仰卧位,运用揉搓法对左足进行按摩,直至全足发热,持续 10 min,然后对足三里、丰隆、太溪、涌泉等穴位进行推拿,每穴刺激 5 min,按揉力量适度,使患儿产生酸胀感觉为度,每日 1 次,持续 1 个月;通过对比研究发现,足穴推拿能够化痰平喘、补益正气、增强体质,足穴推拿的临床疗效明显,可有效减少患儿哮喘发作的次数。陈偶英等采用足穴推拿治疗小儿哮喘缓解期 45 例,观察患儿治疗后 1 年内哮喘发作情况,自身对比差异有统计学意义;治疗方法:用 35~45℃ 的热水,浸泡双足 10 min,然后用揉法、搓法和滚法按摩全足 3~5 min,再用拇指推按,反复刺激肺、脾、肾、胸、心痛点、气管、支气管等多个反射区各 5 min,接下来点按足三里、丰隆、太溪、涌泉、三阴交等穴位各 1 min,双足操作,力度适中,每日 1 次,连续足穴推拿 3 个月;结果表明,中医足穴推拿治疗小儿哮喘缓解期有防治哮喘的作用。

二、小儿推拿配合其他疗法

董昇等运用小儿推拿手法结合药线点灸法治疗小儿哮喘缓解期 60 例,首先用培土生金法进行推拿治疗,然后用自制的药线进行点灸,主要采用轻快、柔和的推拿手法,推拿选取补脾胃经 100 次/min,按揉双侧脾胃俞、足三里、三阴交、公孙、定喘穴各 3 min,频率 200 次/min,捏脊 10 遍;药线选取双侧足三里、三阴交、公孙、定喘穴及脾胃俞,操作时用一手拇指和食指持线的一端,使线头露出约 1 cm,点燃轻甩,将火星头对准穴位,快速旋转手腕,且拇指指间关节屈曲,拇指的指腹顺势将火星线头点按于穴位上,火星被按熄灭即起为 1 壮,每穴灸 1 壮,隔日灸 1 次,连续治疗 3 个月;通过对比研究发现,在中医小儿推拿的基础上,结合药线点灸法治疗小儿哮喘缓解期疗效明显,能够有效减轻哮喘患儿的症状,提高其生活质量,更重要的是增强了患儿的免疫力,明显降低了该病的复发率。王振国和袁丹丹将小儿推拿、中药口服及穴位贴敷三种方法相结合,应用于缓解期哮喘患儿,观察其疗效;小儿推拿采取面对患儿和背对患儿两种姿势进行操作，穴位贴敷选取具有止咳化痰平喘作用的中药研末调成糊状，贴在患儿肺俞、天突、定喘等穴位上，持续作用 3～6 h，同时配合口服中药止咳平喘膏；"三位一体疗法"对小儿哮喘的治疗效果确切，能有效提高患儿自身免疫力，减少哮喘发作次数，减轻症状，减少肺损害，是防治小儿哮喘的较好方法。孟庆英等运用小儿推拿结合中药内服和刺络治疗小儿哮喘慢性缓解期 106 例，治疗中以宣肺、健脾、活血为原则，在小儿推拿手法治疗的基础上通过雾化吸入宣肺化痰汤以及肺俞、膏肓、大椎、尺泽三棱针点刺放血，以达到清肺热、增强肺脏功能、提高机体免疫力的目的。王莉莉等利用健脾益肾推拿法配合心理干预防治小儿哮喘取得较好效果，推拿方法：补脾经、肾经各 300 次，运内八卦 100 次，分推膻中 100 次，揉二马 300 次；按揉天突 3min，按揉乳根、乳旁各 1min，揉肺俞、脾俞、肾俞各 3min，按弦走搓摩 50 次，捏脊 10 遍，每日 1 次，连续治疗 6 个月；同时运用认知疗法、背景音乐、前额肌电反馈放松训练以及行为疗法进行心理干预；结果表明，小儿推拿配合心理干预能明显改善哮喘患儿的咳嗽和喘促症状，提高临床疗效。

三、小儿推拿疗效机制研究

田福玲等运用小儿推拿手法对 100 例慢性缓解期患儿进行治疗，具体操作：清肺经和肝经，同时补肺、脾、肾经共 15min，然后逆运八卦 10min，推三关和六腑各 100 次，揉天突和定喘 50～150 次，分推膻中、开天门、推坎宫、太阳各 20 次；揉按乳旁、乳根 150 次，揉肺俞 150 次；共观察 28d，通过观察外周静脉血中肥大细胞、中性粒细胞、巨噬细胞 Toll 样受体 1、Toll 样受体 2、Toll 样受体 4 表达的变化，得知小儿推拿能够加强免疫应答，激活众多炎性细胞因子，控制慢性感染。Toll 样受体能够介导多种免疫细胞，是固有免疫的病原模式识别受体，它能激活炎性因子，调节炎症反应。Toll 样受体 4 与革兰阴性菌的脂多糖结合会使肥大细胞活化分泌肿瘤坏死因子、白细胞介素（interleukin, IL）6、IL-13 等细胞因子，进而诱导以 Toll 样受体 1 细胞为主的炎症反应，有效控制哮喘中固有免疫应答。李旗等将小儿推拿方法应用于急性发作期、慢性持续期和缓解期哮喘婴儿，观察 100 例哮喘患儿不同时期 IL-17、IL-33、IL-6 水平变化情况，分析小儿推拿对 IL-17、IL-33、IL-6 水平变化的影响；具体操作：清肺经、肝经，补脾经、肺经、肾经 15min，揉天突、定喘和肺俞 50～150 次，推三关和六腑各 100 次，逆运八卦 10min，分推膻中、推坎宫、推太阳各 20 次，开天门 20 次，揉按乳旁、乳根 150 次，每日 1 次，观察 14d；结果显示，小儿推拿可降低急性发作期患儿血清 IL-17 水平，还可降低小儿哮喘慢性持续期和缓解期血清患儿 IL-17、IL-6 和 IL-33 水平，说明小儿推拿手法能够通过降低血清 IL-17、IL-6 和 IL-33 水平，改善小儿哮喘不同时期的临床症状。田福玲等运用小儿推拿手法治疗慢性持续期哮喘患儿，通过观察治疗组和对照组患儿外周血组胺、白三烯（leukotriene, LT）C4、LTD4、LTE4 及淋巴细胞组胺受体 1、组胺受体 2 水平变化，发现小儿推拿能够有效降低外周血中的组胺、LTC4、LTD4、LTE4 水平，同时纠正组胺受体 1/组胺受体 2 的平衡，舒张呼吸道平滑肌，降低呼吸道炎症反应，明显减轻哮喘症状。田福玲等将小儿推拿手法应用于慢性持续期哮喘患儿的治疗，发现小儿推拿能够有效降低血小板活化因子、前列腺素 D2 水平，并可提高血小板活化因子乙酰水解酶和前列腺素 DP1 受体水平，推测小儿推拿可能通过有效控制炎性介质来降低呼吸道炎症反应，减少黏液分泌，舒张呼吸道平滑肌，从而减轻哮喘症状。

小儿推拿作为临床常用的外治法应用于治疗小儿哮喘具有较好的作用。小儿推拿手法轻柔灵活、操作安全、疗效显著。运用小儿推拿手法治疗小儿哮喘能很好地避免患儿对药物的抵触和对针刺灸法产生的恐惧，且无不良反应，也不会产生耐药性。小儿推拿应用于小儿哮喘发作期能够止咳平喘、降气化痰，改善呼吸道功能障碍；应用于小儿哮喘缓解期能够健脾益气、扶正固本、增强体质，减少哮喘的复发，提高哮喘患儿的生活质量。

(张丽茹)

第三节　儿童肺炎支原体感染研究进展

临床上支原体为一类缺乏细胞壁、能通过滤菌器、高度多形性，能够在无生命培养基中生长繁殖的最小原核细胞型微生物。支原体为胞外寄生菌，很少情况会对血液、组织造成侵犯，通过特殊结构，紧密黏附在易感宿主细胞膜受体，能够逃避黏膜纤毛清除作用、吞噬细胞的吞噬作用等，并且其吸取自身所需营养，同时释放有毒的代谢产物，造成素质细胞受损。

一、儿童肺炎支原体感染流行病学

研究发现，支原体仅在人类中寄生，传染源为患者、携带者，经过感染者的鼻、咽、喉、气管等分泌物中排出，并凭借飞沫、气溶胶传播。支原体肺炎在 5～9 岁儿童中的发生率最高，近几年的调查则显示，肺炎支原体感染的发病年龄呈现小龄化趋势，甚至有新生儿支原体肺炎的报道。在全球范围内肺炎支原体感染均有发病，这一类疾病的发生不存在地区特异性，也没有明显的季节性，平时散发，寒冷季节发病率会升高，在住院肺炎患者中所占比例在 10%～20%之间。曾有学者对各个不同年龄肺炎支原体感染患者进行了调查，结果发现，8～12 岁的阳性率最高，在 31.03%，因此，不但需要对 4～7 岁学龄前儿童加强监测，同时应注意对 8～12 岁儿童给予足够的重视。另有文献报道，肺炎支原体感染的流行病学特征表现为：①发病年龄多为学龄儿童，婴幼儿感染临床不具有典型性，很容易误诊；②不同于流行趋势，近几年肺炎支原体感染呈现出常年流行趋势，四级均可发病；③偶尔会存在群体发病的情况。在家庭成员中也会出现交叉传染，因此在支原体感染诊断的过程中，应将家庭成员感染史作为诊断依据；④感染肺炎支原体的重症患者不断增加，感染者的肺外表现也呈多样性，因肺炎支原体感染与一些组织存在部分共同抗原，因此在感染后，会形成相应组织的自身抗体，知识多系统脏器免疫损害。

二、儿童肺炎支原体感染的临床特点

(一)呼吸系统症状

曾有文献报道，仅 50%的肺炎支原体感染患者会出现呼吸道疾病，临床症状以喉咙痛、头痛、寒战、发热、肌肉痛、全身不适等为主。肺炎支原体感染的临床表现轻重不一，重症患者多由于起病较急，高热不退，呼吸困难，百日咳等症状，通过大环内酯类药物的治疗效果不是十分理想。经肺部 X 线检查，多会呈现出单侧或者是双侧大叶肺部实变，合并有胸腔积液，在成年人中轻症感染、无症状者比较常见。

（二）肺外并发症

曾有文献报道，近 50%的支原体感染住院患者，病程中存在肺外并发症。多发生在肺部表现之前、之中、之后，或无肺部疾病，表现复杂。

具体包括：

①血液系统。血液系统损害多以溶血性贫血为主，儿童的发病率较成年人高。肺炎支原体感染患者中约有 33%～76%的患者存在冷凝素升高的的献血。冷凝苏对红细胞有细胞毒作用，也会凝集中性粒细胞、淋白血病、巨噬细胞、单核细胞、血小板等。②中枢神经系统。近几年来，国内外诸多资料显示，肺炎支原体感染所诱发的中枢神经系统疾病中，住院患儿所占比例在 7%左右，在国内报道发病率在 2.6%～4.8%之间，另有研究显示，有 0.1%的患儿会出现神经系统症状。③心血管系统。支原体感染诱发心血管并发症发生率在 4%～5%之间，会出现心包炎、心肌炎、完全性房室传导阻滞等表现，严重时还会出现充血性心功能胡思捷，临床症状以心悸、胸闷为主，除此外还会出现心律失常、心肌酶谱升高，甚至会出现严重损害。④消化系统。调查显示，有15%～25%的肺炎支原体感染患儿合并消化系统症状，多呈现出非特异性表现。譬如说会出现恶心、食欲不振、呕吐、腹痛、腹泻、便秘等，多在疾病早期发生，多数情况下，这些症状的持续时间较短，持续 1 周以上者比较少见。

三、肺炎支原体感染的发病机制

（一）肺炎支原体感染对素质细胞的直接接触损害

诸多研究显示，支原体与宿主细胞存在紧密联系，可以对其不被黏液纤毛系统清除进行保护，从而在附着处释放多种细胞毒素。肺炎支原体基因组小，缺乏超氧化物歧化酶、过氧化氢酶，合成的过氧化氢、超氧化物基团以及宿主细胞产生的内源性毒性氧分子堆积于宿主细胞内，是肺炎支原体感染重要的致病毒力因素。

（二）肺炎支原体感染引起的免疫损害

肺炎支原体感染引起的免疫损害包括有：体液免疫损害、细胞免疫损害、自身免疫损害、免疫蓄积作用、免疫抑制作用、免疫逃避作用等。在支原体感染后，机体产生特异性抗体，包括有黏膜表面的 SIgA，IgM、IgG、IgE 等，这是消除支原体的一种重要方式。但是特异性抗体的清除能力十分有限，很容易造成反复感染，造成相应组织病理损害。

四、临床治疗

肺炎支原体感染对抑制微生物蛋白质合成的大环内酯类抗生素，在 DNA 旋转酶的喹诺酮类抗生素、四环素类抗生素均存在敏感性。然而，因儿童生理特点、药物不良反应等因素，四环素、喹诺酮类抗生素在儿童支原体感染治疗中受到一定程度的限制，目前大环内酯类抗生素为支原体感染治疗的一线用药。

(张丽茹)

第四节　阿奇霉素治疗小儿支原体肺炎研究进展

肺炎支原体是介于病毒与细菌之间的一种没有细胞壁的微生物，会引起小儿呼吸道感染。小儿肺炎支原体感染不仅引起肺部病变，还会引起心肌、消化系统、血液系统、皮肤等肺外损害，严重可致患儿死亡。其机制是肺炎支原体进入呼吸道后，释放神经毒素等代谢产物，破坏呼吸道茹膜上皮，同时，人体脑、心、月干、肺、肾存在部分共同抗原，形成相应组织的自身抗体，导致免疫损害，造成肺外多系统急慢性病变。故在临床上逐渐引起人们的重视。

一、肺炎支原体的致病机制

肺炎支原体首先通过其顶端结构粘附在宿主细胞表面，然后伸出微管进入细胞内吸收营养并破坏细胞膜，继而释放出核酸酶、过氧化氢等引起细胞溶解，上皮细胞坏死。诱发机体产生抗体也参与了上述的炎症反应过程。肺炎支原体感染潜伏期约 2～3 周，自然病程数天至 2～4 周不等。

二、支原体肺炎的诊断

需结合临床表现，实验室检查，影像学表现明确诊断。肺炎支原体感染的患儿大多以发热及阵发性刺激性咳嗽为主要临床表现，外周血白细胞多数无明显变化，偶尔可升高；由于肺炎支原体生长缓慢，故肺炎支原体培养不作为常规临床诊断支原体肺炎的常用方法，与之相比，血清学检测则更为有效，常用的血清学检测方法有：补体结合试验、酶联免疫吸附试验、冷凝集试验等。肺炎支原体感染患儿胸部 X 线检查可见模糊云雾状或均匀一致的阴影。绝大多数为一叶受累，以下叶多见，左下最多，右下次之。

三、阿奇霉素的研究进展

(一)阿奇霉素的药理作用

阿奇霉素是第二代大环内醋类抗生素，通过不可逆的与细菌核糖体结合，阻止肤酰基 tRNA 从 mRNA 的"A"位移向"P"位，使氨酰基 tRNA 不能结合到"A"位，选择抑制细菌蛋白质的合成；或与细菌核糖体 505 亚基的 L22 蛋白质结合，导致核糖体结构破坏，使肤酰 tRNA 在肤键延长阶段较早地从核糖体上解离，选择性的抑制蛋白质的合成。

(二)阿奇霉素的疗效进展

1. 渗透作用强　阿奇霉素是新一代大环内醋类抗生素，有良好的组织渗透性，在细胞和组织内的浓度可超过血液浓度 10～100 倍，炎症反应部位较非炎症反应部位高 6 倍，肺脏是一个血流非常丰富的器官，故使用阿奇霉素治疗肺炎支原体感染效果好。

2. 作用时间长　阿奇霉素的半衰期较长，约 3 天左右，故杀菌作用持久，可以很好抑制细菌生长。研究表明，阿奇霉素较红霉素和青霉素类抗生素的疗效更好，且产生的副作用更小，能更好的被临床所接受。

（三）阿奇霉素的不良反应

在分析阿奇霉素使用不良反应的病例里可以得出：最常见的不良反应是消化道反应，其次还有皮肤、生殖系统损害，神经系统损害及过敏性反应，在过敏性反应中，过敏性休克占 45.2%。

（四）对不良发应发生采取的措施

阿奇霉素最常见的不良反应为消化道症状，研究表明，通过测量胃内压得出静脉注射阿奇霉素可增加胃内压，该效应可通过迷走神经和胆碱能受体完成，阿奇霉素对胃电慢波幅度和频率可能无影响，故通过抑制迷走神经及应用胆碱能受体拮抗剂可能会减轻阿奇霉素对胃肠道的刺激作用。研究表明，山莨菪碱可以减少阿奇霉素引起的恶心呕吐及腹痛症状，但对腹泻症状改善不明显，维生素 B。对阿奇霉素引起的胃肠道不良反应无明显作用。肺炎支原体首先易引起呼吸道上皮细胞的破坏，同时由于人体其他组织器官存在部分共同抗原，故易引起自身免疫损害，严重威胁人类健康，造成严重后果。外周血炎症因子的变化与病情的严重程度呈明显的正相关性降。阿奇霉素作为新一代的大环内醋类抗生素，有更好的组织渗透性及杀菌作用，较第一代大环内醋类抗生素及青霉素类抗生素有更好的疗效。但由于其常见的消化道症状，而常常引起患者的抵触，临床可以使用山莨菪碱缓解阿奇霉素引起的胃肠道不适症状，但仍需警惕山莨菪碱易引起尿储留及心率增快等副作用的发生，山莨菪碱副作用的发生率仍需进一步探讨。总之，阿奇霉素对于确诊的肺炎支原体引起的呼吸道感染仍是一线用药。

（张丽茹、董洪魁）

第五节　小儿反复呼吸道感染的预防

反复呼吸道感染（RRIT）是指 1 年以内发生上、下呼吸道感染的次数频繁超出正常范围，是儿科最常见的疾病之一，发病率约为 20% 多见于 2～6 岁儿童，如处理不当可引起哮喘、心肌炎、肾炎等严重并发症，病程相对较长，严重影响了儿童的生长发育和身心健康，给患儿的日常生活、学习带来极大的不便，给家庭、社会造成很大的负担，因此，对 RRIT 的防治及护理研究越来越受到医学界的广泛重视。

一、小儿反复呼吸道感染的预防

（一）胎儿期的预防措施

小儿反复呼吸道感染缺乏有效的治疗方法，因此，预防该病的发生尤其重要。小儿反复呼吸道感染与先天性因素关系密切，如早产、宫内感染、宫内缺氧、低体重儿等都会导致 RRIT 的发病率增高。早产儿出生时机体各系统尚未发育完善，尤其是免疫功能较低，如孕期母亲患肝炎、结核等疾病，病原体可通过胎盘导致胎儿营养不良或免疫功能受损。在胎儿期，母体被动吸烟时，尼古丁和一氧化氮刺激胎盘动脉和子宫血管收缩，导致胎儿慢性缺血缺氧，影响凝血因子，导致胎盘的血供减少、胎儿呼吸频率降低、呼吸生理功能先天不足，出生后尼古丁烟雾直接损害呼吸道勃膜上皮，降低勃膜清除能力，也可导致肺功能降低，小儿易患病毒、细菌感染或哮喘等疾病，使其发生呼吸道感染的概率升高，因此，护理人员应做好孕妇的相关健康教育及护理，降低早产、宫内感染、宫内缺氧及低体重儿出生的发生率。

(二)提高小儿免疫功能

研究发现免疫功能低下，如遗传因素、免疫缺陷、长期过量使用激素易破坏免疫功能，使小儿反复呼吸道感染发生概率升高阱。维生素 D、钙、硒、锌、铁能改善机体免疫状态，提高抗氧化和抗炎活性，缺乏可导致患儿机体防御功能下降，如缺乏铁元素会对 T 细胞活性产生影响及阻碍 B 淋巴细胞成熟，减少功能性细胞因子及抗体的产生，从而出现免疫力下降的情况。补充维生素及微量元素可提高免疫功能，减少呼吸道感染疾病。

(三)改善生活环境状况

拥挤的生活环境容易造成室内空气污浊，使呼吸道防御能力降低，导致病原体生长繁殖、导致呼吸道感染反复发生。城市生活节奏快，人口多，密度大，空气污染与环境污染日益严重，汽车尾气及工业废气排放，血铅超标，有害气体进入呼吸道，损害呼吸道勃膜，降低小儿抵抗力，增加发病机会，城市小儿呼吸道发病率较农村明显升高。另外，家中饲养宠物，宠物脱落毛发及身上的寄生虫均可引起小儿反复呼吸道感染发作，因此，在护理上，尽可能为 RRIT 的患儿提供良好的生活环境，改善不利于健康的环境因素，减少环境污染，从而减少 RRIT 的发生。家长尽量少带小儿到公共场所及环境差的地方，以免引发小儿呼吸道感染。

二、小儿反复呼吸道感染的护理

(一)生活起居护理

复感儿的调护不可单独依赖医生护士治疗，家长要配合医生的治疗，重视患儿的日常护理。在寒冷季节或气候转变时，及时增减衣物，及时擦汗以防复感；进行体育锻炼增强体质，婴幼儿要适当晒太阳以防止何楼病引起脾胃虚弱，引发小儿反复呼吸道感染。室内勿放鲜花等可能引起过敏的物品，避免花粉及刺激性气体的吸入，防止呼吸道过敏反应；在呼吸道传染病流行期间，家长尽量避免带小儿去人群密集的公共场所或环境差的地方，避免感染或加重病情。

(二)饮食护理

复感儿的脾胃多虚寒，日常饮食要适量，防止偏食挑食，尤其不宜频饮凉茶，从中医理论来讲，寒冷伤脾，自损正气。人工喂养、蛋白质一热能不足、维生素 A、D 缺乏和微量元素锌、钙、铜等不足、偏食、缺铁性贫血等与患儿 RRIT 发病关系密切，因此，要合理饮食，加强营养，及时添加辅食，营养均衡。小儿应常饮含蛋白和钙的牛奶，平时注意蛋白质供给，食物中含多种维生素及矿物质，多吃绿叶蔬菜及水果。食物烹饪以蒸、煮为宜，食物宜软烂，以利于消化吸收，忌辛辣、肥腻、过甜、过咸及煎炸之品。

(三)用药护理

1.急性期的用药护理 急性期常以抗炎为主，滥用抗生素会造成菌群失调，导致细菌产生耐药性，使感染缠绵难愈，因此，避免患儿反复呼吸道感染，降低其发病率，应注意监测微量元素水平、改善生活环境、加强营养、杜绝滥用抗生素与激素。在使用抗生素时要严格按医嘱服药，不能擅自改药或停药，以免细菌产生耐药。

2.免疫增强剂的用药护理　目前临床较多应用细菌溶解产物，它是由金黄色葡萄球菌、卡他奈瑟菌、流感嗜血杆菌、化脓性链球菌、肺炎链球菌、肺炎克雷伯菌、草绿色链球菌、臭鼻克雷伯菌等细菌冻干溶解物组成，细菌溶解产物口服后进入血液，提高上呼吸道感染患儿的 T 淋巴细胞反应性及抗病毒干扰素活性，加速免疫 T 细胞的增殖及分化，能够刺激勃膜分泌型免疫蛋白的生成，促进血清中 IgG、IgA、IgM 浓度升高，激活巨噬细胞活性，提高吞噬致病原的能力，提升勃膜的局部抗感染能力，促进勃膜分泌 sIgA，从而增强勃膜免疫功能。Queazda 等，研究发现，细菌溶解产物能提高低丙种球蛋白血症、反复呼吸道感染患儿的血清 IgG 和 IgA 水平，有效降低反复呼吸道感染复发次数，减轻症状，使患者使用抗生素和住院的时间缩短。此外，核酪口服液、转移因子口服液也是常用的免疫调节剂。锌、铁能改善机体免疫状态，锌能使吞噬细胞的吞噬能力增强，具有杀菌及病毒抑制作用，与超氧化物歧化酶结合可以使吞噬细胞内自由基水平得到保持，锌主要参与免疫功能相关酶活性。缺乏铁元素会对 T 细胞活性产生影响及阻碍 B 淋巴细胞成熟，减少功能性细胞因子及抗体的产生，从而出现免疫力下降的情况。免疫增强剂种类多，应在临床医生的指导下使用，并进行常规的免疫学试验，排除过敏性哮喘和慢性扁桃体炎，结合实验室结果和临床表现，合理选择免疫增强剂。

3.中医中药的用药护理　中医在治疗反复呼吸道感染有许多行之有效的方法。玉屏风颗粒具有补肺固表，健运脾胃，提高抗病能力的作用；在急性期和非急性期采用辨证用药具有较好的疗效；黄芪口服液可扶正固本，通过补肺气、实皮毛，肺气旺盛，皮毛密实，则外邪难入，促进辅助性，细胞的部分功能及细胞数量增加和淋巴细胞转化，刺激人体干扰素系统，增加病毒诱生干扰素量，对组织中病毒的复制有一定抑制作用。实验研究证实黄芪能促进辅助性 T 细胞的部分功能。此外，中药汤剂可以根据患儿的体质、症候进行辩证用药，对增强体质，提高免疫能力更有针对性。一般情况下每剂药分 2～3 次服用，宜采用温服法，空腹服药，服药期间忌油腻、香甜食物、萝卜，以免影响疗效。

（四）中医护理技术的应用

中医护理技术在增强免疫功能具有良好的效果，如穴位按摩、捏脊、耳穴贴压、针灸疗法、刮痧拔火罐法、佩戴中药香囊法、中药离子透入法等都可调理体质，增加免疫力。王韶华等将 106 例反复呼吸道感染患儿随机分为两组，治疗组采用捏脊、耳穴贴压治疗，对照组口服玉屏风颗粒，发现治疗组较对照组疗效更好。推拿点穴可提高免疫球蛋白和 T 细胞亚群。梁群等采用推按壮医穴位及穴位贴敷治疗小儿肺炎，结果观察组的退热时间、咳嗽消失时间、肺部啰音消失时间均比对照组缩短，差异有统计学意义($P < 0.05$)，取得满意的疗效。其他方法：如针灸疗法、刮痧拔火罐法、佩戴中药香囊法、穴位注射、直肠滴注、中药离子透入法等都有一定的防治作用。

小儿反复呼吸道感染病情缠绵难愈，给儿童的身心健康带来极大的负面影响，给家长造成困扰，也给家庭带来经济负担，而且患儿精神负担较重，常易出现焦虑、抑郁等情绪。同时，由于儿童反复感染、长期咳嗽，需要长时间治疗，采用抗生素、激素治疗可扰乱机体的菌群平衡及免疫功能，长期服用止咳药对儿童自身安全有影响。中医在小儿反复呼吸道感染的治疗有较大优势，特别是在非急性感染期起到很好的补虚固表之效，中医疗法具有使用器具简单、操作方便、见效快、效果好、费用低廉、不良反应轻等特点，深受家长及儿童的欢迎，尤其是推拿、穴位按摩可以指导家长操作，对节约医疗资源具有重要的意义。

(张丽茹、董洪魁)

第六节　小儿病毒性心肌炎治疗进展

　　小儿病毒性心肌炎这种临床常见儿科疾病主要是由于肠道病毒、柯萨奇病毒 B(1~6 型)、腺病毒、腮腺炎病毒及麻疹、脊髓灰质炎病毒、副流感病毒、流感、埃可病毒、风疹和单纯疱疹病毒等病毒侵犯心肌而造成的心肌细胞变性、坏死和间质性炎症。随着病情的发展，患儿有可能出现心源性休克、心律失常、心力衰竭，甚至猝死，因此选取有效的治疗药物对提高预后具有至关重要的作用。

一、小儿病毒性心肌炎发病机制

　　小儿病毒性心肌炎的发病机制至今尚有争议，但是随着分子免疫学以及分析病毒学的不断发展，目前临床上对于该病的发病机制认为是在肠道病毒、柯萨奇病毒 B(1~6 型)、腺病毒、腮腺炎病毒及麻疹、脊髓灰质炎病毒、副流感病毒、流感、埃可病毒、风疹和单纯疱疹病毒等病毒的直接侵袭作用下，而导致机体出现自身免疫反应，在诱导和发生病毒性心肌炎免疫病理过程中细胞因子具有十分重要的作用。

(一)病毒直接损伤

　　柯萨奇 B 组(CVB)是引起小儿病毒性心肌炎最常见的病毒，大约占比为 50%，其中最为常见的为 CVB3，在病毒感染的作用下，能够使心肌细胞出现代谢功能丧失的情况甚至死亡。用分别能够引起轻型、重型心肌炎的 2 种 CVB3 变异株接种 BALB/C 鼠，然后对第 1~14 天的血清和心肌组织进行收集，观察能够发现使用的这 2 种毒株都具有使心肌细胞凋亡的作用，并且最高峰为感染的第 5 天，细胞凋亡的比例分别是 0.17%、0.77%，同时研究发现心肌中 CVB3 滴度与细胞凋亡的数量具有一定的相关性。该实验能够说明引起心肌损伤的重要原因为病毒感染导致的。

(二)免疫损伤

　　研究资料表明，在小儿病毒性心肌炎中起主导作用的为细胞介导的免疫反应，其次为病毒的局部损伤，大量细胞因子异常表达以及辅助 T 细胞(Th)在小儿病毒性心肌炎的发生和猝死过程中起着关键的作用，在病毒感染作用下，T 细胞亚群的细胞毒作用无法进行有效的发挥，从而对心脏造成侵犯，并且通过对心肌细胞的损害来使患者出现心肌炎的相关临床症状。

二、小儿病毒性心肌炎的药物治疗

(一)抗病毒治疗

在小儿病毒性心肌炎发病初期病毒的复制直接对心肌造成了损伤，这也是导致小儿病毒性心肌炎发病的主要机制，因此对患儿采取有效的早期抗病毒治疗能够使患儿心肌损伤的程度大大降低，在各种抗病毒药物的作用下能够对病毒附着于宿主细胞的作用进行有效阻止。

1. 干扰素　细胞受病毒感染后释放的免疫物质被称为干扰素，具有 INF-α、INF-β和 INF-γ 3 种不同类型，其中作用最强的为 INF-α，干扰素能够对多重细胞内信号级联反应进行激活，从而达到抑制病毒的作用，能够使心肌细胞的损害和凋亡得到有效的中断。相关资料表明，对 32 例病毒性心肌炎患者应用 80～100U 的 INF-α 进行肌内注射，并联合 1ml/kg qd 的黄芪注射液进行静脉滴注治疗，在进行为期 3 周的治疗后，该组的病程、心电图、心肌酶恢复时间均明显短于对照组，并且临床表现改善程度明显优于对照组。

2. 普来可那立　病毒蛋白-1 与普来可那立这种病毒衣壳抑制剂能够结合形成一个疏水口袋，能够整合进入包括鼻病毒属、肠道病毒属在内的微小 RNA 病毒属的衣壳，对病毒附着于宿主细胞的受体进行有效抑制，对病毒释放 RNA 的作用进行有效阻止，该药在临床上主要应用于由肠道病毒引发的心肌炎。Nathan 等对新生儿肠道病毒感染导致的心肌炎应用 5mg/kg tid 的普来可那立进行口服治疗，效果显著。

3. 阿昔洛韦　阿昔洛韦（又被称为无环鸟苷）能够对病毒 DNA 聚合酶的作用进行选择性的干扰，但是基本不会抑制细胞的 DNA 聚合酶，临床上该药主要应用于水痘病毒、EB 病毒所导致的心肌炎，但是对于属于肠道病毒的柯萨奇病毒引起的心肌炎的治疗效果并不尽如人意。

（二）免疫抑制治疗

很多学者认为病毒性心肌炎的重要发病机制之一是自身免疫的破坏，因此临床上也会使用免疫抑制剂来对小儿病毒性心肌炎进行治疗，皮质激素、硫唑嘌呤等均是免疫抑制治疗的主要内容，其中以前者最为常用。Camargo 在对年龄平均为(42.1±18.9)个月的 10 例活动性心肌炎患儿进行传统抗心衰治疗，同时加用 2.5mg/(kg·d)的硫唑嘌呤和泼尼松，连续治疗 4 周后，将两种药物的用量减少 0.5mg/(kg·d)，所有患者均接受 9 个月的治疗，然后对患儿的左室射血分数、左室短轴缩短率、心脏指数等进行复查，显示以上指标均有了显著的改善；对以上患儿进行进一步研究，其中经多聚酶链反应方法测出病毒基因组的患儿有 5 例，并与另外 5 例患儿进行对照研究，结果显示两组患儿间的心脏功能指标改善程度差异较小，无统计学意义($P>0.05$)。

（三）免疫球蛋白

免疫球蛋白应用于小儿病毒性心肌炎的治疗中，能够对自身抗体和病原进行中和，从而达到清除病毒的效果，能够对免疫反应发生明显的抑制作用，能够有效清除破坏心肌的炎症细胞因子，大大减少硫氧化还原蛋白，同时还能够对自身抗体以及 T 细胞介导的组织损伤进行有效的抑制。相关研究资料表明，免疫球蛋白是目前美国医院治疗小儿病毒性心肌炎最常用的药物，大约占 45.4%，并且该药的使用率随着患儿病情的加重而逐渐增高的趋势。

（四）中医药治疗

在中医学中小儿病毒性心肌炎属"心悸"、"胸痹"、"温病"、"怔忡"等范畴，认为气阴两虚、鼓动无力、血脉瘀阻、心脉失养为该病的病机，以"虚、滞、瘀"为该病主要的临床表现形式。

1. 辨证分型施治　中医将小儿病毒性心肌炎分为气阴两虚证、风热犯心证、心阳虚弱证、湿热侵心证、痰瘀阻络证 5 种类型，如果患儿为气阴两虚证，则一般采用生脉散或复脉汤加减方进行治疗；如果患儿为风热犯心证，则一般采用银翘散加减方进行治疗；如果患儿为湿热侵心证，则一般采用葛根芩连汤加减方进行治疗；如果患儿为心脾两虚证，则一般采用四君子汤合桂枝加龙骨牡蛎汤加减方进行治疗；如果患儿为气虚血滞证，则一般采用血府逐瘀汤合生脉散加减方进行治疗；如果患儿为痰热痹阻证，则一般采用栀子豉汤合半夏泻心汤加减方进行治疗；如果患儿为痰瘀阻络证，则一般采用失笑散合瓜蒌薤白散加减方进行治疗；如果患儿为心脾阳虚证，则一般采用苓桂术甘汤加减方进行治疗；如果患儿为心肾阴虚证，则一般采用天王补心丹合知柏地黄丸加减方进行治疗；如果患儿为心阳虚弱证，则一般采用桂甘龙骨牡蛎汤进行治疗；如果患儿为心阳虚脱证，则一般采用参附龙牡救逆汤加减方进行治疗。

2. 专方治疗　中医治疗小儿病毒性心肌炎的专方有很多，例如银翘甘草汤，该方剂主要由豆豉、金银花、连翘、麦冬、牛蒡子、生地黄、苦参、板蓝根、黄芪、炙甘草、太子参、丹参等药物组成，将 100 例毒性心肌炎患者随机分为对照组和治疗组，各 50 例，应用银翘甘草汤加味治疗的治疗组患者的总有效率显著高于对照组，差异具有统计学意义（P＜0.05）。除此之外，还有炙甘草汤，方剂组成为：阿胶（烊化冲服）10g、板蓝根 15g、黄芪 10g、红参 5g、麦冬 15g、生地黄 10g、大枣 5 枚、炙甘草 10g、远志 10g，将 300 例小儿病毒性心肌炎患儿随机分为对照组（100 例）和治疗组（200 例），对分别应用常规西药和炙甘草汤加味治疗的效果进行对照研究，结果显示：治疗组患儿就临床症状、体征、心电图、心肌酶等改善程度上均明显优于对照组，经 t 检验，差异有统计学意义（P＜0.01）。

3. 单味中药及中成药治疗　中医治疗小儿病毒性心肌炎的单味中药或中成药主要有参芪颗粒、丹参注射液、宁心颗粒、心肌炎合剂等。其中参芪颗粒主要由黄芪、葛根、太子参、五味子、党参、苦参、板蓝根、麦冬、黄芩、紫草、丹参等药材组成，以上药材合用具有解毒活血、益气养阴的作用，主要应用于气阴亏虚证小儿病毒性心肌炎的治疗中；宁心颗粒的方剂组成为：生龙骨 15g、五味子 6g、甘草 6g、黄芪 20g、党参 10g、板蓝根 15g、射干 6g、当归 6g、麦冬 10g、丹参 15g、生牡蛎 15g，李安源等报道将常规西医治疗和宁心颗粒治疗分别应用于小儿病毒性心肌炎的治疗工作中，结果显示：治疗组患儿的治疗总有效率明显高于对照组（89.47％VS 62.57％），经 t 检验，组间差异有统计学意义（P＜0.05）。目前，临床上对于小儿病毒性心肌炎主要采用卧床休息、饮食控制、吸氧、镇静或止痛以及对症治疗为主，虽然具有一定的临床效果，但是治疗时间较长，并且容易反复发作。

随着近年来对小儿病毒性心肌炎病因及发病机制不断深入的研究，在临床药物治疗上也取得了很大的进展，但是由于目前研究上存在方法设计单一，缺乏多中心、大样本临床调查研究，因此对于研究结论的科学性造成了一定的影响。因此在今年的研究中，应该进一步加强对小儿病毒性心肌炎药物治疗的研究，并注重该病的发病机制探讨，为小儿病毒性心肌炎的药物治疗开辟新途径。

(张丽茹、董洪魁)

第七节 小儿缺铁性贫血治疗进展

缺铁性贫血（IDC）是由于机体对铁的需求和供给失衡，导致体内铁贮存耗尽，继而红细胞中的铁缺乏，最终引起缺铁性贫血。是儿童在其生长发育过程中常见的营养性贫血，主要发生于 6 个月～3 岁的婴幼儿。小儿 IDC 发病率在 16%～20%之间，城市和农村没有差异。IDC 可致儿童体格及智力发育障碍、免疫力低下，是多种感染性疾病的诱因，严重危害小儿健康。

一、病因

小儿 IDC 的主要病因是先天储铁不足，早产儿、双胎、胎儿失血和孕母在怀孕期间严重缺铁等原因均可导致胎儿体内铁的储存量不足。此外亦有相关报道指出，乳母贫血人群其孩子贫血患病率明显高于非贫血乳母人群。小儿 IDC 的主要病因还包括后天铁摄入不足，人乳、牛乳和谷物中含铁量较低，如果不及时添加含铁较多的辅食，容易造成缺铁性疾病。赵荣娟等研究得出，76%的小儿 IDC 是由于辅食添加晚和添加不合理，11%为辅食添加困难。婴幼儿时期生长发育铁的需要量增多也是 IDC 其中一个原因，婴幼儿时期处于人生长时期的快速生长期，对铁的需要量也相对比较大，不及时增加铁的摄入量会直接导致缺铁性疾病的发生。引起铁吸收障碍的原因有食物的搭配不合理和肠黏膜异常等。此外，一些慢性失血性疾病引起的铁丢失过多：例如肠息肉、钩虫病、牛奶过敏引起的肠出血等，也是导致婴幼儿缺铁其中一个因素。

二、补铁治疗

补铁剂是一类治疗缺铁性贫血的主要药物，已有多年的临床应用经验，疗效明确。

(一)亚铁类补铁剂

亚铁类补铁剂代表物为硫酸亚铁，研究表明其比铁和三价铁更容易被吸收，但硫酸亚铁化学性质不稳定，并且会严重刺激人体的肠胃。在化学上，由于亚铁盐类化学性质是不稳定的，因此生产亚铁盐和贮存亚铁盐都不易，并且亚铁盐还容易引起食物的腐败变质，产生铁腥味。传统的铁剂治疗因部分儿童胃肠道反应严重，常常中断服用铁剂。尽管缓释铁制剂能够减少不良反应，但由于人体吸收其的部位靠后，未能在十二指肠及空肠上段吸收，仍使得缓释铁制剂中的铁吸收不多，生物利用率仍比较低。近年来有学者采用间隔、小剂量口服补铁剂同样能获得满意的治疗效果。

(二)血红素铁

血红素铁也称为卟啉铁，是由一分子亚铁和卟啉构成的一种铁卟啉化合物。血红素铁是由经过检疫部门检疫合格的畜禽血液分离处理、除血清和红细胞后得到的且富含卟啉的一种铁蛋白，它既能直接被肠黏膜细胞吸收入血，也不受磷酸、碳酸、单宁酸、草酸和植酸等影响，吸收率达 15%～25%。用这种富含卟啉的铁蛋白作铁强化剂，既无一般铁剂胃肠刺激反应，吸收率也较一般铁剂高约 3 倍。应用"血之铁"的方法，给予乳母补充适量生物血红素铁制剂，治疗纯母乳喂养易患缺铁性贫血，疗效得到肯定。

(三)乙二胺四醋酸铁钠

乙二胺四醋酸铁钠(EDTA-Na-Fe)是小分子有机酸铁盐络合物，如乙二胺四乙酸铁钠和醋酸、苹果酸、柠檬酸、乳酸、葡萄糖酸、琥珀酸等有机酸亚铁络合物。其中的代表就是 EDTA-Na-Fe，其性质稳定，具有较好的溶出性能，在人体十二指肠吸收过程中，能被特异性地吸收利用，不仅能促进内源性铁的吸收，其他铁源也可以得到一定程度的吸收利用，加上不良反应少、没有明显胃肠反应，刺激弱的优点，在食品、保健品和调味品等市场上得到广泛应用，能有效地促进和改善居民营养水平。阚淑月等学者研究报道指出，EDTA-Na-Fe 口服液与传统药物硫酸亚铁进行比较，剂型和口感适宜儿童服用，服药剂量小，不良反应少，治疗依从性好，治疗小儿 IDA 效果二者差异显著。

(四)多糖铁复合物(PIC)

PIC 是一种多糖低分子量铁复合物，由经过碳水化合物和铁合成。由于多糖碳链具有多样性特点，从而 PIC 没有固定和统一的分子结构，但是，其分子与分子之间的结构是相似的。多糖铁复合物分子是以"铁氧体"的形式存在，其结构与胃铁相似，故易被黏膜细胞吸收入血。因此，许多研究者推断，PIC 在消化过程中，很可能是以完整的分子形式被吸收的。实验室研究发现，PIC 无味无嗅，且在酸性或碱性的理化环境中均具有稳定的水溶性，始终能在水溶液中以完整的分子形式持续存在。PIC 明显优于其他补铁剂的重要基础是不含任何游离铁离子这一特性。黄永光的研究表明，服用多糖铁复合物治疗的患儿，比服用硫酸亚铁的有效率要高。

三、抗感染治疗

幽门螺杆菌(Hp)感染在导致慢性胃炎、消化性溃疡的同时，还会造成机体铁缺乏，并进一步导致 IDA。吕剑平等学者一项关于 Hp 感染的研究发现，IDA 患儿组的抗幽门螺杆菌感染率低于非 IDA 患儿组，所以 IDA 患儿幽门螺杆菌感染率明显高于非 IDA 患儿，该研究结果提示，IDA 与 Hp 感染可能存在紧密的相关性。李文秀报道，相对于单口服硫酸亚铁治疗，建议采用硫酸亚铁口服制剂加用质子泵抑制剂（奥美拉唑）、阿莫西林配合甲硝唑三联疗法达到根除幽门螺杆菌的方案治疗患儿，他们的血清铁蛋白、血红蛋白、红细胞平均容积、红细胞平均血红蛋白等各项指标均明显高于前者。

牛明华等将 118 例 Hp 阳性的缺铁性贫血患者随机分为治疗组 66 例，行根除 Hp治疗。对照组 52 例，行安慰治疗，4 周后治疗组血红蛋白升高的患儿明显高于对照组的 $[(128\pm4.31)\,g/L\,vs.\,(86\pm4.11)\,g/L,\ P<0.05]$。他们认为，幽门螺杆菌感染程度与缺铁性贫血严重程度呈正相关，要使缺铁性贫血得到明显的纠正，根除 Hp 是治疗缺铁性贫血有效的方法。

四、中医医学领域治疗

在我国中医医学领域，缺铁性贫血属 "血虚"范畴，缺铁性贫血与中医典籍记载的 "虚劳"，"黄肿病"，"萎黄"、"疳证"等病证相似。中医医学认为，缺铁性贫血的中医治疗的关键在于健脾益胃。郁晓维等将小儿 IDA 辨证分为以下 4 型：①脾胃虚弱型：治以健脾和胃，益气养血，方用参苓白术散加减；②心脾两虚型：治以补脾养心，益气生血，方用归脾汤加减；③肝肾阴虚型：治以滋补肝肾，补阴养血，方用左归丸加减；④脾肾阳虚型：治以温补脾肾，益气养血，方用右归丸加减。吴继红等的研究以 72 例缺铁性贫血小儿作为实验组，使用白苓健脾颗粒对其进行治疗，对照组使用硫酸亚铁糖浆治疗另外 72 例缺铁性贫血小儿，进行比较发现，服用白苓健脾颗粒者比口服小儿硫酸亚铁糖浆者更能提高 HB。李芳采用消积益脾法联合按摩捏脊治疗小儿缺铁性贫血 45 例，与服用葡萄糖酸亚铁糖浆的患儿比较，显效率和总有效率均比后者的高，而且复发率也低于后者。宋海馨从食疗入手，将 41 例小儿缺铁性贫血患儿分别给予饮食治疗和铁剂治疗，测定治疗前后两组的血红蛋白、平均红细胞容积和血清铁的变化，结果两组在治疗前后血红蛋白、平均血细胞容积和血清铁均有显著提高（P＜0.01），其中饮食疗法组治愈率为 95.45%，铁剂治疗组治愈率为 100.00%，两组之间无统计学差异（P＞0.05），说明了饮食疗法是一种安全有效的方法。

五、其他治疗

传统的补铁治疗由于不良反应而致使服药的依从性差，而传统的中医治疗又由于疗效慢，而使家长较难接受。所以，中西医结合治疗成为 IDC 治疗的另一研究方向。秦春优报道，联合使用硫酸亚铁和当归补血汤治疗小儿 IDC，以贫血症状的改善、白细胞、血小板和血红蛋白的变化情况作为评价指标，1 个月后，患儿的疗效较单纯服用硫酸亚铁者铁治疗更有效，不良反应少。宋先中的研究也表明，中西医结合治疗缺铁性贫血效果较单纯补铁治疗更有效，不良反应少。因红细胞生成素可使骨髓造血干细胞向原始红细胞转化而增加造血能力，故近年来，有学者研究重组人红细胞生成素在治疗幼儿 IDC 中的应用。刘经虎报道，口服铁剂加重组人红细胞生成素治疗婴幼儿 IDC，较单纯服用铁剂者能快速提高血红蛋白，纠正贫血。小儿 IDC 因病因各异，所以治疗原则应该是个体化治疗方案，而不是单一治疗方法来主导。医疗工作者，特别是临床儿科、儿童保健以及社区医生，应该重视 IDC 患儿，积极向监护人宣教缺铁对婴幼儿生长发育期造成的远期危害，进行积极的宣教干预和婴幼儿的饮食干预，但健康教育在预防小儿 IDC 中的作用尚未得到应有的重视，这也是以后研究的热点。

（张丽茹）

第八节　小儿疱疹性口腔炎中医药治疗进展

疱疹性口腔炎是单纯疱疹病毒感染引起的急性口腔黏膜感染，多见于 1～3 岁婴幼儿，发病无明显季节差异。感染后疱疹常好发于颊粘膜、齿龈、舌、唇内和唇粘膜及邻近口周皮肤。起病时发热可达 38～40℃，1～2 天后，上述各部位口腔黏膜出现单个或成簇的小疱疹，直径约 2 mm，周围有红晕，迅速破溃后形成溃疡，有时累及软腭、舌和咽部。由于疼痛剧烈，患儿可表现拒食、流涎、烦躁，常因拒食啼哭才发现。患儿体温多在 3～5 天后恢复正常，病程约 1～2 周。西医以抗病毒及对症治疗为主，无特效治疗方法。该病属于中医学"口疮""口糜"范畴，本病主要是由脾胃积热，或心火上炎所致。脾开窍于口、心开窍于舌、肾脉连舌本、胃经络齿龈，若感受风热之邪，或心脾积热，或虚火上炎，均可熏蒸口舌而致口疮。中医治疗本病辨证施治，以达到标本兼治、减轻疼痛、缩短疗程之功。

一、病因病机

杨辉等认为心脾两经开窍于口舌，故心脾两经有热，口舌最易生疮。于祥等认为小儿为纯阳之体，而今喂养大多膏粱厚味，胃火偏盛，外感风热之邪从口鼻侵入内乘于脾，胃脾开窍于口，心开窍于舌，胃经络齿龈，风热毒邪熏灼口舌牙龈，故齿龈红肿口腔黏膜破溃形成口疮。毕美芬认为，小儿为纯阳之体，而现今小儿多嗜膏粱厚味，胃火偏盛，心脾积热，日久伤阴，阴虚火旺上炎导致本病的发生。

二、辨证分型

汪受传、丁樱等认为，本病内因为婴幼儿脏腑娇嫩，血少气弱，黏膜柔嫩，不耐邪热熏灼或久病体虚，外因责之于平素将养过温或调护不当，感受外邪，邪毒入侵，将本病辨证为风热乘脾证、心脾积热、虚火上浮证。郁晓维等认为本病中医临床分为三型：心火上炎型、风热乘脾型、虚火上炎型。

三、治疗

(一)中药传统疗法

李文东等用黄连泻火散(川黄连、竹叶、栀子、木通、薄荷、甘草、生石膏、板蓝根、连翘、莱菔子、玄参)为主方治疗本病 28 例，总有效率达 96.4%。海洋采用清热泻脾(黄连、黄芩、生石膏、生地、栀子、薄荷、赤茯苓、灯心草、甘草)治疗本病 42 例，总有效率达 95.24%。车红侠、王国庆应用导赤散加减治疗复发性口腔溃疡(心脾积热证)40 例，其中治疗组导赤散加减治疗组有效率达 95%，疗效明显优于对照组。闫秋霜、王吉英等应用银翘散加味治疗小儿疱疹性口腔炎 (外感风热型)22 例，总有效率 90.91%。蒋金财采用蒲地蓝消炎口服液佐治小儿疱疹性口腔炎 120 例，总有效率 97%，蒲地蓝消炎口服液佐治小儿疱疹性口腔炎疗效优于单纯使用抗生素、利巴韦林，对治疗小儿疱疹性口腔炎有独特疗效。

(二)中西医结合治疗

邱承林中西医结合治疗原发性疱疹性口腔炎 46 例，对照组补充维生素 B 和维生素 C，应用病毒唑 0.3~0.9 g/kg，分 3 次口服；局部以金霉素甘油普鲁卡因混合剂涂擦。治疗组在采用对照组治疗方法的同时加用中药免煎饮片(生石膏、板蓝根、知母、生地、淡竹叶、芦根、玄参、麦冬、青蒿、连翘、甘草、木通)治疗，治疗组总有效率 91.30%，明显优于对照组。路崇峰、李中亮等采用抗病毒、抗感染及常规对症支持治疗的基础上加用自制中药煎剂(黄连、淡竹叶、茯苓、生地、苍术、陈皮、麦冬、石菖蒲、木通、芦根、滑石、大黄、细辛、焦山楂、大枣、冰糖适量)治疗疱疹性口腔炎 40 例，治疗组的临床症状、体征消失时间及总有效率明显优于对照组。杨俊潮将 148 例疱疹性口腔炎患儿采用随机数字表法将其分为对照组 66 例和治疗组 82 例，对照组常规给予利巴韦林抗病毒、退热、支持治疗、合并感染给予抗菌素，治疗组在对照组的基础上给予小儿柴桂退热颗粒联合聚肌胞治疗，治疗组总有效率 93.9%，在缩短疗程、控制病情上明显优于对照组，而且其副作用少，是一种有效、简单、安全的方法，值得在临床上推广使用。

(三)中药外治法

隋鲁英等予消肿愈溃散(黄芩、金银花、大黄、板蓝根、青黛、冰片、白及、皂角刺、五倍子)外涂口腔患处治疗小儿疱疹性口腔炎 115 例，总有效率 99.5%。韩成冰、管洪莲将原发性疱疹性口腔炎患儿 100 例随机分成两组，实验组用自制口疮灵散剂外涂，对照组常规治疗采用口服复方大青叶，复合维生素 B，西瓜霜散剂，实验组总有效率 98.28%。叶军红将疱疹性口腔炎患儿 100 例随机分为治疗组 50 例，对照组 50 例，2 组均采用退热、补液支持及病毒唑静滴 10 mg/(kg·d)治疗，治疗组加用西瓜霜喷剂直接喷患处，每日 3～4 次，并口服口炎清颗粒 1/2 包，2 次/d，治疗组有效率 96%，说明西瓜霜喷剂联合口炎清颗粒治疗小儿疱疹性口腔炎对缩短病程减轻患儿痛苦方面有显著效果。王小杰采用开喉剑喷剂佐治小儿疱疹性口腔炎 236 例，总有效率 97.8%，无论在退热、口腔粘膜溃疡修复、进食、淋巴结缩小方面都优于单纯应用青霉素＋病毒唑静滴组。陆惠辉临床治疗疱疹性口腔炎患者，使用溃疡糊剂外用给药，方法为：患者接受治疗前，常规清洗脐部及周围皮肤，用食用油或石蜡油局部涂擦，将溃疡糊剂浇灌于患儿神阙穴中，直至填满，外用关节止痛膏固定，一日换药一次。溃疡糊剂药物组成及制作方法为：细辛 30g，研碎成粉末后，加醋调和即成。观察病例共 100 例，其中痊愈患儿达 95 例，一次外敷即痊愈患儿 18 例，56 例患儿敷药两次即愈，有 21 例病例敷药三次后治愈，显效 3 例，无效 2 例，总有效率达到 98%，获得满意疗效。

(四)其他治疗

邢丽辉用热毒宁注射液雾化吸入治疗小儿疱疹性口腔炎 60 例，总有效率为93.34%，与利巴韦林注射液雾化吸入对照组有显著差异，从主要症状及体征消失时间看，治疗组天数较对照组明显缩短，故在常规治疗基础上加用热毒宁注射液雾化吸入治疗是治疗小儿疱疹性口腔炎的一种有效、安全、简便的方法，值得临床推广。欧阳冰以清开灵雾化疗法，应用于 48 例疱疹性口腔炎患儿，其具有清热解毒、凉血止痛等功能，治疗病例经过临床观察和分析，证实此方法有效可行，取得了满意疗效。

疱疹性口腔炎的病原体多为单纯疱疹病毒(HSV)。疱疹性口腔炎的一般治疗应保证患儿充分休息，保持口腔清洁，多饮水，食物以微温或凉的流质为宜，避免刺激性食物，并给予大量维生素 B 和维生素 C 以及有营养价值的易消化的饮食。患儿因疼痛拒食，应适当给予流质食物、软食和冷食，同时应注意患儿饮水量及尿量，防止出现脱水。现代医学治疗本病多采取抗病毒及对症支持治疗，以修复黏膜，消除局部炎症及缓解疼痛。《素问遗篇·刺法论》曰："正气存内，邪不可干。"而《素问·评热病论》载："邪之所凑，其气必虚。"《灵枢·口问》也记载："邪之所在，皆为不足。"中医学认为阴阳失调实为发病之根本，西医疗法在此方面有一定局限性。近年来中医在该病的临床研究展现了一定优势，但大多数为回顾性研究，前瞻性研究较少，研究机制亦较为薄弱，缺乏大样本规范化临床研究资料。因此，我们应继续不断加大研究力度，深入研究中医药治疗本病的机制，积累大量而有效的原始材料，进一步规范和完善中医药疗法，从而指导临床合理用药，提高对本病的治疗水平。

(张丽茹、董洪魁)

第九节　小儿厌食症中医药治疗进展

小儿厌食症一般预后较好，但此病病程长、日久迁延，极易引起小儿佝偻病、营养不良、免疫力低下及贫血等，导致呼吸道感染，直接影响智力及生长发育。中医学研究独到，治疗效果确切，安全性高，不良反应少。

一、小儿厌食症

中医研究在中医学中小儿厌食症属"食积"、"恶食"和"伤食"范畴，小儿脏腑较成人娇嫩，且行气未充，加上脾常不足，无法自调寒暖，自节乳食，加上喂养不当，在外因及内因作用下，脾胃不和，导致发病。厌食症与饮食习惯不良、喂养不当等有关，病机在于脾胃虚弱，治疗应积极调理脾胃。总结厌食症病因病机：①营卫不和，而脾胃气机不调，从而纳运无权；②饮食失节，喂养不当，脾胃受损，湿食积滞，导致厌食；③病后失调，禀赋不足，脾胃两虚，从而不思纳食；④环境变化，情志不畅，肝胃不和，肝气郁结，食欲不振；⑤胃阴不足，不纳不饥。有研究指出，从营养角度来说，厌食症与铅等有害元素过量及锌等营养元素缺乏有关；从中医角度来说，此病与胃肠积滞和脾胃虚弱有密切关系。小儿脾胃运化较为薄弱，但对营养物质有较大需求，两者之间矛盾，加上很多家长一味补充高营养，造成胃热积滞，脾脏承受不住，引起食滞中焦，脾虚难以运化，引起虚实夹杂厌食之症。

二、小儿厌食症中医药治疗主要方法

(一) 外治法

(1) 推拿。在手法刺激下，促进大小肠、脾胃等脏腑经气运行，使得气机调畅，经络疏通，增加胃肠蠕动。治疗时，捏脊 5 次，揉板门 300 次，补脾经 200 次，运内八卦 300 次，清天河水 200 次，揉足三里 300 次。有研究按不同病因病机，将厌食症分肝旺脾虚型、脾胃不和型、胃阴不足型等，并在上述推拿基础上，针对肝旺脾虚小儿，补肾经 300 次，揉三阴交 2min，清肝经 200 次，揉外劳宫 200 次；针对脾胃不和型小儿，揉掐四横纹 5 次，清胃经 100 次；针对胃阴不足型小儿，清涌泉 50 次，清胃经 200 次。

(2) 针灸。此疗法有穴位注射、针刺法和灸法等，治疗时按照小儿接受程度及病情酌情选择。针刺法较常用，使用三棱针，常规消毒后，于穴位快速挑刺，使其流出黏液或出血，达到目的。实施针刺法时，点刺四缝穴，穴位位置为两手第 2~5 指掌面近侧指骨关节的横纹中点，给予消毒后，取粗毫针或三棱针刺进 0.1~0.2 寸，1 次取每只手 2 个穴位，下次再另外取 2 个穴位，如此轮流取穴，针刺后，挤出血或透明样黄白色黏液；从长强穴开始，沿着脊柱两侧分别向上捏脊，直至大椎穴，5~10 次。

(3) 穴位敷贴。中药加工后，于皮肤穴位外敷，在中药持续刺激下，发挥调和脾胃、疏通经络及增强食欲功效。运脾开胃膏敷贴，成分有焦山楂、木香、苍术、陈皮、炒麦芽、砂仁、阿魏和鸡内金，于神阙穴外敷。取中药敷贴神阙穴、关门穴和中脘穴等。耳穴贴压为穴位敷贴常用方法，经过耳压，按摩耳穴中肝、脾、胃等，发挥治疗作用，操作简便，治疗无痛，感染几率小，安全性高，易于接受。选择压丸时，多数选择王不留行，其次选择白芥子和揿针者居多。选择王不留行施以耳穴贴压时，穴位选择双侧神门、饥点、大肠、脾、皮质下、胃和交感，穴位消毒后，将耳贴紧贴于穴位，稍微用力，分别按逆时针和顺时针方向按摩，各 30 次，直到耳部有微痛感及麻胀感；此外，每餐前按摩 1 次。中药粉，成分有砂仁 10g、木香 10g、玄明粉 6g、桃仁 10g、丁香 3g、菜菔子 10g、鸡内金 10g 和山楂 30g，取 3g，与米醋调制成丸状，于神阙穴敷贴，用胶布予以固定，24h 后取下，间隔 24h 重复用药，1 个疗程 10 次。

（二）内治法

（1）经方加减。香砂六 君 子汤，成分 有炙甘草 4g、焦三仙 10g、陈皮 10g、鸡内金 6g、党参 8g、砂仁 4g、白术 8g、木香 8g、法半夏 6g 和茯苓 8g。半夏泻心汤可和其气机，和其阴阳，符合治疗原则。此外，经典方剂还有加味异功散、参苓白术散、桂枝汤和七味白术散等。

（2）辨证论治。按不同病因及表现，主张实证治疗宜消食化滞，健脾和胃，方剂选择曲麦枳术汤，成分有白术、神曲、枳实和麦芽；虚证治疗宜积极健脾益气，方剂选择参苓白术散，如小儿脾胃阴虚，应滋脾养胃，给予养胃增液汤，成分有白芍、石斛、甘草、北沙参、玉竹和乌梅。治疗运化无力及脾胃虚弱小儿，应益气、健脾、养胃，给予香砂六君子汤；对于濡运不利及脾胃阴虚小儿，应养阴生津，滋脾和胃，给予山药、白芍、太子参、麦冬、石斛、山楂、玉竹、粳米和乌梅等；对于食滞不消及脾运失健小儿，应消食和中，健运脾气，给予枳术丸；对于运化受困及脾阳不振小儿，应和胃助运，温中健脾，给予丁萸醒脾汤；对于脾运失阻及痰湿内停小儿，应和中开胃，燥湿化痰，给予二陈汤联合平胃散。有学者将厌食症分肝气郁结、脾运失健、脾肾阳虚、脾胃气虚和胃阴不足五型，治疗时，肝气郁结宜疏肝开胃理气；脾运失健宜健脾开胃助运；脾肾阳虚宜温脾肾阳气，并健脾；脾胃气虚宜益气，健脾胃；胃阴不足宜养胃醒脾育阴。报道指出，在厌食症初期，症状较轻，宜采用饮食疗法；而中期应按因论治，痰湿壅中患儿应给予二陈汤，健脾化痰燥湿；虫积患儿给予乌梅丸，健脾安蛔；乳食壅滞患儿，给予二陈汤，燥湿健脾；到疾病后期，应积极培补正气，辅以化虫、运脾、和中，针对脾肾虚弱者，联合应用四神丸和四君子汤；针对脾胃虚弱者，应用六君子汤。另有资料分析，运脾法为治疗厌食症主要方法，患儿脾不足，而脾健不在，应积极补贵于运，对于偏胃虚弱者，药用选择茯苓、党参等，配合陈皮、神曲等，益气健脾；对于偏功能失调者，药用选择陈皮、焦山楂、苍术、鸡内金、佩兰等，理气，燥湿，消食。

（3）自拟方剂。醒脾开胃方，成分有红枣 3 枚、佩兰 15g、砂仁 6g、太子参 20g、佛手 9g、山药 30g、枳壳 6g、甘草 9g、苍术 15g、白芍 9g 和桂枝 9g，针对脾虚肝旺者，在上述成分中加乌梅、桑叶、当归和钩藤；针对脾胃阴虚者，在上述成分中加沙参、苍术、毛竹和石斛。运脾和胃汤，成分有陈皮、白术、茯苓、神曲、山楂、鸡内金、炒白扁豆和炒麦芽等。爵床胃喜汤，成分有使君子、鸡内金、爵床、炒苍术、木香、胡黄连、太子参、陈皮、山药、炙甘草。健脾消食汤，成分有枳壳、山药、党参、仙鹤草、白术、山楂、石菖蒲、佛手、茯苓及麦芽。益气养阴方，成分为白芍、甘草、乌梅、白术、麦门冬、党参、砂仁、茯苓、石斛等。此外，还有自拟枳术合剂、增食汤、理脾分运汤、参芪益元汤、三棱莪术木瓜煎、山豆三仙汤和抑肝健脾汤等。增食汤成分有鸡内金、党参 12g、乌梅 7g、山药 9g、陈皮 7g、苍术 9g、茯苓 9g 和生甘草 5g。参芪益元汤成分为山楂、枸杞、黄芪、菟丝子、茯苓、党参、鸡内金、焦术和生山药。三棱莪术木瓜煎成分有三棱、甘草、白术、木瓜、太子参、鸡内金、茯苓、槟榔、苍术和焦三仙等。山豆三仙汤包括炒扁豆 15g、焦山楂 12g、鸡内金 12g、山药 15g、焦麦芽 12g、佛手 10g 和焦神曲 12g。抑肝健脾汤包括珍珠母 30g、神曲 8g、煅龙骨 30g、茯苓 8g、麦芽 8g、磁石 30g、枳实 8g、煅牡蛎 30g、钩藤 15g、白术 8g、鸡内金 6g、党参、陈皮 6g 和苍术 6g。

(4) 中医食疗。山楂麦芽茶，麦芽 15g、山楂 15g，煮浓汁 100ml，3 次/d。姜糖汁，取食糖 5g，鲜姜 5ml，煮汁去渣，冷却后加入 5g 食醋，搅拌均匀，3 次/d。番茄羹，将新鲜番茄使用滚水消毒，去皮，去籽，将其捣汁，3 次/d，100ml/次。马利明食疗法，消食方糕可消食导滞；萝卜二陈红糖饮，燥湿化痰；四花茶疏肝运脾；二术三棱饼，活血消食；清暑益气汁可消暑益气；使君子面茶可祛虫补土；二参酸梅汤滋养胃阴；莲子粥可健脾开胃。

(5) 中成药。开胃消食糖浆，成分有焦山楂、冬瓜仁、麦芽、荷叶、苍术、厚朴、谷芽、木香、白术、胆草、神曲、茯苓等，可开胃运脾，用药后，尿 D-木糖排泄率增加，Mn、Zn、Fe 和 Cu 等微量元素增加，小儿食欲改善。儿宝颗粒，原方为调脾汤，成分有焦山楂、苍术、鸡内金和陈皮。杞枣口服液能有效益肾健脾，作用显著。常用中成药还有薏芽健脾凝胶、启脾口服液和消食口服液等，薏芽健脾凝胶形似果冻，为凝胶制剂，成分有大枣、莱菔子、山药、麦芽、白扁豆、薏苡仁和山楂，口味甘甜，患儿易接受。启脾口服液，有效成分为甘草、陈皮、人参、莲子、白术、泽泻，以补为主，消补兼施。消食口服液成分为厚朴、大黄、山楂、槟榔、鸡内金和木香，主治脾胃不和及乳食积滞等证。

(三) 内外合治法

在内服中药的基础上，给予推拿、针灸等外治法，可促进疗效，充分展现中医药治疗从整体入手调理这一特点。在辨证论治(脾胃阴虚给予沙参麦门冬汤，气血虚弱给予八珍汤，脾失健运给予异功散，脾胃气虚给予参苓白术散)的基础上，神阙穴敷贴增食膏，效果较满意。参苓健脾胃颗粒，成分有薏苡仁、白扁豆、北沙参、茯苓、山药及砂仁，配合捏脊法，疗效佳。此外，也可采用调脾合剂联合针刺四缝穴法、健脾汤配合推拿、黄蜡健脾膏配合针刺四缝穴等疗法。

从中医角度来看，小儿厌食症病变脏腑在于脾胃，而脾失健运为病机关键，治疗时应遵循调理脾胃原则，灵活给予推拿针灸、内服汤药、辨证论治及穴位敷贴等法，促进疗效，促使患儿及早康复。

(张丽茹)

第十节　儿童偏头痛治疗进展

头痛是儿科常见疾病之一，而偏头痛(migraine)是其最常见的原因。据统计，大约有 4%的儿童患偏头痛，其严重影响着患儿的身心健康，正确的治疗对于患儿本身、家庭、学校及社会有重要意义。近年来，随着生化、脑功能影像学、遗传分子学、药理学等的发展，偏头痛的机制有了深入研究。

一、偏头痛概述

偏头痛是一种反复发作性的头痛性疾病，多为偏侧、搏动样疼痛，一般持续 4～72 h，可伴恶心、呕吐、畏光、畏声或对特殊气味敏感等，约 1/3 的患者在头痛发生前或同时可伴先兆症状，多为短暂的局灶性神经系统症状，如感觉异常、语言障碍等，休息后症状多可缓解。偏头痛是神经系统一种慢性、非痫性的发作性疾病，其发病率因年龄、性别及人种不同而有所差异。偏头痛可发生于任何年龄，多在青春期首发，青春期前的儿童发病也不少见，男性略高于女性(男性约为 3.90%，女性约为 3.60%，平均为 3.76%)，青春期后其发病率明显增高，约 40 岁达到高峰，女性发病率高于男性(女性为 13.1%～18.3%，男性为 3.3%～6.1%，平均为 17.0%)；亚洲国家报道偏头痛发病率较西方高，白种人较黑种人更易患病。儿童型偏头痛常有家族史，症状较成人不典型，多以双侧头部(颞、顶叶)发作为主、持续时间较短(很少超过 1 h)，部分以特殊的周期综合征为首发症状，包括良性儿童阵发性眩晕、腹痛型偏头痛、周期性呕吐，其胃肠道症状较成年人明显，而先兆症状较成年人少见。

二、偏头痛发病机制

偏头痛的发病机制至今仍不完全清楚，可能与遗传因素、神经-血管因素、脑电活动、血管活性物质、神经递质、内分泌等相关，也有可能是多种因素共同作用所致。目前关于偏头痛的发病机制主要涉及以下几个方面。

(一)三叉神经血管反射学说

该学说认为，偏头痛是由于疼痛的神经传导通路[由 5-羟色胺受体 (5-HTR)调节]功能异常及相关内源性镇痛系统功能缺陷所致。由于内、外相关因素刺激颅内疼痛敏感组织(颅内血管、硬脑膜等)，导致其上的三叉神经末梢发生无菌性炎症，引起血管扩张、肥大细胞脱颗粒、释放组胺，产生疼痛，经过传入神经传入皮质。另一方面，内源性镇痛调节系统(源至中脑导水管周围灰质)通过 5-羟色胺(5-hydroxytryptamine，5-HT)等神经递质调节三叉神经的疼痛传导通路，从而达到镇痛作用，如果该系统功能发生异常，将导致偏头痛发作。

(二)皮质扩散抑制(cortical spreading depression, CSD)假说

Le 等提出在偏头痛发作期，脑内产生抑制性电活动并持续扩散，该电活动与偏头痛的局灶性血流异常相关，且与偏头痛先兆相似。大多数学者认为其与偏头痛先兆相关，相关功能磁共振成像结果也支持该观点，但 CSD 的具体触发机制等尚不清楚。

(三)血管活性物质学说

1.5-HT 5-HT 是一种强血管收缩剂和平滑肌收缩刺激剂，在偏头痛的发作过程中起到非常重要的作用。一方面，5-HT 作为中枢性神经递质，通过调节钙离子等引起无菌性炎症，从而使内源性镇痛系统功能异常发挥致病作用；另一方面，5-HT 储存在血小板中，通过直接释放作用于颅内血管从而发挥作用。

2.降钙素基因相关肽(calcitonin gene related peptide, CGRP) CGRP 是目前已知的最强扩血管物质，几乎存在于所有的血管神经纤维内，其分布与血管紧密联系，对所有的血管均有明显的舒张作用，因此其在疼痛感觉和调控中发挥着重要作用。Cady 等发现，CGRP 可以促进三叉神经元与神经胶质细胞在中枢和外周的敏感性。由于 CGRP 和偏头痛之间的相关性且其作用于特异性受体，舒张作用不依赖于血管内皮的存在，也不受 α、β 受体和 5-HTR 阻断剂的影响，为针对 CGRP 及其相关受体拮抗的偏头痛治疗提供了理论基础。

(四)遗传因素

60%～80%的偏头痛患者有家族史，尤其对于儿童型偏头痛患儿，家族史更明显，但由于偏头痛具有异质性，其具体遗传学机制不明确，除已报道的家族性偏瘫性偏头痛为单基因遗传病外，其他也涉及相关炎症因子、血管活性物质等致病基因的发现。

(五)大脑微结构的改变

功能神经影像学提示，在偏头痛尤其是慢性偏头痛的发病过程中，伴随着脑网络、结构及化学物质的变化，这为偏头痛的经颅磁刺激治疗(transcranial magnetic stimulation, TSM)、认知行为治疗提供了理论依据。

(六)其他

包括核因子 κB(NF-κB)及炎症因子、细胞癌基因 fos(cellular oncogene fos, c-fos)、NO 假说、低镁假说和线粒体功能异常假说。从偏头痛先兆期至头痛期，不同时期伴随症状各异，同一时期症状多样，其发病过程可能涉及多个神经通路，机制复杂。近年来，随着生化、脑功能影像学、遗传分子学、药理学等的发展，人们对于偏头痛的病因及致病机制有了深入研究，发现了 CSD、CGRP 及其受体拮抗剂、大脑微结构的改变等，这些假说的提出为偏头痛发病机制研究提供了新的理论和治疗的干预环节。

三、偏头痛治疗

(一)非药物治疗

(1)认知行为疗法(cognitive behavioral therapy, CBT)：即心理疗法，其主要着眼点放在患者不合理的认知问题上，通过改变患者对己、对人或对事的看法与态度来改变其心理问题。一项随机试验结果显示，CBT 联合药物治疗能明显改善儿童慢性偏头痛的病程及功能损害。

(2)建立良好的行为习惯(healthy habits)：包括纠正生活方式、调整压力策略等。健康的生活方式包括很多，而做到充分的睡眠、良好的饮食习惯及适当的补充水分即可明显改善偏头痛的症状。具体包括：①饮食规律，避免少餐，有时低血糖可诱发头痛；多吃深绿色蔬菜、谷物、瘦肉(包括动物肝脏)、鱼；多喝水，尽量避免进食腊肉、肉干、热狗、酸奶等加工或发酵食品及咖啡、茶、高能量饮料、巧克力、酒、糖精等。②适当的有氧锻炼，每周至少 3 次，每次大于 30 min。③适当调整家庭、学校、社会压力，必要时可请心理科医生协助。④做好头痛日记。⑤避免药物滥用。对于儿童来说，家庭、学校、社会的协同管理有助于缩短病程。

(3)TSM 包括单脉冲经颅磁刺激(single pulse transcranial magnetic stimulation, sTMS)和重复经颅磁刺激(repetitive transcranial magnetic stimulation, rTMS)。对于儿童急、慢性偏头痛都有一定效果,sTMS 可抑制 CSD,对于先兆治疗效果理想,rTMS 可改善脑的阈值及神经递质的兴奋性，亦可用于偏头痛的预防。

(4)另外，针灸、外科治疗等方法有一定疗效。

(二)药物治疗

1.偏头痛急性发作期治疗　有效的治疗关键在于早期识别及正确的诊断，并且根据病情选择适当的药物、剂型及给药方式。治疗偏头痛急性发作期药物分为非特异性治疗药物和特异性治疗药物 2 种。

2.非特异性治疗药物

(1)非甾体类抗炎药(NSAIDs)。该类药物通过抑制环氧化酶-2(COX-2)的活性，阻碍前列腺素合成，从而发挥其抗感染、镇痛的作用，应用较广，但仍有一定的局限性，主要原因:①接近 40%的患者应用后疗效欠佳或完全无效;②其胃肠道、过敏等不良反应较大，尤其是阿司匹林，可导致活动性出血，且哮喘、妊娠期等患者禁用;③对于某些发作频繁的患者，过多使用该类药物可能提高患者患药物滥用性/过度应用性头痛的概率。因此，该类药物推荐适用于轻、中度偏头痛的发作，既往使用有效的重度偏头痛发作也可作为首选。在儿童型偏头痛急性发作期，布洛芬及对乙酰氨基酚常作为一线用药，而奈普生一般不推荐使用，但对于头痛持续时间较长的患儿可以试用。非甾体药物剂量应根据患者体质量个体化选择(对乙酰氨基酚每次 10～15 mg/kg，阿司匹林每次 10～15 mg/kg，布洛芬每次 5～10 mg/kg)。

(2)镇静、镇痛类药物:苯巴比妥类、苯二氮䓬类等镇静药物有一定的镇静、催眠作用，从而发挥其抗偏头痛作用，此类药物有一定成瘾性，一般不推荐使用。吗啡、阿片类镇痛药具有强大的镇痛效果，但该类药物具有较强成瘾性，仅用于重度且常规药物疗效欠佳的偏头痛患者。

(3)其他药物:多潘立酮、甲氧氯普安(胃复安)等止吐、促进胃动力药物能减轻偏头痛的胃肠道症状，有利于其他药物的吸收和头痛的治疗。甲氧氯普安为多巴胺 D2 受体拮抗剂，具有强大镇吐作用，同时为 5-HT4 激动剂，单用也可以缓解头痛。另外，如果胃肠道症状较重，选择静脉、直肠等多途径给药更佳。

3.特异性治疗药物

(1)5-HTR 激动剂类药物，主要包括曲坦类(triptans)、麦角胺类(ergotamine)及双氢麦角碱类(dihydroergotamine)药物，该类药物为 5-HTR 激动剂，其通过作用于神经系统(中枢及周围神经系统)多个部位的受体(5-HT1B、5-HT1D、5-HT1F)，从而发挥其抗偏头痛作用，包括收缩血管，抑制血管周围感觉神经末梢释放 CGRP，抑制各个脑区的神经传导等。①曲坦类药物。一项关于曲坦类药物治疗的 meta 分析显示，曲坦类药物对于急性期偏头痛的缓解效果明显优于麦角胺、非甾体等药物，且与非甾体药物联合治疗效果更好，不良反应更少。包括利扎曲坦、舒马曲坦、佐米曲坦、那拉曲坦、夫罗曲坦等药物在成年人中多作为 A 级推荐，但在儿童型偏头痛患儿中，可能由于非药物治疗效果较成年人明显，故推荐级别较成年人低。目前 PDA 仅推荐利扎曲坦(6～17 岁)、阿莫曲坦(12～17 岁)、舒马曲坦联合奈普生(12～17 岁)用于儿童，先兆期可予以口服、喷鼻等，2h 后可重复用药，儿童一般不推荐静脉用药。②麦角胺类/双氢麦角碱类药物。麦角胺类药物也属 5-HTR 激动剂，且具有收缩血管的直接作用，具有半衰期长、复发率低等优势，适用于发作持续时间长的患者，但其具有不良反应较多，且容易导致药物滥用性头痛等缺点，故不常规使用，儿童应用也较少，只有当曲坦类药物不适用时，可酌情考虑使用。

(2)CGRP 受体拮抗剂：CGRP 表达于支配所有脑部大血管及感受痛觉的脑膜血管的三叉神经节细胞，是脑循环中最强有力的血管舒张肽。该类药物通过将扩张的脑动脉恢复而减轻偏头痛症状，且该过程没有过度收缩血管的作用，其不良反应较少，耐受性好。TEV-48125 等药物临床试验提示，其随机、双盲、对照试验结果显示，CGRP 在偏头痛的急性发作期及预防用药方面的作用均明显高于对照组。更多的该类药物正在研发之中，包括针对 CGRP 及其受体的抗体，前期临床试验提示疗效肯定，不良反应少，是未来研究抗偏头痛药物的新方向。

(三)预防性治疗

当偏头痛的发作严重影响日常生活或发作较频繁时(一般每周大于或等于 1 次)需要进行预防性治疗。其目的主要是减缓发作频率及程度、减轻或消除神经功能损害。预防性治疗药物包括以下几种。

1. 钙离子通道拮抗剂　该类药物具有对脑血管作用的可选择性，不影响正常细胞的钙平衡，能阻断平滑肌的动作电位，延缓钙内流，导致血管扩张，可缓解偏头痛发作初期脑血管收缩所引起的一系列头部症状。氟桂利嗪口服剂量为 5 mg/d。氟桂利嗪药物较适用于儿童型偏头痛的预防治疗，且预防效果肯定。尼莫地平属该类药物中临床最为常用药物，且引起嗜睡的不良反应较氟桂利嗪轻，口服剂量为 3 mg/(kg·d)。

2. 肾上腺素能受体阻滞剂　该类药物在预防性偏头痛治疗中的有效率较高。该类药物中普萘洛尔作为预防儿童型偏头痛的一线用药，可明显缓解偏头痛的发作频率，其剂量为 1～2 mg/(kg·d)。β 受体阻滞剂发生的一些不良反应通常包括运动量减低、体位性低血压、情感障碍等。

3. 抗癫痫药物　近年来，随着大脑皮层高敏感性机制和 γ-氨基丁酸(GABA)/谷氨酸盐失衡机制在偏头痛发病学说中的提出，使得托吡酯逐渐成为儿童及成年人偏头痛防治的一线用药。尤其对于脑电图异常或与癫痫共患病时，托吡酯为首选药物，其服用剂量为 3～8 mg/(kg·d)，对偏头痛的长期预防有很好效果。临床应用中应根据患者症状逐步添加剂量，以制订个体化方案，提高患者耐受性。应用过程中需定期监测患者血常规、肝肾功能等。食品药品监督管理局仅推荐托吡酯及丙戊酸用于偏头痛的预防性治疗，儿童则仅限于托吡酯，但对托吡酯敏感性欠佳或不能耐受其不良反应者，也可以考虑使用丙戊酸来预防儿童型偏头痛发作。

4. 三环抗抑郁药　该类药物主要通过抑制 5-HT 和去甲肾上腺素的再摄取发挥作用，其对于 5-HT 再摄取作用更强，代表药物为阿米替林，其预防作用有限，但对于合并有紧张型头痛或抑郁状态的患者推荐使用，其剂量为 10～30 mg/d。治疗初期可能出现抗胆碱能反应，如多汗、口干、视物模糊、排尿困难、便秘等。中枢神经系统不良反应可出现嗜睡、震颤、眩晕，以及体位性低血压。偶见癫痫发作、骨髓抑制及中毒性肝损害等，其不良反应明显，因此不能长期服用。小样本试验提示非莫西汀、氟西汀可能也有效。

5.抗组胺药　早期认为抗组胺药有一定的血管舒张效应，而应用于偏头痛治疗的近年来研究表明，组胺可作为中枢性神经递质，在偏头痛发作初期可能扮有重要角色，具体作用机制尚不明确。常用的为赛庚啶，其剂量为 $0.2\sim0.4mg/(kg\cdot d)$，对于偏头痛的预防治疗有一定作用，但证据不足。

6.其他　其他药物包括 NSAIDs、大剂量核黄素、辅酶 Q10、镁剂、肉毒毒素 A 局部注射、NO 等，部分药物显示有效，结果不一，需进一步证实。中药被广泛应用，但尚需更多的循证医学证据。预防性药物注意事项：当合并有焦虑、过敏、癫痫等偏头痛时，患者需根据个体化选择对应药物。一般来说，预防性用药 4~6 周即可达到预期效果，若疗效欠佳可及时调整治疗方案；若单药控制效果尚可，一般不予以联合用药。但由于偏头痛发病机制较复杂，往往是多种因素所致，单药预防往往效果欠佳，建议 2~3 种作用机制互补的药物联合应用效果更好。如果预防用药效果好，需继续用药 3~6 个月以巩固治疗。对于儿童型偏头痛，特别是年龄小患儿，用药较局限，非药物治疗方案尤为重要。

四、预后

偏头痛虽缺乏有效的根治手段，在儿童期经过治疗后症状大多明显改善，部分发展为慢性偏头痛，甚至延续至成年，偏头痛患病率在 35~45 岁达到高峰，以后便逐渐下降，即偏头痛发作总体呈自发缓解趋势，甚至部分患者无发作。但慢性偏头痛的总体病程更长，中年后自行缓解率低。社会经济地位低、教育程度低等可作为不良预后的危险因素。偏头痛发作频率、程度、性别、共患病(如癫痫、脑卒中、肥胖、情感障碍等)、家族史、用药史、治疗情况、不良生活习惯等与预后均密切相关。

偏头痛的发病机制复杂，近十几年来其研究较多，进展较快，但其病因、发病机制仍不完全清楚，故至今还没有确切的治疗方法。目前在治疗上涉及许多棘手的问题，临床上药物种类繁多，很多用药缺乏更多的循证医学证据，需根据患者头痛程度等个体差异予以针对性治疗。对偏头痛的具体病因、发病机制及防治措施，还需进行进一步的研究。近年来，偏头痛发作中 CGRP 的确切作用机制等为研发新的偏头痛治疗药物开辟了新的途径，非药物治疗也有了进一步发展。相信随着研究的不断深入，人们最终将会揭示出偏头痛发病的具体机制，从而为偏头痛的有效治疗提供依据。

(张丽茹)

第十一节　脑性瘫痪

脑性瘫痪指的是出生前到生后 1 个月以内各种原因所致的非进行性脑损伤，主要表现为中枢性运动障碍及姿势异常，又称为 Little 病。1862 年英国矫形外科医师 William

John Little 首次报道了 47 例具有"痉挛性强直"症状的患儿，相当于现在的痉挛性脑性瘫痪，他认为这种疾病是由于出生时的一些因素，如早产、异常分娩、脐带绕颈等造成的。

一、诊断步骤

(一)病史采集要点

脑性瘫痪临床表现多种多样，由于类型、受损部位的不同而表现各异，若同时存在两种类型，则表现更为复杂，即使单一种类型，在不同年龄阶段，表现也不一样。虽然临床表现错综复杂，但一般都有以下 4 种表现。

1. 运动发育落后、主动运动减少　脑性瘫痪运动发育落后表现在粗大运动和/或精细运动两方面。正常婴幼儿 3 个月抬头；4～5 个月时能主动伸手触物，两手能在胸前相握，安静时能在眼前玩弄双手；6～7 个月时会独自坐在较硬的床面不跌倒，8～10 个月时会爬，爬时双上肢或下肢交替向前移动；1 岁时能独自站立；1 岁～1 岁半时能行走。脑性瘫痪患儿在上述年龄一般都不能达到正常小儿水平：在新生儿期常表现为动作减少，吸吮能力及觅食反应均差；3 个月时踢蹬动作明显减少，而且很少出现交替动作；4～5 个月上肢活动明显减少一正常婴幼儿在 1 岁以内尚未形成右利或左利，而痉挛型脑性瘫痪偏瘫型则表现为经常只利用一只手持物或触物，另一侧手的活动减少，而且手常呈握拳状。

2. 易激惹，持续哭闹、入睡困难，有些家长甚至反映"这孩子整夜地哭"或突然发生剧烈的哭叫。

3. 喂养困难，吸吮及吞咽不协调，有时家长反映吃奶时"一边吃一边从嘴角往外流"，体重增长困难。

4. 频繁吐沫，经常半张着嘴，舌头不停地做伸出运动，这常常是手足徐动型脑瘫的早期症状。

5. 对突然出现的声音或体位改变很"敏感"，似惊吓状。

6. 护理困难　表现在穿衣时很难将其手臂插入袖中，换尿布时难将大腿外展，洗澡时不易将拳头掰开。家长常反映"孩子不爱洗澡"，当脚刚触及浴盆边缘或水面时，背部立即僵硬呈弓状。

(二)体格检查要点

1. 肌张力异常　肌张力的发育过程表现为新生儿时期屈肌张力增高，随着月龄增长肌张力逐渐减低转为正常。轻型痉挛性脑瘫在 6 个月以内肌张力增高并不明显，有时造成诊断困难。但严重的痉挛型脑性瘫痪患儿在 6 个月内表现为"折刀式"肌张力增高，但需注意在检查时如反复连续多次屈伸肢体，则"折刀"的感觉逐渐不太明显。手足徐动型在 1 岁以内往往无肌张力增高，随着年龄的增加而表现出来，常呈"齿轮状"或"铅管状"。强直型表现为"铅管状"肌张力增高。共济失调型肌张力不增高，肌张力低下型则表现为肌张力低下，关节活动范围增加，但腱反射活跃或亢进。检查肌张力时要注意，一些年龄较大病程较长的患儿，由于关节挛缩，以致关节活动受限，可被误认是肌张力增高。

2. 姿势异常　脑性瘫痪患儿异常姿势多种多样，与肌张力异常及原始反射延迟消失有关。

(1)俯卧位：婴儿时期的3～4月龄后表现为俯卧位时屈肌张力明显增高，四肢屈曲，臀部高于头部；或不能抬头，双上肢不能支撑躯干，肩部着床，臀部高举；或上肢内旋、屈曲，两手握拳，下肢伸直，内收内旋，足尖朝内；也可表现为一侧异常，上肢肘关节屈曲、腕关节屈曲。

(2)仰卧位：头后仰，下肢伸直，有时呈角弓反张姿势。由于不对称颈紧张反射持续时间延长(正常小儿4～5月龄时消失)，表现为头转向一侧时，枕部的一侧上肢及下肢呈屈曲状，面部一侧上下肢伸直。有时呈Moro反射状姿势。有时呈双下肢伸直。四肢肌张力低下，仰卧位时腕、肘、肩、髋、膝、踝等关节均可同时平置于床面，呈青蛙仰卧状。

(3)由仰卧位牵拉成坐位：小儿仰卧位，被缓缓拉起成坐位，正常婴儿4～5月龄时头即不再明显后垂，两上肢能主动屈曲。3～4月龄以上的脑性瘫痪患儿可表现为躯干拉起，但头后垂，并伴有以下其中一种表现：一侧下肢伸直，足跖屈；双下肢均伸直伴足跖屈；一侧上肢正常，呈屈肘动作，另一侧伸直；牵拉时不经坐的过程直接成为直立姿势；头极度后垂，脊柱背屈。

(4)直立位：正常3～4月龄婴儿被扶其腋下呈直立悬空位时，表现为双下肢屈曲，6个月扶成直立位时，下肢能支持体重。脑性瘫痪患儿直立悬空位时两下肢内旋、伸直，足尖下垂，由于内收肌张力增高，两腿交叉呈剪刀状。脑性瘫痪患儿直立位时，头、脊柱、足跟往往不能保持在一条垂直线上，髋腰部侧弯；或表现为两大腿内旋，膝半屈，下肢呈X形，足尖着地。

(5)脑性瘫痪手足徐动型及共济失调型表现与痉挛型不同，在第1年内，常安静躺着，几乎没有自主运动，仰卧位时其姿势与痉挛型相反，表现为下肢屈曲，髋外展，踝背屈。抱起呈直立位时，能控制头在正中位。

3.反射异常　痉挛型脑性瘫痪患儿深反射活跃或亢进，有时还可引出踝阵挛，2岁后Babinski征仍呈阳性。脑性瘫痪患儿神经反射常表现为原始反射延缓消失、保护性反射减弱或延缓出现。

(1)Moro反射：即拥抱反射，正常小儿生后即出现，6个月时消失，如生后3个月内不出现或生后6个月后仍不消失均属异常。痉挛型脑性瘫痪患儿此反射活跃，但若肌张力极度增高时也可能引不出。

(2)交叉伸展反射：小儿仰卧位，按住一侧膝部使下肢伸直，并刺激此侧足底，出现另侧下肢先屈曲后伸展的动作。此反射出生后即出现，正常情况下1个月后消失。若2个月后仍存在，支持脑性瘫痪诊断。

(3)不对称颈紧张反射：正常情况下出生后1个月以内明显，4～5个月时消失。脑性瘫痪患儿持续时间明显延长，此反射的存在阻碍了患儿翻身动作的发育。例如：当患儿向右翻身时，头转向右侧，但随之右臂外展伸直，以致不能向右翻身。

(4)握持反射：正常情况下出生2～3个月后逐渐消失，痉挛型脑性瘫痪时持续时间延长，手经常呈握拳状。

(5)脑性瘫痪患儿各种保护性反射延缓出现或不出现。正常4月龄婴儿直立位时将躯干向左右倾斜时头能保持正中位，脑性瘫痪儿不出现此反射。正常4～5月龄婴儿扶成坐位时，如突然向一侧倾斜其躯体时，能伸出上肢，做支持躯体的姿势，而脑性瘫痪患儿不出现此动作。正常 8～9 月龄婴儿能引出"降落伞反射"，脑性瘫痪患儿不能引出。

（三）临床资料分析

1. 进行 CT、MRI 检查可了解脑结构有无异常，对探讨脑性瘫痪的病因及判断预后可能有所帮助。

2. 脑电图协助诊断是否合并癫痫，指导癫痫的治疗。

二、诊断对策

（一）诊断要点

我国小儿脑性瘫痪会议（1988 年）的诊断标准是：

1. 婴儿期内出现的中枢性瘫痪；

2. 可伴智力低下、惊厥、行为异常、感知障碍及其他异常；

3. 需除外进行性疾病所致的中枢性瘫痪及正常小儿一过性运动发育落后。高度提示脑性瘫痪的危险因素和临床特征：早产儿，低体重儿，出生时及新生儿期严重缺氧、惊厥、颅内出血和核黄疸等；精神发育迟滞、情绪不稳和易惊，运动发育迟缓、肌张力增高及痉挛典型表现；锥体外系症状伴双侧耳聋和上视麻痹。

（二）临床类型

1. 痉挛型　约占脑性瘫痪的 60%～70%，可与其他类型并存。病变波及锥体束系统，病变的部位不同，临床表现也不一样，一侧半球的锥体束受损表现为偏瘫；皮层某部位限局性病灶出现单瘫或截瘫；两侧半球病变则表现为四肢瘫。

痉挛性脑性瘫痪表现"折刀样"肌张力增高，肢体活动受限。上肢肩关节内收，肘关节、腕关节屈曲，手掌指关节屈曲呈紧握拳状，拇指内收，紧握于掌心中；下肢大腿内收，外展困难，髋关节内旋，踝关节跖屈。

2. 手足徐动型　约占 20%，定位在锥体外系统，表现为不自主运动。当进行有意识、有目的的运动时，不自主、不协调及无效的运动增多，紧张、兴奋时严重，安静时减少，入睡后消失。由于颜面肌肉、舌肌及发音器官肌肉运动受累，说话时口齿不清，重音、速度、节奏均调节不好。吸吮、咀嚼、吞咽动作受影响，常表现有流涎。喂养困难，哺乳时寻找母亲乳头时费力。智力障碍不严重，能听懂周围人的语言，但表达（说话、动作）困难。

在婴儿时期往往表现肌张力低下，平时常常安静地躺在床上，几乎没有自主运动，仰卧位时下肢屈曲，髋外展关节，踝关节背屈，与痉挛型恰恰相反。随着年龄增长，肌张力逐渐增高，可呈齿轮状。腱反射不亢进，巴氏征阴性。

3. 强直型　少见，定位于锥体外系。肌张力显著增高，被动运动其四肢时，主动肌和拮抗肌都有持续的阻力，肌张力呈铅管状或齿轮状增高。肢体僵硬，活动减少。腱反射不亢进，常伴有严重智力低下。

4. 共济失调型　少见，定位于小脑。行走不稳，宽基底步态，肌张力低下，四肢动作不协调，共济失调，上肢常有意向震颤。

5. 震颤型　罕见，表现为四肢静止性震颤。

6.肌张力低下型　本型常常为婴儿期的暂时表现，大多最终转为其他类型，尤其是手足徐动型。表现为肌张力低下，四肢呈软瘫状，自主运动很少，仰卧位时四肢呈外展外旋位，状似仰翻的青蛙，俯卧位时头不能抬起，腱反射可引出。需与肌肉病所致的弛缓性瘫痪鉴别。

7.混合型　以上某几种类型同时存在，多见痉挛型与手足徐动型并存。两种类型的表现程度可能一轻一重，或大致相同。

8.无法分类　有少数患儿表现复杂，不易按以上情况分类。

（三）鉴别诊断要点

1.婴儿进行性脊髓性肌萎缩症　一般在3～6月龄起病，少数生后即有异常，呈进行性加重。表现为肢体活动减少，上下肢呈对称性无力，肋间肌力弱导致哭声低微，咳嗽无力，吸气时可见胸骨下陷。查体时可发现肌张力低下、肌肉萎缩，须注意婴儿可因皮下脂肪丰满而早期不易发现肌肉萎缩。但婴儿进行性脊髓性肌萎缩症，腱反射很早就消失，不合并智力低下，面部表情机敏，眼球运动灵活，这些特征可与脑性瘫痪肌张力低下型鉴别。

2.GM1神经节苷脂病（婴儿型）　出生后即有肌张力低下、吸吮无力，运动发育迟缓，晚期肌张力增高，呈去大脑强直状态，有时可能与脑性瘫痪相混。但本病病情进展迅速，且有特殊外貌，表现为前额突出，鼻梁凹陷，耳位低，舌大，人中长，面部多毛；病儿发育迟缓，不能注视，有眼震，听觉过敏，惊吓反射明显。早期就出现严重惊厥，约1～2个月病儿在视网膜黄斑部有樱桃红点。6个月后出现肝脾肿大，脊柱后弯，关节挛缩。晚期呈去大脑强直状态，对外界反应消失，多在2岁以内死亡。

3.异染性脑白质营养不良，又称脑硫脂沉积病　病理改变是中枢神经系统广泛脱髓鞘，白质受累严重。临床按起病年龄分为3型，起病于1～2岁的晚婴型需与脑性瘫痪鉴别，前者逐渐出现运动减少、肌张力低下、腱反射减弱，智力和语言能力逐渐倒退，反应迟钝。随病情进展逐渐出现肌张力增高、腱反射亢进、巴氏征阳性，多伴有视神经萎缩及惊厥。终末期表现为去大脑强直状态、痴呆逐渐加重，多于学龄前期死亡。本病与脑性瘫痪的鉴别要点是在1～2岁发病前运动发育正常，发病后病程呈进行性加重。实验室检查：肌电图可见神经传导速度减慢，脑干诱发电位异常，脑脊液常有蛋白质升高，晚期可有脑电图痫样放电。白细胞或皮肤成纤维细胞中芳香硫脂酶A活性明显降低是本病的特异性诊断指标，杂合子该酶活性也有降低。

4.21三体综合征，又称先天愚型、Down综合征　根据其特殊面容及异常体征一般诊断不难，但有些病例新生儿时期症状不明显，只表现活动减少，面部无表情，对周围无兴趣，肌张力明显低下，肌力减弱，可误认为是脑性瘫痪肌张力低下型。但本病膝反射、Moro反射减弱，这是与脑性瘫痪明显的不同点。确诊本病可查染色体。

5.先天性韧带松弛症　本病主要表现为运动发育落后，表现为独自行走延缓，易摔倒，上下楼费力。可误认为脑性瘫痪。但本病主要表现为关节活动范围明显增大，可过度伸展、屈曲、内旋或外旋，肌力正常，腱反射正常，无病理反射，不伴有智力低下或惊厥。家族史可阳性。随年龄增大症状逐渐好转。

6.孤独症　有些孤独症患儿行走时使用脚尖着地，被误认为脑性瘫痪痉挛型。但体检可发现跟腱不挛缩，足背屈无障碍，腱反射不亢进，无病理反射，可与脑性瘫痪鉴别。

三、治疗对策

(一)治疗原则

目前尚无有效的病因资料,主要采取康复训练和药物治疗等适当措施帮助患儿最大程度的功能改善,必要时手术。

(二)治疗方案的选择

1. 物理疗法及康复训练

(1)采用物理疗法、体疗和按摩等促使肌肉松弛,改善下肢运动功能、步态和姿势。

(2)长期坚持智能、语言和技能训练。

(3)手指作业治疗,有利于进食、穿衣、写字等与生活智力有关的动作训练。

(4)矫正器和支持器可帮助控制无目的动作,改善姿势和防止畸形;完善的护理、充足的营养和良好的卫生。

2. 药物治疗　主要是对症治疗,需注意药物的毒副作用。

(1)若下肢痉挛影响活动,可予以巴氯芬类药物,小剂量开始,维持剂量 $0.75\sim1.5$ mg/(kg·d),不良反应有嗜睡、恶心、眩晕、呼吸抑制,偶有尿潴留。也可予以安坦, $2\sim4$ mg/d,每天分 3 次口服。

(2)震颤可试用苯海拉明。

(3)运动过多　可试用氟哌啶醇、地西泮和丙戊酸钠。

(4)癫痫发作　可予丙戊酸钠、卡马西平或新型抗癫痫药。

(5)核黄疸　重症核黄疸表现为出生即出现的黄疸、呕吐、昏睡、总胆红素迅速上升和血红蛋白下降等,应交换输血、紫外线照射、使用白蛋白促进胆红素结合。

3. 手术治疗

(1)选择性脊神经后根切断术　脑性瘫痪痉挛型,无严重系统疾病、脊柱畸形、尿便障碍或智能障碍,可选择这一手术。3~10 岁施行手术为宜,术后可以坚持系统的康复训练。

(2)矫形外科手术　适用于内收痉挛、肌腱挛缩和马蹄内翻足,可松解挛缩软组织,恢复肌张力平衡及稳定关节。

(陈惠军)

第十二节　小儿脑瘫中医治疗进展

小儿脑瘫虽为非进行性疾病,但存在长期的运动障碍、智力异常等问题,严重影响小儿的生存和家庭生活质量。所以对于脑瘫的治疗不容忽视。近年来,小儿脑瘫的治疗以物理治疗、作业治疗、言语治疗等康复治疗方法为主,中医治疗在其中也起着不可或缺的作用。而中医治疗方法多样,且在小儿脑瘫的治疗中都取得了一定的疗效。

一、小儿脑瘫的中医治疗现状

（一）针灸治疗

胡钧等针对小儿脑瘫髓海空虚、督脉瘀阻、窍闭神匮这一基本病机，提出以"补益脑髓、通调督脉、醒脑开窍"为主的"通督调神"针法治疗小儿脑瘫，取穴：风府、水沟、百会、神庭、印堂、风池、完骨、天柱；或以华佗夹脊盘龙刺，配穴内关、曲池、手三里、足三里、绝骨、八邪、八风，言语不利加廉泉，疗效显著。吴绪波等应用互动式头针治疗小儿脑瘫，选用四神聪、焦氏头针运动区、平衡区、林氏运动前区，留针 45 min，每天治疗 1 次，连续治疗 3 月，在头针留针的同时对患儿进行运动疗法治疗，并与头针治疗后至少半小时再行运动治疗的对照组比较，治疗组在反映走、跑、跳能力的能区百分比分值高于对照组，证明互动式头针在改善患儿行走能力方面较常规头针加运动疗法有更好的疗效。米曙光采用头针滞针刺法加体针治疗小儿脑瘫，头针主要取顶中线、颞前斜线、顶旁 1 线、颞前线、顶旁 2 线、额中线、额旁 1 线及四神聪，当针尖达到帽状腱膜下层时，使针与头皮平行继续缓慢捻转进针，深度 0.7～1.2 寸，然后单向（或左或右）捻转针，似搓麻线样，单向旋转 3～6 转，使针下沉紧感，以难以捻转不能施行手法为度，造成人为滞针，治疗后发现其在改善患儿运动功能、提高智力等方面疗效明显。董尚胜等采用传统治疗方法加舌针治疗流涎患儿，两组在共同采用吞咽协调训练、口周穴位按摩、中医辨证食疗等康复方法的基础上，治疗组加用舌针治疗，舌针取金津、玉液及舌体针刺，舌三针及口周穴位（包括地仓透颊车、翳风、承浆）采用快速进针，强刺激，快速捻转，留针 20 min，隔日 1 次，15 次为 1 个疗程。3 个疗程后，治疗组总有效率达 78.57%，对照组为 60.00%，表明此法可改善流涎，是一种简便且值得推广的治疗方法。

（二）推拿治疗

王锡民等采用推拿手法对发育中的胎儿或脑部受到非进行性损伤而引起的脑瘫患儿进行治疗，根据患儿病情，施以治瘫八法——点、运、拿、揉、抻、固、桩、练法，每日 1 次，每次 20 min，治疗 2 周后，患儿的智力、流涎、吞咽、姿势、运动、反射、肌张力等各项指标均有明显改善。苏炜等将 68 例痉挛型脑瘫患儿随机等分为治疗组和对照组，两组均采用康复训练治疗，治疗组加用推拿治疗，推拿手法包括全身放松，并点按肩髃、肩髎、曲池、尺泽、手三里、外关、合谷、伏兔、髀关、委中、承山、足三里、阳陵泉、三阴交、解溪等穴，头部在印堂、神庭、上星、强间、百会、四神聪、脑户、哑门、风池等穴施以点按手法，背部沿脊柱从至阳到命门的督脉诸穴顺序点按，按揉脊柱旁开 1.5 寸的足太阳膀胱经诸腧穴，重点在肝俞、脾俞、肾俞等穴，然后进行捏脊治疗。每周 5 次，3 月为 1 个疗程。治疗 1 个疗程后，两组患儿的粗大运动功能评分均得到改善，且治疗组粗大运动功能改善效果、改良 Ashworth 痉挛分级评定与对照组比较改善明显，差异有统计意义（$P<0.05$）。胡鸾等采用选择性脊柱推拿疗法治疗痉挛型脑瘫患儿 30 例，分别刺激能"总督一身之阳"的督脉和与调整脏腑功能密切相关的足太阳膀胱经，选择性刺激脊神经后根体表投影点及刺激瘫痪肢体局部，治疗 3 个疗程后，患儿肢体的肌痉挛程度和关节活动度明显改善，与治疗前比较差异有统计意义（$P<0.05$）。程宾等为了研究捏脊疗法治疗脑瘫患儿微量元素含量变化与临床疗效之间的相关性，随机将 80 例患儿分为治疗组和对照组，所有脑瘫患儿在第 1、29、85 天抽血测定 Fe、Zn、Cu、Cd 等微量元素的变化，并于 85 d 后行脑瘫综合指标评价，数

据经统计学分析后，发现与单纯常规综合康复相比，治疗组在增加捏脊疗法后，脑瘫患儿微量元素含量变化及临床疗效均优于对照组（P<0.05），说明捏脊疗法对脑瘫患儿的康复有促进作用。

（三）穴位注射治疗

黄长琼等将 40 例脑瘫患儿随机分为脑多肽组和乙酰谷酰胺组，对比穴位注射脑多肽和乙酰谷酰胺治疗小儿脑瘫的疗效。穴位注射主穴为百会透四神聪、风府、风池，每次选用 1～2 穴，治疗 5 个疗程后，两组患儿的日常生活能力均有所提高，且脑多肽组的疗效优于乙酰谷酰胺组（P<0.05）。梁晓明用脑活素对脑瘫患儿的双侧天柱穴进行穴位注射治疗，治疗后患儿在肢体功能、语言功能及智能方面得到改善，总有效率达 81.3%。师晓敏等运用穴位注射维生素 B_{12} 注射液、复方丹参注射液治疗脑瘫患儿腰肌无力，穴位取腰部夹脊穴及双侧肾俞，取得良好疗效，总有效率为 94.55%。施炳培等以穴位注射治疗为主，辅助作业治疗改善脑瘫患儿精细运动功能，穴位注射主穴取哑门、风池、大椎，每次轮流选择 1 个穴位，合并有其他肢体瘫痪等伴随症状者，根据不同症状选取相应穴位 1～2 穴。头部穴位采用脑活素注射液、神经节苷脂注射液或神经生长因子注射液，每穴注入 1～2 ml。四肢躯干穴位选用醒脑静或胞二磷胆碱注射液，每穴注入 0.5～1 ml，治疗后，患儿的智力及肢体瘫痪症状均有不同程度的好转，精细运动障碍也得到了明显改善。

（四）艾灸治疗

刘英等将 60 例脑瘫患儿随机分为治疗组和对照组，对照组用常规治疗方法，治疗组在此基础上加用艾灸治疗，灸百会、大椎、合谷、足三里、腰阳关等穴，20 d 为 1 个疗程。5 个疗程后治疗组总有效率为 96.7%，显效率为 63.3%；对照组总有效率为 93.3%，显效率为 43.3%。两组总有效率比较差异无统计意义（P>0.05），但治疗组显效率明显高于对照组，两组比较差异有统计意义（P<0.05）。李春玲等将符合标准的 50 例脑瘫患儿随机等分为治疗组和对照组，两组均给予言语训练、针刺、推拿、运动疗法、理疗，治疗组加用艾灸百会穴，12 周为 1 个疗程，1 个疗程结束后评估患儿语言障碍改善情况。

结果治疗组总有效率为 95.65%，对照组为 86.95%，两组比较差异有统计意义（P<0.05）。张健等将 30 例痉挛偏瘫型脑瘫患儿随机分为治疗组和对照组，两组患儿均接受常规康复治疗，包括理疗、作业疗法、推拿、针刺等，治疗组加入温针灸法，选取外关、阳池、八邪等穴。治疗 5 月后，治疗组手功能改善情况优于对照组（P<0.05）。张举玲等将 100 例脑瘫患儿随机分为两组，对照组采用头体针治疗，治疗组加艾灸治疗，艾灸取大椎、腰阳关、手三里、足三里、曲池、肝俞、肾俞、脾俞，每次选 4～5 穴，30 次为 1 个疗程。3 个疗程后，两组脑瘫患儿的肢体功能均有所改善，但治疗组优于对照组（P<0.05）。

（五）中药熏洗

李楠等将痉挛型脑瘫患儿随机分为治疗组与对照组，治疗组采用中药熏洗配合基础治疗，对照组采用中药稀释液熏洗配合基础治疗，熏洗方药物组成：黄芪、当归、白芍、牛膝、伸筋草、透骨草、鸡血藤、川芎、木瓜。每周 6 次，1 月为 1 个疗程，以踝关节活动度为主要观察指标，关节活动度显效率治疗组为 95.83%，对照组为 65.22%，两组比较差异有统计意义(P<0.05)。高青铭等将 46 例符合标准的脑瘫患儿随机均分为治疗组和对照组，对照组采用针刺、推拿、运动训练治疗，治疗组在对照组治疗的基础上增加中药熏洗，熏洗方药物组成：白芍 50 g，黄芪、鸡血藤、透骨草、炒白术各 30 g，当归、怀牛膝、木瓜各 20 g，柴胡 9 g，伸筋草 40 g，炙甘草 10 g。1 月为 1 个疗程，治疗后发现治疗组精细运动功能改善情况明显优于对照组(P<0.05)。

（六）其他中药治疗

黄艺用中药联合推拿治疗小儿脑瘫，对照组采用推拿方法治疗，治疗组在对照组基础上结合中药治疗，中药取菟丝子、五味子、山茱萸、玉竹、龟板各 30 g，鹿茸、石菖蒲、全蝎各 10 g，人参 12 g，蜈蚣 3 条，以上药物均研为细末，蜂蜜调服，2 次/d，每次 6 g。治疗后治疗组患儿总有效率为 93.33%，对照组为 69.75%，治疗组疗效显著优于对照组(P<0.01)。于海波等将 40 例小儿脑瘫流涎症患儿随机分为针药结合治疗组和单纯针灸对照 两组，前者在针灸基础上配合中药敷脐疗法，药用白术 5 g、厚朴 5 g、丁香 3 g、苍术 5 g、半夏 3 g，后者单用针灸治疗。经治疗 3 月后，治疗组总有效率为 65%，对照组为 35%，2 组比较差异有统计意义(P<0.05)。姜友珍等将 60 例痉挛型脑瘫患儿随机均分为治疗组和对照组，对照组给予康复训练及中医推拿治疗，治疗组在此基础上给予中药穴位贴敷，穴位贴敷以狗脊、菟丝子、肉桂、制附子、白术、丁香、吴茱萸各等份，肝肾不足敷肝俞、肾俞、涌泉，脾肾不足敷脾俞、肾俞、大杼，并根据不同临床表现加用天柱、中脘、气海等穴。两组患儿治疗前后进行粗大运动功能(GMFM)评分比较，结果显示差异有统计意义(P<0.05)，说明治疗组疗效优于对照组。

二、小儿脑瘫的中医治疗机制

对于脑瘫的认识，中医主要从两个方面论述：一是脏腑学说，二是经络理论。脏腑学说认为，脑与髓均属于奇恒之腑，脑为髓海，脑为元神之府，主神明，统管人的思维、记忆、运动、调节等功能，若先天或后天原因导致髓海不足或空虚，则易致小儿脑组织发育异常，从而造成肢体及机体相关机能的发育滞后。脑瘫的发生与肝、脾、肾等脏腑的功能失调也密切相关。经络理论认为，脑与经络的关系也极为密切，人之阳经皆上注于头，阴经也通过表里关系与头相关联。因此，中医的治疗主要以调节脏腑功能、疏通经络为主，治疗方法上，针灸常采用通络调神、益肾健脾的方法，推拿常采用穴位点压、推按经络等方法。而穴位注射则在穴位针刺的基础上，增加了相应穴位的药物注射，以营养神经、活血通络等药物增强针刺效果。

中医治疗小儿脑瘫方法多样，除了针灸、推拿、穴位注射、艾灸和中药熏洗，还常用到中药内服、中药敷贴、中药蜡疗及中医经络导平等。中医从整体观念和辨证论治 2个方面出发，在脑瘫患儿的治疗中，从根本上着手，往往能取得西医治疗难以企及的效果。另外，中医治疗在改善小儿脑瘫流涎、睡眠障碍等方面效果显著，并能适度调节小儿体质，为脑瘫患儿的康复训练打下了良好的基础。然而中医治疗也有其不足。由于小儿的治疗配合度差，针灸、穴位注射对治疗者的针刺技术要求较高，家长的接受度也不高。对脑瘫患儿来说中药内服也很难坚持。目前，对于中医工作者来说，要不断提高自身的技术水平，在治疗方法上要更多地运用适合小儿需要的治疗方法，如穴位敷贴、中药外敷等中药外治法，希望能以此更好地替代不适合小儿的中药内服治疗，提高中医治疗的可行性及治疗效果。

(陈惠军)